创伤医学基础与临床治疗研究

主　编　孙传政　刘怀政　李　泳

U0271521

陕西新华出版传媒集团

陕西科学技术出版社

Shaanxi Science and Technology Press

————西　安————

图书在版编目（CIP）数据

创伤医学基础与临床治疗研究／孙传政，刘怀政，
李泳主编．—西安：陕西科学技术出版社，2021.6（2021.10重印）
ISBN 978-7-5369-8104-1

Ⅰ．①创…　Ⅱ．①孙…②刘…③李…　Ⅲ．①创伤外
科学　Ⅳ．①R64

中国版本图书馆 CIP 数据核字（2021）第 102827 号

创伤医学基础与临床治疗研究

CHUANGSHANG YIXUE JICHU YU LINCHUANG ZHILIAO YANJIU

主编　孙传政　刘怀政　李　泳

责任编辑　潘晓洁　孙雨来
封面设计　薪火文化

出 版 者	陕西新华出版传媒集团　陕西科学技术出版社
	西安市曲江新区登高路 1388 号陕西新华出版传媒产业大厦 B 座
	电话(029)81205187　传真(029)81205155　邮编 710061
	http://www.snstp.com
发 行 者	陕西新华出版传媒集团　陕西科学技术出版社
	电话(029)81205180　81206809
印　　刷	西安五星印刷有限公司
规　　格	787mm×1092mm　16 开本
印　　张	29
字　　数	618 千字
版　　次	2021 年 6 月第 1 版
	2021 年 10 月第 2 次印刷
书　　号	ISBN 978-7-5369-8104-1
定　　价	95.00 元

编 委 会

主　编　孙传政　刘怀政　李　泳

副主编　周柯夫

编　者　孙传政　刘怀政　李　泳

　　　　周柯夫　袁乐宏

作简简介

孙传政，男，1981 年 10 月出生，外科学博士，博士研究生导师。中南大学湘雅三医院急诊科主任，湖南省普通高校青年骨干教师，中国医师协会创伤外科医师分会委员，湖南省医学会急诊医学分会青年委员，主持国家自然科学基金项目 2 项，主持省部级课题 3 项，第一或通讯作者发表论文 20 篇，第一发明人获国家发明专利 6 项。

刘怀政，男，1982 年 1 月出生，外科学博士，硕士生导师。中南大学湘雅三医院副主任医师，急诊科副主任，湖南省医学会急诊医学专委会院前急救与创伤学组委员兼秘书。从事急诊外科工作 10 年，擅长急腹症及多发创伤综合救治。美国匹兹堡大学医学中心访问学者，在国内外期刊发表学术论文 10 余篇，其中以第一或通讯作者发表 SCI 论文 5 篇，发明专利 1 项。参与国家自然科学基金项目 3 项，主持湖南省自然科学基金项目 1 项。

李泳，男，1981 年 9 月出生，外科学博士，中南大学湘雅三医院急诊科主治医生，从事急诊外科临床工作近 10 年，擅长多发伤的综合救治，国际创伤生命支持（ITLS）导师，中国心肺复苏导师，发表 SCI 文章 6 篇，实用新型专利 1 项，参与国家重点研发课题及省自然科学基金项目各 1 项。

周柯夫，男，1984 年 5 月出生，内科学硕士，在读博士，中南大学湘雅三医院急诊科主治医生，擅长急诊重症医学，熟练掌握各种急危重症诊断救治及各项急救操作技能。从事急诊医学教学研究工作 10 年。发表医学论文数篇，其中以第一作者发表 SCI 论文 1 篇，参与国家自然项目 1 项，医学专著 1 本。

袁乐宏，男，1987 年 9 月出生，外科学硕士，中南大学湘雅三医院急诊科主治医师，从事急诊外科工作 5 年，擅长多发伤以胸外伤为主的综合救治，熟练掌握急危重症的各种技能操作。发表论文 3 篇，参与省级课题 2 项，发明专利 1 项。

前　言

　　创伤是最古老的疾病之一，随着社会的进步与发展，创伤患者大幅度增加。创伤是一个既包含交通伤、工矿事故伤害、烧伤、战伤等在内的由多种外部原因造成机体解剖结构和功能障碍，也包含多种因主观或人为因素如自残造成伤害在内的总称，无论在哪个国家，创伤均是社会的一大公害。创伤造成的人员生命丧失和财产损失不仅给家庭和社会带来严重的危害，同时也是影响社会进步与和谐社会发展的重要因素。因此，进一步加强对创伤的预防、治疗和创伤后受伤机体的康复等，不仅具有重大的战略意义，也是国际上研究的重点、热点和难点。

　　近10多年来，包括诸多院士在内的创伤专家们已经认识到"大创伤"观念，这代表人们已经认识到多学科合作和协同救治的创伤医学概念和创伤救治要求的基本特征，并渐渐发展成为一门专门的创伤救治学。创伤也是现代医学的重要领域，由于社会的进步和医学的发展，一些疾病（如许多传染病）已得到有效的控制，但创伤却有增无减，并被称为"发达社会疾病"。以往创伤只是外科学的一个病种，现在，它已逐渐发展成为独立的学科。它不仅包含临床医学，而且还包含预防医学和基础医学的相关内容，并与军事医学、生物力学等学科相交叉。

　　在严重创伤后，应以最快的速度进行有效的救治，如能做到这一点，约1/3的死亡人员可能得到挽救。我国各大中城市自1986年起普遍建立了全市统一的"120"院前急救体系，基本上实现了对急症、危重疾病、重大灾害、意外事故的紧急救援。在目前我国的急救模式五花八门，各有利弊，大体上有院前兼有院内型、单纯院前指挥型、集中性院前指挥型、院前附属医院型、消防和警医复合型这几种。建立统一的院前急救医疗体系、工作规范和管理机制应是我国今后的发展方向。但是从创伤急救方面，也可采用"两条腿走路"的方针，即既要健全和完善院前急救医疗体系，又要机动灵活，尽量充分利用各种运输工具（如出租车、便车等），尽快将伤员送至就近的医疗单位，以确保获得最快速有效的救治。临床上绝大多数创伤患者需要急诊手术，不仅要求医生要正确及时处理，且须在心肺复苏、抗休克治疗、ARDS或急性肾衰的处理上皆要具有熟练经验。

　　本书在编写的过程中，由于时间紧、内容量大，各位编者均付出很多，孙传政编写20万字，刘怀政编写12万字，李泳编写10万字，周柯夫编写8万字，袁乐宏主要负责稿件整理和校对，才能够在短时间内完成此书。特此感谢！

编者

2021 年 2 月

目　录

第一章　绪　论 ……………………………………………………（ 1 ）
　第一节　创伤流行病学 ……………………………………………（ 2 ）
　第二节　创伤分类 …………………………………………………（41 ）
　第三节　创伤评分 …………………………………………………（45 ）
　第四节　创伤和创伤医学 …………………………………………（54 ）
　第五节　创伤医学进展 ……………………………………………（62 ）
第二章　意外创伤 …………………………………………………（73 ）
　第一节　交通事故 …………………………………………………（73 ）
　第二节　气象灾害 …………………………………………………（75 ）
　第三节　地震灾害 …………………………………………………（76 ）
　第四节　核武器伤 …………………………………………………（78 ）
　第五节　火器伤 ……………………………………………………（79 ）
　第六节　冲击伤 ……………………………………………………（81 ）
第三章　颅脑创伤 …………………………………………………（84 ）
　第一节　颅骨损伤 …………………………………………………（84 ）
　第二节　外伤性颅内血肿 …………………………………………（85 ）
　第三节　原发脑组织损伤 …………………………………………（88 ）
　第四节　开放性颅脑损伤 …………………………………………（98 ）
　第五节　颅脑创伤并发症及后遗症 ………………………………（99 ）
　第六节　颅脑创伤风险的临床评价 ………………………………（103）
第四章　脊柱脊髓创伤 ……………………………………………（105）
　第一节　脊柱脊髓创伤概述 ………………………………………（105）
　第二节　脊柱损伤 …………………………………………………（112）
　第三节　脊髓损伤 …………………………………………………（126）
　第四节　躯干神经损伤 ……………………………………………（129）
第五章　胸部创伤 …………………………………………………（135）
　第一节　创伤性血气胸 ……………………………………………（135）
　第二节　肺损伤 ……………………………………………………（140）
　第三节　创伤性膈肌破裂 …………………………………………（144）
　第四节　胸腹联合伤 ………………………………………………（146）
　第五节　穿透性心脏损伤 …………………………………………（148）

1

第六节 创伤性胸主动脉破裂 ……………………………………（149）

第七节 创伤性窒息 ……………………………………………（151）

第六章 腹部创伤 ……………………………………………………（153）

第一节 胰腺创伤 ………………………………………………（153）

第二节 肝脏创伤 ………………………………………………（160）

第三节 脾脏创伤 ………………………………………………（162）

第四节 胃创伤 …………………………………………………（168）

第五节 十二指肠创伤 …………………………………………（169）

第六节 其他 ……………………………………………………（170）

第七章 泌尿及生殖系统创伤 ……………………………………（179）

第一节 女性生殖系统创伤 ……………………………………（179）

第二节 泌尿及男性生殖系统创伤 ……………………………（185）

第八章 创伤性应激 ………………………………………………（196）

第一节 创伤应激的概念 ………………………………………（196）

第二节 创伤应激反应的基本表现 ……………………………（197）

第三节 创伤的细胞应激 ………………………………………（205）

第四节 创伤应激不良和应激损伤 ……………………………（219）

第五节 创伤后应激障碍 ………………………………………（221）

第六节 创伤应激不良及损伤的防治原则 ……………………（224）

第九章 创伤并发症 ………………………………………………（226）

第一节 创伤性休克 ……………………………………………（226）

第二节 创伤后成人呼吸窘迫综合征 …………………………（242）

第三节 创伤后凝血功能障碍 …………………………………（250）

第四节 创伤后急性肾功能衰竭 ………………………………（264）

第五节 创伤后感染 ……………………………………………（274）

第六节 挤压综合征 ……………………………………………（280）

第七节 创伤后筋膜间隔综合征 ………………………………（286）

第八节 创伤后脂肪栓塞综合征 ………………………………（292）

第九节 创伤后多器官功能障碍综合征 ………………………（297）

第十章 创伤后的组织修复与再生 ………………………………（309）

第一节 创伤修复与组织再生概述 ……………………………（309）

第二节 创伤修复与组织再生的基本病理生理过程 …………（319）

第三节 影响创伤修复与组织再生的主要因素 ………………（324）

第四节 加速创伤修复与组织再生的主要措施和方法 ………（338）

第五节 创伤修复与组织再生未来发展的方向 ………………（386）

第十一章 创伤急救 ………………………………………………（396）

第一节 创伤的院前急救 ………………………………………（396）

第二节　创伤患者院前液体复苏 ……………………………………（399）

第三节　转运方式对严重创伤患者病情的影响 …………………（403）

第四节　创伤的早期评估与处理 …………………………………（405）

第五节　创伤性休克复苏治疗 ……………………………………（411）

第六节　创伤输血 …………………………………………………（413）

第七节　严重创伤的重症监护治疗 ………………………………（417）

第十二章　创伤数据库 ……………………………………………（430）

第一节　创伤数据库的作用和意义 ………………………………（430）

第二节　国内外主要创伤数据库 …………………………………（431）

第三节　创伤数据库主要结构与内容 ……………………………（433）

第四节　计算机技术的发展与创伤数据库 ………………………（449）

参考文献 …………………………………………………………（453）

第一章

●●●●●

绪　论

　　自从人类诞生之日起，就开始出现创伤。随着社会的不断进步和医学的迅速发展，人类对已有的许多疾病，如某些传染病，逐步实现了有效的控制，有些地区甚至已经绝迹。但是，创伤却随着现代文明的发展而有所增多。因此，有人把创伤称为"发达社会疾病"或是"现代文明的孪生兄弟"。美国著名的外科专家 A. J. Walt 曾风趣地说："如果死亡和交税是人生逃脱不了的两件事，那么第三件事就是创伤了。"[①]他还说："即使其他外科疾病会被攻克，创伤却依然存在。"

　　创伤的含义可分为广义和狭义 2 种。

　　广义而言，创伤是指人体受到外界某些物理性（机械力、高热、电击等）、化学性（强酸、强碱及糜烂性毒剂等）或生物性（虫、蛇、狂犬的咬蜇等）致伤因素作用后所引起的组织结构的破坏和/或功能障碍。

　　狭义而言，创伤是指机械力能量传给人体后所造成的机体结构完整性的破坏和/或功能障碍。

　　长期以来，创伤仅仅被当作外科学的一个病种，它的主要内容就是研究各种创伤的诊断和救治。随着科学的发展和学科的不断细分，创伤医学已成为一门独立的学科，即创伤学（traumatology）。

　　创伤学既包括各部位创伤及其并发症的诊断、治疗和防护，也包括创伤的基础理论，如创伤感染学、创伤免疫学、创伤病理生理学、创伤病理解剖学、创伤分子生物学、创伤生物化学和创伤营养代谢学等。此外，创伤的救护组织和急救器材、创伤流行病学、创伤分类和严重度评分、创伤急救、创伤麻醉、创伤生物力学、创伤康复和创伤弹道学等，都是创伤学的重要内容。因此可以认为，创伤学是创伤的预防、临床诊治与基础理论研究相结合，并与其他学科相交叉的一门综合性学科。

---

　　① 李景煜，刘裕民. 加快我国创伤急救队伍建设——建立创伤外科专科，提高多发伤救治水平[J]. 中华医学实践杂志，2007，6(7)：11.

第一节 创伤流行病学

一、创伤流行病学概述

创伤流行病学（trauma epidemiology）是应用流行病学理论与方法来研究创伤问题的一个流行病学分支。换言之，创伤流行病学是描述创伤的发生强度及其分布特征，分析创伤的发生规律、原因和危险因素，提出创伤的控制策略与预防措施，并对防治效果进行评价的一门流行病学学科分支。

创伤流行病学的任务是阐明创伤的严重性、危害性以及在疾病控制工作中的地位，确定优先和重点控制的创伤种类，分析创伤的隐患、高危人群、危险环境和不良行为，有针对性地实施预防与控制措施并评价防治工作效果。

随着经济发展，机动化程度提高，生活节奏加快，创伤对居民健康和安全的威胁逐渐显露，创伤的死亡率在 20 世纪 50 年代居第 9 位，70 年代居第 7 位，1990 年仅次于肺部疾患、恶性肿瘤和脑卒中，高于心脏病居第 4 位；近年来因心脏病的死亡人数增多，创伤在死因顺位中退居第 5 位。根据疾病监测结果表明，20 世纪 90 年代以来我国创伤死亡率为每 10 万人口 65 人左右，每年大约有 80 万人死于各类创伤和不少于 4000 万人因创伤需要急诊或医治，1000 万人入院治疗；因创伤而造成功能障碍 200 万人，残疾 50 万人。创伤是我国 1～34 岁居民的第 1 位死亡原因。创伤死亡率只占全部死亡的 11%，但是创伤的潜在寿命损失年数（years of potential life lost，YPLL）却占死亡总数的 24%，明显高于慢性病中的癌症和心血管疾病（表 1 - 1）。由于创伤常见、多发，而且死亡率高，后遗伤残多，消耗巨额医疗费用，造成社会、家庭和个人的沉重负担，总体损失最大，把创伤纳入疾病控制内容中是至关重要的不易之论。因此在 20 世纪末期我国开始形成以传染病、慢性非传染性疾病和创伤三足鼎立的疾病控制格局。

表 1 - 1 中国和美国前 3 位 YPLL 的疾病

排序	中国	美国
1	创伤	创伤
2	恶性肿瘤	恶性肿瘤
3	呼吸系统疾病	心血管疾病

二、创伤流行病学的研究内容

（一）常用的流行病学指标

1. 创伤频率测量指标

（1）发生率（incidence rate）：某一特定人群一年中创伤的发生频率。

$$发生率 = \frac{某人群一年中创伤发生人数}{某人群的总人数} \times 100\%$$

公式中"某人群的总人数"有以下 2 种计算方法：①如果是表示一个地区（省、市、区、县、社区或单位）的创伤发生率，需用该地区的年平均人口（即年初人口与年终人口之和除以 2），创伤的地区监测资料一般都应用年平均人口作为分母；②抽样调查或整群调查资料可用实际调查总人数作为分母。

公式中"某人群一年中创伤发生人数"，指一年中发生一次或多次创伤的人数。

（2）致死率（fatality rate）：一年中因创伤死亡者的比例。

$$致死率 = \frac{一年中因创伤死亡人数}{同期创伤发生人数} \times 100\%$$

（3）死因构成比（proportional mortality ratio，PMR）和死因顺位（rank of death cause's order）：死因构成比是创伤死亡人数占同期同一人群总死亡人数的百分比，死因构成比从大到小的排列顺序就是死因顺位。死因构成比和死因顺位表示创伤在全部死亡中所占的比重和位次，可以为疾病控制工作重点与优先的确定提供依据。各类创伤死亡在创伤总死亡中的构成比和顺位则能够表示每一类创伤在创伤死亡中的地位和严重程度。

（4）时间趋势（temporal trend）：表示创伤随时间变动的趋势，可以反映创伤长期的变化规律，也称长期趋势（secular trend）。创伤的发生率、死亡率、致死率、死因顺位和潜在损失都应该做时间趋势分析，除了可以明了地表示创伤在一个时段中的变动情况，还可以估测创伤今后发展的趋势。

（5）年龄别专率（age-specific rate）：某特定年龄组的创伤发生率或死亡率等。

$$1～44 岁年龄段的创伤发生率 = \frac{1～44 岁年龄段一年中创伤发生人数}{1～44 岁同一人群平均人口数} \times 100\%$$

创伤的年龄别特征在流行病学分析中具有重要作用，应用年龄别专率能正确地描述创伤的年龄别特征。这里我们所指是"率"（rate），即分母是年龄段的总人数。如果用"比"（ratio），即分母是创伤的发生或死亡的总数，其所说明的是所占的比重，这种百分比不宜用来作为长期趋势的比较。

为何在死因构成比中可以用创伤的个数和比重来表示，而"年龄别"不能用创伤的个数与比重来表示？因为在死因构成中不论是总死亡（率）还是创伤死亡（率）或具体某一类创伤的死亡（率），都是用同一个分母来计算，因此可以用人数或比重来进行比较分析。而年龄别（即每个年龄段）的总人数（分母）各不相同，如果用绝对数来进行比较分析则可能会得出错误结论。

2. 创伤严重度的测量指标

对创伤严重程度的临床测量和分类也是流行病学研究十分有用的指标，在创伤医院监测、临床预防的策略制定、创伤危险因素研究和干预措施效果评价等方面都需要应用这些指标。

3. 创伤危害性的评价指标

疾病和创伤的危害性一般以所造成的价值损失来表示。价值损失（包括金钱、时间和劳力等）有直接损失与间接损失之分，间接损失指疾病与死亡两个部分。创伤的损失（尤其是间接损失）大于任何一种疾病。创伤的危害可以从创伤对社会、家庭和个人 3

个层面来说明。有关创伤危害性的评价指标是从群体的角度来评价创伤的总体危害。

(1)潜在寿命损失年数(years of potential life lost，YPLL)：创伤死亡时的年龄与同一人群期望寿命比较，即死亡时的年龄与期望寿命之差值，表示应该生存却因创伤死亡而没有存活的年数，称之为潜在寿命损失年数。这是测量创伤致死对社会总体损失的一个相对指标，突出了早死(超前死亡)对人群寿命的潜在损失，是直观地反映创伤死亡对生产力危害性的重要指标。

由潜在寿命损失年数所派生出来的还有潜在工作损失年数(WYPLL)和潜在价值损失年数(VYPLL)，前者表示在寿命损失年数中，生产力的寿命(实际工作年限)减少的程度；后者则表示早死对一个人的社会价值所带来的实质性损失。

(2)伤残调整生命年(disability - adjusted life years，DALY)：从受伤到死亡所损失的全部健康生命年，是一个定量计算因创伤或疾病所造成早死和残疾对健康寿命年损失的综合评价指标，它包括2个部分，一是伤残所致健康寿命损失年数(years lived with disability，YLD)；二是早死所致寿命损失年数(years of life lost，YLL)。

DALY被用作全球疾病负担(global burden of disease)的评价指标。

(3)生存质量(quality of life，QOL)：是一个对躯体健康、心理状态、自理生活能力，与社会关系、环境关系和个人信仰的综合评价指标。

(4)受伤或暂时性失能的损失：创伤后限制活动和卧床时间，住院期间的长短以及失能程度和失能持续时间，暂时性失能还是永久性失能等都是必不可少的评价指标。如限制活动天数(restricted activity days)、卧床失能天数(bed disability days)、缺课天数(days lost from school)、缺勤天数(days lost from work)等。

(5)创伤的经济损失：

1)直接经济损失(direct costs)：包括急诊、门诊、住院的医疗费用以及伤员转运和康复等费用，住院期长短和平均住院天数可以粗略地估计直接经济损失。

2)间接费用(indirect costs)：在受伤、功能障碍、残疾期间，受伤者各种与生产力有关指标所折算的经济损失，以及保健、营养、陪护和家庭其他各种非医疗支出和经济上的损失(收入减少)等。

4. 危险度估计指标

危险度估计(risk estimation)也称危险估计(hazard identification)或危险度评价(risk assessment)，是指对某一种可能造成创伤的暴露进行定性或定量的估计，包括对特指暴露的识别和目标人群的暴露状况，以及特定人群与暴露之间的危险度估计。

(1)相对危险度(relative risk，RR)：反映暴露与发生(受伤或死亡)的关联强度(strength of association)大小的指标，即暴露于某一因素发生创伤(或创伤死亡)的可能性比没有暴露要大多少。常用的评价指标有以下几种内容。

1)累积发生率比(cumulative incidence ratio)：累积发生率是指在一个人口比较稳定的人群中，以开始观察时的人口数为分母，整个观察期间创伤人数为分子，所计算出来的发生率。累积发生率比是暴露组累积发生率与非暴露组累积发生率之比。所谓观察期间，以前习惯用2周作为一个观察(或回忆)工伤的期限，但是因为2周时间太短，创伤人数不多，所以美国卫生统计中心采用 3 个月为一个观察期。由于发生率是用 1 年中创伤发生数作为特定时间，所以也常用 1 年的观察（或回顾）作为观察期，然而 1 年的回顾性调查的回忆偏倚较大；如果是创伤监测（前瞻），则以 1 年观察期为佳。

2）危险度比（risk ratio）：指暴露组创伤发生或死亡的危险性与非暴露组创伤发生或死亡危险性之比。在前瞻性研究（干预研究）中常应用危险度比，即是两个率之比，也称相对危险度。

3）比值比或优势比（odds ratio，OR）：即两个比值之比。在病例对照研究中暴露的比值比如下。

$$\frac{病例组暴露人数与非暴露人数的比值}{对照组中暴露人数与非暴露人数的比值}$$

在队列研究或横断面研究中创伤的比值比是危险度比的一个估计值。

$$\frac{暴露组中受伤者与非受伤者的比值}{非暴露组中受伤者与非受伤者的比值}$$

（2）归因危险度（attributable risk，AR）：也叫病因分值（etiologic fraction，FF）或归因危险百分比（attributable risk proportion，ARP）。由于暴露而造成创伤发生（死亡）率的增加或减少，即暴露组的率与非暴露组的率之差，也称率差（rate difference）；如果计算暴露人群中归因于暴露的发生（死亡）占全部病因的百分比就是归因危险百分比（病因分值），反映暴露对人群创伤发生的影响，也即假如消除该暴露后创伤发生可以降低的比例。

在病例对照研究时，由于不能获得"率"，只能获得"比"（OR），病因分值是指在暴露人群某类创伤的发生中，由该暴露引起的占全部发生数的比例。

$$人群归因分值 = \frac{Pe(OR-1)}{1+Pe(OR-1)}$$

式中，Pe 为人群暴露率（或以对照组的暴露率代替）。

5. 失能程度的评价

世界卫生组织于 1980 年进一步完善了关于"损伤、失能和残障的国际分类"，这对创伤危害的评价是十分重要的。

（1）损伤（impairment）：指生理、心理、解剖结构功能上的丧失或不正常，如失明、失聪、瘫痪、截肢。

（2）失能（disability）：指正常的功能、活动以及生活能力受限制或减弱，包括视、听、说、吃、饮、行，室内卫生和生活打理，外出购物、会友等任何一种能力障碍或丧失。

（3）残障（handicap）：由损伤或失能导致不能与常人一样生活、工作，不能承担社会和经济上的角色，不能出户或卧床不起。

在创伤失能研究内容中应重视这些方面失能程度的分析：①创伤的失能程度及失能所占的比例；②失能的原因：与失能程度有关的因素分析；③失能的持续时间：暂时性失能（temporary inability），永久性失能（long term and permanent disability）；④各类创伤失能的好发年龄段；⑤失能的疾病负担。

（二）创伤的临床流行病学

创伤的临床流行病学研究指在创伤发生后，从就地救护、院前处置到急诊治疗、手术或住院到家庭病床、康复和残疾人照料的整个过程，也就是对第二级预防和第三级预防的评价。

除了常规的对诊断、治疗和预后的设计、测量与评价外，创伤临床流行病学更侧重于以下3个方面内容的研究。

1. 院前救护的时效性评价

发生创伤时，伤员能否得到及时和正确的就地救治和快速运送到急救中心，这对于挽救生命和减少后遗残疾或功能障碍是至关重要的。主要评价对象是社区卫生服务站（或中心）对创伤的反应及时性和临时处理能力；在现代化急救车辆还不能普及的今天和未来一段相当长的时间内，院前救护应包括一般的急救车和其他交通工具转送伤员的方式、方法，即伤员被送达急救中心（站）以前的院前救护效果评价。

院前救护的主要评价指标为：①从发生创伤到医务人员开始就地救护的时间；②从发生创伤到送达急救中心的时间；③就地救护的基本设备、药品和专业人员的急救技术；④运送工具和伤员运送中的针对性医护措施；⑤"绿色通道"以及通信和呼叫设施；⑥院前死亡的原因分析；⑦以上院前各项措施与预后关系的分析（时效分析）；⑧急救网点的布局、服务半径以及创伤好发地段（高速公路或城乡接合部等）。医疗网点的特殊配置等总体规划的合理性，跨地区协作抢救网络的作用。

2. 急救系统的快速反应能力和功能评价

急救系统有其完整的工作规范、要求和评估方法，调查的对象和内容应视需要而定，以下几方面人物供设计调查时参考。

（1）对当事人调查：包括受伤者、遭遇而未受伤者和肇事者。当场调查所获取的这些信息对判断事件原因十分有用。经验告诉人们，事后的调查与当场调查所获得的信息可能相差很大，甚至截然不同，因此事发当时的调查无疑是真知灼见和确实可信的。

（2）对目击者调查：所谓旁观者清。目击事件发生的始末、情景和结果，可与当事人的回答相互印证，有助于辨明真伪。

（3）对当场死亡者和抵达急诊中心（或医院）之前死亡者的情况了解：因为这些院前死亡并非医疗部门所需要的资料，事后往往无从得知。

（4）对事件的反应能力的调查：

1）时间：收到急救电话时间→急救车出发时间→急救车抵达事发现场时间→在现场停留时间→返回急救中心时间→伤员进行抢救时间，以及这些时间段有无意外事件的记录（交通堵塞、路线错误、故障等）。

2）设备：急救车所配置的器械、药品、物资是否能满足急救需要。

3）技术：医护人员、技术人员和驾驶员、搬运工是否称职。

4）满意度：是否能满足当事人（及其家庭）、事件处理者（交警）的需求。

那么该由谁来做这方面的调查呢？可以由当地社区卫生服务单位负责调查，也可以由急救中心人员(医生、护士、技术人员或受过培训的驾驶员、工人)来完成调查。

3. 预后的评价

评价与创伤预后的有关因素,即预后因素(prognostic factors)是创伤临床流行病学的主要任务:①死亡和致死率:包括当场死亡、院前死亡和院内死亡以及死亡原因分析;②失能情况分析:永久性失能和暂时性失能的发生率,即功能丧失率(disability rate),失能和残疾的危险因素分析;③住院时间的相关因素分析;④康复与生存质量分析。

(三)创伤的监测和干预效果

创伤干预的目的是减少创伤的发生、死亡和残疾,减少创伤所造成的损失和社会负担。由于不同类型、不同地区、不同人群的创伤危险因素不同,必须客观地分析其必然原因与偶然原因(根本原因与诱因)。分析受伤者(或肇事者)、动因、环境这三者的关系,确定危险暴露、暴露量与事件及真实的关联程度。一旦创伤的危险因素被确定,对危险因素采取有针对性的干预措施,将可以收到明显的效果。当然,创伤的干预不一定要等到对创伤的原因和危险因素全都确定了才能实施,因为许多创伤常见、多发,人们根据自己的生活经历和体验,能够对这些常见创伤的原因做出经验性推理与判断,同样可以据此采取有针对性的干预措施。

以教育、防范和强制为主的安全促进,从提高安全观念和改变危险行为入手的主动预防投入少、收益大,但是效果不稳定,易反复;以立法、工程和技术等生物力学为主的被动预防,从根本上消除创伤隐患、危险环境和危险因素,但其牵涉面广,而且受到政治、经济、文化等因素制约。因此必须客观地评价每一项干预措施的效果是否真实可信、可重复和有推广应用价值。

常用的干预试验是社区对比研究,是一种非随机对照的类实验研究,因此要注意这几方面的内容:①有合理的研究设计:除了要注意所选择的对照社区应与实验社区具有可比性外,如何突出主要干预措施的作用和评价的方法,应该在研究设计中有详细而且具体的表述,干预措施内涵应该明确、可操作与可重复,并且在设计中已经考虑到统计分析的方法;②评价指标应该具体、量化、客观;③应该采用纯效果(net effect)分析方法,而不是以"干预前试验社区与对照社区差别不大,干预后试验社区优于对照社区"这样的事后结果来说明干预效果;④推理要实事求是、合乎逻辑、令人信服,在做综合评价时要注意突出主导措施的作用,在对单项措施进行评价时则需严格摒除其他非观察因素所带来的影响和偏倚;⑤结果要分清短时效果还是中长期效果,3~5年以上的干预效果评价不仅可以证实干预措施的可持续性,也能说明干预效果的稳定性;⑥干预效果必须包括成本效益分析;⑦能被他人所重复,而且被证实同样有效的干预措施才是成功的研究。

三、创伤的流行病学特征

1. 全球流行概况

20世纪90年代全球每年因创伤死亡人数在500万人以上,据WHO 1999年的统计数字显示，1998 年全球死于创伤 576.5 万人，死亡率为 97.9/10 万。其中自杀、谋杀和战争等故意创伤死亡为 227.1 万人（占 39.4%）；道路交通事故伤死亡最多，共 177.1 万人（占 20%）；男性创伤死亡率是女性的 2 倍，男性各类创伤死亡率均高于女性。

在人类的前 15 种死亡原因中，道路交通事故伤和自杀分别居第 10 位和第 12 位，道路交通事故伤和跌倒的疾病负担则分别居第 9 位和第 14 位。不同地区各类创伤在死因中的地位不同，例如，美洲的中、低收入国家的他杀是第 5 位死亡原因，而在东地中海的高收入国家（科威特、卡塔尔和阿联酋等）则以战争为第 5 位死亡原因，自杀是中国的第 4 位死因，溺水是亚太地区中低收入国家第 10 位死因；在印度跌倒所造成的疾病负担居第 5 位。

WHO 公布的 1994 年世界各地创伤死亡率，最低是中国香港和荷兰，最高是俄罗斯和拉脱维亚，最高和最低之间几乎相差 10 倍。各地的主要创伤种类也各不相同，某些发展中国家由于低教育程度、贫困和民族纷争等原因，暴力事件层出不穷，是主要的死亡原因，如哥伦比亚和萨尔瓦多的恐怖主义和游击战造成大批无辜平民死伤，这些地区战乱与暴力成为家常便饭，所以创伤发生率高。20 世纪的后半叶，在不到 30 年的时间里，一些地区的故意创伤死亡率上升很惊人，例如，丹麦格陵兰的土著人自杀死亡率上升了 12.6 倍，美国阿拉斯加的土著人自杀死亡率上升 3.1 倍，巴西的他杀上升 7 倍，在圣保罗的青年死亡中半数是死于他杀。

道路交通事故伤仍是各国的主要创伤致死原因，近半个世纪以来发达国家车祸死亡人数稳中有降，而发展中国家则持续上升。发达国家与发展中国家的每万辆车死亡率相差很大，埃塞俄比亚和加纳等国与欧美国家相比相差近 100 倍。不论是发展中国家还是发达国家，创伤都是前 5 位的死亡原因，而创伤的潜在寿命损失年数却居各种死亡原因之首位。

2. 中国的流行概况

（1）创伤死亡率：中国每年约有 70 万 ~ 80 万人死于各类创伤，占死亡总数的 11%，1995 年以前创伤死亡率高于心血管疾病居死因顺位的第 4 位，1995 年以后心血管病死亡率上升，创伤居第 5 位。创伤的潜在寿命损失年数（YPLL）占全死因的 26%。

近 10 年来我国创伤的死亡率变化不大，城市略有下降，农村则有上升趋势，但长期趋势变化总幅度并不大；农村创伤死亡率高于城市。

车祸已成为我国男性和城市居民创伤死亡的第 1 位原因，而且每年以 10% 的增幅上升，到 2020 年交通伤所造成的伤残调整生命年在全部疾病中的顺位已由过去的第 10 位跃升为第 3 位，仅次于心脏病和抑郁症。淹死是我国创伤致死的第 3 位原因，是 0 ~ 14 岁年龄段的第 1 位死亡原因。

（2）创伤的发生率：1999 ~ 2002 年我国在河北省石家庄市、广东省深圳市和浙江省用同一创伤界定标准，采用分层整群抽样方法共调查了 50019 名社区人群 1 年中的创伤发病情况。这是我国首批社区人群创伤发生报告，是其他国家难以获得的宝贵资料（表 1 - 2）。

表 1 - 2 河北、广东、浙江社区人群创伤发生现况调查

项目	石家庄市	深圳市	浙江省
调查时间	1998~1999	1999~2000	2001~2002
作者	闫纯错等	张青献等	俞敏等
调查人数/人	21544	11576	16899
发生率/%	4.21(标率)	7.07(标率)	16.11(标率)
男	5.76	7.59	18.06
女	2.60	6.31	14.06
男:女	2.2:1	1.2:1	1.3:1
死亡率(1/10万)	55.70	43.19	53.26
前3位损伤	交通、跌倒、中毒	交通、跌倒、碰撞	跌倒、锐器、交通
YPLL	22	29	缺如
WYPLL	17	28	缺如
VYPLL	9	21	缺如

不同年龄段人群创伤的发生现况调查可以了解不同人群创伤的严重性及其危害性，针对不同的流行病学特征，采取相应的预防与控制措施。虽然现场流行病学调查工作难度大，但是已经有一些省、市、自治区对各年龄段人群做了个别地区的典型调查，这些典型调查如果采用了同一调查方法和界定标准，调查的结果对了解我国创伤的发生情况有极好的参考价值。

四、创伤是可以预防和控制的

近半个世纪以来，工业化国家把创伤纳入疾病控制工作范畴，国家把创伤防治作为政府行为来落实，从工程、立法、职业防护、保险、卫生宣传、安全教育等方面综合开展创伤预防，使创伤的发生得到有效的控制，例如，交通伤在发达国家近30年来已呈现下降的趋势，在同一时期发展中国家却以每5年翻一番的速度上升。发展中国家的另一个创伤流行特征是死亡率随着年龄而递增，发达国家由于安全促进和职业防护的实施，使成年到老年的非故意创伤上升势头受到遏制。20世纪80年代以来大多数欧美国家的非故意创伤死亡都处于下降趋势。美国把创伤作为一项"持续性公共卫生问题"(injury as a continuing public health problem)，1995年创伤的研究经费比1985年增加了239%，创伤因而得到有效的控制。

高收入国家推行社区卫生服务制度，做好安全社区的创伤控制和急救网络工作，一旦有创伤发生，伤员能就地得到及时而且正确的处理、救治和运送。由于院前急救的时效和质量的提高，使伤员的死亡和后遗残疾明显减少。一些西方国家虽然创伤发生率增加，但是死亡率却明显下降，可见第二级预防在创伤控制中的作用。

创伤的预防与控制不仅能有效地减少发生、死亡和残疾，而且可能获得巨大的经

济效益和社会效益。美国 CDC 曾经对创伤预防上的投入做过详细的成本效益核算，结果证实，在创伤预防上的投入可以获得数倍或 10 倍以上的收益，例如：用于烟雾报警器上，每 1 美元可获得 69 美元的收益；用于头盔上，每 1 美元可获得 29 美元的收益；用于儿童安全带上，每 1 美元可获得 32 美元的收益。

创伤的预防与控制首先是预防创伤事件的发生，尤其是要减少甚至杜绝群死群伤的重大创伤事件，最大限度地降低创伤的发生率。但是，我们只能尽量避免创伤发生，不可能根绝发生创伤，因此在创伤发生后及时做好急救、治疗和康复，尽可能地减少并发症、减少死亡、减少残疾和功能障碍，把创伤的损失降低到最低程度。创伤的预防控制与急救系统的快速反应能力、社区卫生服务工作的质量、康复医学的普及和发展以及各种社会保障功能等有着密不可分的关系。

创伤的预防与控制应做好以下几方面的工作：

1. 从源头上抓起

从根本上消除发生创伤的原因和危险因素，消除环境中的一切不安全的因素，消除一切隐患。从市政建设、工程设计、生产过程、产品鉴定与检测、相关法规与制度的建立等，以工程技术为主体做好创伤被动预防的各个方面，给全体居民一个安全的生产、工作、生活和休闲娱乐的环境，保障居民人人享有不受危险威胁的社会秩序、安全社区和安身立命的家居场所。

2. 安全观念和防范意识

个人、家庭、单位、社区和政府都应该有安全观念和防范意识。防范是指防备或戒备，即事前应该想到、虑及并从行动上做好一切戒备工作，所谓有备无患就是这个道理。

防范不仅是一个意识问题，而且是一个能力问题。自我防范能力除了信息传递外，还需要培养与训练，如何避免危险，如何躲避突如其来的危险，如何逃生，如何自我防护等都是防范的基本技能。所谓机智、机灵、反应快捷除了有先天的因素，更主要是后天的培养、训练与实践，因此幼儿园、小学、中学甚至大学都应有这种专门的训练课程。2000 年河南焦作的"天堂"影视厅中烧死 74 人；2002 年北京"蓝极速"网吧烧死 24 人，烧伤 13 人；2003 年 2 月 2 日哈尔滨市天潭酒店大火烧死 33 人，烧伤 16 人，死伤的大多是活蹦乱跳的年轻人和儿童。悲剧令人肝肠寸断！这些年轻人身处这些公共场所或娱乐场所为什么丝毫没有想到一旦发生火灾如何逃生和能不能逃生？就这样活生生地被关闭在一间房子里烧死、呛死。虽然有一次又一次的紧急通知和全面检查与整顿，然而，"一阵风"之后不久又死灰复燃，悲剧仍一次又一次地发生。经营者唯利是图、草菅人命，年轻人既没有必须有的安全观念与防范意识，也没有自卫与逃生的本领。

3. 应急能力和紧急处置

人类及其所赖以生存的社会不可避免地会遭受突如其来的灾祸，亘古皆然。这一类在短时间内突然发生的变故称之为突发事件。在突发事件出现时，为了减少创伤，降低损失，防止扩散与消除影响，必须尽早、尽快地采取有效的应对紧急情况的措施，这种快速反应能力也称应急能力。突发事件有天灾与人祸之分，前者如地震、海啸、飓风、火山爆发、水灾、山体滑坡和泥石流等；后者如空难、海难、火灾、暴力骚乱、毒气或核泄漏、邪教自杀或谋杀、恐怖活动等。人祸也称故意创伤或非故意创伤，虽然一起人为创伤的死伤人数远不及天灾的伤亡，但因其发生频率高，总体损失更加严重，大多数突发事件很难预测，一旦发生，往往心中无对策，手中无物资，临时才组织人力，调动物资应对，譬犹渴而穿井，斗而铸锥，不亦晚乎。

公共卫生系统对突发事件的应急能力，包括以下内容：①保持警戒状态、检测和预防故意或自然发生的传染病和创伤事件；②能够迅速地鉴别和处理可疑事件，防微杜渐，防祸于未然；③在最短时间内对灾祸现场采取紧急措施，救治患者或伤员，防止事态发展或扩大；④让公众了解这些事件，使全体居民加强责任感。应该有一个常设的"应急办公室"，有专人负责日常性工作。

4. 善后工作

创伤事件处置完了以后，要注意总结发生原因与经验教训，亡羊补牢，未为晚也。避免悲剧再次重演，同时还应该从专业上做好善后工作：①伤员的康复：对有后遗症和有功能障碍者进行积极治疗与锻炼，尽量减少或减轻失能；对永久性失能或残疾者要做好医护与生活上的照料；②对创伤的直接损失和间接损失进行评估；③对紧急处置和应急能力的效能和作用进行评价；④重视事件对当事人和救援人员的负面心理影响，必要时给予心理辅导和心理咨询；⑤结合事件开展安全教育；⑥向有关方面做实事求是的通报。

5. 政策

国家、地区和部门都应该根据自己的政治、经济、文化背景针对主要的创伤问题和可能发生的事件，制定合乎实际、切实可行的创伤预防方案和控制措施，从政策上和财政上给予保证，真正把创伤防治当成政府行为来贯彻落实。

五、交通伤流行病学

（一）交通伤流行病学的定义

广义的交通事故（traffic accident）包括了道路、铁路、航空和水上交通所发生的意外事故。其中，航海事故称为海难（perils of the sea），飞机失事称为空难（aero plane crash），火车事故称为机车事故（train mishap），道路交通事故通常又被称为交通事故（road crash）。狭义的交通事故通常只限于道路交通事故（road traffic crash，RTC）。早期，人们将道路交通事故定义为"road traffic accident，RTA"，即是认为它是意外的、不可避免的事件。随着对其研究和认识的深入，逐渐认识到道路交通事故是在一定条件下发生的，是完全可能通过采用一定的方法和措施预防和减少的事件，故多数人都倾向于将之定义为"road traffic crash，RTC"。

交通伤流行病学（epidemiology of traffic injuries）是流行病学的一个分支，它是应用流行病学的原理和方法，从群体的角度来研究交通伤的分布规律及其决定因素的一门交叉学科。交通伤流行病学将交通伤作为一种"社会疾病"对象进行研究，通过对交通事故和交通伤发生的特点、危险因素、危害程度以及其预防等方面的分析研究，深入认识和阐明交通伤的发生规律，探讨社会、生态环境、自然环境及管理环境等在事故发生及救治过程中的作用及关系，提出合理的防范对策与措施，为交通安全管理、预防和减少交通伤的发生以及交通伤的救治和康复提供依据。

（二）交通伤的分类

交通伤的损伤程度从总体上可分为轻伤、重伤和致死性伤。但不同部门所采用的标准略有差异，另外各国的标准不尽相同，因此在相互比较和研究过程中应予以注意。

1. 交通管理部门和法医学标准

目前我国交通管理部门和法医鉴定对交通伤的判定是以最高人民法院、最高人民检察院、公安部、司法部联合发布的《人体重伤鉴定标准》和《人体轻伤鉴定标准（试行）》等为标准，根据人体的受伤部位、损伤程度及治愈时间将交通伤员的伤情分为轻伤、重伤、死亡。

（1）轻伤（slight injuries）：是指在外力的作用下使人体组织或器官受到损害，但后果轻微的损伤。一般是指造成了表皮挫裂伤、皮下溢血、轻微脑震荡，经医生诊断需休息3天以上的为轻伤。

（2）重伤（severe injuries）：是指在强大外力作用下使人体组织或器官受到结构上的破坏，并引起机体组织或器官一系列生理功能的障碍、紊乱，甚至危及生命的严重损伤。

通常有下列情况之一者为重伤：①经医生诊断已成为残疾者，或可能成为残疾者。②伤势严重需要进行较大手术方能挽救生命者。③人身体的要害部位严重烧伤、烫伤，或非要害部位烧伤、烫伤面积达全身体表面积的1/3者。④严重骨折：如胸骨、肋骨、脊椎骨、锁骨、肩胛骨、腕骨、腿骨和脚骨等骨折，或严重脑震荡等。⑤眼部严重受伤。有失明可能者。⑥手部受伤：如大拇指折断一节，中指、示指、无名指、小指任何一指折断两节或任何两指各折断一节；局部肌腱受伤，引起功能障碍，有不能自由伸屈的残疾可能者。⑦腿部受伤：如脚趾断3只以上；局部肌腱受伤甚剧，引起功能障碍，有不能行走自如的残疾可能者。⑧内部伤害，内脏损伤或内出血、腹膜伤害。⑨不属上述范围内的伤害，但经医生诊断为受伤较重的，可根据实际情况，参考上述各条进行确定。

（3）死亡（death）：我国公安部规定，交通事故所致死亡是指发生交通事故后当场死亡或伤后7天内抢救无效死亡者。

对于道路交通事故所致死亡的定义，各个国家有所不同。大部分国家是依照维也纳道路交通协定，定义为发生交通事故后在30天内死亡者均为交通事故死亡。但有部分国家或地区是采用自己的标准。如中国、意大利为发生交通事故后当场死亡或伤后7天内抢救无效死亡者；法国为6天；希腊、奥地利是3天；西班牙、日本和中国台湾地区为1天；比利时、葡萄牙、巴西是现场死亡；而南非则为90天。由于世界各国对道路交通事故死亡的定义不一样，因此，在对各国道路交通事故死亡率进行比较时，就需要对数据进行校正。通常以国际标准（维也纳道路交通协定）为标准，采用表1-3的校正系数乘以其死亡率后，再进行比较。

表1-3 交通事故死亡国际标准校正系数

交通事故死亡时间/d	30	7	6	3	1	现场
时间系数	1.00	1.07	1.09	1.12	1.20	1.35

各国卫生部门统计的道路交通事故死亡人数远高于由警察或运输部门统计的数字，这是因为卫生部门统计交通事故死亡多是以1年作为标准。因此，卫生部门的道路交通事故死亡人数要比警察部门或运输部门的统计数字高30%左右。

各国的道路交通伤的伤情的判定也是有一定差异的，如英国交通警察所采用的标准为以下3种。

1）轻伤：指扭伤、擦伤和轻度切割伤。

2）重伤：指需住院治疗的损伤或有各种损伤及并发症，骨折、震荡伤、内脏伤、挤压伤、严重切割伤、严重撕裂伤和严重休克。

3）死亡：是指事故发生后30天内死亡者。

另外，在各国统计交通伤人数中还存在一个范围问题，中国交通管理和运输部门从本身管理权限的角度考虑，有7个方面所发生的道路死亡事故不纳入统计范围。而在国际上，一般只要警察所管辖的道路，包括铁路道口等所发生的交通事故伤亡都作为交通事故进行统计。因此，在对各国的交通伤数据进行分析比较时，要考虑到这些方面的差异。

2. 交通伤的临床分类方法与标准

在交通伤的医疗救助和治疗过程中，合理的伤情分类不仅有利于以后的伤情统计分析，而且对促进和提高交通伤的急救与治疗水平也有重要的意义。在临床上，一般将皮肤的小擦伤和轻微挫伤等定为轻微伤；而造成一定程度的软组织损伤、脱位者为轻伤；造成严重大面积的撕脱伤、骨折、视力和听力丧失、内脏破裂、内出血等损伤者为重伤；而直接导致死亡的损伤为致命伤。目前，临床上有多种伤情判定的方法和标准，这些方法与标准之间存有一定的差异，各有长短。国内外采用较多的是通过各种创伤评分方法对交通伤的伤情进行评定和分类，但对其具体的伤情划分标准尚存在一些不同看法。

采用创伤指数（trauma index，TI）者，当创伤指数的总分≤9分时为轻伤或中度伤，总分在10~16分者为重度伤，当总伤≥17分时属危重伤。

采用院前指数（prehospital index，PHI）时，总分为0~3分为轻伤，总分在4~20分为重伤。

运用病伤严重度指数（illness injury severity index，IISI）时，总分0~6分定为轻伤；

7~13 分定为重伤；14~24 分定为极重伤；25 分以上的伤员救治难度极大。

运用 CRAMS 评分时，通常将 CRAMS≤6 分者定为重度损伤。

运用简明创伤评分（AIS）时，其分类标准为：1 分为轻度伤，2 分为中度伤，3 分为较重损伤，4 分为严重损伤，5 分为危重损伤，6 分为最危重的损伤（存活可能性极小）。当为多发伤时，多采用 AIS 衍生的损伤严重度评分（ISS），通常将 ISS < 16 分者定为轻伤，ISS 在 17~24 分者为重伤，ISS≥25 分者为严重损伤。

（三）交通伤流行病学测量的统计学指标

目前，交通部门常用 4 个绝对数作为描述交通事故的指标，即道路交通事故的发生数、死亡人数、受伤人数和直接经济损失。但这些绝对数不能反映交通事故发生的强度，更不能反映不同地区之间或同一地区不同时期道路交通事故的情况与差异。只有通过相关的率及相对比值间的相互比较，才能有效地反映交通事故的人群、地区和时间分布特点与变化规律。因此，交通伤流行病学研究过程中，经常将有关数据转换为率与比，如死亡率、伤残率等，以更好地反映交通伤流行病学特征。

1. 交通事故及交通伤频率测量指标

在流行病学研究中，率（rate）是属于频率指标，说明某事件在总体中发生的概率或强度，它是某事件实际发生数与可能发生事件总数之比，一般可用百分率、千分率或十万分率等来表示。但在对比过程中应注意：资料是否存在偏性，客观条件是否发生了变化，对比资料内部的构成是否有所不同，观察数量是否足够等多种因素的影响。其计算公式为：

$$率 = \frac{某事件实际发生的频数}{可能发生该事件的总数} \times K（K = 100\%，或 K = 1000\text{‰}\cdots\cdots）$$

在交通伤流行病学研究中，只有通过频率指标才能确切地评价交通事故及交通伤发生的强度、水平及其趋势。如万车死亡率、综合事故率等。在率的计算中，可以采用年、月等为时间单位，也可以根据研究需要另行规定时间单位。计算频率指标分子应有确切的定义或标准。研究过程中还应注意只有在同质的基础上才能进行相互对比。

构成比（proportion）也是交通伤流行病学研究常用的指标之一，是说明某一事物内部各组成部分所占的比重，属于构成指标。它是事物内部某一组成部分的个体与同一事物各个组成部分的个体总数之比，常以百分数表示，故通称之为百分比，如交通伤人员的性别构成比、年龄构成比等，但不能说明发生的频率和强度。采用相对比，例如，相对危险度可用来表示某种因素导致交通事故伤发生的危险性大小；采用平均数，如每年的日均交通事故发生数、月均伤亡人数，或平均每起交通事故致人员伤亡数等，可用来表示交通事故危害的严重性。

交通事故及交通伤流行病学研究中常用的主要频率测量指标如下：

（1）机动车车辆密度：是用来衡量一个同家或地区机动化程度的指标。主要有人口车辆密度和千米车辆密度。

人口车辆密度指一个国家或一个地区人均机动车辆拥有量，通常以每千人机动车拥有数量来表示。

$$人口车辆密度 = \frac{某地某时期内机动车辆拥有数}{该地同期平均人数} \times K$$

千米车辆密度指一个国家或一个地区每千米公路里程的机动车辆拥有量。

$$千米车辆密度 = \frac{某地某时期内机动车辆拥有数}{该地同期公路里程数}$$

(2)道路交通事故发生率：是一定时期内发生的事故次数与同期机动车辆数或该时期平均人口数、机动车总行驶千米数之间关系的相对数指标。它可用来描述交通事故的分布、探索交通事故的成因及评价交通事故预防措施的效果等。

$$车辆发生率 = \frac{某地全年交通事故发生次数}{该地同期机动车拥有量} \times K(通常\ K = 10^4/万辆)$$

$$人口发生率 = \frac{某地全年交通事故发生次数}{该地同期年平均人口数} \times K(通常\ K = 10^4/万人)$$

$$行驶里程发生率 = \frac{某地交通事故发生次数}{该地同期机动车行驶里程} \times K(通常\ K = 10^8/亿千米)$$

平均人口数常用年终人口数或年初与年末人口数之和除以2，也可用当年7月1日零时的人口数表示。上述各指标还可按不同特征(性别、年龄、职业、民族等)分别计算其率的指标。

(3)道路交通事故死亡率：主要包括人口死亡率、车辆死亡率、行程死亡率。它们分别指一定地区的人群在某一时期内因交通事故死亡人数与该地区同期平均人口数、机动车拥有数及机动车行驶千米数之比例。它们是用来衡量某时期某地区人群因交通事故致死的危险性(机会)大小的指标。

$$人口死亡率 = \frac{某地交通事故致死亡人数}{该地同期平均人口数} \times K(通常\ K = 10^5/10万人)$$

$$车辆死亡率 = \frac{某地交通事故致死亡人数}{该地同期机动车辆数} \times K(通常\ K = 10^4/万辆)$$

$$行驶死亡率 = \frac{某地交通事故致死亡人数}{该地同期机动车行驶里程} \times K(通常\ K = 10^8/亿千米)$$

上述3个指标中，人口死亡率是以人口数量为基数，多以10万人死亡率表示，显示人身安全的水平，死亡率越高，说明人身安全性越差；车辆死亡率是以机动车拥有量为基数，多以万车死亡率表示，反映交通安全的水平，其死亡率越高，表明交通安全的水平越低；行程死亡率是以机动车全年行驶的千米总数为基数，通常以每亿千米死亡率表示，反映一个地区机动车在行驶过程中发生交通事故的频度。

(4)道路交通事故致伤率：是指一定地区的人群在某一时期内因交通事故受伤人数与该地区同期平均人口数、机动车拥有数及机动车行驶千米数之间的比例。可以综合反映一个国家或地区交通事故对人群健康状况损伤的严重程度、道路交通管理状况和医疗急救水平等。

$$人口致伤率 = \frac{某地因交通事故受伤人数}{该地同期平均人口数} \times K(通常\ K = 10^5/10万人)$$

$$车辆致伤率 = \frac{某地因交通事故受伤人数}{该地同期机动车辆数} \times K(通常\ K = 10^4/万辆)$$

$$行程致伤率 = \frac{某地因交通事故受伤人数}{该地同期机动车行驶里程} \times K\,(通常\ K = 10^8/亿千米)$$

（5）交通伤致残率和致死率：反映道路交通事故对人群健康及生命威胁的严重程度，同时也反映该地区的医疗技术水平及交通伤的急救治疗水平。

$$交通伤致残率 = \frac{交通伤致残疾人数}{同期交通伤人数} \times 100\%$$

$$交通伤致死率 = \frac{交通伤致死人数}{同期交通伤人数} \times 100\%$$

（6）标准化死亡率和标准化死亡比：标准化是在一个指定的标准构成条件下进行率的对比的方法。当进行两个频率指标的比较时，通过率的标准化可消除两组（或两组以上）对象内部构成存在的差别对结论的影响。率标准化的计算方法有直接标准化法和间接标准化法。

标准化死亡率也叫调整死亡率，就是利用某一指定的标准人口构成，消除不同地区在人口构成指标（年龄、性别等）方面的差别，即计算按标准人口构成校正之后的率。其方法就是用标准化法消除人口年龄、性别等构成的差别对死亡率的影响。

标准化死亡比实际上是计算死亡的比值，是一种替代率的办法。如利用标准化死亡比分析研究某特殊人群交通伤流行病学特点时，先列出该观察人群各年龄组的人数，然后以该地某年全部人口同年龄组交通伤死亡率作为标准，算出该观察人群各年龄组的理论交通伤死亡人数，即预期死亡人数，用观察人群中实际交通伤死亡人数除以预期死亡人数就是标准化死亡比。

$$标准化死亡率比 = \frac{观察交通伤死亡人数}{同期预期交通伤死亡人数} \times 100\%$$

2. 交通事故造成损失测量指标

交通事故导致的经济损失包括直接经济损失和间接经济损失 2 部分。直接经济损失是指用于人员伤害医治和车辆及公共建筑物所损毁的物质价值等费用；间接经济损失是指因短期或永久性伤残乃至死亡等所致的收入减少等。前者常用货币数量来表示。后者的计算是非常复杂的，且不同国家和地区计算方法及标准均有一定的差异。随着流行病学研究的发展，对交通事故致人群生命质量损失的评估出现了一系列新的评价指标。这些指标主要如下：

（1）潜在寿命损失年数（years of potential life lost，YPLL）：是指死亡时的实际年龄与期望寿命之差的总和，即某些原因致使人群中未到预期寿命而死亡所损失的寿命年数，又被称为剩余寿命（余命）或剩余年龄（余年）的总和。该指标可以直观地反映交通事故危害的严重程度，是衡量健康水平的重要指标之一。在对人口构成比不同的地区进行比较分析时，应在比较前对其进行标准化。其计算和标准化方法如下：

某例交通伤死亡的潜在寿命损失年数（YPLLa）。

$$YPLLa = 期望寿命 - 死亡时的实际年龄$$

例如，某人因交通伤死亡时是 34 岁，而社会期望寿命是 80 岁，那么他的潜在寿命损失年数就为 46 年。

某年龄组交通伤死亡的潜在寿命损失年数(YPLLi)及标准化(SYPLLi)。

$$YPLLi = \sum YPLLa$$

$$SYPLLi = YPLLi \times 校正系数$$

校正系数 = 标准化人口某年龄人口构成/观察点某年龄人口构成

平均潜在寿命损失年数 = YPLL/同期交通事故死亡人数(人年)。

(2)潜在工作损失年数(working years of potential life lost，WYPLL)：是指一个人应该工作的年限与其死亡时实际已经工作的年数之差，即相当于在其应该退休之前死亡所损失的工作年限。

$$WYPLL = 应该工作年数 - 实际已工作年数 = 退休年龄 - 实际年龄$$

(3)潜在价值损失年数(valued years of potential life lost，VYPLL)：是指一个人在其有生之年在社会的价值大小，即以死亡为终点比较社会所给予他及他对社会的贡献，来评价死亡时所损失的价值年数。

生命的不同阶段的价值是不同的，因此可将人的一生分为3个部分：①投资阶段(0~20岁)。包括未投资年数I_0和已投资年数I_1。②生产阶段(21~60岁)。包括未生产年数P_0和已生产年数P_1。③消费阶段(61岁至预期寿命)。包括未消费年数C_0和已消费年数C_1。故而：

$$VYPLL = (I_1 + C_1 - P_1) + (P_0 - I_0 - C_0) = (P_0 - P_1) - (I_0 - I_1) - (C_0 - C_1)$$

VYPLL值越大，表示死亡所造成的价值损失越大；VYPLL值越小，则说明该死亡所造成的价值损失越小。

(4)伤残调整寿命年(disability adjusted life year，DALY)：指对健康不利事件从发生到引起死亡所损失的全部健康寿命年，包括因早死所致寿命损失年数(years of life lost，YLL)和因伤残所致健康寿命损失年数(years lived with disability，YLD)2个部分。它是一个定量计算因交通事故造成的死亡和伤残对健康寿命年损失的综合指标，可以反映交通事故危害健康的严重程度。

3. 交通事故危害程度的安全评价

通常所采用的交通事故危害程度安全评价统计学指标如下：

(1)交通事故的年发生率和日均发生数：指某地在一年中交通事故的发生数和其平均每天的交通事故发生数。

(2)死亡率、致伤率和日均死亡人数：指交通事故的死亡率、致伤率和交通事故日均死亡(伤)人数。

(3)年龄死亡专率和潜在寿命损失年数：指交通事故的年龄死亡专率和交通事故的潜在寿命损失年数(YPLL)。

(4)死亡指数：可反映交通伤人员伤亡的严重程度、医疗救治水平等。

$$死亡指数 = 死亡数/所有伤亡数 \times 100$$

(5)交通事故的经济损失：包括直接经济损失和间接经济损失。

(6)交通安全和人身安全：交通安全和人身安全之间的关系受到机动化程度所制约。通常，交通安全用万辆车交通事故死亡人数表示；人身安全用每10万人口交通事故死亡人数表示；机动化程度是指一个国家或地区人均机动车拥有量，常用每千人拥有机动车辆数表示。

$$人身安全（死亡人数／10万人口）＝交通安全（死亡人数／万辆车）$$
$$×机动化程度（车辆数／千人）×100$$

虽然通过上述一系列指标可对交通安全情况进行评价，但要确切地比较不同国家和地区的交通事故危害程度仍是很困难的，这是因为还有很多因素会对这些指标产生影响。如很多国家对交通伤死亡的定义有所不同，有的是1天，而有的是7天或30天等；机动车的定义也有区别，如有的国家将摩托车划归机动车，而有的国家则定义为非机动车；各地区的人口年龄、性别、营养健康状况等构成不同；各国交通事故相关数据统计的方法及准确性差异较大等。因此，在实际交通安全评价中，应注意到各相关的影响因素，通过各指标的标准化等手段，使数据之间更具可比性。

（四）交通伤的流行病学特征研究

自1889年出现第1例交通伤以后，交通伤就伴随着社会的发展而发展着。伴随着人类文明的发展与进步，交通伤呈现出一定的规律性，如随时间的变化而变化、因地区经济和人群文明发展的差异而各具特点。

1. 交通伤的时间分布特征

交通伤的发生在时间上具有一定的规律性，表现在随着汽车、道路、经济等的发展而逐年增多，随着汽车安全设计、道路和环境的完善、管理的进步等而逐渐稳定并趋于降低；而在每一年、每一月、每一周、每一天内，又分别因不同地区人类社会活动、环境、气候、管理等因素的不同致使交通伤的发生具有各自的时间分布特点。

从历史的过程来看，自1889年发生第1例道路交通事故致人死亡以来，交通伤人数逐年增加，到1998年，全球因交通伤而致死的人数已达到1117000人，成为全球的第10位死因，占全球总死亡人数的2.2%，并仍呈现出继续增加的趋势。到20世纪末，全球因交通伤死亡人数已超过3000万人，远远超过同期因战争而死亡的人数。到2020年，交通伤成为全球第3位疾病损伤的死亡原因。

从总的趋势看，发达国家的交通伤数量变化规律呈现出从无到有，从少到多，逐渐增加，当其数量达到一定高度后，又逐渐呈稳定和下降的趋势。

在一定的时间段内，如在一年中、一个月中、一周中或一天中，由于社会活动、气候、驾乘人员身心特点、管理等因素的作用下，不同地区交通伤的发生也都各有一定的规律和特点。

2. 交通伤的地区分布特征

影响道路交通事故发生的因素很多，其中一个地区的自然和社会因素也对其有着非常重要的影响。比如，一个地区所处的自然地理位置不同，如平原、山谷、湖泊、沙漠、森林等；或气候环境等的不同，如降雨、降雪、温度、湿度、海拔高度等的不同；以及地区间科技、文化、风俗、经济活动等的差异等，均对交通伤的发生及救治有着明显的影响。因此，通过对不同行政地区和不同自然环境条件地区等的交通伤流行病学研究，可反映不同地区交通伤的分布特点、易发因素及原因等，有助于制定有针对性的有效防治措施与方法，促进其交通安全的进步。

通过反映交通伤严重程度及救治水平的死亡指数（death index）（死亡数/所有伤亡数×100），就会注意到，在发达国家，交通事故所致的伤亡人员中，死亡者所占的比例很少，即其交通伤死亡指数很低；而发展中国家，死亡指数却很高。如英、日、加等国死亡指数在 2 以内，即死亡者占所有交通事故伤亡人员的比例在 2% 以内，而洪都拉斯、亚美尼亚、印度等国的死亡指数在 20 以上，即死亡者占所有交通事故伤亡人员的比例在 20% 以上。

发展中国家死亡比例高的原因主要是：①急救服务差；②医疗设备差；③对创伤处理的技术差；④对乘车人防护不规范；⑤机动车过于拥挤；⑥行人过多。另外，发展中国家政府公布的发生创伤的交通事故数往往比实际数少，如巴基斯坦交警报告的伤亡数仅为交通伤住院人数的 14% ~39%，故实际数字可能还更高。

在我国不同的城市和地区，交通伤的发生及后果也各有特点。如在各大城市中，总体上西部和北部经济欠发达的地区死亡指数显著高于东部和南部经济发达城市。在1999 年，死亡指数最高的城市兰州达到 56.7%，长春和拉萨也分别达到 49.2% 和41.8%；但同一时期，上海、广州和北京仅为 8.5%、11.1% 和 12.4%，但仍明显高于西方发达国家的死亡指数。提示经济欠发达地区在交通伤急救组织、措施、手段以及医疗救治水平等多方面与经济发达地区尚有很大的差距。

3. 交通伤的人群分布特征

人是交通伤的主体和受伤害的核心，不同的人群因其文化意识、社会和经济地位、社会活动特性等的差别，导致了其在道路交通事故中受损害的程度、范围以及后果等多方面的不同。因此，深入研究和认识交通伤人群分布特征，对交通伤的预防、诊治等都有着显著的实际意义。

（1）总体情况：各国因道路交通事故造成的人员伤亡情况在很多方面有相似性，如一般男性多于女性，受害者以青壮年占多数，事故驾驶员多是驾龄在 5 年内者，等等。但不同国家和地区又在某些方面各具其特点。

在西方工业化国家，交通伤大多数发生在驾驶员和乘员，受伤害的行人极少。而发展中国家行人死亡的比例明显较发达国家高。如亚洲、非洲、加勒比海地区和中东等部分国家，其死亡行人占全部交通伤死亡人数的 40% 以上；而欧洲和北美洲却仅占20%。在对重庆市交通伤的调查中注意到，在伤亡人员中，驾驶员仅占到 1.9%、乘员为 42.5%、行人占到 55.6%；在死亡人员中，驾驶员为 16.8%、乘员为 24.6%、行人为 58.6%。也就是说在重庆市交通事故所致人员伤害是以行人为主，驾驶员受到的伤害数量最少。在北京市的一个统计中，各种交通方式运用者的死亡比率为行人：自行车：摩托车：其他机动车 =44.0%：29.0%：14.5%：12.4%，交通伤致死人员中仍然是以行人最多，骑自行车人死亡者位居第 2。

不同性别交通伤发生与死亡的总体情况为男性高于女性，但在不同的国家，不同的人群以及不同的时间相差较大。如在交通伤死亡者中，美国男女之比为 2.69，日本为 3.10，澳大利亚为 2.49，瑞典为 2.79，智利为 4.42，中国为 3.39。不同的年龄组交通伤的比例也有明显差别，如在 1977 年美国俄亥俄州的一个调查中，45～54 岁组和 20～24 岁组的摩托车驾驶员交通伤男女性别比例分别达到 10.06 和 8.22。

在不同年龄段中，交通伤伤亡者多以中青年为主。据 WHO 统计，2010 年，全球因交通事故致死人数超过 1240000 人，其中 15～44 岁者占 59%。据我国公安部统计资料显示，2012 年中国交通伤死亡人数达 59997 人，其中 16～45 岁有 29219 人，占死亡人数的 48.7%；受伤人数为 224327 人，45 岁以下的有 144741 人，占受伤人数的 64.5%。这些数据显示，交通伤所致人员伤亡主要集中在青壮年，其造成的潜在工作损失年数和潜在价值损失年数远远高于其他疾病，对社会的劳动力和价值所造成的损失和影响巨大。而我国目前交通伤致青壮年伤亡所占的比例高过全球平均数近 10 个百分点。

（2）驾驶员：在道路交通事故中，驾驶员往往是发生事故的主要因素，约 60%～70% 的交通事故主要与驾驶员的因素有关，故深入对驾驶员的研究是预防交通伤的重点和关键之一。

一般而言，随着驾驶经历的增加，交通事故和交通伤的发生率逐渐降低。从 2012 年我国公安部公布的数据显示，驾龄在 1 年内的驾驶员事故占总事故的 17.43%，驾龄在 5 年以内驾驶员引发了 48.77% 的道路交通事故，导致的人员死亡和受伤分别占到总数的 44.99% 和 49.41%。

（3）机动车乘员：由于交通管理、车辆状况、乘员特点及道路特点等的差异，各地乘员交通伤流行病学特点也有所不同。

在重庆市对 3617 名伤亡乘员的研究中（表 1-4），伤亡的男性高于女性，男女之比为 2.15。其中，在市区男性占 55.8%、城乡接合部地区占 60.1%、郊县占 86.2%、高等级公路占 64.8%。事故当时，75.6% 乘员在车内、14.8% 从车上摔下、8.5% 在上车、1.2% 在下车。其中，城乡接合部地区有 28.8% 是从车上摔下来、19.7% 正在上车，这与城乡接合部地区交通管理薄弱，乘员自身安全意识差，车辆未停稳就上下客等有关。

表 1-4　重庆市 3617 例伤亡乘员伤情分析

地区	伤亡驾驶员构成比/%		
	轻伤	重伤	死亡
市区	72.5	24.9	2.6
城乡接合部	74.9	21.0	4.1
郊县	62.3	22.0	15.7
高等级公路	77.8	16.7	5.6
总计	72.5	22.1	7.8

在这些伤亡乘员中，死亡者占 7.8%、重伤者占 22.1%、轻伤者占 72.5%，死亡率和重伤率均明显低于驾驶员。其中，郊县地区的死亡率最高；市区的死亡率最低（表

1 - 4）。

总体上看，乘员伤亡以 18 ~ 40 岁人群为主，占约 60%。这可能与这一年龄段人群是参与外出办事、上班、参加社会活动等的主要人群有关。特别值得注意的是，高等级公路青少年伤亡比例特别高，6 ~ 17 岁者占到受伤人群比例的 50% 左右，这可能与青少年在车上不安定、力量弱、易被摔出、自我防护意识和能力较差、无安全带等的保护有关。市区 60 岁以上的老人死亡率高，可能与市区老年人外出机会较多，同时老年人反应慢、行动迟缓，对交通伤的承受能力也明显减弱等有关。

（4）行人：在发达国家，行人交通事故比例很低。而在很多发展中国家，行人交通事故不仅所占比例高，而且交通伤的伤情重。

在对重庆市 1988 ~ 1997 年抽样调查的 3736 位交通伤行人资料可看出，老年人和青少年在行人交通伤害中占着很大比重，这可能与老年人反应和行动缓慢、青少年缺乏交通安全知识等有关。特别应引起注意的是，市区和城乡接合部 >60 岁者占死亡行人的 44.9%，主要原因是这两地区车流量大，很多地段没有人行横道、人行天桥、红绿灯、人行道隔离栏等，混合交通状况严重。此外，老年人容易受伤，且伤后耐受性较差等。郊县不仅老人死亡比例高，更为突出的是 <6 岁儿童的死亡居首位（27%），这可能与郊县车速较快，而儿童交通安全意识缺乏，常在公路上玩耍或常突然横穿公路等有关。而高速路多因当地农民和居民无视交通法规，违章穿越高等级公路或在高等级公路上行走所致。如何合理解决高等级公路两旁农民和居民穿越高等级公路的困难，也是值得有关路政部门认真思考的问题。

在死亡行人中，头部伤的比例更高达 71.6%（表 1 - 5），其中高等级路段为 91.7%，市区为 80.6%，郊县地区为 76.9%，郊县为 75.0%，城郊接合地区为 65.6%；在头部伤之后，胸背部伤和腰腹部伤分列损伤的第 2、第 3 位。在重伤行人中，头部伤比例最高（44.0%），下肢伤次之。上述结果表明，行人交通伤后头部伤发生率最高，这通常是由于行人受撞击后摔倒所致；而紧随其后的下肢损伤等多因车辆直接撞击所致。而在死亡行人中，头部伤比例更高，且是行人交通伤的最主要死亡原因之一；胸背部和腹腰部伤可导致人体失血性休克、呼吸循环功能障碍，可加速伤员的死亡过程。

表 1 - 5 重伤与死亡行人伤部的分布情况

伤情	受伤部位比率/%						
	头部	下肢	胸背	腹腰	体表	上肢	面部
重伤	44.0	26.1	19.3	15.7	6.1	12.7	11.1
死亡	71.6	9.8	33.4	15.9	2.3	6.4	14.3
总计	44.5	22.4	18.1	12.4	11.9	11.4	11.0

（5）自行车事故：中国是世界上的"自行车王国"，在全球自行车拥有量超过 14 亿辆时，中国拥有超过 4.4 亿辆的自行车，仅北京市就拥有自行车 800 多万辆，并以平均每年 8.4% 的速度增长。在我国 22 个大、中型城市居民出行方式中，自行车所占的比

例在绝大多数城市高于 30%。如绍兴为 72.00%，沈阳为 58.65%，北京为 54.03%，天津为 44.54% 等。这种情况不仅在发达国家没有，就是发展中国家也很难找到。在印度，自行车使用率最高的城市斋浦尔（Jaipur）市也只占 26.5%，而孟买（Bombay）仅占 10%。

1999 年全国自行车使用者分别有 16743 人和 44255 人死亡和受伤，分别占当年交通事故死亡和受伤总人数的 20.04% 和 15.47%。有报道称我国某五城市 1000 例交通伤中，骑自行车人占 30.1%。有研究报道，在我国道路交通事故中，约 70% 与自行车有关。个别地区报道，自行车事故占城市中交通事故的 60%，农村中的 42.6%。据北京市统计，各种交通方式运用者的死亡比率中，骑自行车人死亡者仅少于行人，在死亡人员中占 29.0%。据英国的研究报道，骑自行车发生交通事故的危险性是机动驾驶员的 2 倍，死伤概率是机动车驾驶员的 4.5 倍。

就自行车事故方式而言，在致死人员中，绝大多数为自行车与机动车相撞的结果，约占 82%。

自行车事故导致人员伤亡多为青壮年。谭宗奎等报道，16~30 岁为事故的高发段，占 42.29%，主要为自行车与机动车相撞（占 68.55%），工人居多；31~50 岁次之，占 33.51%，主要为骑自行车摔伤（占 54.26%），干部居多；肇事地点在城市多集中在平直路与交叉路口，乡村多为质量差的路面。但在美国，70% 的自行车事故伤亡人员在 15 岁以下。

（五）交通伤发生的危险因素

1. 人的因素

在人、车、道路、环境因素中，人的因素是最主要的，其中 80%~95% 的交通事故直接或间接与机动车驾驶员有关。如 1999 年我国 412860 例交通事故中，有 92.93% 是因人的因素所致，其中有 85.23% 是因驾驶员的因素导致的事故。在交通事故致伤人员中，94.96% 的成因是人的因素；死亡人员中，88.43% 是人的因素所致。

与交通伤相关的人员主要包括机动车驾驶员、非机动车驾驶员、行人和乘员等。人的过错主要表现为违反规定、疏忽大意、操作不当等方面。其中，违反规定是指不按交通法规和其他安全规定行驶或行走，如超速行驶、占道行驶、酒后开车、违章穿行车道等；疏忽大意是指道路使用者没有正确观察和判断外界事物而导致事故发生；操作不当是指驾驶车辆人员技术不熟练，经验不足，对车辆、道路情况不熟悉，遇突然情况时惊慌失措，做出错误反应。

（1）驾驶员：在道路交通事故中，驾驶员因素占到最主要的成分。主要的驾驶员责任原因为经验不足、注意力不够集中、违章行驶等。驾驶员的技术素质同时还受其自身身心素质的制约，也受情绪、疲劳、药物和酒精等的影响。因此在探讨道路交通事故中驾驶员因素时应从综合和全面的角度去研究和分析具体情况。

1）事故倾向性（accident proneness）：最早是由 Farmer 等于 1926 年对工矿事故进行调查后正式引入的一个心理学概念，是指在职业事故中，有一部分人较其他人更多地发生事故，即在一般职业人群中存在着一部分易发生事故的群体，他们具有易发生事故倾向的特征。美国康涅狄格州曾对 29531 名驾驶员 6 年中发生的事故进行统计，结果显示 36.4% 的事故发生在 3.9% 的驾驶员（表 1 - 6）。另外，日本某出租车公司的调查显示，2 年内发生 4 次以上事故的驾驶员只占驾驶员总数的 19%，但却占了出租公司总事故数的 47.7%。在同样的条件下，有的驾驶员在几年，甚至几十年中都未发生行车事故，但是有的驾驶员在 1 年中可能就发生数次行车事故，所以确实有易发生事故的驾驶员存在。

表 1 - 6　美国康涅狄格州 29531 名驾驶员发生事故比例

事故数/次	驾驶员构成比/%	事故数构成比/%
0	80.9	—
1	15.2	63.6
2	3.2	26.4
3	0.5	6.8
4	0.2	3.2
总计	100.0	100.0

在中国，金会庆等对 1545 名驾驶员前后 5 年事故进行比较的结果表明，发生 3 次及 3 次以上事故的驾驶员占 16.8%，但他们所发生的事故数却占到事故总数的 30.9%。同样李百川对某运输公司所做的研究也表明，占 11% 的驾驶员所发生的事故占到其公司总事故的 30.9%。这些研究结果均证实确实有事故倾向性驾驶员的存在，他们占驾驶人群的比率约为 6% ~ 8%，没有明显的性别和年龄差异。

2）生理缺陷和疾病：驾驶员的很多生理缺陷和疾病对于安全驾驶都是严重的隐患，可能导致严重的交通事故。如红绿色盲、明显的视力和听力障碍、四肢不全、运动和力量的缺陷、痴呆、帕金森病以及精神病等，均会导致严重的行车事故发生。

3）驾驶技术和经验：机动车的驾驶在某种程度上可以认为是一种技术熟练工作。一般而言，驾驶机动车辆时间越长，驾驶技能越熟练，遇到紧急特殊情况时心理更为稳定，环境和情绪对驾驶行为的干扰越小，发生交通事故的危险性也就越低。但不能仅重视驾驶技术的水平和能力，同时也应重视心理等因素对驾驶安全的影响。如不少驾驶员在有 1 ~ 3 年驾驶经验后，逐渐技术熟练，又无事故历史等，因而麻痹大意，对交通法规漠然视之，加之驾驶心理仍不够稳定，极易导致重大交通事故的发生。

4）个体素质：驾驶员的生理和心理素质及状态与道路交通事故有着密切的关系。从 20 世纪 60 年代后，产生了交通工程心理学，并将驾驶心理的研究逐渐用于交通事故的原因分析之中。

在目前比较明确的，不利驾驶安全的个体素质因素主要有：①智力（intellect）。智力是认识客观事物的各种能力，又是改造客观事物的各种能力，它包括观察力、记忆力、想象力和思维力，而思维力是其核心；②个性（personality）。在心理学上又被称为人格，是指在一个人身上经常地、稳定地并带有一定倾向性地表现出来的心理特征的总和。一个人的个性特征会经常地、稳定地并带有一定倾向性地表现在其驾驶风格上，而某些个性特征在特定的环境下极易对交通安全构成危害，甚至导致交通事故的发生。个性不良和知觉判断易受干扰的驾驶员发生交通事故的可能性较大。

5）信息获取和处理能力：驾驶员在行车过程中，必须通过视觉、听觉、震动觉、嗅觉等不断及时获取车辆、道路及环境的相关信息，并通过中枢神经系统迅速做出判断和决定，最后落实到驾驶操作行为。因此，迅速、全面、准确地获取驾驶安全的相关信息，同时及时对所获信息进行准确判断和处理，是驾驶员信息处理的关键环节。

6）不良行为：大多数生理和心理素质方面的行车危险因素是属于个体所固有的，难于克服或不能克服。与之不同，行为是由思想品德所支配，是可能防止、克服和纠正的。驾驶员的不良行为是导致交通事故的最主要危险因素，也是交通事故的主要原因。如疲劳驾驶、酒后驾车、服用影响驾驶能力的药物、驾驶时使用手机等。

（2）摩托车驾驶员：随着摩托车保有量增加，摩托车事故有明显增长趋势，且摩托车事故的死亡率远远高于其他机动车事故。由于摩托车车体小、车速高，行驶中不易及时被其他机动车驾驶员发现，车体自身易失去平衡，同时摩托车驾乘人员无坚固外壳防护，故其交通伤流行病学有一些自身特有的特征。据 Appel 调查发现，汽车事故致死率为 1%，严重伤害为 14.1%；摩托车事故致死率为 43%，严重伤害达 43.40%。据1998 年广州市的调查，摩托车逐年增加数是其他机动车的 3.2 倍，摩托车伤害率高达48.1%，显著高于汽车的伤害率（14.1%）；摩托车交通伤中男性占到 80%，死者中青壮年占 78.6%。

摩托车事故类型主要为：摩托车相撞、摩托车与汽车相撞、摩托车撞自行车和行人及摩托车本身事故 4 种（表 1 - 7）。其中，摩托车与汽车相撞事故导致人员死亡数占到总死亡数的 55%。由驾驶员的事故原因引起的事故占 70% 以上，主要有违章驾驶、酒后驾驶、疲劳驾驶、无证驾驶、违章穿行马路、自行车或摩托车逆行等，另外残疾人车辆违章驾驶、占道行驶、街道乱摆乱卖、占道经营等亦是不容忽视的原因。

表 1 - 7　摩托车 4 种不同致伤类型与 ISS 评分

致伤类型	例数	百分比/%	受伤		死亡	
			人数	百分比/%	人数	百分比/%
摩托车 - 汽车	341	25	194	18	147	55
摩托车 - 摩托车	177	13	118	11	59	22
摩托车 - 自行车（行人）	543	40	516	47	27	10
摩托车自身原因	303	22	269	24	34	13
合计	1364	100	1097	100	267	100

摩托车驾驶员的身心素质与事故有密切关系，驾驶员年龄愈小，持有驾照时间越短，发生交通事故的危险性越大，机会越多。

颅脑创伤和颈椎骨折是摩托车事故中最严重的损伤，是交通事故致死的主要原因。这是因为摩托车乘员在高速行驶过程中发生事故时被抛出，头部先着地造成严重颅脑创伤或颈椎骨折。戴头盔可显著减少颅脑损伤，未戴头盔者比戴头盔者的死亡率高 1 倍，头部伤严重度和颅骨骨折数分别为 1.5 倍和 1.2 倍。下肢骨折是摩托车事故的主要损伤部位，并常合并其他部位损伤，是伤后致残的主要原因之一。摩托车乘员行驶时双小腿位于最前最外侧，而事故发生时撞击暴力多来自前方和侧方，造成摩托车驾乘人员胫腓骨严重骨折或开放性骨折。因此摩托车乘员膝部应有良好的保护。

（3）骑自行车者：我国是自行车大国，在现有经济状况下，自行车是一种经济、环保、灵活方便的交通工具。但它在目前很多城镇都是混合交通的情况下具有极大的危险性。很多年轻人喜欢骑快车、超车，在公路上互相追逐、猛冲、猛闯、急拐弯、迂回超车等。另外，骑车人技术参差不齐，有的反应迟钝、缺乏经验；有的交通法规学习不够，违反交通规则；有的车况不良、刹车不灵、断链、爆胎等，这都是导致自行车交通事故的原因。

（4）行人：行人是公路交通中的弱者，最容易受到伤害，且所受到的伤害往往是最严重的。在欧洲和北美，道路交通伤死亡者中约 20% 是行人。我国公安部公布的 2012 年数据中，行人占所有交通伤死亡人数的 25.4%。与此同时，在很多行人道路交通事故中，行人又是交通事故的肇事者。2012 年全国统计，行人肇事致死亡者占总死亡人数的 1.74%。

2. 车的因素

车辆是道路交通的主要因素，它是影响道路交通安全最直接的因素。车辆机械故障主要有制动、转向、灯光等。在大部分由于车辆的原因所致道路交通事故中，其关键还在车辆使用过程中的失修、使用不当或机件调整不合理所致。

（1）车辆机械、动力系统：①车辆动力系统如在车辆动力状况不佳、严重超载等情况下，车辆运行于陡坡、山区道路、高原时，因车辆动力不足可能发生前溜或后溜事故。②车辆方向控制包括车辆操纵和稳定性 2 大部分，是机动车辆安全行驶的基本保障之一。如车辆的转向器和传动机构的机件变形，就会出现转向沉重；如行驶时前轮摆动，就会造成车辆操纵不稳，高速行驶时会出现蛇行轨迹。常见的汽车转向系统故障有横、直拉杆断裂，羊角头和销子松动脱落，方向盘转动失灵等。③车辆制动系统常出现的故障致使制动失灵、跑偏、制动距离延长、制动侧滑等。车辆制动系统有了故障或隐患若不及时采取修理补救措施，极易造成事故。

（2）车辆视觉显示系统：驾驶员在行车过程中，80% 以上的道路、环境和车辆及其相互关系的信息是通过视觉所获得的。车辆在道路上的位置、方向、周边的车辆、障碍及其驾驶员的行为等都是由视觉传递的，如果视觉显示系统出现障碍，将严重危害行车安全。

（3）车辆安全保护系统：汽车的安全保护系统主要包括 2 个方面，一方面是防止和减轻驾驶员和乘员在交通事故中受伤害的保护措施。其主要措施是通过提高驾驶室的抗变形强度、加强车身前部与后部吸收冲击力的能力等；另一方面是减轻行人受伤害的保护措施。主要是通过改善对保险杠和发动机罩等的设计，使其具有一定的弹性，以减轻撞击行人后所造成的损害。

3. 道路和环境的因素

道路是公路交通的主要要素之一，道路的设计与状况和交通安全有着非常密切的关系。虽然公安部公布的数据显示我国 1999 年仅有 0.07% 的事故是因道路的原因所致，85.1% 的事故发生在平坦路面，83.7% 的事故发生在良好的天气状况下。但实际上，目前大部分事故认定过程都忽略了道路和环境在事故中的作用和影响。也就是说，很多事故，特别是重特大事故的发生都存在一定的道路和环境的因素。

（1）道路的因素：在道路线形设计中，直线路段过长，因道路景观是相对静止的，容易使驾驶员因单调而产生疲劳，注意力分散，使反应迟缓。道路平面曲线的曲率越大，车辆行驶中的转弯半径越小，所受的横向离心力越大，越容易发生侧滑；与此同时驾驶员的视距也越小，视野盲区越大，事故率也就越高。急弯和暗弯通常是事故多发路段。

路面潮湿、积水、冰雪、泥泞、翻浆等，使发生交通事故的概率明显增加。有研究显示，潮湿路面的交通事故率是干燥路面的 2 倍，结冰路面是干燥路面的 8 倍。若沥青路面出现泛油，在雨天或潮湿的情况下，少量的水与泛出的沥青相互形成油水界面，将进一步降低路面的抗滑性能，易导致交通事故的发生。

（2）环境的因素：交通工程学的原理认为绝大部分交通事故都是由于驾驶员不能适应交通环境所产生的，道路环境和气候环境是交通环境的重要组成部分。

以道路为中心的道路及周边多种环境因素均对交通安全有着明显的影响。如：道路的宽窄，是否有路肩，车行道是否有隔离，其隔离方式，是否有人行道护栏，标志、标线是否完整合理，道路是否渠化，渠化是否科学合理，道路中及路旁是否有障碍、施工工地，周围树木是否影响驾驶员的视距，是否有悬崖峭壁、防撞护栏等。这些因素都不同程度地影响道路交通安全。

气候环境的变化对交通安全也有明显的影响。影响交通安全的气候条件主要包括气温、阴天、雨天、雪天、雾天等几种情况。

当气温升高到 20℃ 以上时，人的生理和心理都会逐渐产生不适之感，出现心率加快、肌肉松弛、体力减弱、无精打采、心情烦躁、应变能力下降、操作灵活性减弱等。当气温下降到 0℃ 以下时，则感到寒冷、肌肉收缩、精神紧张、行动笨拙，加之驾驶室玻璃染霜结冰，视线模糊，路面出现干路、湿路、冰雪路面并存，极易导致道路交通事故的发生。另外，高温高湿以及低温情况下，车辆机械故障发生概率明显增加，也是促使交通事故发生的重要因素。

雨天对交通安全的影响主要为：雨水使车辆制动距离明显延长，制动过程中易产生侧滑，特别是地面仅略有些湿而尚未积水之时，由于水与路面上的油或泥土的混合使路面更滑，轮胎与路面的附着力减至最小，最为危险；雨水使光线透过率大大减少，因而驾驶员的可视距离大大缩短，能见度大大降低；行人及骑自行车者多注意路面情况，加之伞帽等的遮挡、雨声的干扰等，对来往的车辆注意不够，易发生事故。下雪和结冰道路对交通的影响更为严重，此时轮胎与路面的附着系数非常小，制动距离显著延长，与此同时还容易发生前轮滑溜、后轮滑溜、动力滑溜、横向滑溜等事故。如

40km/h 速度行驶的汽车在干沥青路上的制动距离为 10.5m，在干水泥路上的制动距离是 9.0m，而在雪路上的制动距离达 31.5m，在冰路上的制动距离为 63.0m。

大雾极易导致严重交通事故，特别是在高速公路上。大雾对交通的影响主要表现在 2 个方面：一是大大降低驾驶员的能见度，使驾驶员视距显著变短，观察范围明显变小；二是雾水与道路上积累的油和泥土的混合使轮胎与路面的附着力减小，车轮容易打滑，使制动距离增加。

六、职业性创伤流行病学

（一）职业性创伤发生概况

职业性创伤系指职业人群在生产劳动过程中，由于职业性事故（occupational accidents）引起机体组织的突然性意外创伤，也称职业性创伤。职业性创伤可以按创伤的原因进行分类，我国有人提出 20 类常见职业伤害事故类别（表 1-8）。

表 1-8 常见职业伤害事故类别

序号	事故类别名称	序号	事故类别名称
01	物体打击	011	冒顶片帮
02	车辆伤害	012	透水
03	机械伤害	013	放炮
04	起重伤害	014	火药爆炸
05	触电	015	瓦斯爆炸
06	淹溺	016	锅炉爆炸
07	灼烫	017	容器爆炸
08	火灾	018	其他爆炸
09	高处坠落	019	中毒和窒息
010	坍塌	020	其他伤害

职业性创伤造成缺勤，引起残疾甚至死亡。在职业有害因素所引起的健康损害中，职业性创伤是罹难人数最多、危害最大的创伤之一。职业性创伤不仅造成职工身体和精神上的损伤，引起暂时或永久性劳动力丧失，甚至导致死亡，给家庭、社会和国家带来不良影响，而且还造成巨大的经济损失。职业性创伤的严重性还在于它常常危及年轻人，造成的死亡和长期伤残是全人口中最具有劳动力的那一部分人。

世界卫生组织（World Health Organization，WHO）职业专家委员会在 1989 年的报告中指出，全世界每年约有 1.1 亿人因职业性创伤受伤，18 万人死亡。

在我国，职业性创伤所致伤亡，同样是威胁职业人群的主要危害之一。据不完全统计，1995 年全国共发生工伤事故 21013 起，报告死亡人数达 20005 例，重伤 8197人。其中，约 8000 例致死性工伤（占 40%）发生于"非法矿山开采"作业。1999 年，我国共发生职业性创伤事故 22000 起，死亡 17469 人，重伤 9012 人，伤亡事故造成的直接职业性伤害经济损失达 6.2 亿元。

（二）流行特征

职业性创伤具有行业、职业分布及人群分布等特征，职业性伤害的性质具有多样性，发生往往与多种因素有关，职业性创伤是可以预防的。

1. 行业和职业分布

不同行业和职业的工伤事故率是不同的。例如，美国疾病控制中心（CDC）和 NIOSH 分析了国家创伤性职业性死亡监测系统（NTOF）的工伤死亡情况，结果表明，1994 年全国职业性创伤死亡人数为 5406 人，死亡率为 4.4/10 万。自 1980 年以来的 15 年里，与机动车辆相关死亡为首位死亡原因（23.1%）；1990 年，凶杀成为职业性创伤死亡的第 2 位原因（13.5%），超过了机械引起的死亡（13.3%）。自 1980 年以来，死亡人数最多的行业是建筑业（18.2%），其次为交通等公用设施（17.7%）和制造业（14.0%）；死亡率最高的行业是采矿业（30.5/105），其次为农、林和渔业（20.5/105）及建筑业（15.5/105）。

2. 人群分布

许多研究都发现男性比女性更易发生事故；年龄小、工龄短者常常工伤发生率高；年老工人的职业性创伤发生率上升，这与年老者生理上的衰老现象、应激能力和动作协调性减退有关。例如，Jensen 在研究渔民的非致死性职业性摔倒和滑倒的伤害时发现，与摔倒有关的损伤在年龄组中呈 U 形分布，在 20 岁以下和 50 岁以上，损伤比例各占 40%，而 20~49 岁者的损伤比例约占 20%。

3. 受伤类型

不同行业和工种，受伤的情况不同，受伤类型和受伤部位也有所不同。目前研究较多的有扭伤、骨折、烧伤、电伤、机械伤害等类型。职业性创伤的受伤部位可累及全身各部，常见的有手、脚、四肢、头、腰、眼等。

4. 职业性创伤的多因性

职业性创伤的发生是由多因素造成的，如工人、工作场所、设备、心理、社会环境等，这些因素相互交织，相互影响，贯穿于整个生产过程中，构成了一个多因素系统。因此，职业性创伤事故的发生不是单一因素引起的，这些原因中，有的是直接原因，有的是间接原因。引起职业性创伤的因素可以分为人、工作内容和环境因素等因素。

（1）人的因素：性别、年龄、工种、职业、文化程度、睡眠、疲劳、残疾、体重、饮酒等，统计变量有人口统计学指标、工作身份、工作经验、健康状况、心理因素、知识、不安全行为、个人防护用品的使用等。

（2）工作内容：包括工作种类、任务频度和数量、工作负荷、机械化水平、轮班和作息时间等。工作的组织和实施也起重要作用。

（3）环境因素：主要分为物理环境和社会环境。

1）物理环境：主要有厂房大小、地面状况、采光、气温、通风、噪声和机构设备等。

2) 社会环境：主要有上下级关系、同事关系、社会关系、家庭关系和社会对其职业的认可等。

5. 职业性创伤的可预防性

虽然职业性创伤的原因多种多样，但是目前的研究已阐明了职业性创伤的基本原因和机制。利用目前资料，对职业性创伤发生人数多和发生率高的重点行业，采取综合干预措施已取得了较好的效果。例如，Parenmark 等的资料表明，在对一家新工厂的设计中，综合运用工程学措施、工作组织措施和工人安全、卫生培训后，职业性创伤引起的休假次数减少，生产率相应提高。

(三)危险因素

1. 物体打击

常见物体打击如：①高空作业中，工具零件、砖瓦、木块等从高处掉落伤人；②超重吊装、拆装时，物件掉落伤人；③设备带"病"运行，部件飞出伤人；④设备转运中，违章操作，如用铁棒捅卡物料，铁棒弹出伤人；⑤压力容器爆炸飞出物伤人；⑥放炮作业时，乱石伤人等。

2. 机械伤害

指强大机械动能所致人体伤害，常因被绞、碾、挤、压或被弹出物体重击，致受害者重伤甚至死亡。常见伤人机械设备有皮带机、球磨机、行车、卷扬机、气锤、车床、混砂机、压模机、破碎机、搅拌机、轮碾机等。

造成机械伤害的主要原因如：①检修、检查机械时忽视安全操作规程，如进入设备(球磨机)检修作业，未切断电源、未挂"不准开闸"警示牌、未设专人监护等；②缺乏安全装置，如有的机械传送带、齿轮机、接近地面的联轴节、皮带轮、飞轮等易伤害人体的部位未加防护装置；③电源开关布局不合理，遇紧急情况不便立即停车；④违反操作规程等。

3. 高处坠落

指从离地面 2m 以上作业点坠落所致伤害，主要类型和事故原因如：①蹬踏物突然断裂或滑脱；②高处作业移动位置时踏空、失衡；③站位不当，被移动物体碰撞而坠落；④安全设施不健全，如缺乏护栏；⑤作业人员缺乏高处作业安全知识等。

4. 车辆伤害

指生产用机动车辆，包括不同类型的汽车、电瓶车、拖拉机、有轨车、施工设备(挖掘机、推土车、电铲等)所致伤害。

上述生产车辆造成伤害的常见原因如：①行驶中引起的碾压、撞车或倾覆等造成的人身伤害；②行驶中上下车、扒车、非作业者搭车、放飞车等所致人身伤害；③装卸、就位、铲叉等过程引发人身伤害；④运行中碰撞建筑物、构筑物、堆积物引起建筑物倒塌、物体散落等所致人身伤害。

5. 电击伤害

指人体接触到具有不同电位的两点时，由于电位差的作用，在人体内形成电流所致损伤。严重电击伤致死主要原因为心室颤动或窒息，局部伤害包括电弧烧伤等。常见触电事故原因有：①电气线路、设备检修安装不符合安全要求或检修制度不严密；②非电工擅自处理电气故障；③移动长、高金属物体触及高压线；④高位作业（行车、高塔、架梯等）误碰带电物体；⑤操作漏电工具、设备；⑥违反带电作业安全操作规程（未穿绝缘鞋等）。

6. 操作事故所致伤害

（1）压力容器操作：压力容器泛指工业生产中用于完成化学反应、传热、分离和贮运等工艺过程，并承受一定压力的容器。我国有关条例把压力容器定义为"压力为一个表压以上的各种压力容器"，包括反应容器、各类气瓶、液化气体槽车等。爆炸是指极其迅速的物理性或化学性能量释放过程，前者为容器内高压气体迅速膨胀并高速释放内在能量；后者则为化学反应高速释放能量，其危害程度较物理性的更为严重。压力容器操作所致伤害，通常有下列几类。

1）碎片伤害：高速喷出的气体的反作用力，可将壳体向破裂的相反方向推出，有的则裂成碎片向四周散射，其伤害作用类似"炮弹"。

2）冲击波伤害：容器破裂时的能量，除小部分消耗于将容器进一步撕裂和将碎片抛出外，大部分转变成冲击波，摧毁建筑物和设备，导致周围人员伤亡。

3）有毒介质伤害：盛装有毒液化气体的容器爆裂时，液态毒物很快蒸发成气体，酿成大面积染毒区，危害极大。一般在常温下破裂的容器，大多数液化气体生成的蒸汽体积约为液体的 200～300 倍。例如，液氨为 240 倍，液氯为 150 倍，这类有毒气体可在大范围内危及人畜生命和导致生态破坏。例如，1t 液氯破裂时可酿成 $8.6 \times 10^4 m^3$ 的致死范围和 $5.5 \times 10^6 m^3$ 中毒范围。

4）可燃介质的燃烧和二次爆炸危害：盛装可燃气体或液化气体的容器破裂时，逸出的可燃气体与空气混合，如遇到触发能量（明火、静电等），可在容器外发生燃烧、爆炸，酿成火灾事故。例如，液态烃汽化后混合气体的二次爆炸和燃烧区域，可为原有球罐体积的数万倍。压力容器破损所酿成的毒气泄漏事故，多发生于运输过程，故应注意以下几点：①运输、装卸和押运人员应熟悉安全操作规程；②气瓶应配同定式瓶帽，以避免瓶阀受损；③短距离移动气瓶，应手握瓶肩，转动瓶底，不可拖拽、滚动或用脚蹬踹；④应轻装轻卸，严禁抛、滑、滚、撞；⑤汽车运输气瓶，一般应立放，卧放时，气瓶有阀端应朝向一侧，堆放高度应低于车厢高度；⑥运输过程应保持瓶体温度 <40℃，炎热地区应夜间运输；⑦严禁与易燃品、油脂、腐蚀性物质混运；⑧驾驶路途应绕开居民密集区、交通要道和闹市，并悬挂明显的"危险品"标志。

（2）瓦斯（沼气）爆炸：瓦斯常指采煤过程从煤层、岩层、采矿区以及生产过程所产生的各种气体。其中，以沼气（甲烷）所占比例最大（80%～90%）；此外还有氢、硫化氢、乙烯、乙烷、二氧化碳等。沼气的爆炸下限为 5%，上限为 16%，沼气浓度在此范围内,遇火即发生爆炸。瓦斯爆炸后所产生的高温(可高达 1850 ~ 2650℃)、高压(空气压力可达爆炸前的 9 倍)和引发的冒顶、坍塌,以及一氧化碳中毒是致命性伤亡的主要危害。以下是防止沼气爆炸的三道防线。

1)防止沼气积聚:即加强通风,定时检测和及时处理局部沼气积存。

2)防止沼气引燃:即杜绝火源,加强电气设备管理和维护,并采用防爆型电器。

3)限制沼气爆炸范围:即采用并联式和主扇门安装防爆和反风装置通风,防止爆炸后过快扩散。

(3)其他爆炸事故:在生产过程,还可因可燃气体、蒸汽及可燃性粉尘扩散,与空气混合成一定比例,遇火源引发爆炸事故。常见的可燃液体有酒精、甲苯、汽油、乙醚、苯等;可燃粉尘有煤尘、铝尘、面粉尘、亚麻尘、棉尘等。可燃物料引起爆炸的常见原因如下。

1)生产管理不善:如敞开装卸易燃液体物料,使用易挥发溶剂擦洗设备、地面等。

2)设备维修不善:可燃物料跑、冒、滴、漏严重。

3)工艺操作失误:如温度、压力、投料比例、速度及顺序失控。

4)违反操作规程:如使用助燃的空气输送可燃液体。

5)可燃粉尘浓度过高:作业场所可燃粉尘浓度过高,达到爆炸极限。

(四)预防策略与控制措施

职业性创伤预防和控制的目的是减少职业性创伤的发生、残疾和死亡,减少职业性创伤所造成的损失和社会负担。

1. 预防策略

(1)三级预防:必须落实三级预防的策略。一级预防旨在职业性创伤发生前采取各种措施,使职业性创伤不发生;二级预防旨在职业性创伤发生后,采取自救互救、院前医护、院内抢救和治疗,最大限度地降低职业性创伤的死亡率和致残率;三级预防的主要任务是使职业性创伤者恢复正常功能,早日康复和使残疾人士得到良好的医治和照顾。

(2)用人单位负责制:我国职业性创伤的预防控制方针是"安全第一,预防为主"。工作体制为"用人单位负责,政府监察,行业管理,群众监督"。用人单位负责是职业性创伤预防策略中最为重要的一环,只有真正落实用人单位负责制,才能真正落实职业性创伤的预防控制措施。一般认为,用人单位负责制包括行政、技术和组织责任。行政责任指用人单位的法人代表为工伤预防的第一责任人,生产管理各级领导和职能部门负相应行政责任,倡导"安全生产,人人有责"。技术责任是指安全设施的"三同时",即安全设施与生产设施同时设计、同时施工、同时投产;组织责任系指在安全人员配备、组织机构设置、经费预算落实等方面需在组织上落实,实行"五同时"原则,即用人单位在计划、布置、检查、总结、评比生产的同时,要同时考虑安全问题,做到生产与安全的统一。

(3)健康促进:采用工作场所健康促进项目,如通过岗位培训和职业教育,增强工人预防职业性伤害的能力；通过投资改善不合理的生产环境；明确用人单位和职工在职业性创伤预防中的责任和由用人单位和职工共同讨论建立一个安全的工作环境等，使工作场所的职业性创伤得到有效的控制。

2. 控制措施

发生职业性创伤的原因有直接原因和间接原因 2 种。职业性创伤发生时的人（操作行为、心理状态等）、物（设备、原料等）和环境（气象条件、作业空间安排等）的状态常是直接原因；而间接原因则与技术、教育和管理状况密切相关。因此，把职业性创伤的控制措施简称为"五 E 干预"措施。

（1）教育措施（educational intervention）：目的在于通过说理、教育及普及安全知识来影响人们的行为。安全教育要"从娃娃抓起"，以培养其对安全的正确观念和良好习惯；各级学校，应设有相关课程，以进行安全教育和技能训练；师范大学应培养合格的安全教育教师；高等工科院校，则应结合专业特点，设置相应的安全技术及管理课程。

职业性创伤安全教育的主体应是职工，特别是新工人。根据我国有关规定：用人单位应当对劳动者进行上岗前的职业卫生培训和在岗期间的定期职业卫生培训，普及职业卫生知识，督促劳动者遵守职业病防治法律、法规、规章和操作规程；对特殊工种的工人，如从事电气、起重、锅炉、受压容器、焊接、车辆驾驶、爆破、瓦斯检查等，必须进行专门的安全操作技术训练，经考试合格后才能上岗；用人单位必须建立安全活动日和班前班后的安全检查制度，对职工进行经常性安全教育；在采用新生产方法、添设新技术设备、制造新产品或调换工种时，必须对工人进行新操作和新岗位的上岗培训和安全教育。

（2）经济措施（economic intervention）：目的在于用经济鼓励手段或罚款影响人们的行为。如工伤保险的差别费率制和浮动费率制。差别费率制对工伤风险大，工伤事故容易发生的用人单位多征收保险金；对风险小、工伤事故少的少征收。以保证该用人单位工伤保险基金的收付平衡，同时适当促进和鼓励企业重视改进劳动安全保护措施，预防工伤事故的发生，从而降低工伤赔付成本。浮动费率制是每年对用人单位的职业卫生安全状况和工伤保险费用支出状况进行分析评价，并根据评价结果，即其实际事故发生率和严重程度，工伤基金管理部门决定该用人单位的工伤保险费率上浮或下浮若干百分点，即扣减或增收保险费。这样，工伤事故预防措施的成功与否直接体现在缴费上，这对企业积极预防工伤事故也是一个直接的经济刺激。

（3）强制措施（enforcement intervention）：目的在于用法律、法规和标准来影响人们的行为。新中国成立以来，我国在劳动保护立法方面做了大量工作，并取得巨大成就。如 1956 年国务院就颁布了劳动保护的"三大规程"，即《工厂安全规程》《建筑安装工程技术规程》和《工人职员伤亡事故报告规程》，以法规形式，向厂矿企业提出有关劳动保护的系统和明确的法规规范。至今颁布的有关劳动保护的规定、办法、通知、标准等已多达 300 余种。1995 年颁布的《中华人民共和国劳动法》成为一部保护劳动者合法权益的大法。2002 年 5 月 1 日实施的《中华人民共和国职业病防治法》，对职业危害的预防和控制提出了系统和具体的要求。所以，强制措施是职业性伤害预防控制"五 E 干预"的基础和依据。

（4）工程措施（engineering intervention）：目的在于通过工程干预措施影响媒介及物理环境对发生职业性创伤的作用。在设计机械、设备或建筑工程时，应根据安全工程学原理和方法，针对设计对象的潜在不安全因素，从技术上采取措施，防止发生安全事故的可能；并应对其建立一套检查、监督和维修保养制度。如对暴露在外的皮带轮、飞轮、明齿轮、砂轮、电锯、传动带等危险部分，安装防护装置；桥式起重机应设有卷扬限制器、起重控制器、缓冲器和自动连锁装置；压延机、冲击机等压力机器的施压部分要有安全装置等，这是从源头控制职业性创伤的有力措施。

（5）紧急救护措施（emergency care and first aid）：也称"第一时间的紧急救护"，指在职业性创伤发生时，尽早进行就地和院前的紧急救护，是减少死亡和伤残的关键。如在创伤现场维持伤者的生命体征（呼吸、心跳、血压等），对减少死亡是不言而喻的。

七、烧伤流行病学

（一）烧伤的发生率

烧伤是平时和战时的常见病、多发病，开展烧伤流行病学的调查研究对建立相应的防范措施、合理调配相关医疗资源等具有重要的意义。然而，由于卫生主管机构对和平时期的烧伤外科尚未建立或未能建立完善的报告制度，国内外均缺乏完整准确的烧伤流行病学资料。造成烧伤流行病学资料不完整的另一重要原因是小面积浅度烧伤具有自愈的特点，因此，许多在农村山区等经济落后、交通不便区域的小面积烧伤患者常常在家中自行处理，未到医院就诊，此外，尚有一些严重大面积烧伤患者尤其是合并吸入性损伤或伴有其他严重损伤的患者，因在现场即刻死亡或由于经济、交通等原因无法转送到医院抢救治疗，也均未能得到统计。

据我国第三军医大学附属西南医院根据烧伤门诊数和住院烧伤人数推算，重庆市每百万人中每年大约有 5000 ~ 10000 人烧伤，其中需住院治疗的约占 10%。据美国烧伤伤情调查专局统计，每年每百万人中约有 1 万人烧伤，即每年约有 200 万人烧伤，其中 30 万人需住院治疗（约占 15%），直接死于烧伤者每年约有 2 万人。美国 1990 年发表的国家烧伤论证项目（NBDP）和英格兰地区（管辖康涅狄克州、缅因州、马萨诸塞州、新罕布什尔州、罗德岛和佛蒙特州）烧伤计划（NERBP）的研究结果，据新英格兰地区 256 家医院的调查统计表明，在新英格兰地区 1978 年 7 月 1 日至 1979 年 6 月 30 日的 1 年内共有烧伤患者 2750 例，该地区当时的总人口为 1189.8 万人，烧伤的发生率是 23.1 人/10 万人口。丹麦 1967 年的一份报道称，每年每百万人中有 4140 例烧伤。据日本东京第一红十字医院烧伤科大庆英次郎等人的估计，全日本每年约有 3500 多万人烧伤，其中仅 175 万人（占 5%）接受了医疗，这 175 万人中仅 25 万患者（占 15%）去医院治疗，3 万多人住院治疗（占 12%），每年约有 2500 人死于烧伤。

战争时期的烧伤发病率在增长。第一次世界大战中，烧伤约占战伤总数的 1%；第二次世界大战时，由于凝固汽油弹、喷火器、燃烧弹等燃烧武器的广泛使用，烧伤约占战伤总数的 2% ~ 3% ；1973 年中东埃以战争中，以军某后方医院的统计，烧伤发病率已高达 10%。在核战争条件下，由热辐射、冲击波和放射线所致的烧伤约占战伤的大部分。1945 年日本广岛遭原子弹轰炸后，据估计在受伤人员中的烧伤发生率高达 75% 以上。

总之，战争时期与和平时期的烧伤发生率存在极大的差异，即使在和平时期，各国家、各城市，亦可因为地理位置、气候条件、产业结构、生活习性等不同，烧伤的发生率也有很大的差异。

(二)烧伤人群分布及相关因素分析

1. 烧伤患者的性别分布

国内外的统计数据均表明，烧伤患者中以男性居多，且男女比例大约为 2:1 ~ 3:1。不同年龄段烧伤患者中的性别差异，也是以男性居多，但男女比例各不相同。

2. 烧伤患者的年龄分布

国内各单位统计的烧伤患者年龄分布，由于年龄段的划分各不相同，故数字没有可比性，但总体上均是以儿童少年和青壮年占绝大多数。

国外报道的烧伤患者年龄分布，总体上与国内资料相似。土耳其某军队医院的统计资料中小于 10 岁的占 35.85%，11 ~ 50 岁的占 55.47%（两者合计共 91.32%），51 ~ 60 岁的占 4.83%，>60 岁的占 3.88%。印度 S. M. S 医院烧伤整形科统计 1989 年 1 月至 1990 年 8 月收治的 637 例烧伤患者中，<10 岁的占 25.3%，11 ~ 40 岁的占 64.8%（两者合计共 90.1%），>40 岁的占 9.9%。美国 USAISR 烧伤治疗中心统计 1989 ~ 1993 年 1156 例的入院烧伤患者中，<15 岁的占 25.17%，16 ~ 40 岁的占 52.34%（两者合计共 77.51%），>40 岁的占 22.49%。

烧伤患者以儿童少年与青壮年居多，这可能与儿童少年缺乏生活经验和自身防护能力有关，而青壮年则一般均处于劳动生产的第一线，且青年人更是因为生产技能不熟练或缺乏自我保护意识，易在生产中引发事故，导致烧伤。

3. 烧伤患者的职业分布

烧伤患者中职业差异很明显，在和平时期，以工人最易烧伤，儿童与中小学生其次，而军人最少。

4. 烧伤患者的家庭经济状况分析

烧伤患者大部分为家庭经济属于低收入的群体，而高收入家庭发生烧伤的很少。

5. 烧伤的受伤地点(场所)分析

烧伤的发生以家庭生活事故的烧伤最多见，其次是在工作场所发生的工伤事故，而在娱乐休闲场所发生的意外事故最少见。瑞金医院统计资料中发生在家庭中的烧伤占 49.18%，发生在工厂等工作场所的烧伤占 46.58%，发生在马路上的交通事故烧伤占 1.87%，发生在学校中的意外事故烧伤占 0.5%，发生在其他场所的占 1.87%。

6. 烧伤的季节差异

烧伤患者以夏季最多，其次是春季和秋季，而冬季最少。瑞金医院统计分析

1964～2001 年的 38 年中烧伤急诊患者共 131830 人次，其中夏季就诊患者 41379 人次，占 31.39%；冬季就诊患者 25632 人次，占 19.44%；春季就诊患者 33369 人次，占 25.31%；秋季就诊患者 31450 人次，占 23.86%。

7. 致伤原因分析

烧伤患者的致伤原因中，以热力烧伤最常见，其次为化学烧伤或电烧伤，放射烧伤最罕见。国内外各单位的统计数字虽各有差异，但大体上相差不多(表 1-9)。

表 1-9 烧伤致伤原因分析

单位	病例数	不同烧伤原因发生率/%					备注
		热力烧伤	化学烧伤	电烧伤	放射烧伤	其他	
瑞金医院	14717	87.36	7.55	4.00	0.02	1.07	
积水潭医院	6549	75.43	7.63	12.02	0.11	4.81*	*含热压伤 2.89%，合并爆震伤 1.54%，热贯穿伤0.38%
第二军医大学	4390	78.04	11.75	2.96		7.24	
全军 29 个单位	64320	88.03	5.70	6.32	0.04		
全军 16 个单位	48978	89.57	6.56	3.73	0.15		
上海市 7 所医院△	5986	82.4	12.1	3.6		1.9	
304 医院	3383	91.96	2.54	15.11	0.18		△含瑞金医院、中山医院、金山医院、宝钢医院、长海医院、第五人民医院、第七人民医院 1980～1987 年收治的烧伤患者
205 医院等 9 家医院	12606	86.9	6.0	3.2			
159 医院	15331	78.8	3.8	16.6			
洛阳医专附院	4416	89.33	12.16	5.3			
印度 S.M.S 医院	637	84.3	2.2	13.5			
美国 USAISR 烧伤中心	1156	89.10	2.85	5.54			
土耳其某 军队医院	5264	98.2		0.9			

瑞金医院的统计资料中有致伤原因记录的共 14717 例，其中热力烧伤共有 12857 例，占 87.36%；化学烧伤有 1111 例，占 7.55%；电烧伤有 588 例，占 4.00%；放射烧伤有 3 例，占 0.02%；其他原因有 158 例，占 1.07%。全军 29 个单位的统计资料中热力烧伤占 88.03%、化学烧伤占 5.70%、电烧伤占 6.32%、放射烧伤占 0.04%。美国新英格兰地区的统计资料中热力烧伤占 77%。

(三)烧伤患者的伤情分析

影响烧伤严重程度的因素很多，包括烧伤面积、烧伤深度、合并其他损伤、合并中毒、患者年龄、患者伤前健康状况、受伤后接受治疗的时间等，但通常以烧伤面积和烧伤深度来判断其严重程度。

1. 烧伤总面积分布

烧伤患者中以烧伤总面积占全身体表面积 10% 以下的小面积烧伤(即轻度烧伤)患者最多,其次是烧伤总面积在 10%～50% 的中面积烧伤(相当于中度与重度烧伤)患者,而烧伤总面积超过 50% 的大面积烧伤(即特重度烧伤)患者则很少。

2. Ⅲ度烧伤面积分布

烧伤患者中的Ⅲ度烧伤面积也是以 10% 以下的患者最多,其次是Ⅲ度烧伤面积在 10%～50% 的患者,而Ⅲ度烧伤面积超过 50% 的患者则极少。

3. 烧伤部位分析

不同的致伤原因或致伤方式常可造成不同部位的烧伤,烧伤所涉及的部位可以是单一的,也可以是多部位的,且烧伤面积越大可能涉及的烧伤部位越多,烧伤患者中的烧伤部位以头、面、颈、手、四肢等暴露部位居多,躯干次之,臀部、会阴等部位最少。瑞金医院住院患者统计资料中头面颈部烧伤占 50.2%,手部烧伤占 29.6%,上肢烧伤占 45.4%,下肢烧伤占 37.8%,躯干烧伤占 39.2%,臀、会阴等部位烧伤占 16.9%。全军 29 个单位和全军 16 个单位的统计资料中头颈部烧伤占 40.2%～41.3%,手部烧伤占 33.45%～38.08%,上肢烧伤占 37.06%～44.76%,下肢烧伤占 38.70%～47.01%,躯干烧伤占 30.20%～35.04%,足部烧伤占 20.80%～21.83%,会阴部烧伤占 9.27%～9.51%,耳烧伤占 9.03%～9.38%,角膜烧伤占 2.31%～2.42%。

4. 烧伤合并其他损伤与中毒的分析

烧伤合并其他损伤称为烧伤复合伤。在战时,烧伤复合伤的发生率很高,据 Pruitt 报道,烧伤合并其他损伤高达 24%,在平时,烧伤复合伤也并不少见。全军 16 个单位的统计资料中,烧伤复合伤的发生率为 1.85%;第二军医大学的统计资料中,烧伤复合伤的发生率为 1.180%;Purdue 分析一组 3550 例烧伤患者资料中,烧伤复合伤发生率为 4.96%。

(1)烧伤合并吸入性损伤的分析:吸入性损伤原称为呼吸道烧伤。烧伤合并吸入性损伤的发生率,国内各单位的报道差异较大。瑞金医院的统计资料中 1977～1982 年的发生率是 6.59%,1999～2001 年的发生率是 1.49%;全军 29 个单位统计的资料是 5.33%,第三军医大学烧伤研究所统计的发生率是 6.25%。国外报道烧伤合并吸入性损伤的发生率为 15%～30%,比国内报道的发生率要高得多,这可能与国外纤维支气管镜检查较普及有关,也可能因国外在带有空调的密闭空间及密闭的汽车内等环境中烧伤的机会较多有关。

(2)烧伤合并软组织、骨关节、颅脑与内脏损伤的分析:在烧伤复合伤中,以烧伤合并软组织与骨关节损伤最多,其次是合并颅脑损伤,而合并内脏损伤较少。瑞金医院分析 128 例烧伤复合伤患者中,合并软组织损伤与骨折的有 107 例,占 83.59%;合并颅脑、脊髓损伤的有 30 例,占 23.44%;合并内脏损伤的有 8 例,占 6.25%(因一个患者可以同时合并几种损伤,故百分比超过 100%)。全军 29 个单位的统计资料中,合并软组织和骨关节损伤的占 60.56%,合并颅脑损伤的占 17.44%,合并内脏损伤的占 21.97%。

（3）烧伤合并化学物中毒的分析：烧伤合并中毒一般多见于化学烧伤，能引起全身中毒的化学物质主要有石炭酸（即苯酚）、黄磷、有机磷、氰化物、二硫化碳等。瑞金医院 1958～1982 年收治的 630 例化学烧伤患者中，临床出现化学中毒症状者 14 例，发生率为 2.22%。天津市职业防治院 1970 年 10 月至 1996 年 11 月共收治化学烧伤患者 1286 例，其中合并中毒者 175 例，发生率为 13.6%。

5. 烧伤患者的就诊去向与时间分析

（1）烧伤患者的就诊去向分析：目前尚无法获得完整的烧伤患者受伤后就诊去向的分析资料，尤其是具有相当一部分极小面积浅度烧伤患者通常自行处理和包扎创面而无法进行统计。此外，影响烧伤患者就医的另一重要原因是小面积浅度烧伤具有自愈的特点以及人们过于信赖各种用于烧伤的民间土方。据瑞金医院统计资料分析，1994 年 7 月至 2001 年 6 月这 7 年中烧伤急诊首次就诊患者共 37459 例，其中需住院治疗的有 2173 例，占 5.80%（其中有 361 例因种种原因而转送其他医院住院治疗）。

（2）烧伤患者受伤后就诊时间分析：烧伤患者受伤后就诊时间的统计分析资料国内极少，仅见到 159 医院的报道，在伤后 8h 内入院者仅占 16.5%，伤后 8～24h 入院者占 23.5%，伤后 24h 以后入院者占 60%。印度 S.M.S 医院的统计资料显示，23.3% 的烧伤患者在伤后 1h 内入院，48.7% 的患者在伤后 3h 内入院，63.1% 的患者在伤后 6h 内入院，78.9% 的患者在伤后 24h 内入院，20.7% 的患者在伤后 24h 后入院。交通不便、烧伤专科医院地理位置分布的不合理以及经济困难是烧伤患者不能及时入院治疗的主要原因。

6. 烧伤患者住院天数的分析

烧伤患者住院时间的长短受多种因素的影响，其中主要影响因素是烧伤面积和深度，其次是患者的年龄与伤前健康状况，此外还有一个重要因素是患者的经济承受能力。瑞金医院和第四军医大学的统计资料见表 1-10。

表 1-10 烧伤患者住院天数情况

住院天数/d	<7	7～14	14～21	21～30	30～45	45～60	>60	合计
瑞金医院统计百分比/%	22.25	27.24	19.40	10.31	10.29	7.05	3.46	100
第四军大学统计百分比/%	31.9	36.2	16.9	8.0	7.0			100

7. 烧伤患者死亡率与死亡原因分析

（1）烧伤患者急诊死亡率分析：瑞金医院统计分析 1994 年 7 月至 2001 年 6 月烧伤急诊首次就诊患者 37459 例中，共死亡 2 例，死亡率为 5.33/10 万。

（2）烧伤患者住院死亡率分析：目前国内住院患者的平均死亡率在 2% 左右。上海市烧伤研究所统计分析上海地区 7 家医院 1980～1987 年的平均死亡率是 3.2%（其中 1984～1987 年是 2.8%）。全军 29 个单位的平均死亡率是 5.21%。

（3）烧伤患者的死亡原因分析：烧伤患者的死亡原因，国内在 20 世纪 80 年代前主要是全身性感染与休克，随着抗感染与复苏技术水平的提高，死于感染与休克的百分比有较大幅度的降低，从 20 世纪 90 年代开始，死于吸入性损伤、呼吸窘迫综合征及多器官功能障碍综合征的百分比在升高。瑞金医院的统计资料中，1958～1988 年，死于创面脓毒症的占 33.16%，死于全身脓毒症的占 28.77%（两者合计死于全身性感染的占 61.93%），死于休克的占 15.09%，死于急性肾衰竭的占 4.74%，死于吸入性损伤（原称呼吸道烧伤）的占 4.06%，死于肺炎的占 4.21%，死于呼吸窘迫综合征的占 2.10%，死于急性消化道溃疡出血的占 1.05%。第二军医大学的统计资料中死于全身脓毒症的占 40.12%，死于休克的占 17.90%，死于呼吸窘迫综合征的占 16.77%，死于肾衰竭的占 6.79%，死于磷中毒的占 1.85%，死于消化道出血的占 1.23%。积水潭医院的统计资料中死于全身性感染的占 35.29%（由早期的 46.4% 降至晚期的 30% 左右），死于休克的占 17.65%，死于吸入性损伤的占 11.27%（由早期的 7.2% 上升到晚期的 25.3%），死于急性肾衰竭的占 7.11%，死于成人呼吸窘迫综合征的占 2.94%，死于肺炎的占 1.96%，死于消化道出血的占 1.72%。解放军 304 医院的统计资料中死于多器官功能障碍综合征的占 52.94%，死于全身性感染的占 19.61%，死于肾衰竭的占 15.69%，死于呼吸窘迫综合征的占 7.94%，死于肺水肿的占 3.92%。205 医院统计地区内 9 家医院的资料中，死于全身脓毒症的占 31.95%，死于休克的占 18.26%，死于呼吸窘迫综合征的占 16.77%。第四军医大学的资料中死于多器官功能障碍综合征的占 33.95%，死于全身脓毒症的占 32.14%，死于吸入性损伤的占 16.3%，死于急性肾衰竭的占 10.71%，死于休克的占 7.1%。洛阳医专附院的统计资料中，死于败血症和创面脓毒症的占 74.6%。原兰州军区乌鲁木齐总医院的统计资料中死于吸入性损伤的占 30.3%，死于全身感染的占 24.2%，死于多器官功能障碍综合征的占 21.2%。全军 29 个单位的统计资料中死于内脏并发症的占 50.30%，死于全身性感染的占 19.04%，死于吸入性损伤的占 16.24%，死于休克的占 11.49%，死于中毒的占 1.15%。

八、战伤流行病学

现代战争在作战理论、作战方式和作战武器等方面均有了较大的变化。例如，在战争理论上，西方国家强调在充分准备的基础上，可采取先发制人的手段，集中绝对优势的兵力，短期内给敌人以毁灭性打击；在作战方式上，尽可能采用海、陆、空军事力量和电子信息进行全方位作战，实行"不接触战争"，达到"零伤亡"目标，即运用导弹等远程武器杀伤对方有生力量，而自己一方的作战部队却没有伤亡或伤亡极小。在作战武器上：①研制了一批新概念武器，如激光武器、微波武器、次声武器、贫铀弹、动能武器、油气弹、燃料空气炸弹等；②以往所用的常规武器，如炮弹、航弹等，增加了精确制导装置，几乎能达到"百发百中"的程度，火器的速度大为提高，爆炸性武器的威力大大增强，由此加大了杀伤力，形成了"常规武器不常规"的局面；③一些战略性武器正向战术型转化，如第三代小型核武器中子弹、强冲击波炸弹等，可能像其他常规武器那样，直接用在战场上。

尽管有以上变化，但战争的基本规律仍不会改变。战争的目的就是"保存自己，消灭敌人"。因此，战斗中一般均会有伤亡。19世纪俄国著名的军医 Н. И. Пирогов 曾经说过："战争就是创伤的大流行。""战伤流行病学"这一表述在有关流行病学的专著中很难找到，它在本节中的含义是指战争中人员伤亡的发生规律和影响因素。我国著名的卫勤专家吴之理教授曾对此做过专门的研究，现归纳成以下几个方面加以讨论。

（一）参战人员因素

1. 参战人数与暴露体表面积

每次战斗中，敌方发射的枪弹和弹片数，总是极多倍地超过射击对象数。因此，在一定大小的暴露地面上，参战人数愈多，遭受敌方武器射击的机会愈多，伤亡也就愈多。

吴之理在伤亡理论上曾提出"暴露体表面积"（exposed body surface area，EBSA）这一概念，其基本观点是：伤亡是武器击中身体暴露部分的结果，因此，战斗伤亡数与人员总暴露体表面积成正比。此外，暴露时间愈久，被击中的机会愈多。据此，可用下式来表达：

$$战斗伤亡数 \propto 总暴露体表面积 \times 战斗时间$$

此外，战斗队形（密集或疏散）、人员体位等因素也会影响实际暴露面积，因此暴露体表面积与参战人数在概念上并不相同。

这里需要说明的是，上述理论主要适用于火器（弹片、枪弹）致伤，其他新武器（激光、微波、次声等）致伤时并不完全遵循这一规律。

2. 人员体位和防护情况

体位不同，则暴露的体表面积也不同。例如，只有头颈露出时，暴露体表面积仅有12%；戴上钢盔后又可减少50%左右；卧倒时只有50%或更少；弯腰前进时可减少30%。

伤亡数与防护程度呈反比。佩戴钢盔护甲，有坦克掩护，或处于防御工事内，可使伤亡数大减。一般来说，黑夜也是一种天然防护因素，因为黑夜可使敌方难以发现或瞄准。但是，现代战争中，由于应用红外线导向等高科技，夜战反而变成西方国家作战的强项，因此不能掉以轻心。

3. 人员战术素养情况

战术素养包括军事指挥艺术、部队队形、战士的战术动作、利用地形地物的能力等。一般来说，战术素养愈高，伤亡愈少。

（二）战争本身因素

1. 战斗性质

战斗有进攻和防御之别。通常，进攻战斗时的伤亡大于防御战斗时的伤亡。因为，进攻时要使用更多的部队，即参战人数多，密度大。而防御战斗时，第一线人员却少得多，且有工事防护，暴露的体表面积较少，故伤亡亦较少。

进攻时，主攻方向伤亡常多于助攻方向，因主攻方向投入的兵力更多，炮火亦更猛烈，但少数情况下也可能相反。向坚固阵地进攻的伤亡多于向运动之敌或坚固工事之敌进攻时的伤亡，因为在前一种情况下是敌方炮火不易被我压制，可较充分地发挥其杀伤因素，而在后一种情况下则相反。

游击战斗伤亡最少，因系突然袭击，声东击西，敌火力无从发挥。

如前所述，在现代高科技局部战争条件下，双方军力特别是所用的作战武器有非常悬殊的差距时，则可能出现一方伤亡惨重，而另一方近于"零伤亡"的局面。

2. 战斗阶段

通常，战斗过程可分为 4 个阶段，各个阶段的伤亡不同（表 1 - 11）。

表 1 - 11　不同战斗阶段的伤亡情况比较

战斗阶段	伤亡情况	战斗阶段	
进攻战斗		防御战斗	
炮火准备	+	敌炮火射击	+ +
接近敌阵地	+ + +	敌向我接近	+ +
冲锋近战	+ +	近战	+ + +
结尾	+	结尾	+

现代战争中，由于作战理论和作战方式的变化，战斗阶段有时也不一定明确地分为 4 个阶段。

（三）环境和时间因素

1. 环境因素

平原开阔地作战伤亡多于山地或丛林作战时，有建筑物、山丘、涵洞等可隐蔽的地形地物也可减少暴露体表面积。另一个环境因素就是医疗阶梯。不同的阶梯。其伤死的分布情况亦不同。据抗美援朝我军资料统计，如以阵亡和伤死合计为 100%，则阵亡（营连区域）占 87%，伤死占 13%。13% 伤死的分布是：团阶梯 3.6%，师阶梯 4.4%，军阶梯 0.8%，前沿兵站医院 0.9%，中途兵站医院 0.6%，基层医院 1.9%，后方区 0.8%。

2. 时间因素

战斗时间愈长，伤亡愈多；白天战斗时，其伤亡较夜间战斗时更多，因夜间不易被敌人发现，射击也不易准确。

（四）救护因素

1. 火线抢救

火线抢救工作的好坏，直接影响阵亡率和伤死率。例如，对大出血者及时止血，对气管伤窒息者及时做气管切开，对胸部大伤口及时严密包扎，对骨折做初步固定，以防休克和继发性损伤等，均可减少阵亡和伤死率。据统计，抗美援朝战争时，我军阵地自救互救率为 57.7%，而中越边境冲突中已增至 73.6%。

2. 后送至第一线手术机构的时间

野战外科要求伤员能在伤后 6～12h 内受到手术处理。但是，由于战斗紧张情况、道路、后送工具和人力等因素，常耽误了最佳手术时机。抗美援朝时，我军腹内伤在师阶梯的死亡率是 25%～43%，而美军是 18%～20%，其差异的主要原因不是手术技术而是手术时间，即我军后送到师救护所的时间绝大多数都在伤后 12h 以上。美军在越南战争等军事行动中，都曾用直升机运送伤员，由此能确保及时手术，从而减少了死亡率。

3. 供血供氧和输液情况

平时外科和第二次世界大战的经验表明，输血和给氧是防治休克最主要的措施。美军在朝鲜战争中，由美国本土和日本基地将大量全血及血浆空运至前线，血型一律用 O 型，需用血的伤员平均可得到约 1600mL 的血，美军伤死率较低（仅 2.4%）与供血充分有密切关系。在供血有困难时，及时补给晶状体液和胶体液，也可获得良好的抗休克效果，中越边境冲突时，已证明了这一点。充分供氧可保证大手术较安全地进行，其抗休克作用是显著的。国内外研制的血液代用品（氟碳类红细胞代用品和血红蛋白类红细胞代用品），部分已试用于临床和战区，证明有一定的供氧功能。

4. 其他

先进的监测仪器和医疗设备，适当的补液和药物治疗，高水平而及时的专科手术等，都可明显地降低伤死率。

第二节 创伤分类

创伤分类（classification of trauma）是为了准确地了解创伤的性质和严重程度，给创伤做出正确的诊断，以便使创伤患者得到及时而有效的救治，同时也有利于日后的资料分析和经验总结，使创伤的基础理论研究和救治水平不断提高与发展。根据需要，可从不同角度对创伤进行分类，现介绍几种常用的分类方法。

一、按伤口是否开放分类

依体表结构的完整性是否受到破坏，可将创伤分为开放性和闭合性 2 大类。一般来说，开放性创伤易发生伤口污染，进而可引起感染，但某些闭合性创伤，如胆管、肠道破裂，也可能发生严重的腹腔污染，引起无菌性炎症或细菌感染。

1. 开放性创伤（open wound）

（1）擦伤（abrasions）：最轻的一种创伤，系致伤物与皮肤表面发生切线方向运动所致，即皮肤与物体粗糙面摩擦后而产生的浅表损伤。通常仅有表皮剥脱、少许出血点和渗血，继而可出现轻度炎症，通常一两天内可自愈。

（2）撕裂伤（laceration）：钝性暴力作用于体表，造成皮肤和皮下组织撕开和断裂，如行驶的车辆、开动的机器和奔跑的马匹撞击人体时，易产生撕裂伤。此类伤口形态各异，斜行牵拉者多呈瓣状，平行牵托者多呈线状，多方向牵拉者多呈星状。撕裂伤伤口常见有特征性的细丝状物，状似"藕断丝连"，这里的"丝"就是尚未断离的抗裂强度较大且富于胶原的纤维组织。撕裂伤伤口污染多较严重。

（3）切伤或砍伤（incised wounds or cut wounds）：切伤为锐利物体（刀刃）切开体表所致，其创缘比较整齐，伤口大小及深浅不一，严重者其深部血管、神经或肌肉可被切断。因利器对伤口周围组织无明显刺激，故切断的血管多无明显收缩，出血常较多。砍伤与切伤相似，但刃器较重（斧）或作用力较大，故伤口多较深，并常伤及骨组织，伤后的炎症反应较明显。

（4）刺伤（puncture wounds）：刺刀、竹竿、铁钉等尖细物体猛力插入软组织所致的损伤。刺伤的伤口多较小，但较深，有时会伤及内脏，伤口易被血凝块堵塞，从而为细菌（特别是厌氧菌）滋生繁殖提供了有利的环境。

2. 闭合性创伤（closed wound）

（1）挫伤（contusion）：最为常见，系钝性暴力（枪托、石块）或重物打击所致的皮下软组织损伤。主要表现为伤部肿胀、皮下淤血，有压痛，严重者可有肌纤维撕裂和深部血肿。如致伤力为螺旋方向，形成的挫伤称为捻挫，其损伤更为严重。内脏发生挫伤（脑挫伤）时，可造成实质细胞坏死和功能障碍。

（2）挤压伤（crush injury）：肌肉丰富的肢体或躯干在受到外部重物（倒塌的工事或房屋）数小时的挤压或固定体位的自压（全麻手术患者）而造成的肌肉组织创伤。伤部受压后可出现严重缺血，解除挤压后因液体从血管内外渗而出现局部严重肿胀，致使血管外间质压力增高，反转来又进一步阻碍伤部的血循环。此时，血管内可发生血栓形成物，组织细胞可出现变性坏死。大量的细胞崩解产物，如血红蛋白、肌红蛋白等，被吸收后可引起急性肾衰，即挤压综合征。

（3）扭伤（sprain）：关节部位一侧受到过大的牵张力，相关的韧带超过其正常活动范围而造成的损伤，此时关节可能会出现一过性半脱位和韧带纤维部分撕裂，并有出血、局部显肿胀、青紫和活动障碍。严重的扭伤可伤及肌肉及肌腱，以至发生关节软骨损伤和骨撕脱等，治愈后可因韧带或关节囊薄弱而复发。

（4）震荡伤（concussion）：头部受钝力打击所致的暂时性意识丧失，无明显或仅有很轻微的脑组织形态学变化。

（5）关节脱位（joint dislocation）：关节部位受到不匀称的暴力作用后所引起的损伤。通常肩关节稳定性较差，易发生脱位，而髋关节稳定性好，不易发生脱位。脱位的关节囊会受到牵拉，较严重者可使关节囊变薄，复位后亦易复发。

（6）闭合性骨折（closed bone fracture）：强暴力作用于骨组织所产生的骨断裂。因致伤力和受力骨组织局部特性不同，骨折可表现出不同的形态和性质，如横断形、斜形、螺旋形、粉碎性、压缩性或嵌入性，完全性或不完全性，一处或多处等。骨折断端受肌肉牵拉后可发生位移，并可伤及神经血管。

（7）闭合性内脏伤（closed internal injuries）：强暴力传入体内后所造成的内脏损伤。如头部受撞击后，能量传入颅内，形成应力波，迫使脑组织产生短暂的压缩、变位，在这一过程中可发生神经元的轻度损伤，如较重，可发生出血和脑组织挫裂，形成脑挫伤。行驶的机动车撞击胸腹部时，体表可能完好无损，而心、肺、大血管可发生挫伤和破裂，肝脾等实质脏器或充盈的膀胱等也可发生撕裂或破裂性损伤。人员佩上腰安全带而突然停车时，因人体惯性运动受到安全带的阻挡，此时可发生闭合性的安全带伤，表现为内脏挫伤、破裂以至脊柱压缩性骨折。

二、按致伤部位分类

人体致伤部位的区分和划定，与正常的解剖部位相同（图1－1）。

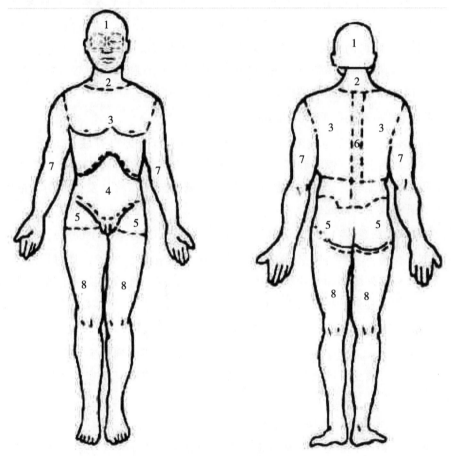

图1－1 人体致伤部位区分

1. 颅脑部（头部）；2. 颌面颈部；3. 胸（背）部；4. 腹（腰）部；5. 骨盆部；6. 脊柱脊髓部；7. 上肢；8. 下肢

1. 颅脑伤（craniocerebral injuries）

其解剖部位为：前起于眉间，经眶上缘、颧骨上缘、颞颌关节、外耳道、乳突根部，到枕外隆突连线以上部分。该部有完整的颅骨，脑组织正存于其间。常见的损伤为颅骨骨折、硬膜外和硬膜下出血、脑震荡、脑挫伤等。

2. 颌面颈部伤（maxillofacial and cervical injuries）

其解剖部位为：上界与颅脑部连接，下界前起于胸部上切迹，经锁骨上缘内 1/3，斜方肌上缘，到第 5 颈椎棘突的连线，其中眼部以骨性眶缘为界。颌面部上界亦即颌面颈部上界，颌面部下界为下颌骨下缘，延至外耳道，其余属颈部。该部内含气管、食管、甲状腺、甲状旁腺、大血管和神经肌肉等器官和组织。发生损伤时，可不同程度地影响呼吸、语言、进食和内分泌功能，颈部大血管破裂时，可因大出血而迅速致死。

3. 胸部伤（injuries of the chest）

其解剖部位为：上界为颈部连接，上外界为锁骨中外 1/3 交界处与腋部的连线；下界从胸骨剑突向外下斜行，沿肋下缘到第 8 肋间，水平向后，横过第 11 肋中点，到第 12 胸椎下缘。胸壁的半骨性结构使胸腔保持一定的形状，因而可有效地保护胸腔内心肺等主要脏器。胸部损伤轻时仅累及胸壁，重则伤及心肺和大血管，造成气胸、血气胸、心包积血、心肺出血和破裂。

4. 腹部伤（injuries of the abdomen）

其解剖部位为：上界与胸部连接，下界为骨盆上缘，即耻骨联合上缘、耻骨棘、腹股沟韧带、髂前上棘、髂嵴和髂骨上缘。腹腔内含有许多实质脏器和空腔脏器，腹壁的表面积大，质地软，受外界致伤因子作用的概率较高，故易发生创伤，重者可造成内出血、脏器破裂和腹腔感染。

5. 骨盆部（阴臀部）伤（injuries of the pelvis and pelvic viscerae）

其解剖部位为：上界与腹部连接，下界从耻骨联合下缘向外，横过股骨大粗隆，到臀下皱襞，包括外阴部和会阴部。盆腔内主要有膀胱、直肠和泌尿生殖与消化两系统的排出口。发生骨折时易引起脏器的继发损伤。大小便时，伤部易受到污染。

6. 脊柱脊髓伤（injuries of the spine and the spinal cord）

其解剖部位为：上起于枕外隆突，下达骶骨上缘，两侧到横突尖部。脊柱损伤伴有脊髓损伤时，可发生不同高度和范围的截瘫，甚至造成终身残疾。救护时必须让患者平卧，最好躺在平板上。

7. 上肢伤（injuries of the upper extremities）

其解剖部位为：上界与颈部和胸部连接，下界为手指末端。上肢是人体工作和生活的重要部位，常见的损伤为肱骨、桡骨和尺骨骨折，重者可发生断指或断肢，同时可伴有神经血管和肌肉损伤。

8. 下肢伤（injuries of the lower extremities）

其解剖部位为：上界与骨盆部相连接，下界为游离的脚趾。下肢的主要功能是支持和移动身体的重量，常见的损伤有股骨和胫腓骨骨折、挤压伤等，同时伴有神经血管和肌肉损伤。

9. 多发伤（multiple injuries）

除了以上按解剖部位进行分类外，还有多个解剖部位出现的损伤。凡有 2 个或 2 个以上解剖部位出现的损伤，而其中1处可危及生命者称为多发伤。亦有人不同意这一定义，认为只要出现2个或2个以上解剖部位的损伤(不论其损伤程度如何)，都应视为多发伤。至于同一部位(下肢或腹部)发生多个损伤，应称为多处伤而不称为多发伤。

三、按致伤因子分类

以利刃或锐利尖端而致伤的武器，如刀、剑、戟等所致的损伤称为冷武(兵)器伤(the wounds caused by"cold weapons")。各种枪弹、弹片、弹珠等投射物所致的损伤称为火器伤(firearm wounds)。因热力作用而引起的损伤称为烧伤(burn injury)，近代战争中，常使用各种纵火武器。因寒冷环境而造成的全身性或局部性损伤称为冷冻伤(cold injury)。在冲击波作用下人体所产生的损伤称为冲击伤(blast injury)，冲击波超压常引起鼓膜破裂、肺出血、肺水肿和其他内脏出血；动压可造成内脏破裂和骨折，类似于一般的机械性创伤。除空气冲击波可致伤外，水下冲击波和同体冲击波(经固体传导)也可造成各种损伤。

敌人使用化学武器时，人员可因受化学战剂染毒而致伤称为化学伤(chemical injury)，例如，糜烂性毒剂芥子气(mustard gas)和路易剂(lewisite)可使皮肤产生糜烂和水疱；刺激性毒剂西埃斯(CS)和亚当剂(adamsite)对眼和上呼吸道黏膜有强烈刺激作用；窒息性毒剂光气(phosgene)和双光气(Diphosgene)作用于呼吸道可引起中毒性肺水肿。

核爆炸时可产生大量的电离辐射，其基本类型有以下2种。

1. 电磁波(γ线)辐射[electromagnetic(gamma)radiation]

此时射线具有光速和强穿透力。

2. 粒子(α、β和中子)辐射

粒子辐射(particulate radiation)中，中子的穿透力很强，α射线和β射线穿透力很弱。这些电离辐射和粒子辐射所造成的伤害称为放射性损伤(radiation injury)。

第三节 创伤评分

一、创伤评分的意义及其发展

创伤评分即通过定量评分来估计患者的损伤严重程度，由此决定后送救治单位，进行合理治疗，预测结局，进而评价疗效；并可对不同救治单位的治疗水平进行比较和资源合理应用进行评估等。

1971年诞生了简明损伤定级标准(AIS)，随后各家提出了各种评分方法，目的是使创伤评分系统更完善和更简便。但从目前来看，还是常用一些经典的方法，或在某些方面做一些改进和修正。更多的是验证一些经典方法的灵敏度和特异度等，以便选出更为理想的评分方法。

创伤评分系统主要分为2大类，即分类系统(triage system)和预后/比较系统(outcome/comparative system）。其主要依据为创伤后的生理变化和损伤的解剖部位，或根据两者的结合来分析损伤严重程度。

本节将把创伤评分分为院前和院内 2 个部分来进行叙述，并对 ICU 评分和活存概率的评估加以讨论。

二、医院前创伤评分法

1. 格拉斯哥昏迷定级

格拉斯哥昏迷定级（Glasgow coma scale，GCS）是 1974 年由 Teasdale 等提出的头伤分类方法，主要根据运动反应、言语反应和睁眼反应评分来评定，总分为 15，分值愈低伤情愈重（表 1 – 12）。

表 1 – 12　GCS 评分

项目	分值					
	6	5	4	3	2	1
运动反应	按吩咐动作	刺痛能定位	刺痛能躲避	刺痛后肢体能屈曲	刺痛后肢体能过度伸展	无运动反应
言语反应		回答准确	回答含混	用词不当	答非所问	不能言语
睁眼反应			自动睁眼	呼唤睁眼	刺痛睁眼	不睁眼

2. CRAMS 评分

CRAMS 为循环（circulation）、呼吸（respiration）、腹部（abdomen，包括胸部）、运动（motor）及言语（speech）5 个单词第一个英文字母的缩写字组成。每项指标计 0、1、2 分不等，最后把 5 项指标的评分相加，即为 CRAMS 总分（表 1 – 13）。总分≥9 分定为轻伤；≤8 分定为重伤；≤6 分定为极重伤。通常把 8 分以下的患者送至创伤中心。伤情愈重分值愈低。

表 1 – 13　CRAMS 评分

项目		分值		
		2	1	0
循环	毛细血管充盈	正常	迟缓	不充盈
	收缩压/mmHg	≥100	85～99	< 85
呼吸		正常	>每分钟 35 次，费力、浅	无自主呼吸
胸腹		无触痛	胸或腹有压痛	腹肌紧张、连枷胸、深部穿透伤
运动		正常	对疼痛刺激有反应	无反应或去脑强直
言语		正常	语无伦次	发音听不清或不能发音

注：1mmHg = 0.133kPa

3. 医院前指数

医院前指数(pre hospital index,PHI)以收缩压、脉搏、呼吸和意识4项生理指标为依据,每项指标分别记0~5分,最高总分为20,伤情愈重分值愈高(表1-14)。总分0~3分定为轻伤,4~20分定为重伤。如果患者合并有胸部或腹部穿透伤,总分加4。重庆市急救医疗中心对院前急救的513例创伤患者进行回顾性分析后认为,PHI是一种简便易行的院前分类方法。

表1-14 医院前指数

项目	分值				
	0	1	2	3	5
收缩压/mmHg	>100	86~100	75~85	—	0~74
脉搏	50~119	—	—	≥120	<50
呼吸	正常	—	—	费力/浅	呼吸次数<10,需插管
意识	正常	—	—	模糊/烦躁	所述言语不能被人理解

注:1mmHg=0.133kPa。

三、医院内评分法

医院内评分是指患者到达医院后,根据损伤类型及其严重程度对伤情进行定量评估的方法。医院内评分可从量化的角度对患者的预后进行预测,并可对各医疗单位的救治水平进行比较等。该法有以解剖指标为依据的简明损伤定级(AIS)及由其派生出来的损伤严重度评分(ISS)和多发伤评分方案(PTS)等。

1. 简明损伤定级(abbreviated injury scale,AIS)

划分损伤类型及其严重程度以建立一个标准化的评估方法始于20世纪60年代中期,并于1971年制定了第1版AIS。

经过多次修订,美国机动车医学会(AAAM)提出了AIS-90的1998修订版,它对AIS-90版的一些条目提出更具体的编码规则,使用更为方便。

修订的主要内容有以下几个方面:①AIS-90对体表损伤分别列在AIS所分的各区,目的是为了便于定位,也有利于考虑有无深部器官的损伤,但在计算ISS时,又将体表损伤归入体表一项中计算。AIS-98修订版明确规定,以下情况的体表损伤不能单独做AIS编码:开放性骨折,因为体表损伤是开放性骨折所必备的条件;深部穿刺伤,因其入口的损伤已包括体表损伤,也不能再给以AIS编码。②将美国创伤外科学会提出的器官损伤评分(organ injury scale,OIS)结合到AIS-90的条目中(主要在胸、腹部),更便于临床研究使用。例如,AIS-90对十二指肠、空回肠、结肠及直肠的撕裂伤仅有未穿孔(非全层)和穿孔(全层,但未横断)之分;十二指肠损伤也未分段处理,如十二指肠第2段损伤较1、3、4段复杂得多,用AIS-90对十二指肠不同分段进行评分有一定困难,而AIS-98修订本参照了OIS,对肠道撕裂伤除区别有无穿孔外,还列出了撕裂范围，并将十二指肠第 2 段损伤和其他 3 段损伤相区别；也补充了直肠损伤所缺乏的 AIS 为 3 的条目。③对多处伤失血量 > 20% 的患者，不能对所有具出血的损伤均按此计算 AIS 分值，只能将失血量 > 20% 者列入损伤最严重的器官中。

为便于评分的标准化和使用的简单化，AIS 采用数字编码是为用计算机进行管理，为表达损伤类型和严重程度提供方便。由于条目的增加已将 AIS – 85 版的 6 位数编码改为 7 位数。例如，肝脏轻度撕裂伤的 AIS – 85 版编码为 61806.2，90 版和 98 修订版的编码改为 541822.2。

AIS – 90 用 NFS(not further specified)表示某一损伤已发生，但损伤严重程度不明确者，如已有肝撕裂伤，但严重程度不清，即为肝撕裂伤 NFS。为更好地分清这类损伤各自的含义，AIS – 90 还增加了 2 种表示法："00"表示严重程度不明的损伤(NFS)或某一解剖结构只有 1 种损伤；"99"表示严重程度和损伤类型都不明的损伤。

尽管 AIS 做了不少修改，但一直保留着最初的宗旨，即它的原则性和实用性。首先，它以解剖损伤为基础，患者的每一种损伤只有 1 个 AIS 评分；只评定伤情本身而不评定损伤造成的后果。

2. AIS – 90 和 AIS – 98 修订版手册

AIS – 90 和 AIS – 98 修订版手册，均已由重庆市急救中心译成中文。

(1)AIS – 90 和 AIS – 98 修订版对损伤的数字表示：给每种损伤以特定的 6 位数编码，小数点后为 AIS 严重度评分(AIS 1 ~ 6)，为第 7 位数。6 位数编码如表 1 – 15 所示，首位数表示身体区域；第 2 位数表示解剖结构的类别；第 3、4 位数表示特定的解剖结构或损伤性质；第 5、6 位数表示损伤程度。

(2)AIS 分值：按损伤严重度分为 6 个等级，即 AIS 1 ~ 6，AIS 1 定为轻度伤；AIS 2 定为中度伤；AIS 3 定为较严重伤；AIS 4 定为严重伤；AIS 5 定为危重伤；AIS 6 定为最严重伤。AIS 9 是指损伤已发生，但不知是哪个器官或部位的损伤。例如，闭合性腹部损伤，但不知是哪个器官，即编码为 AIS 9。AIS 9 不能用于损伤严重度评分(ISS)。AIS 9 不应与 NFS 相混淆，NFS 是对缺乏详细资料的损伤进行编码，即已知损伤发生在某一器官或部位，但损伤的准确类型不清。例如，发生了肾损伤，到底是挫伤还是撕裂伤，未见详细记录，这样就编码为 NFS。

3. 创伤严重度评分(injury severity score，ISS)

AIS 在损伤的严重性和致死性(AIS > 3)上与死亡概率有密切关系，但它不评价多发伤的综合影响。最高 AIS(MAIS)是多发伤评分中最高的 AIS 分值，已被用来描述多发伤的总严重度。但在创伤研究中发现，MAIS 与创伤死亡概率呈非线性关系，因此意义不大。此外，相同的 MAIS 值，其第 2 位严重伤的 AIS 分值不同，死亡率也明显不同。由此，Baker 于 1974 年提出了 ISS 法，此法仍然以解剖部位损伤为基础，且更适合于评价多发伤的严重程度和活存概率间的关系。ISS 用于评价多发伤的严重程度目前已被创伤界所公认，并已广泛用于临床。

(1)计算 ISS 的一般规则：人体分为 6 个区域，ISS 是身体 3 个最严重损伤区域的最高 AIS 值的平方和。

表 1 - 15　AIS - 90 和 AIS - 98 前 6 位数编码的具体内容

第 1 位数：身体区域（body region）	第 2 位数：解剖结构的类别（type of anatomic structure）	第 3、4 位数：特定的解剖结构或损伤性质（specific anatomic structure or nature）		第 5、6 位数：损伤程度（degree of damage）
1. 头部	1. 全区域	全区域		
2. 面部	2. 血管	02	皮肤 - 擦伤	
3. 颈部	3. 神经	04	皮肤 - 挫伤	
4. 胸部	4. 器官（包括肌肉/韧带）	06	皮肤 - 裂伤	
5. 腹部及骨盆	5. 骨骼（包括关节）	08	皮肤 - 撕脱伤	
6. 脊柱	6. 头 - LOC 全区域	10	断肢	
7. 上肢		20	烧伤	从 02 开始，用 2 位数字顺序编排，以表示具体的损伤。00 表示严重度未指明的损伤（NFS），或表示该解剖结构在本手册中只有 1 项条目的损伤。99 表示损伤性质或严重程度都不明者
8. 下肢		30	挤压伤	
9. 皮肤和未特定指明的部位		40	脱套伤	
		50	损伤 - NFS	
		60	穿透伤	
		90	非机械性损伤	
		头 - LOC		
		02	意识丧失的时间	
		04，06，08	意识水平	
		10	脑震荡	
		脊柱		
		02	颈椎	
		04	胸椎	
		06	腰椎	
		血管，神经，器官，骨，关节都从 02 开始用 2 位数字顺序编排		

注：LOC = loss of consciousness（意识丧失）；NFS = not further specified（未进一步指明或进一步分类）。

ISS 分值范围为 1 ~ 75。75 分可见于 2 种情况：①有 3 个 AIS 5 的损伤或至少有 1 个为 AIS 6 的损伤；②任何 1 个损伤为 AIS 6 时，ISS 就自动确定为 75 分。对 AIS 9 的患者不能计算 ISS。

（2）ISS 的分区和计算：计算 ISS 时的 6 个分区为头颈、面、胸、腹部或盆腔、四肢或骨盆架、体表（表 1 - 16）。

表 1－16　计算 ISS 时的 6 个分区

分区	内容
头和颈部	脑或颈椎损伤、颅骨或颈椎骨折
面部	口、耳、眼、鼻和颌面骨骼损伤
胸部	膈肌、肋骨架、胸椎损伤和胸腔内的所有脏器损伤
腹部和盆腔	腹部和盆腔内所有脏器损伤和腰椎损伤
四肢和骨盆	四肢、骨盆和肩胛带损伤（扭伤、骨折、脱位和断肢均计入内）
体表	身体任何部位的体表损伤，包括擦伤、撕裂伤、挫伤和烧伤

体表伤的 ISS 计分需遵守下述规则：①如果在 AIS－90、AIS－98 版本条目中标有"＊"号的皮肤损伤，系某一部位的唯一损伤，则将其定位于该部位，但应按 ISS 人体区域划定为体表区域；②如果在 AIS－90、AIS－98 版本条目中标有"＊"号的皮肤损伤合并有一深部组织损伤，就在该皮肤损伤所在部位编码；③如果轻度皮肤损伤（AIS 1）发生在身体多个部位，而且是唯一的损伤，则作为单一的损伤在体表一节进行编码，例如，多发性皮肤挫伤应编码为 910400.1。根据上述原则和规则，现举例以计算 ISS 分值。由表 1－17 可见，某患者有 4 个区域损伤，计算时只能取 3 个最严重损伤区域分值的平方和。

表 1－17　多发伤的 ISS 分值计算演示

损伤	ISS 区域	AIS		
		编码值	最高值	平方值
基底动脉撕裂伤	头颈部	120402.5	5	25
颈内动脉血栓形成	头颈部	121004.4	—	—
视神经挫伤	面部	230202.2	2	4
乳房撕脱伤	胸部	411000.2	—	—
尺骨粉碎性骨折	上肢	753204.3	3	9
…	…	…	ISS 总分 ＝ 38 分	

（3）ISS 分值与伤情：多数人提出以 ISS ＞15 为严重伤的标准，有人认为把 ISS ＞20 为严重伤较为合理，他们总结一组患者的结果是 ISS ＜20 时死亡率为 2.67%，而当 ISS ＞20 时死亡率急剧上升至 24.3%，因此提出 ISS ＞20 为严重伤的标准。

四、ICU 评分

目前用于 ICU 的疾病严重程度评分系统主要有 3 类：第 1 类为 APACHE（acute physiology and chronic health evaluation，AP）系统。该系统有 3 个版本。AP Ⅰ 是 1981 年提出的；经 1985 年修订后称为 AP Ⅱ；1991 年又制定了 AP Ⅲ。AP 修订的目的无非是使该系统使用更简单、更合理和更可靠。有人认为，1981 年的 AP Ⅰ 较为复杂，于

1984 年提出了简易急性生理评分(simplified acute physiology score，SAPS)，这一系统在法国和一些欧洲国家应用较多。1993 年又提出了 SAPS Ⅱ型，它是 SAPS 原型的改进型，并认为优于 SAPS 原型。1985 年提出死亡概率模型(mortality probability model，MPM)，它是根据 logistic 回归方程选择最有影响的参数以评估 ICU 的死亡概率，经多年的不断改进，于 1993 年提出了新版本 MPM Ⅱ型。上述 3 类均较广泛用于 ICU。

五、创伤患者活存概率评估法

患者结局的评估是近 30 年来创伤研究的重要课题之一，伤情的严重性在一定程度上决定着患者的结局。以往有利用创伤评分和 ISS 等方法来预测患者结局，但灵敏度和特异度均不够理想。人们分析了种种原因，并认为，单纯用生理参数变化或解剖部位损伤作依据来估计伤情，可能有一定的弊端。由此，于 1981 年提出了 Ps(TRISS)法，进而提出 Ps(ASCOT)法等。以下将就 Ps(TRISS)和 Ps(ASCOT)的构成、计算和各自的特点等做一简要介绍。

1. Ps(TRISS)法

(1)TRISS 的构成和意义：Ps(TRISS)(a combination of RTS and ISS，TRISS)是一种生理变化和解剖部位损伤相结合以预测患者活存概率(probability of survivor，Ps)的方法，并考虑到年龄因素的影响。该法可用于不同的目的，评估患者的治疗结果，即初步结局评估(preliminary outcome - based evaluation，PRE)、计算非预期活存(unexpected survivors)和非预期死亡(unexpected death)。在美国，通常要把患者的数据资料送到审计委员会进行再计算和再评估(peer review)；其次是用于确定性结局评估(definitive outcome - based evaluation)；也可用于组间比较，以此来评估不同单位和创伤救治部门间的治疗水平。例如，经计算，患者的 Ps > 0.5，一般应该活存，如出现死亡，就应该查明原因；如果计算的 Ps < 0.5，患者预计死亡，如救治成功，应总结经验。

(2)TRISS 的运算：目前文献所见大多以 MTOS(major trauma outcome study)为评估准绳。MTOS 是一项回顾性研究，1982 年由 Champion 发起和美国外科医生协会协调的一项规模较大的研究。1982 ~ 1987 年北美的 139 所医院向华盛顿数据库提供了 80544 名创伤患者分布、病因、损伤严重度和结局等数据，其中汽车所致损伤最多，占总患者数的 34.7%，穿透伤占 21%，总死亡率为 9%。Champion 用 TRISS 对数万名患者进行了 Ps 计算，这一结果为其后的结局研究提供了标准。各医院也可以 MTOS 为准绳对创伤中心的救治水平进行指导和帮助。此外，还可以用 MTOS 为准绳比较救治结局，评比新技术的效果；监测医院在减少人员和经费时对患者救治水平的影响等。MTOS 也在不断扩大，到 1989 年已有 17 万患者的数据，有 160 所美国及加拿大医院参与。尽管大部分文献均以美国 MTOS 为基准来进行结局比较，但英国也提出了本国的 MTOS。

应用以下公式可对任何一个创伤患者进行 Ps(TRISS)计算。

$$Ps = 1/(1 + e^{-b})$$

式中，e 为常数，其值为 2.718282。

$$b = b_0 + b_1(RTS) + b_2(ISS) + b_3(A)$$

式中，b_0 为常数，$b_1 \sim b_3$ 分别为不同伤类时各项参数的权重值（表 1 – 18）。

表 1 – 18　计算 Ps（TRISS）各项参数的权重值（根据 AIS – 85）

损伤类型	b_0	b_1	b_2	b_3
钝器伤	– 1.2470	0.9544	– 0.0768	– 1.9052
穿透伤	– 0.6029	1.1430	– 0.1516	– 2.6676

既然 TRISS 是以伤后生理参数变化、损伤的解剖部位和年龄 3 种因素为依据，那么首先就要计算出 RTS 和 ISS 分值，并要了解患者的年龄。

RTS 的计算。采集伤后的收缩压（S）、呼吸率（R）和 GCS 分值，参照表 1 – 12 查出各自的分值，而后代入下述公式，即可得到 RTS 值。

$$RTS = 0.9368GCS + 0.7326S + 0.2908R$$

式中，0.9368、0.7326、0.2908 分别为各项参数的权重值，GCS、S、R 分别为测定当时各参数的分值。

ISS 的计算：参照前述 ISS 分区和计算。

年龄参数（A）的评分：年龄 ≥ 55 岁时，A = 1；年龄 < 55 岁时，A = 0。根据上述计算所得值，试做如下的计算：如某患者 40 岁，钝器致伤，求得的 RTS 评分为 3.81，ISS 分值为 45，求该患者的 Ps（TRISS）法。先求得 b 值：

b = – 1.2470 + （0.9544 × 3.81）+ （– 0.0768 × 45）+ （– 1.9052 × 0）

　 = – 1.2470 + 3.636 – 3.456 + 0

　 = – 1.0667

代入公式：

Ps = 1/〔1 + 2.718282 – （– 1.0667）〕= 1/（1 + 2.90577）= 1/3.90077 = 0.256

答：该患者的 Ps 为 0.256，也即 Ps 小于 0.5，预期死亡。

2. Ps（ASCOT）法

1990 年有人提出了 ASCOT（a severity characterization of trauma，ASCOT）法。该法也是一种生理变化和损伤的解剖部位相结合的预后评估方法，它用逻辑函数和回归权重进一步确认头伤和昏迷对预测患者结局的重要性。因此，人们认为，该法在预测 Ps 方面优于 TRISS。由于 ASCOT 提出的时间较晚，文献报道的数量不如 TRISS 法多，对其长处还需做进一步的观察。

3. ASCOT 和 TRISS 的比较

结局预测的辨别能力（discriminatory power）测定，通常采用下述指标（表 1 – 19）：灵敏度（sensitivity）、特异度（specificity）、假阳性（false positive，FP）、假阴性（false negative，FN）、误判率（misclassification rate，MR）和差异性（disparity）等。差异性表示活存组和死亡组之间平均活存概率的差异，其值在 0 ~ 1 之间，值越大表明辨别能力越强。灵敏度为预测死亡的准确性，特异度为预测活存的准确性。预测活存用 Ps ≥ 0.5 表示，预测死亡用 Ps < 0.5 表示。预测可靠性（predictive reliability）采用 Hosmer – Lameshow(H－L)吻合度统计法(goodness of fit statistic)。

表 1－19　比较辨别能力和预测可靠性的常用指标

指标名称		意义	计算
预测辨别能力	灵敏度(%)	预测死亡的准确性	(预测死亡且实际死亡数/总死亡数)×100%
	特异度(%)	预测活存的准确性	(预测活存且实际活存数/总活存数)×100%
	差异性	活存组的平均 Ps 和死亡组平均 Ps 的差异,其值为 0～1,值越大表明辨别能力越强	活存组的平均 Ps－死亡组的平均 Ps
	准确度	预测总体的准确度	(预测准确例数/总病例数)×100%
误判率	死亡误判率(%)	预测活存而实际死亡数的百分数	(预测活存而实际死亡数/总死亡数)×100%
	活存误判率(%)	预测死亡而实际活存数的百分数	(预测死亡而实际活存数/总活存数)×100%
预测可靠性	H－L吻合度	值＜15.5,表明患者结局和 MTOS 预测间有很好的统计一致性	

　　Champion 在 1990 年用表 1－19 的各项指标比较了 ASCOT 和 TRISS 在预测 12951 名钝器伤和 3006 例穿透伤患者 Ps 的准确性和可靠性。结果证实,ASCOT 对钝器伤和穿透伤患者的 Ps 预测均优于 TRISS。ASCOT 对穿透伤患者 Ps 的准确评估又优于钝器伤。例如,用 TRISS 计算穿透伤患者的 Ps 其灵敏度为 81.6%,而用 ASCOT 时灵敏度即增加至 86.1%。此外,ASCOT 的误判率也低于 TRISS 法。有人分析了宾夕法尼亚创伤救治系统 1986～1990 年间 8300 名有完整资料的 4800 名穿透伤患者的 Ps,并用 ASCOT、TRISS 和神经网络(neural network)系统进行了比较,结果表明,ASCOT 和 TRISS 在预测 Ps 方面的特异度和灵敏度类似。Hannan 等认为,ASCOT 和 TRISS 对坠落伤患者的 Ps 预测均较准确,考虑到伤前健康状况的影响时 ASCOT 更为准确而可靠。Markle 等比较了资料齐全的 5616 名成年创伤患者的 Ps,结果认为,从总体来看,ASCOT 比 TRISS 在预测结局方面有一定改进,但各有其优缺点。对头部伤和身体某一区域的多发伤患者 Ps 预测结果更为准确;而 TRISS 对活存患者和穿透伤死亡患者的误判率较低。Champion 认为,ASCOT 在预测 Ps 方面较 TRISS 好得多。由此可见,在患者的结局预测方面,尚未找到一种对穿透伤和钝器伤均有良好统计一致性的指标。不断地总结经验和改进统计方法、多种方法的互补,可能有利于完善结局预测的准确性和可靠性。纽约州 8 所医院研究了 4165 名钝器伤患者的资料,并使用本单位的新权重值进行 Ps 测

定，结果认为，ASCOT 可接受性比 TRISS 好。我国在 TRISS 和 ASCOT 的结局预测方面的研究也已有一些报道，但覆盖面不广。因此，尽快地组织我们自己的力量，建立起我国的创伤数据库，并根据我国的国情总结出一套结局预测系统是创伤界的当务之急。

第四节　创伤和创伤医学

远在地质新生代第四纪（距今约 6700 万年）时就开始出现了最早的人类，人类从诞生之日起，就不断与自然灾害、野兽及不同人群搏斗以维持生存，由此会产生创伤。悠悠岁月，经过千百万年，人类与创伤伴行，直到今天。随着社会的不断进步和医学的迅速发展，人类已有的许多疾病，如某些传染病，逐步得到了有效的控制，在有些地区甚至已经绝迹。但是，创伤却随着现代文明的发展而有所增多。以道路交通伤为例，这类创伤已被称为"现代文明疾病"和"现代文明的孪生兄弟"。人的一生中，大大小小，多多少少，总会发生过创伤。

什么是创伤？学者们对此认识还不是很一致。例如，Dorland 医学辞典解释"创伤（trauma）是一种外伤（wound）或损伤（injury），它是由物理因素所致的具有人体正常结构连续性破坏的损伤"；辞海解释"创伤是伴有体表组织破裂的一种损伤"；现代科学技术辞典解释"创伤是一种机械或物理因素引起的损伤，亦称外伤"；Haddon 认为，"创伤是由于外界能量传入体内并超过机体耐受力而引起的伤害"。国外在公共卫生等非临床医学文献中常用"损伤"（injury）一词，而在临床和急救医学中则常用"创伤"（trauma）一词，在一些创伤专著中，常将两者混用。

在近年来的临床实践中显示，严重创伤或创伤性强刺激后，常有一部分患者发生创伤后应激障碍（posttraumatic stress syndrome，PTSD），就其本身而言，它不属于传统创伤的范畴，而是伴随创伤出现的病症，在一些创伤专著里，有时也会介绍与创伤密切相关的 PTSD。

长期以来，创伤仅仅被当作外科学的一个课题或病种，它的主要内容就是研究创伤的诊断和救治。随着科学的发展和学科的不断细分，创伤医学已成为一门独立的学科，即创伤学（traumatology）。创伤学既包括各部位创伤及其并发症的诊断、治疗和防护，也包括创伤的基础理论，如创伤感染学、创伤免疫学、创伤病理生理学、创伤病理解剖学、创伤分子生物学、创伤生物化学和创伤营养代谢学等。此外，创伤的救治组织和急救器材，创伤流行病学，创伤分类和严重度评分，创伤急救，创伤麻醉，创伤生物力学，创伤康复和创伤弹道学等，都是创伤学的重要内容。因此可以认为，创伤学是临床与基础相结合，并与其他学科相交叉的一门综合性学科。

还需指出，用当今大卫生的观点和现代生物 - 心理 - 社会 - 医学模式来看，创伤学与社会医学和工程学还有着密切的关系。同时要强调，创伤在很大程度上是可以预防的。以交通事故为例，如能积极改善交通管理，加强道路工程建设，提高人员交通安全意识，培养司机的敬业思想和提高技术水平，改进车辆结构，则车祸将大大减少，交通事故伤也会随之减少。又如工业创伤，如能改善劳动保护条件，增加安全设备，加强劳动管理。提高工人技术水平和安全意识，加强劳动纪律，严格按操作规程工作，创伤也必然会减少。这些都说明，创伤学与社会环境因素有着千丝万缕的联系。

二、创伤医学发展简史

如前所述，创伤的出现和存在，伴随着整个人类历史。人类受伤后，从不自觉到逐渐自觉地运用，诸如泥土、炭末等敷于伤口上，以免再次受伤，这些就形成了人类最原始的创伤治疗。

（一）国外创伤医学发展简史

创伤医学的发展与医学模式的变化有着密切的关系，因此，以下按不同医学模式的时期分别加以叙述。

1. 自然哲学模式（natural philosophic model）时期

这是一段从史前期到 16 世纪末的漫长历史过程，人们从不自觉地对待周围事物到逐渐形成了某种理性认识，用自然现象的哲理，如体液论、气论等来解释疾病和创伤，使医学在一定程度上由技艺上升到理论。

据考古推断，早在公元前约 6000 年，就建立了古埃及王朝，约在公元前 3500 年达到其鼎盛时期，那时医生已经能够采取截肢、切石术等方式来取除异物，创面加辅料。这些应视为世界上第一批外科医生。约在公元前 3000 年至公元前 1600 年间写成的史密斯文稿（The Edwin Smith Papyrus）中曾叙述了 48 例从头到脚的各部位创伤及其治疗，其中有些治疗原则至今仍有用。公元前 2500 年至公元前 1500 年间是古印度的繁荣时期。那时有位杰出的医生名叫 Sushruta，他介绍了自己和别人当时所用的外科器械已达 100 余种，而且，那时已能做撕裂耳垂修复术和鼻再造术。

约在公元前 500 年（相当于我国周朝），古希腊文明已有较大的发展，创伤外科已达到相当高的水平。在不少医学文献中，曾详细介绍了对骨折、脱臼等许多创伤处理的方法（包括徒手和手术复位）。就在这时期（约公元前 460 年至公元前 377 年），产生了现代医学之父希波克拉底（Hippocrates）及其学派。希波克拉底出生于科斯（Cos）岛的医生世家，住在 Cos 岛并执教，本人博学多才，他强调疾病的整体观，"身体的个别部位疾患会引起其他部位疾病，腰部可引起头部疾病，头部可引起肌肉和腹部疾病……，而这些部位是相互关联的……，能把一切变化传播给所有部分"。在《希波克拉底文集》中，不仅对医学技术和某些疾病的发病过程有详细的论述，而且强调了医生的道德修养。著名的希波克拉底"誓言"中指出"……始终以病人安慰为念，远避不善之举，不论对男女，自由公民或奴隶均戒随心所欲的行为和诱惑……"，这已成为全世界医生共同遵守的行业格言。

他们对创伤的处理原则是：让伤口保持安静，尽量减少外界的任何刺激，然后通过仔细的对接而使断离的软组织或骨折断端愈合。据考古学发现，公元前 2 世纪的陶器上已刻有创伤这一词汇。在古希腊后期，即所谓古代亚历山大文化，已达到一个新的高峰。当时有位著名的将军 Ptolemy 决定将全世界的文献都存放于亚历山大港的一个图书馆内。那时的医学几乎全来自希腊，随后，由希腊人将医学知识又传到罗马，当时罗马贵族全讲希腊语，医学文献均为希腊文。

古希腊文明之后是罗马帝国的繁荣时期，当时第一批医院是专门为军队而设立的，不对平民开放。在这以前，战伤伤员被安置在富人多余的房间内，以后在离开营房的地方架起留住伤员的帐篷，再以后才正式建立起医院，内有医疗器械、药品、敷料等装备。直至公元5世纪才开始设立平民医院。

随着大学的出现，医学教育逐渐脱离教会的控制，并招收医科女学生。当时在Salerno有位著名的外科医生兼主教Theodoric，他坚决反对当时流行的一种看法，即认为伤口应当有脓液，二期愈合是自然过程。Theodoric认为没有比这更荒谬的了。因为，这样恰好是妨碍自然愈合过程和延长病程。Theodoric还是一位麻醉医生，他曾将一海绵体浸泡在鸦片、龙葵、天仙子、曼德拉草（mandrake）、常春藤（ivy）、毒芹（hemlock）、莴苣（lettuce）等汁液中，取出后在阳光下晒干。使用时将海绵再浸泡于温水中，再取出后将其置于患者鼻孔处，直至入睡，这时就可进行外科手术。

到了中世纪，即西罗马帝国覆灭至东罗马帝国覆灭的一段时期，医学上已有不少新的进展，如医生训练走向规范化，开业医生需进行执照考试，并兴建了许多医院等。当时有2位著名的外科医生，一位是Henri de Mondeville，他通过简单的清洁措施，就避免了伤口化脓，并使伤口达到一期愈合；另一位是Guy de Chauliac，他来自农村，但受过良好的教育，他对臀部骨折采用吊兜绷带，而对小腿骨折采用了重力式滑车牵引。这些在骨折治疗上是很大的进步。在江湖庸医和巫术盛行的当时，这样做尤其显得难能可贵。

许多医院的兴建和护理工作的发展是这一时期中的重大成就。基督教兴起后，人们增加了对伤员的同情心，不再把他们和健康的人隔离开来，而是像今天这样由护理人员对伤病员做精心的护理，这样显然有利于对创伤的治疗。

接着是文艺复兴时期，虽然神秘主义和迷信仍然在医学中占有重要地位，但基于观察和实验的科学已开始萌芽和发展。

在中世纪时医生是分等级的，内科医生的地位远较外科医生为高，外科医生属于匠人，与理发师归为同一类。外科医生中又分两等，如做膀胱结石术的医生地位较高，做放血等小手术的则较低，穿的服装也不同，法律地位也有显著区别。没有学位不能进学院的课堂，这种严格的等级制度在文艺复兴时期仍然保持着，而在战时，如取出箭头或子弹、治疗创伤或骨折等都是地位低下的外科医生做的事。

就在这一时期，出现了一位杰出的法国外科医生巴雷，他是现代外科学的主要奠基人之一，并对创伤外科做出了巨大贡献。他原为理发师，由于他勤奋好学，熟悉解剖知识，实践中总结经验，并不断创新，终于在1554年成为圣·科斯马斯学院的成员，并使外科的地位得到了提高。在1536~1545年间，他曾多次参加军队战伤医疗工作。当时对火器伤伤口不易愈合的原因，一般认为是铅中毒或火药中毒，故用烙铁烧灼。他摒弃这种错误做法，采用了伤口包扎、切开和缝合等方法，使疗效大为提高；在截肢术中，他首先应用血管结扎术以防止出血；他还创造了许多手术方法，如"8"字缝合线修补唇裂，用束缚线来处理肠瘘，开展绞窄性疝切开术、气管切开术等；在整形外科方面还创用了许多器械（如冠状锯骨器）和假肢等，并著有《创伤治疗法》《外科两卷》等。为了感谢他对创伤和战伤外科方面的杰出贡献，现在每两年召开一次的国际外科会议中专门设有以他名字命名的国际战伤外科论坛（Ambroise Pare International Military Surgery Forum）。

1591 年，法国出版了第一部《火器伤救治规程》，提出了军队中组织救护队的意见。1597 年的战争中，法军已有了机动和固定的 2 类战地医院。

2. 生物医学模式（bio medical model）时期

从 17 世纪初到 20 世纪 60 年代，这是现代医学形成和发展的时期，也是创伤外科和战伤外科迅速发展的阶段。在这段时间内，形成了许多独立的医学基础学科，如解剖学、生理学、病理学等，并进而发展成为完整的基础、临床和预防医学体系。特别是 20 世纪后，由于基础学科（如物理化学、生物学、数学等）有许多突破性进展，工程技术也逐渐向医学渗透，使得医学在宏观和微观的不同层次上均有飞跃的发展，并出现了许多边缘性学科或前沿性学科，如细胞生物学、生物医学工程、生物力学等。此外，在这段时间内还发生许多次局部和世界性的战争。所有这些均使创伤医学建立在更为科学和实践的基础上，并获得了长足的进步。

17 世纪在科学史上是辉煌的年代，并被称为"科学革命时代"。人们改变了对事物的认识，由询问为什么会出现某些情况转而为研究这些情况是如何发生的。在这一时期中，有许多伟大的医学家获得不少新的发现，从而为以后医学的发展奠定了科学的基础。其中最杰出的代表是英国医生哈维，他根据实验研究，证实了动物体内的血液循环现象，并阐明了心脏在此过程中的作用，指出血液受心脏推动，沿动脉流向全身各部，再沿静脉返回心脏，环流不息。他还测定过心脏每搏输出量。1628 年，哈维发表了著名的《动物心脏和血液运动的解剖研究》，首次提出了血液循环的理论，从而为理解创伤提供了更为坚实的基础。与此同时，生化学、组织学和其他临床学科相继建立起来。在创伤治疗中，曾采用静脉注射药物，并输注过未做交叉配血的动物血。

18 世纪初，生理学得到进一步发展，英国一位牧师兼发明家 Stephen Hales 创造了人工通气法，并首次将玻璃管插入马的动脉内测量血柱的高度，由此而测出血压。在这段时间内，先后发现了各种气体成分，如 CO_2、H_2、O_2、N_2 等。Lavoisier 描述了肺内气体交换，并指出这对于活组织内氧化作用是必需的，这些发现使得医生对伤员血压和呼吸变化规律有了正确的认识。

18 世纪中，法国外科学家 D. J. Desault 提出了火器伤的清创术，主张将伤口切开扩大，清除伤道中的异物和坏死组织，充分引流，不做初期缝合，这与现代火器伤的治疗原则几乎完全相同。以后不久，他的学生 D. J. Lary 在拿破仑时代参加过多次战争，他特别注意伤员的卫生条件和伙食状况，注意了伤员救治的组织工作，在军队中建立担架队和救护队，采用所谓的"特快救护车"运送伤员，使卫生运输工作和后送性治疗得到了改进。

在英国，被认为是近代外科学和解剖学的奠基人之一的 John Hunter 对创伤和战伤的研究有过重要贡献。他早年曾在其哥哥 William Hunter 开设的解剖学校工作多年，以后多次参加战伤救治工作，最后任英军军医总监。其主要著作有《论血液、炎症和枪弹伤》。此外，他还收集了大量的动物标本，收藏在英国皇家科学院，以后成为著名的亨特博物馆的重要藏品。

同一时期，另一位有影响的军医 John Pringle 爵士，他在 1742～1758 年间任英军军医署署长，是现代军事医学的奠基人和"红十字"思想的创始人。在 1743 年英法 Dettingen 战役中，他建议，作战时双方医院均应作为伤员的安全庇护所，敌人不得侵犯。这一主张被法方接受。虽然当时未能完全实现，但却为 1864 年签订的日内瓦公约（Geneva Convention）奠定了思想基础。

19 世纪后，由于社会中自由思想的发展和科学的进步，使得人们逐渐摒弃教条主义、形而上学和庸医巫术。19 世纪中叶有 3 本著作对创伤医学乃至整个医学的发展起到了极重要的作用，这些是《麻醉导论》《细胞病理学》和《消毒外科之发展》。

疼痛、感染和出血是创伤和战伤救治中的三大难题。美国医生 C. W. Long 和 W. T. G. Morton 给手术患者施用了全麻，克服了术中的疼痛，因而可使外科医生集中精力解决感染和止血问题。

感染问题的较好解决应当归功于法国微生物学家巴士德和英国外科医生李斯特。巴士德是近代微生物学的奠基人，曾任里尔大学和巴黎师范大学教授及巴斯德研究所所长。他在研究酿酒生产中酒质变酸的问题时，发现发酵是微生物的作用。他采用加热灭菌（即巴氏消毒法）解决了酒的变质问题。他还用肉汤做灭菌试验，证明生物"自然发生"是不可能的，并主张生命只能来自生命的"生源论"。他的实验和学术观点，构成了外科消毒的理论基础。李斯特是外科消毒法的创始人，曾先后任格拉斯哥、爱丁堡和伦敦皇家学院外科教授。他根据巴斯德关于细菌学的理论，在手术室里、手术台上和整个手术过程中不断喷洒稀释的石炭酸溶液，使伤口化脓显著减少，手术死亡率大为降低，他的主要著作《论开放性骨折和脓肿等的新疗法》和《论外科临床中的防腐原则》对外科学和创伤外科学的发展有重要作用。其消毒理论至今仍被奉为经典和标准。

J. Esmarch 于 1876 年发明了急救包和止血带，从而对创伤止血做出了重要贡献。

德国病理学家魏尔啸创立了细胞病理学说（在这以前，Morgagni 曾提出过类似的观点）。他于 1858 年出版了《细胞病理学》一书，提出细胞是生命的基本单位，"细胞来自细胞，再生细胞"，"动物个体是单个细胞的机械总和"，认为"整个病理学就是细胞的病理学"。这些看法虽然有一定的局限性和片面性，但在当时却有力地批驳了占统治地位的"体液学说"，推动了病理解剖学的发展。从这时起，在研究创伤时，经常要注意到细胞结构的变化。细胞病理学还构成了以后发展起来的创伤病理学的基础。

19 世纪中在战伤救治方面，俄国军医 Н. И. ПироВ 也做出了重要贡献。他不仅注意对战伤的局部治疗，而且也重视伤员的全身反应。他还关注战伤救治中的组织工作，把伤员分类作为一种组织手段，强调早期只做一般处理和救命手术，不应浪费时间去做弹片摘除，这和现代"损害控制手术"（damage control operation）的理念是一致的，当时还应用了乙醚麻醉和石膏绷带固定。

在 1853～1856 年间的克里米亚战争（Crimean War）中出现了专门的战伤护理。这以前，护理工作是由医生和没有受过护理训练的军事人员负责。南丁格尔强调了护理的重要作用。由于她的多方努力，建立了专门的护理队伍，并沿袭至今。她已被公认为现代护理学的创始人和先驱者。

20 世纪，先后经历了第一次、第二次世界大战和几次大的地区性战争，如朝鲜战争、越南战争和中东战争等。

第一次世界大战中，由于常出现阵地战，因而伤员的气性坏疽发生率很高。起初将伤口坏死组织切除后做初期缝合，但很快就发现，缝合的伤口都已化脓。据此，1917 年在巴黎召开的协约国外科会议上决定，对战伤（指火器伤）要进行清创，做延期缝合，受伤到清创的时间在 8h 以内者方可做初期缝合。

战争期间，已有野战机动救护车和汽车运送伤员，并开始使用血浆输注。

从阵地战出现以后，确立了医疗与后送相结合的战伤救治原则，并提出了至今沿用的"阶梯（echelon）治疗"。第一次世界大战结束后总结出的战伤救治经验，已为现代野战外科学打下了坚实的理论和技术基础。

第二次世界大战中，除继续遵循第一次世界大战后总结出的治疗原则外，某些方面又有所发展。例如，结肠火器伤时只做转位结肠造瘘而不做切除后吻合；冷冻的全血已可送至前方医疗单位，并能大量供应；美军向前线增派外科专科医疗队以加强前方专科医疗力量；空运伤员已较为普遍。

这段时间内，平时创伤外科也得到较大的发展。如美国等发达国家开始对道路交通事故创伤进行系统的研究；显微外科技术得到了发展；一些外科基本问题，如休克、感染、水电解质平衡、营养与代谢等，也做了相当深入的研究，并取得了较大的进展。

3. 生物－心理－社会－医学模式（bio－psycho－socio－medical model）时期

从 20 世纪 70 年代开始直到今天的一个时期。在这段时间中，人们对疾病和创伤的认识已有所改变，即从生物学、心理学和社会学 3 个方面来研究人类的疾病与健康。

创伤医学在这一阶段中逐渐形成一门独立的学科，并取得了巨大的进展。

从宏观上说，创伤医学与社会医学的关系日益密切。人们注意到工作与生活环境对创伤的发生有重要影响，创伤也好发于一定的人群中，即具有一定的流行病学规律，创伤的预防有赖于全社会的努力。

一些国家建立了先进的创伤急救组织和体系，配有救护车、直升机、急救技术人员和相应的装备；提出了各种创伤评分标准；建立了创伤救治中心；采用 CT、MRI 等先进设备做创伤诊断；使用心肺功能监护仪监测伤情变化；应用介入放射学、替代外科、微创外科、组织工程、显微外科技术和人工脏器等做创伤治疗；对于 70 年代开始认识的多脏器功能不全综合征以及成人呼吸窘迫综合征、内源性感染等内脏并发症做了深入的理论研究；与火器伤有密切关系的创伤弹道学研究也得到了迅速发展。再生医学在创伤修复中的作用受到充分关注，已有不少干细胞治疗颅脑创伤和皮肤等组织缺损的报道，应用组织工程方法制成人工皮、软骨等产品已问世。

从微观上说，微循环、自由基、激素受体、前列腺素类物质等在创伤时的变化和作用受到了重视；白介素（interleukin，IL）、肿瘤坏死因子（tumornecrosis factor，TNF）、干扰素（interferon）等免疫活性因子在创伤后的变化及其意义，正进行深入的探讨；各种生长因子和骨形成蛋白（bone morphogenetic protein，BMP）的基因表达和在创伤修复中的作用也在积极的研究之中，一门新的分支学科——分子创伤学（molecular traumatology）业已形成。

（二）我国创伤医学发展史

我国的创伤医学有着悠久的历史。19 世纪以前，基本上是中医骨伤科的发展史；19 世纪以后，特别是 21 世纪以来，西方医学传入中国，逐渐形成西医的创伤外科。新中国成立后，在中西医结合治疗骨折和其他创伤方面取得了较大进展，并有专著出版，如方先之、尚天裕等编著的《中西医结合治疗骨折》一书于 1966 年出版，并先后被译成德文和日文，受到了国际创伤医学专家的重视。

在我国的夏代，相当于公元前 21 世纪至公元前 16 世纪，属于原始公社制后期和石器时代的晚期，人们普遍以石斧、石片、砭石（用石头磨成细针）、骨针作为生产工具。在长期的生产生活实践中，逐渐发明了用砭石、骨针进行伤口按压、放血、排脓，以此来减轻伤痛和促进伤口愈合，这就是治疗创伤的砭石疗法。

公元前 16 世纪至公元前 11 世纪是商代，此时已进入奴隶制社会和青铜器时代，并有了甲骨文、金文、青铜铭等。甲骨文中就有骨折病名和描绘小腿、肘、手等部损伤的记载。

公元前 11 世纪的西周时代，有《周礼》问世。《周礼·天官》曾把医生分为疾医、疡医、食医和兽医 4 种。疡医相当于后世的外科医生，掌管疮疡、折伤、金疮的诊断与治疗。这是世界医学史上医学分科的最早记载。从《周礼》的"疡医……掌肿疡、溃疡、金疡、折疡之祝药，劀杀之齐"的记载表明，当时已把敷药于疮及刮去脓血的方法作为治疗外科疾病的主要措施。《周礼》还介绍了对创伤骨折进行内外用药和包扎固定治疗。

公元前 8 世纪东周（春秋）时代的《吕氏春秋》提出"形不动则精不流"，是功能锻炼和体育疗法思想的萌芽。秦汉时期的《五十二病方》记录用酒或用有消毒作用的药物煮水处理伤口，同时期的文献还描写了股骨骨折、小腿骨折和肱骨骨折，指出肱骨再次骨折不易愈合。公元 1 世纪东汉郑玄注本的《礼记》对创伤进行分类诊断，把骨折和一般软组织分为伤、创、折、断这四大症。同时期成书的《治百病方》介绍了活血化瘀方药内外并治创伤。当时汉代还盛行功能体育疗法。公元 3 世纪的三国时期，我国的外科鼻祖华佗及其弟子施行了骨科手术，并主张通过功能锻炼治疗骨关节损伤。华佗创用"麻沸散"并施行剖腹手术。他还总结前人经验，模仿虎、鹿、猿、熊、鸟的姿势创编"五禽戏"，指出这种体育疗法能使"气血流通，病不得生"，阐明练功能活气血，舒筋骨。至此，中医治疗骨折的基本理论和按摩（复位）、包扎固定、内外用药和功能锻炼四大疗法已初步形成。

公元 4 世纪，晋代的一位大医学家葛洪对创伤外科有很大贡献。他曾提出应用竹帘式夹板固定骨折。他还指出，开放创口可因"毒气"感染而发炎。他描述了股动脉、肱动脉外伤出血和颅脑损伤，强调这种损伤的危险性。他主张用有杀菌作用的药物，如大青、葱白煮水或用盐水处理伤口。他描述的整复下颌关节脱位的方法至今还为临床所应用。南北朝时问世的《刘涓子鬼遗方》曾有金疮专论，并提出了早期治疗的思想。在公元 5~6 世纪（南北朝和隋初），当时朝廷太医署已有专职从事治疗骨折的医生，并做过切开复位术。隋王朝统一中国后农业、手工业、商业、文化等都有很大发展，医学上也不例外。巢元方所编纂的《诸病源候论》便成于这一历史时期。此巨著共 50 卷，67 门，1720 则，是我国现存最早的专门论述病因病状的著作。该书中有关创伤外科的记述颇多。例如，书中指出开放性骨折感染化脓可因中风、着水、异物存留、死骨和包扎不严等引起，提出与现代清创术原则相似的手术疗法。《诸病源候论·金疮肠断候》中还介绍了肠吻合术，其缝合方法与现代外科中的连续缝合或"8"字形缝合法基本一致。在肠手术后护理方面主张"作米粥饮之"，否则便有"肠痛决漏"的可能，这对保证手术后肠功能的恢复十分重要。对于腹部创伤合并大网膜脱出或并发嵌顿时，该书中提出先结扎网膜血管，然后做切除术，"若肠腹从疮出，……当以生丝缕系，绝其血脉，当令一宿，乃可截之"。

公元 7~9 世纪的唐代，太医署内设按摩科负责治疗骨折，强调正确复位治疗骨折的重要性。公元 7 世纪末，孙思邈总结补骨髓、长肌肉、坚筋骨的药物，为内服药物治疗骨折奠定基础。孙氏所著的《备急千金要方》中，指出任何来自外界的不洁刺激，都有可能增加感染机会并导致痈疽的发生。该书还收载了"验透隔法"以诊断有无气胸。具体方法是把纸片封贴在胸、背部疮口上，令患者随意呼吸，若纸片随呼吸而被"吹起"或"陷下"，则证明已"透膜"。书中还转录了《崔氏方》中的黑膏药方。黑膏药相当于当今的硬膏，是油质和铅在高温下完成的油酸铅反应产物，其作用较软膏缓和而持久，更能深透组织，是良好的创伤外用药。公元 841~846 年，兰道人对骨折的治疗进行了系统总结，著《仙授理伤续断秘方》，提出整复、局部外固定、练功和内外用药的骨折治疗四原则，治疗中还贯穿着动静结合和辨证论治的思想。

到了宋代（公元 960~1368 年），骨折治疗上又有发展：一是盛行改善局部血循环疗法，采用药物煮水淋洗或膏药贴附；二是认为骨的修复需要骨类物质，因而广泛选用动物骨内服治疗骨折。公元 1189 年，张杲做了骨折的切开复位手术，并发现切除大块死骨的胫骨还能再生骨骼。同时期，《夷坚志》记载当时一位医生用同种异体骨移植于颌骨缺损取得成功。公元 1337 年，危亦林介绍了悬吊法整复髋关节脱位和垂直悬吊法整复脊椎屈曲型骨折，并主张用类似现代腰围一样的夹板固定脊椎骨折于过伸位。在宋代，外科针灸法有较大的发展。灸法可促使局部气血流通旺盛，有益于痈疽的早期消散，因而在外科治疗中占有重要位置。此外，外科器械也更为齐全，如刀、竹刀、小勾、勾刀、灸板等。外科解剖学也有所发展，曾根据 50 具尸体绘制了"欧希范五脏图"以及后来绘制的"存真图"，是世界上最早的解剖学图谱之一。

明朝（公元 1368~1644 年）是学术上的活跃时期，其基本特点是继承金元医家学术思想的大成，强调内外统一观念。汪机认为"然外科必本于内，知乎内以求乎外"，"治外遗内，所谓不揣其本而齐其末"。大外科学家陈实功对深部脓肿主张及时切除坏死组织与脓管；对不便切开引流之处，创用了"药筒拔脓法"；对颈部创伤所致之气管创伤采用缝合法；对不易包扎的胸部疮疡，创用了"多头带"固定法。

清朝（公元1644～1911年）曾出版了许多学术水平相当高的外科专著，如《外科大学》《外科证治全生集》《疡医大全》《疡科心得集》等，著名的外科专家有祁昆、陈士铎、王洪绪、顾世澄等。这一时期的外科理论更加系统完整，如高锦庭在《疡科心得集》中进一步阐发汪机"外科必本于内"的思想，提出"外疡实从内出"及"外疡与内症，异病而同源"的观点，创伤外科的治疗方面亦日趋完善。1807年，日本学者二宫献彦可曾将他们学习中医正骨的经验绘制成51幅图谱，印成"中医接骨图说"，以介绍当时中医整复骨折损伤的手法，即当时中医应用旋转复位整复颈椎、腰椎损伤的方法。这说明国外对我国中医骨伤科的治疗技术是很重视的。民国后至新中国成立前的情况仍大体如此。

新中国成立后，中医创伤外科在理论上和中西医结合上均有所发展。国家成立了学术水平很高的中医研究院，多次组织西医学习中医，大力开展中西医结合的医疗工作，1977年曾有11个国家的医师来华学习中西医结合治疗骨折，这对世界医学也产生了影响。

我国西医创伤医学方面，新中国成立前虽有一批有名的医学院校和水平较高的大型医院，也有一些西方留学归来、临床实践经验丰富的高级外科医师，但创伤外科只是作为外科的一个病种来对待，基本上停留在一般的救治上，理论研究极少。新中国成立后，特别是近几十年，全国先后建立了一些创伤急救中心，并逐渐形成了地区性急救网点，有些大医院还建立了专门的创伤科，全军先后成立了十几个有特色的既有临床又有研究的创伤中心。目前我国在烧伤、显微外科、创伤弹道、冲击伤等方面已达到国际先进水平或处于领先地位。

近年来我国曾先后主持召开过多次国际会议，如国际烧伤会议、第六届国际创伤弹道学会议、第22届国际交通医学会议、颅脑创伤会议与第一届中欧组织修复会议等，并出版了许多创伤专著，其中代表性的著作为湖北科技出版社出版的由11位院士参编，共600多万字的《创伤学——基础与临床》，有关创伤的基础理论方面，如创伤病理、创伤感染与免疫、创伤生化与营养代谢等，都做了较深入的研究。采用分子生物学技术研究创伤的各种变化与损伤修复机制也正在进行，已出版了世界上首部《分子创伤学》专著以及《脓毒症防治学》，等等。已发表了一些生长因子对创伤愈合影响的报道等。随着社会的进步和科学的发展，特别是根据社会的需要，创伤医学会愈来愈受到重视，发展也会越来越快。

第五节　创伤医学进展

创伤具有以下一些特点：①悠久性。自从人类诞生之日起就开始出现创伤。②广泛性。人在一生中无例外地都会发生程度不同的创伤。③现代性。交通伤、工伤等不断增加，古老的创伤，今天却成了"发达社会疾病"和"现代文明的孪生兄弟"。④可防性。从总体上说，如采取各种相应的预防措施，创伤是可以大大减少的。现将近年来创伤研究的新进展介绍如下。

一、道路交通伤

全球每年因交通事故致死约 120 万人，受伤约 3000 万～5000 万人。2020 年，道路交通伤致死和致残人数增加 60%，在全球疾病和伤害负担（含早死和伤残所致的寿命损失年数）中由 1990 年的第 9 位跃升至第 3 位。在道路交通事故伤亡情况中，以中低收入国家为多。

一般认为，国民经济增长率超过 4%～6% 时，交通事故就会不断上升。我国自 2002 年后由于采取了一些有效措施，上升趋势有一定遏制。

道路交通伤基础研究和临床救治的主要研究进展如下。

1. 实验平台

1998 年在重庆成立了综合性交通医学研究所，建成不同大小和功能的生物撞击机实验室，可针对不同大小动物进行不同部位交通伤模拟实验；2004 年建成轨道式车辆/生物碰撞安全实验室，可进行实车碰撞，真实模拟乘员及行人的交通伤。

2. 生物力学研究

先后对颅脑、胸部、腹部、脊柱等部位交通伤的生物力学机制进行较广泛的研究。提出颅内应力集中和剪切力是引起颅脑损伤的主要原因；高速牵张变形致心脏破裂；剪切力致肺表面损伤；微血管扩张性撕裂致肺内出血；腹腔脏器不均匀性的相对位移和变形致脏器撕裂和肝内血流压力剧增，由此发生肝内点片状出血。

3. 交通心理

研究了驾驶员的知觉和认知（反应时间、判读距离、动态视觉等）、状态（疲劳、精神压力等）、事故倾向性（6%～8% 的驾驶员造成 30%～40% 的车祸）等。

4. 救治

政府设立"120"为全国统一的急救电话号码，全国各地参考国外急救医疗服务系统（EMSS）建立了急救网，强化院前、急诊室和重症监护室 3 个环节"一体化"救治，使一部分致死性严重交通伤伤员免于死亡，有效提高了交通伤救治水平。

二、循证医学在外科中的应用

现代医学在理论上的重要进步之一就是从经验医学向循证医学转变。据统计，国内权威医学期刊登出的诊断性研究中，约 60% 有方法上的缺陷和不足，或结论不可靠。而循证医学就是将临床流行病学、现代信息学和临床医学相结合，为患者治疗提供最好的选择，并为临床科研和卫生决策提供有价值的信息。现已形成了一门分支学科——循证外科学，即临床外科医生要应用循证医学的模式，对每一位患者制定治疗方案，这是 21 世纪临床医学发展的必然趋势。

三、微创外科

它从最初对疾病的诊断发展成现在几乎涉及所有外科的一种技术，它本身不是一种专科，而更是一种外科的新思维方式和哲学。即以最小的创伤和生理扰乱达到最佳治疗的目的。其内容包括摄像头电视成像系统、无线电影像系统、超生显像系统和传统手术中的微创技术 4 个方面。目前，微创外科的工作领域不断扩大，许多传统的外科手术操作正逐步走向微创化。通过微小创伤或手术路径，应用特殊器械以完成传统的创伤较大的"巨创手术"。

四、转化医学

转化医学（translational medicine）是近十几年来提出的国际医学科学领域内的新概念，其核心是基础研究成果尽快应用于临床。所谓"From bench to bedside"（从实验台到病床），简称"B to B"，转化医学的提出，原因在于：近年来的基础科学得到了很大发展，但很少能获得临床的应用。美国的一项统计表明，进入临床前研究的先导化合物平均每 5000 种只有 5 种能进入临床试验，而最终获得批准上市的仅有 1 种，平均新药开发成本在 14 亿 ~ 18 亿美元，开发周期平均为 10 ~ 15 年。

五、组织工程（Tissue Engineering）

美国加州大学圣地亚哥分校美籍华人科学家冯元祯（Y. C. Feng）教授于 1987 年首先提出组织工程一词，后为美国国家科学基金会采纳，并在全世界得到推广应用。

组织工程学是一门以细胞生物学和材料学相结合，进行体外或体内构建组织或器官的新兴学科。具体操作如下：从机体获取少量的活体组织，用特殊的酶或其他方法将种子细胞从组织中分离出来并在体外进行培养扩增，然后与可吸收的生物材料混合，使细胞黏附在生物材料上形成细胞－材料复合物；将复合物植入机体病损部位，一方面生物材料在体内逐渐被降解和吸收；另一方面，植入的细胞在体内不断增殖并分泌细胞外基质，最终形成相应的组织、器官，从而达到修复创伤和重建功能的目的。

由于组织工程有可能复制"组织""器官"，因而有的学者称组织工程是"再生医学的新时代"，甚至是"一场意义深远的医学革命"。

目前，骨、软骨、肌肉、肌腱、韧带、皮肤、血管、牙周、周围神经等都有组织工程的研究，其中有些已临床试用或成为市售商品。

动物试验显示，应用骨髓间充质干细胞（BMSC）修复关节软骨缺损和应用脂肪干细胞体外构建软骨等均获得初步效果。临床上，用患者自体骨髓基质干细胞作为种子细胞修复颅骨缺损及四肢骨缺损填充等均取得较为满意的疗效。启用组织工程的方法使肌腱再生的实验研究显示有初步成效。

目前已有大量证据表明成熟细胞中某些沉默的基因如果被激活或通过转基因技术植入一些关键基因，有可能使已分化的细胞选择性地"去分化"为干细胞或干细胞样细胞，并且具备向多胚层组织分化的能力。预计这方面研究的深入将有可能通过"去分化"途径获得更多具有多能性、来自胚胎特性的干细胞，从而为干细胞的临床应用研究找到一条经济、快速、无伦理学争议的新途径。

汗腺种植是国内组织修复方面的一项新进展。盛志勇、付小兵等人进行了干细胞移植诱导再生汗腺的研究。具体方法是：分离培养人骨髓间充质干细胞（MSCs）和人汗腺细胞（SGCs），通过共培养方式促进骨髓间充质干细胞向汗腺细胞分化。将具有汗腺表型的干细胞种植于裸鼠烫伤脚掌创面，采用碘－淀粉发汗试验检测移植物是否有分泌汗液功能。结果呈阳性，显示移植的干细胞能显著促进受损汗腺的修复与再生。

六、损害控制外科

损害控制手术（damage control operation，DCO）是近 20 年创伤治疗的新理念和实用原则，即对于有生命危险或部分严重损伤进行初步的救命性手术，目的是：控制出血，减轻污染，利于抗休克和复苏，防止损伤加重，为确定性手术赢得时间。

严重创伤后可出现"致命三联征"（lethal triad），即酸血症、低温和凝血障碍，形成恶性循环。大多数严重创伤可按常规手术方式进行，仅少数患者生理潜能临近或已达到极限，需做损害控制手术。其适应证包括多发性躯干穿透伤、大血管伴多脏器伤、体腔内致命性大出血、复杂脏器损伤等。

治疗步骤如下：

1. 急救手术

控制出血和感染，做胃小肠破裂修补，紧急时仅用钳子夹住空腔脏器破裂处、结肠造瘘等，简易关闭胸腹腔。

2. 重症监护

手术后尽快送至重症监护室处理，主要任务是恢复血容量、复温、纠正凝血机制紊乱、纠正代谢性酸中毒。

3. 确定性手术

待生理功能基本恢复正常后，做确定性手术。

七、创伤性颅脑损伤

创伤性颅脑损伤（traumatic brain injury，TBI）是现代医学的主要课题之一。1990 年全球有 970 万创伤性颅脑损伤患者（184.6/10 万）；美国每年就诊人数达到 200 万以上，其中 7000 人致死，125000 人致残；英国每年创伤性颅脑损伤患者达 100 万以上，死亡率为 9/10 万，占住院患者全部死亡人数的 1%。

1. 损伤的原因

造成创伤性颅脑损伤的原因主要是坠落伤、斗殴和交通伤，在严重颅脑创伤中，交通伤所占的比例很高。住院患者中，颅脑伤约占 13%，但死亡率却高达 58%。

2. 发生情况

1982 年和 1985 年，我国与 WHO 合作，先后进行了 6 个城市和 21 个省的农村及少数民族地区神经系统流行病学调查，结果显示，创伤性颅脑损伤发病率为 55.4/（10 万人·年），死亡率为 4.3/（10 万人·年）。

国内专家结合国情，引进和吸收国外颅脑伤救治的主流观点及新概念、新方法和新技术。于 2002 年编辑出版了《颅脑创伤临床救治指南》，2004 年出版了修订版，这对我国颅脑创伤的规范救治起到积极的指导作用。

3. 严重创伤性颅脑损伤初期治疗目标

严重创伤性颅脑损伤首先应该防治区域性或全脑性缺血，其次是降低颅内压，改善脑灌注压（CPP）及脑血流（CBF），巴比妥盐类药物有类似作用。经过上述处理，重型颅脑伤的死亡率由 20 世纪 70 年代后期的 50% 左右下降至近期的 36%。

4. 颅脑创伤后常用脑保护疗法的重新评价

（1）抗癫痫药：预防性应用抗癫痫药物对减少急性颅脑损伤后早期癫痫的发作有效，但不能减少晚期癫痫的发生及减少死亡率和改善神经功能。

（2）钙通道拮抗剂：治疗作用不确切，但对脑外伤后蛛网膜下腔出血者有益。

（3）过度通气：通过使脑血管收缩，减少脑血流量来降低颅内压，但尚不能确定治疗重型颅脑损伤的利与弊。

（4）甘露醇：对逆转急性颅脑水肿有明显疗效，但对重型颅脑损伤持续治疗中的有效性仍有争议。

（5）氨基类固醇（aminosteroids）：动物实验表明能抑制脂质过氧化，临床上没有支持常规使用该类药物的证据。

（6）亚低温治疗：大样本在多中心的前瞻性随机临床研究，发现亚低温治疗仪能提高 GCS 6~8 分，年龄 <45 岁，伤后 6h 内达到亚低温水平患者的治疗效果，而对其他患者无效，临床上，应注意掌握适应证和治疗时间窗。

（7）糖皮质激素：对降低颅内压病死率，提高生存质量等均无明显作用，临床上应严格掌握适应证，不宜常规使用。

总之，目前还没有一种药物或疗法能通过前瞻性双盲临床对照研究证实对创伤性颅脑损伤有确切效果。

世界上主要颅脑治疗中心，目前都在使用颅内压（ICP）监测以指导治疗，多数认为"20mmHg（2.66kPa）"较合理，超过上限值时，应给予处理。

1990 年后，对脑灌注压 CPP（ = 颅内压 ICP － 平均动脉压 MAP）的研究再次引起重视，认为 CPP 对保证脑血流量有重要作用，以往的 CPP 处理方案未考虑到伤后脑血管自动调节机制的障碍，为此，需监测脑血管自动调节的功能状态，进行脑缺血和脑充血的鉴别，以及查明 CBF 对脑氧代谢供应的满足程度，并做出相应的处理。其中 MAP = 舒张压（DBP）＋1/3（收缩压 SBP ＋ 舒张压 DBP）。

5. 神经外科诊疗新技术

（1）锁孔（keyhole）：手术/孔洞手术，手术入路采用小切口，小骨瓣，对脑组织牵拉损伤小，术后反应轻，恢复快。

（2）手术辅助系统：与内镜和激光配套使用，对提高手术效果作用很大。

（3）神经导航系统：对神经影像学、立体定位原理、手术显微镜和高性能电子计算机结合形成神经导航技术，它可随时将术中信息反馈给者，术者据此可选择最佳手术入路。

（4）激光神经外科技术：用于脑立体定向手术已较普及，主要切割和气化脑肿瘤。氦氖激光治疗三叉神经病和顽固性疾病，激光针灸、激光吻合血管。激光手术有术野清晰、操作精确、时间短、术后反应轻和并发症少等优点。

（5）超声手术刀：由超声器和换能振动系统2部分组成。其主要功能为分离、切割、振荡粉碎、冲洗和吸引，以清除病变组织，手术时间短，出血少，术野清楚，对周围组织损伤小。

（6）电磁刀：采用电磁技术研制的一种新型手术器械，其功能介于激光刀与超声刀之间，可气化、切割肿瘤，操作方便、安全。

（7）立体定向神经外科：应用立体定向技术原理与其他技术设备结合，衍生出多种微创神经外科技术，如直视下活检，结合血管造影定向技术进行相应的治疗等。

（8）放射神经外科：立体定向技术与放射治疗结合而形成的一门新学科。根据立体定位，放射源可对颅内靶点进行一次性大剂量集中照射。

（9）内镜技术：现代神经外科已发展到"微侵袭"时代，内镜技术得到广泛而普遍的应用。脑内镜分为以下2类。

1）硬质型：外径6~8mm，长230mm。

2）软质型：镜体为特殊的纤维结构，具有一定的弯曲度，灵活性好，可应用于脑室、颅底等深部区域手术。

内镜的缺点有：①仅能获得二维图像，对较深在、复杂的病灶，术中定位需要靠术者的经验或术中导航的帮助；新的内镜可增加一深度传感器，感知的光学信号通过计算机系统整合后可获得和显微镜类似的图像；②术中常需进行单手操作，人工智能与神经内镜技术的融合才能使得新一代机器人内镜成为可能，并可取代手扶镜工作。

（10）血管内神经外科：在X线监控下，通过使用特殊的微导管技术，对颅脑、脊椎血管性疾病进行栓塞、溶解、扩张、成形等处理，避免了开颅手术。

6. 创伤性神经外科的未来发展

加强预防，应用新技术，加强循证医学的研究和运用，重视培训。

八、骨与周围神经创伤

1. 骨折复位技术的发展

生物学固定（biological osteosythesis，BO）新理念已在国内创伤骨科学界得到广泛认可。其主要内容包括：①远离骨折部位进行复位以保护骨折局部软组织的附着；②不强求骨折的解剖复位，但关节内骨折仍要求解剖复位；③使用低弹性模量的内固定物；④减少内固定物与骨皮质之间的接触面积。

在此理念的影响下，间接复位技术相应问世，这一技术又被称为韧带整复术（ligamenotaxis）。由于骨端血供破坏少，骨愈合的速度较直视下的解剖复位明显加快，这对粉碎性骨折尤为有利。

2. 骨折固定系统

在 BO 概念指导下，配合间接复位技术，内固定系统在材料和构型上都有很大发展。低弹性模量固定物材料仍以钛合金材料最为理想。

3. 骨组织工程的研究

骨组织工程是组织工程研究领域中最为活跃的一部分并取得较大进展，已培养出结构和分泌功能良好的软骨细胞，并发现几丁质等材料可作为组织工程中细胞培养的良好支架，今后要构建出与正常组织生物学特性和机械特性相近的人造组织。

用同种骨修补较大的骨缺损是临床上尚未解决的难题，因为机体对同种骨发生排斥反应；血液也不能进入移植骨内。为此，张波等将可降低免疫排斥反应的人类巨细胞病毒 US_2 和 US_3 转染至脂肪来源的干细胞(adipose – derived stem cells，$ADSC_S$)内，并将其植入受者的骨缺损部位，观察其能否抑制具有免疫排斥反应的主要组织相容性复合体(major histocompatibility complex)的表达，结果显示，$US_2/US_3 ADSC_S$ 与正常自体 $ADSC_S$ 的生物学特性相似，并无明显的排斥反应。说明处理后的同种骨可以代替自体骨。另外，在同种的组织工程骨移至损伤区后，因局部凝血而阻止新鲜血液灌注至移植骨内，为抑制凝血活性，在支架材料脱细胞骨基质(acellular bone matrix，ACBM)表面衬以肝素(抗凝用)/脱乙酰几丁质(缓释用)(heparin/chitosan，HC)，采用此法后可降低免疫排斥反应和使血液易于灌注到移植骨内，为临床应用提供一个新的方法。

4. 促进骨组织愈合的新概念

(1)引导性骨再生(guiding bone regeneration，GBR)：是利用屏膜干扰技术，在骨折断端一定距离用：硅胶膜包绕，形成封闭空间，防止周围结缔组织长入。早期为直接成骨过程，由两侧断端形成骨尖锥，相对生长直至愈合。骨生成细胞来源于骨内膜、骨膜细胞及骨髓基质细胞，共同形成肉芽组织。这些细胞不断向成骨细胞分化，在骨痂表面不断成骨，而使骨痂延伸。

在 GBR 封闭膜管内，伤后早期即出现多种骨诱导因子，其表达时间、表达细胞及分布规律与一般骨折愈合并无质的区别，但含量明显不同。bFGF 是形态发生因子，对维持软骨细胞表型起重要作用。TFG – β 可促使间充质细胞向软骨细胞分化，加快软骨细胞成熟，并刺激软骨基质合成。骨形态发生蛋白(BMP)则决定成骨细胞及软骨细胞分化，早在膜管内缺损区血肿内，BMP 即呈阳性，而膜外组织几乎不出现。骨折断端移位，由于 BMP 重叠分布，浓度最高，有利于骨再生。GBR 通过膜管封闭，可以提高 BMP 水平，使其分布更均匀，存在量效关系。骨延长术利用完整骨膜形成封闭空间，能提高 BMP 浓度，促进骨再生。

(2)骨折渗液(fracture exudate)：是指骨折早期，在发生血肿、炎症和坏死的同时，骨折断端产生的一种渗液。骨折渗液不仅含有与一般伤口渗液相同的成分，如移行细胞及芽生血管，还从骨折断端产生骨形态原信号物质和生长因子以及能刺激骨祖细胞的初始反应。

血细胞如中性粒细胞、血小板、单核细胞、巨噬细胞、淋巴细胞等和具多能性成纤维细胞样细胞均可移行到骨折部位，并产生渗液。

临床资料显示，在骨延长手术中应用稳定的外固定，对已产生的骨痂不断造成微骨折，由于不断激活骨折渗液，有利于骨折愈合。

（3）初始骨痂反应（primary callus response，PCR）：任何骨折后，出现的一次性短时反应称为 PCR，骨折两侧断端的相互作用不断重复 PCR，骨折愈合需要长期的应力刺激。反复的轻微外伤或骨痂的骨折可不断产生成骨信号，骨折愈合就是多次 PCR 的积累。

5. 人工神经移植物

人工神经移植物的基本结构是用生物材料制成神经导管，可在管腔内置入纤维、凝胶、聚合物、海绵等填充物以增强修复效果，共分 4 类。

（1）用可降解合成聚合物制备：如用聚乙醇酸制成的 Neurotube 神经导管，聚乳酸－聚乙酸内酯共聚体神经导管，可修复 30mm 缺损。

（2）用可降解天然聚合物制备：如用 I 型胶原制成的 NeuraGen，可修复 20mm 缺损。

（3）用可降解的天然聚合物和合成聚合物复合制备：如壳聚糖/聚乙醇酸复合型人工神经，可修复 35mm 缺损。

（4）用不可降解的合成聚合物制备：如硅橡胶管，效果与传统修复相当。

九、创伤并发症

1. 休克

休克是指重要生命器官得不到足够的血流灌注或组织细胞对氧气及营养物质利用障碍。据此，近来强调要以氧运输功能作为休克治疗的指标，即通过输血、补液、氧气吸入、药物治疗等，以提高氧运输量，降低病死率。

脂多糖（lipopolysaccharide，LPS）损伤线粒体 DNA（mtDNA），使其复制转录及蛋白合成受抑，最终影响氧化磷酸化，出现细胞氧供正常，而氧耗量却有所下降，因而监控和保护线粒体是治疗休克的重要方面。

乳酸钠、林格液有促炎作用，而高渗盐液有免疫抑制和抗炎作用。战时，对严重创伤性休克伤员的早期复苏，推荐用 7.5% 高渗盐液加 6% 右旋糖酐（HSD），起初用 250mL HSD，10～15min 内缓慢注入，病情不稳定者，再给第二个 250mL HSD，以后治疗顺利时再给予等渗晶体类液体。

2006 年，美军正式提出的治疗出血性休克的新方法，即"损伤控制性复苏"（DCR），此法被评为 2007 年美军四大发明之一，主要内容包括：①允许性低血压；②识别和预防低体温；③纠正酸中毒；④早期立即纠正创伤凝血病。

损伤控制性复苏（DCR）与损伤控制手术（DCS）的区别在于，DCR 强调在创伤早期实施 DCS 时就应采取积极措施来纠正凝血病。

针对有活动性出血的创伤失血性休克患者，可采用损伤控制限制性复苏。通过控制输液速度，使 BP 维持在一个较低水平的范围内，直至彻底止血。

其目的是寻求一个复苏平衡点，既可适当恢复组织器官的血流灌注，又不过多扰乱机体的内代偿机制和环境稳定。

允许性低压复苏控制在 90mmHg(12kPa)，平均动脉压(MAP)控制在 50～60mmHg (6.66～8kPa)，低压复苏时间不宜太长，最好不超过 90min，否则，需考虑器官功能保护措施。

2. 脓毒症

脓毒症(sepsis)是指微生物侵入人体而引致的全身失控性炎症反应。[①] 由创伤导致的脓毒症和 MODS 在 ICU 内的病死率高达 60%。有报道称，尽管抗生素治疗有新进展，但脓毒症的病死率却呈不断上升趋势。国外报道，脓毒症的病死率已超过心肌梗死。我国估计每年可能有 300 万例脓毒症患者，死于脓毒症者约 100 万人。脓毒症已成为威胁人类健康的重要病症之一。

(1)G^-菌和G^+菌所致脓毒症的区别：以往传统的观念认为，G^-菌是抗生素时代脓毒性休克最主要的原因，现在越来越多的资料显示，G^+菌逐渐增加，G^+菌脓毒症的病死率与G^-菌相似或更高，其中金黄色葡萄球菌感染的发病率居首位。

金葡菌为代表的G^+菌致病成分较为复杂，包括细菌细胞壁成分、胞外酶和外毒素等多种因子。G^-菌脓毒症的主要致病因素为细菌内毒素(endotoxin)，即脂多糖(LPS)，它与蛋白质、磷脂等构成G^-菌的外膜。细菌内、外毒素在刺激炎症细胞应答反应和诱导细胞因子释放等方面有明显差异，但在介导脓毒症发病过程中具有协同效应，并可使各自的致死量降至 1/100 左右。

(2)治疗：收入急诊室后进行快速输液(500mL/30min)直至 CVP 达到 8～12mmHg (1～1.6kPa)；维持 MAP＞65mmHg(8.66kPa)，低血压给予血管加压剂；MAP＞90mmHg(12kPa)给予扩张血管剂；维持尿量＞0.5mL/(kg·h)；以后可采取低潮气量通气、中等量糖皮质激素、控制血糖等措施。

全身应用抗生素时，2 种以上抗生素静脉联合使用，采用降阶梯治疗方式，胃肠道局部灭菌可用庆大霉素合并甲硝唑，口服或鼻饲。尽量少用广谱抗生素以防耐药性产生。一旦确定致病菌，应使用单一抗生素。假单胞菌属感染或中性粒细胞减少的重症脓毒症和脓毒性休克时，多选联合使用抗生素。此外，应用大黄、羧甲基葡聚糖、活化蛋白 C(activated protein，APC)等均有一定疗效。

十、地震伤

地震是地壳板块间挤压碰撞的结果，它是世界上最严重的自然灾害之一。每次地震只有 1 个震级，震级相差 1 级，能量相差约 32 倍。

---

① 刘炳炜，刘长文，胡炜，等.脓毒症心肌损伤患者血液中 TNF－α 的表达及川芎嗪干预的影响[J].浙江医学，2015，37(24)：2033－2035.

1. 我国高能量地震发生情况

2008 年 5 月 12 日在四川汶川发生的 8.0 级地震，震中烈度达 11 度(烈度最高为 12 度，但至今未发生过)，其释放的能量相当于 5600 颗广岛原子弹爆炸时所产生的能量，造成长达 300km 的地表破裂，破裂时间持续约 80s，最大地面隆起约 6m，破坏范围达 10 多个县市，全国大多数省市都有震感，造成极为惨重的人员伤亡和经济损失。

2010 年 4 月 14 日晨，青海省玉树藏族自治州玉树县发生 2 次地震，最高震级 7.1 级，地表破裂长度为 30km 左右，震源深度 14km，烈度达到了 9 度，属于强烈的浅源性地震。玉树县位于青藏高原腹地，此次强震使得原本崎岖险峻的交通雪上加霜，救灾的难点在于物流生命线的不畅通。玉树地震共造成 2698 人遇难，12135 人受伤。

2013 年 4 月 20 日，四川省雅安市芦山县发生 7.0 级强烈地震。震源深度 13km，震中距离成都约 100km。最大烈度为 9 度，其中 9 度区长半轴为 11.5km，短半轴为 5.5km，面积 208km^2。截至 2013 年 4 月 25 日 12 时，共造成 196 人死亡，11470 人受伤。

2. 地震伤的伤情伤类

地震伤大多数为严重的砸伤和挤压伤，直接砸、压、埋所致的机械损伤约占 90% ~98%，有时伴有大火而引发烧伤。在各种伤类中，以软组织伤和骨折发生率最高，占 70% 以上。脊柱骨折中，约 30% ~40% 可并发截瘫，而截瘫中全瘫占 2/3；女性骨盆骨折较男性多 2 倍或更多；四肢骨折中，闭合性居多。

3. 地震伤的救治

分为搜寻伤员、医疗急救、专科救治 3 个阶段。

(1)搜寻伤员：震后 72h 内是救援工作的黄金时间，掩埋的灾民存活率在伤后第 1 个 24h 约为 90%；第 2 个 24h 为 50% ~60%；第 3 个 24h 为 20% ~30%，以后则存活的概率越来越小，但有个别灾民 15d 仍幸存获救的报道。

(2)医疗急救：从废墟中救出被掩埋的伤员后，应立即进行医疗急救。主要是保持呼吸道通畅、止血、包扎、固定、有心跳呼吸骤停者迅速做心肺复苏，如有内脏破裂合并严重出血、大血管伤、严重颅脑伤等情况，可在简易条件下(帐篷、野战手术车)做损伤控制手术，及时处理危及生命的损伤。

(3)专科救治：在灾区做初步检伤分类后，将伤情稳定的伤员运送至灾区以外条件较好的医院进行专科治疗。

在急救和检伤分类时，要注意防治感染，特别是厌氧菌感染，给伤员注射 1500 ~3000IU 的抗毒血清，以防发生破伤风，另选用甲硝唑(灭滴灵)、亚胺培南、青霉素 G 等药物治疗，给予加压氧或外用过氧化氢清洗伤口。气性坏疽感染者，局部组织出现严重肿胀和坏死，有腐臭味，皮下常有捻发音，对此需隔离治疗，严重者做截肢术。

4. 挤压伤和挤压综合征的救治

挤压伤和挤压综合征是地震伤员最常见的并发症。在倒塌建筑物内的人员，其肢体常被水泥板等重物压砸，肌肉丰富的四肢持续受压 1 ~6h 或更长时间，发生缺血、缺氧等一系列改变时称为挤压伤，如合并以血红蛋白尿、高血钾、酸中毒为特征的急性肾衰竭，则称之为挤压综合征。

发生挤压伤时，肢体表面有压痕、红斑、水疱，发生肿胀，甚至坏死。其主要临床表现为血红蛋白尿、少尿、无尿以及由此引起的电解质、酸碱紊乱和氮质血症，大量肌红蛋白从尿中排出使尿呈酱油色。

急性肾衰的发生机制：①肾灌注不足。血红蛋白及尿酸盐沉积于肾小管，造成小管堵塞；②肌组织受压后大量破坏。毒素、蛋白溶酶、氧自由基等有害因子释放入血引起炎症反应；③因缺血引起微血管通透性增加，大量体液外渗，引发休克；④伤员出现"三高"（高钾血症、高磷血症、高尿酸血症）、"三低"（低钠血症、低氯血症、低钙血症）和代谢性酸中毒。

急救处理中怀疑有挤压综合征时，在解除压迫时先行结扎，以防大量毒素（特别是钾）入血，肢体坏死者可先截肢，以保存全身。此外，要积极抗休克，及时补液，给予葡萄糖和胰岛素，存在无尿、少尿和高血钾时做透析，给予5%碳酸氢钠以防酸中毒。伤肢明显肿胀伴有血循环障碍者应及时切开，肌间筋膜均要彻底打开，以减轻筋膜间区压力。手术时选用氯胺酮麻醉效果较好。

第二章

· · · · · ·

意外创伤

第一节　交通事故

1. 概述

交通事故(traffic accident)是指车辆在道路上因过错或者意外造成人身伤亡或者财产损失的事件。交通事故不仅是由不特定的人员违反交通管理法规造成的；也可以是由于地震、台风、山洪、雷击等不可抗拒的自然灾害造成。现代社会，人们工作、生活都要与交通工具打交道，因此，交通事故是全球意外伤害中最常见的，其中以公路交通事故——车祸为最常发生。严重的车祸可导致人员伤亡，伤情以颅脑外伤、脊椎骨折、胸部损伤为主，多发骨折，同时伴有烧伤等复合伤为多见。而海难、空难一旦发生，伤者伤势严重，死亡率极高，生还的希望非常小。

2. 致伤原因

(1)交通事故原因。

1)客观因素：道路、气象等原因，也可引起事故发生。

2)车况不佳：车辆技术状况不良，尤其是制动系统、转向系统、前桥、后桥有故障，没有及时检查、维修。

3)疏忽大意：当事人由于心理或者生理方面的原因，没有正确观察和判断外界事物而造成精力分散、反应迟钝，表现为观望不周、措施不及或者不当。还有当事人依靠自己的主观想象判断事务或者过高估计自己的技术，过分自信，对前方、左右车辆以及行人形态、道路情况等未判断清楚就盲目通行。

4)操作失误：驾驶车辆的人员技术不熟练，经验不足，缺乏安全行车常识，未掌握复杂道路行车的特点，或者遇有突然情况惊慌失措，发生操作错误。

5)违反规定：当事人由于不按交通法规和其他交通安全规定行车或者走路，致使交通事故发生。如酒后开车、非驾驶人员开车、超速行驶、争道抢行、违章装载、超员、疲劳驾驶、行人不走人行横道等原因造成交通违法的交通事故。

(2)交通致伤因素。

交通事故包括撞伤、挤压、碾锉、减速、烧伤和烫伤等。这些因素可单独发生，也可几个因素同时作用于伤员。

3. 致伤特点

致伤特点包括：①暴力大，伤情严重；②多脏器损伤多见；③脊柱骨折、脱位、截瘫多见；④颅脑损伤、血气胸、肝脾破裂多见；⑤开放骨折多见；⑥致残、死亡率高。

4. 现场急救的原则

（1）人道原则：当事故发生后，救护者必须怀着崇高的人道主义精神，千方百计利用现场一切可利用的条件抢救伤员。救护者应保持镇定、清醒的头脑，使伤员尽快得到现场治疗，并及时呼救，转入后续治疗。

（2）快速原则：在车祸救护工作中，时间就是生命。"快抢、快救、快送"是决定伤员能否减少伤残和后遗症的关键。救护人员要珍惜每一秒钟，火速急救、火速护送伤员到医院治疗。

（3）有序原则：交通事故的特点是"伤情复杂、严重、复合伤多"。因此，在抢救中一般应本着"先抢后救""先重后轻""先急后缓""先近后远"的顺序灵活掌握。首先采取止血、保持呼吸道的通畅、抗休克等措施；然后是处理好内脏器官的损伤；其次是处理好骨折；最后是包扎处理一般伤口。

（4）自救原则：是车祸现场救护、抢救伤员生命的一条宝贵经验，尤其是对发生在偏僻地区的车祸显得更为重要。在车祸现场不能消极等待，要积极采取"自救、互救"措施，充分利用就便器材以赢得求援时间。

5. 交通伤现场急救

（1）正确判断伤情和受伤部位：首先必须判断受伤者是否活着、有无呼吸和心跳、意识是否清楚，救护者必须对受伤者的伤情做出初步判断，以便按"轻重缓急"的原则急救和后送。

（2）注意正确的搬动伤员方法：保护脊柱和骨折肢体。

1）单人搬运法：是采用的方法之一，可分侧身匍匐搬运法，牵拉法和单人背、抱法，而以后者为最常用。

2）双手搬运法：比较常用，有座椅式与抬式搬运法，可用于一般伤员，但不宜用于脊柱损伤伤员等。

3）搬运时的注意：救治伤病员时，应了解伤病部位，以便搬运时保持合适的体位，避免加重病情或发生意外。

（3）"先救命、后救伤"：按"先救命、后救伤"的原则先心肺复苏，后处理受伤部位。

（4）处理伤口：迅速止血，包扎伤口，固定骨折。

（5）尽快转送医院：转运时应注意以下内容。

1）观察病情：特别是脉搏、呼吸、神志等改变，开放性伤口应注意出血，必要时需重新包扎处理。

2）伤员体位：要保持伤员的特定体位。

3）颈、胸部的伤情：应维持呼吸道通畅。

4）固定的肢体：观察已经固定的肢体，定时检查末梢循环，如出现循环障碍者，应及时处理。

5）腹部的伤情：腹部损伤、昏迷、呕吐及估计需尽快手术治疗者，应禁饮食，一般病例可适量饮水。

第二节　气象灾害

1. 概述

气象灾害是指大气对人类的生命财产和国民经济建设及国防建设等造成的直接或间接的损害，自然灾害会造成几百万元到几百亿元的损失，同时也会造成灾害区内不计其数的伤亡人数。

气象灾害是自然灾害之一。主要包括亚洲热带风暴，中国沿海城市区域出现的台风，南方地区的干旱、高温、山洪、雷暴，中国北方的沙尘暴等。北美地区常见的飓风、龙卷风、冰雹、暴雨（雪）。中国是世界上自然灾害发生十分频繁、灾害种类甚多，造成损失十分严重的少数国家之一。

2. 致伤特点

（1）灾害现场混乱：由于灾害发生的突然性，事故现场一般多混乱繁杂。

（2）医疗救护条件艰苦：灾区生态环境往往遭到严重破坏，公共设施无法运行。缺电、少水，食物、药品不足，生活条件十分艰苦，而且现场危险，可能还有火、气、毒、水、震、滑坡、泥石流、爆等发生或存在隐患。

（3）灾后瞬间可能出现大批伤员：对于出现大批伤员要及时救护和运送，因此，要及时拯救生命，分秒必争。要求救护人员训练有素，以便适应灾区的紧张工作。运输工具和专项医疗设备的准备程度是救灾医疗保障的关键问题。

（4）伤情复杂：因灾害的原因和受灾条件的不同，对人的伤害也不一样，通常多发伤较多见，例如，地震伤员，平均每例有 3 处受伤。灾害伤员常因救护不及时，发生创伤感染，伤情变得更为复杂。在特殊情况下还可能出现一些特发病症，如挤压综合征、急性肾衰竭、化学烧伤等。尤其是在化学和放射事故时，救护伤员除需有特殊技能外，还有自我防护的问题。这就要求救护人员掌握有关基础知识，对危重伤病员进行急救和复苏。

（5）通信不便：灾害现场往往交通和通信都不方便。

（6）大量伤员同时需要救护：灾害突然发生后，伤病员常常同时大批出现，而且危重伤员居多，需要急救和复苏，按常规医疗办法往往无法完成任务。这时可采取根据伤情，对伤病员进行鉴别分类，实行分级救护，后送医疗，紧急疏散灾区内的重伤员。

3. 现场救护原则

现场救护的原则是先救命，后治伤。首先要迅速判断致命伤；然后保持呼吸道通畅；其次是维持循环稳定；最后要对呼吸、心搏骤停立即行心肺复苏。

4. 现场急救

现场急救原则有：①保持镇定，沉着大胆，细心负责，理智、科学地判断。②评估现场。确保自身与伤员的安全。③分清轻重缓急。先救命、后治伤，果断实施救护措施。④在可能的情况下，尽量采取措施减轻伤员的痛苦。⑤充分利用可支配的人力、物力协助救护。

5. 复合伤员的现场急救

复合伤员的现场急救应：①准确判断伤情。不但应迅速明确损伤部位，还应确定其损伤是否直接危及患者的生命，是否需优先处理。其救护顺序一般为心胸部外伤→腹部外伤→颅脑损伤→四肢、脊柱损伤等。②迅速而安全地使伤员离开现场搬运过程中，要保持呼吸道通畅和适当的体位。③心搏和呼吸骤停时，立即进行心肺复苏。④开放性气胸应用敷料密封胸壁创口。

第三节　地震灾害

1. 概述

地震灾害是指由地震引起的强烈地面振动及伴生的地面裂缝和变形，使各类建（构）筑物倒塌和损坏，设备和设施损坏，交通、通信中断和其他生命线工程设施等被破坏，以及由此引起的火灾、爆炸、瘟疫、有毒物质泄漏、放射性污染、场地破坏等造成人畜伤亡和财产损失的灾害。

按震级大小可分为 7 类：超微震（震级 <1 级）、弱震（震级 <3 级，人们一般不易觉察）、有感地震（震级 ≥3 级、 <4.5 级，人们能够感觉到，但一般不会造成破坏）、中强震（震级 ≥4.5 级、 <6，可造成破坏的地震）、强震（震级 ≥6 级、 <7 级）、大地震（震级 ≥7 级）和巨大地震（震级 ≥8 级）。地震往往会在瞬间给人类、社会造成灾害。地震现场的及时抢救，不仅包括严重的压、砸、土埋窒息的救护，同时更有着烧伤、中毒、触电等一系列伤害，以及挤压综合征、各种传染病急性发作的救护。现场处理正确得当，能明显地减轻地震对生命健康的危害以及后遗症的发生。

2. 致伤特点

地震造成的灾害往往突然、严重，同时有大批伤员，多发伤多见。地震造成的伤害主要由房屋倒塌造成人体砸伤、压伤。头颅、胸腹、四肢、脊柱均可受伤。由于同时出现大批伤员，现场救护往往需在救护群众的帮助下进行。因此，做好现场指挥、现场伤员分类工作十分重要。

3. 分类

（1）机械性外伤：指人们被倒塌体及其各种设备的直接砸击、挤压下的损伤，一般占地震伤的 95% ~98%。其中，颅脑伤的早期死亡率很高，骨折发病率占全部损伤的55% ~64%，软组织伤占 12% ~32%，其余为内脏和其他损伤；地震伤死亡的原因主要是创伤性休克。

（2）埋压窒息伤：指人们在地震中不幸被埋压身体或口鼻，从而发生窒息。在地震引起的地质灾害（崩塌、滑坡、泥石流）中，能将整个人体埋在土中，虽无明显外伤，但可能窒息死亡。

（3）完全性饥饿：指人们在地震中被困在废墟空隙中，长期断水断食；环境或潮湿、寒冷，或闷热、污浊，使人体代谢紊乱、抵抗力下降，濒于死亡，被救出以后口舌燥裂、神志不清，全身衰竭，往往在搬动时死亡。

（4）精神障碍：指地震时因强烈的精神刺激而出现的精神应激反应。常见的症状是疲劳、淡漠、失眠、迟钝、易怒、焦虑、不安等。

（5）淹溺：指地震诱发水灾引起。要创造条件实施空中或水上救护，但由于地震淹溺者往往有外伤，因此，增加了治疗难度。

（6）烧伤：指地震诱发的火灾、或有毒有害物质泄漏乃至爆炸引起。由于地震火灾往往难以躲避，因此，导致砸伤、烧伤的复合疾病，也增加了治疗难度。

（7）冻伤：若地震发生在严冬，在没有取暖设施的条件下易引起冻伤。

4. 地震伤害的救护原则

在保证救护者安全的前提下，现场采取先抢后救的原则，即开展对震区现场人员的搜寻、脱险、救护医疗一体化的大救援观念：①先挖后救，挖救相结合。在大体查明人员被埋情况后，应立即组织骨干力量，建立抢救小组，就近分片展开，先挖后救，挖救结合，按抢挖、急救、运送进行合理分工，提高抢救工作效率。②对被救出垂危伤员进行急救。先救命、后治伤。③检伤分类。在群众性自救、互救基础上，对需要进行医疗救护的伤员，必须初步分类，分清轻重缓急。对严重威胁生命的重伤员，如窒息、骨折、大出血、昏迷等，先行抢救。在交通运输条件许可的情况下，必须实施分级医疗救护，以减轻灾区救护任务的压力。

5. 地震伤害的现场急救

地震伤害的现场急救措施有：①保持呼吸道通畅，快速清除压在伤者头面部、胸腹部的沙土和口中异物。②对埋在瓦砾中的幸存者，先建立通风孔道，以防缺氧窒息、土埋窒息，挖出后应立即清除口、鼻腔异物。检查伤员，判断意识、呼吸、循环体征。③从缝隙中缓慢将伤者救出时，保持脊柱水平轴线及稳定性。④救出伤员后，及时检查伤情，遇颅脑外伤、神志不清、面色苍白、大出血等危重症优先救护。外伤、出血给予包扎、止血，骨折固定、脊柱骨折要正确搬运。⑤因恐惧心理，原有心脏病、高血压者可加重、复发甚至引起猝死，对此伤员要特别关注。

6. 危重伤员的现场救护

危重伤员的现场救护措施有：①呼吸心搏停止者，在现场立即进行心肺复苏。②休克伤员取平卧位，对伴有胸腹外伤者，要迅速护送转至医疗单位。③对严重的、开放性、污染的创面，要除去泥土秽物，用无菌敷料或其他干净物覆盖。

7. 注意事项

（1）保持冷静：忙而不乱，有效地指挥现场急救。

（2）分清轻重缓急：分别对伤员进行救护和转送。

（3）骨折损伤：怀疑有骨折，尤其是脊柱骨折时，不应让伤员试行行走，以免加重损伤。

（4）脊柱骨折：脊柱骨折伤员一定要用木板搬运，不能用帆布等软担架搬运，防止脊髓损伤加重。

第四节　核武器伤

1. 概述

核武器损伤（injury due to nuclear weapon）是指核武器爆炸造成的损伤，包括多种因素引起的损伤。核武器于第二次世界大战末期出现，是利用原子核的裂变或聚变反应，瞬时释放出大量能量，有巨大的杀伤和破坏作用。

核武器损伤的威力以 TNT（黄色炸药）当量表示。如 1kg 铀的核全部裂变，它能释放出相当于 2 万 t TNT 爆炸时所释放出的能量，这种威力的武器为 2 万 t TNT 当量的核武器。裂变反应指某些重元素的原子核受到中子轰击时，分裂成 2 种不同元素的原子核，放出 2～3 个中子和大约 2000MeV 的能量。原子核裂变后产生许多裂变碎片，叫做裂变产物，它们是不稳定的，还要不断蜕变，最后变成稳定的核素。聚变反应指质量轻的核素，如氢、氘、氚等的原子核，在 1 亿℃以上的高温下，互相结合为较重的原子核，同时放出巨大的能量，称为核聚变或热核反应。核武器的杀伤因素：核武器爆炸时可产生 4 种杀伤因素，即光辐射、冲击波、早期核辐射及放射性沾染。

2. 原子武器伤害的防护

（1）原子核武器的杀伤因素及其致伤特点。

1）光辐射烧伤：光辐射的直接作用可造成爆心侧的暴露部位的烧伤（光辐射烧伤），吸入炽热的气流与烟尘可发生呼吸道烧伤，通过其他物体燃烧可造成间接烧伤（火焰烧伤），强光能引起闪光盲，如直视火球可造成眼底烧伤。

2）冲击波爆震伤：四肢、脊柱等机械性损伤，吹起的砂石、碎玻片等投射或建筑物倒塌可造成各种间接损伤。

3）核辐射射线伤：早期核辐射可引起全身射线伤（急性放射病）。急性放射病分为轻、中、重、极重四度。轻、极重病程不典型。中、重度的病程分四期，初期 1～3d，假愈期 2～4 周，极期 1～2 周，恢复期 2～4 周。照射剂量越大，假愈期越短，极期越严重，恢复期越长。

4）放射性沾染：可从 3 个方面对人员造成危害，即丙种射线对全身造成体外照射，能发生与早期核辐射作用基本相同的损伤；皮肤受到落下灰沾染后，严重时可发生局部皮肤乙种射线烧伤；食入、吸入或经伤口吸收进入体内，造成体内照射，对局部脏器有一定危害。

5）复合伤：受上述 2 种以上杀伤因素的共同作用时，能造成大量复合伤。复合伤的各种损伤有主有次，而且互相加重。

（2）放射复合伤的保护。

1）核武器损伤可以防护：核武器损伤不但是可防的，而且用一些简单的防护措施就可获得相当满意的防护效果。

2）防护的动作：一旦发现核爆炸的闪光时，应立即在最短的时间内利用就近的地形、地物，采取正确的防护动作进行隐蔽。简单的屏蔽物，像掩体、战壕以及各种沟渠、弹坑等，都能大大地减轻损伤的严重性。

战壕和交通壕内的人员，应立即伏卧在壕底，严禁抬头看望爆炸的火球，以避免造成闪光盲或眼底烧伤。如果在战壕的一侧挖成拐一个或两个弯的"猫耳洞"，在核爆炸时，立即进入猫耳洞，防护效果很好。在空旷地设有适当的屏蔽物时，应立即伏卧，脚朝爆炸方向，脸朝下，两眼紧闭，双手交叉放在胸前，额部枕在臂肘处，尽量不让皮肤裸露。在室内的人员，应立即伏卧于朝向爆炸方向的墙角下避开窗口或火炉。

3）穿戴防护器材：冲击波过后，应及时使用个人防护器材，可用毛巾、手帕（最好用湿的）等掩盖口鼻，根据风向造成的落下灰沉降动向，在大量沉降灰落下之前，要设法迅速转入掩蔽部。

4）沾染区的防护措施：在沾染区或到沾染区执行任务时，应切实做好防护措施；必须穿戴个人防护装备；不在沾染区饮水、进食或吸烟，尽可能避免扬起灰尘；在不影响完成任务的前提下，尽可能缩短在沾染区停留的时间，离开沾染区后，应立即消除沾染。

（3）放射复合伤的急救。

1）迅速组织抢救：受到核武器侵袭后，为了使伤员迅速脱离杀伤区，军政首长应立即组织抢救工作。抢救队的数目及组织形式，可根据伤员数目、抢救范围、时间及地形条件等确定。

2）现场救护措施：迅速将伤员从放射沾染区救出；局部洗消皮肤暴露部位的沾染；用水洗鼻孔及口腔，并戴上防护面罩；催吐；用力把痰吐出。

第五节　火器伤

1. 概述

火器是指以火药为动力的武器，如枪、炮、手榴弹、地雷、炸弹等。这类武器的研制正趋向增高弹丸或弹片的初速、扩大其杀伤范围。如自动步枪和机枪的弹头初速大多达每秒800m以上，飞机投掷的钢珠弹、橘子弹、蜘蛛雷等爆炸后发出数百小弹丸（片），跳弹、箭头弹等炮弹能发出更多的弹丸或箭头。现代的火器发展，使火器伤伤情比较过去的更为严重且复杂，需要专门研究处理。

2. 致伤病理

高速的弹丸、弹片等投射物击中人体后，形成不同于一般创伤的"创伤弹道"。投射物的前冲力能直接挤碎组织，形成原发伤道。同时，由于其能量大，在运动过程中还挤压周围组织，形成比原发伤道直径大数倍至数十倍的暂时性空腔，腔内呈负压，数毫秒后周围组织回缩，成为永久性伤道。此外，投射物运动中在组织内还可出现冲击波，或使受伤组织（如骨片）起继发性投射物作用，造成更广的损伤。因此，火器伤的局部病理改变可分为以下3个区域。

（1）原发伤道：为一不规则腔隙，内有失活组织、异物、血液和血凝块等。

（2）挫伤区：紧接原发伤道，2～3d后炎症明显，并发生组织坏死；坏死组织脱落后，原发伤道扩大而成继发伤道。

（3）震荡区：围绕挫伤区，主要由于受侧冲力后血液循环发生障碍所致，可有充血、水肿、血栓形成等。

3. 致伤分类

按弹道的伤口情况区分：①只有入口而无出口者称非贯通伤，有弹丸或弹片存留；②有入口和出口者称贯通伤。其中多数的出口大于入口；近距离射击者的入口可能大于出口；高速的弹珠射击者的入口和出口可能等大；③入口与出口相连成沟状者为切线伤；④反跳伤的出口与入口在同处。

弹道都受到程度不同的沾染，因为弹丸、弹片可将体外的衣物碎片带入伤口，而且弹道形成暂时性空腔时有负压，可吸入污物。

4. 治疗

（1）初期处理。

1）认真检查：询问受伤经过，查问伤情记录，认真检查局部和全身情况。遇见复杂的伤情（多处伤、复合伤等）或同时处理多数伤员，必须分清轻重缓急，做合理安排。

2）积极防治休克：尽可能迅速消除休克病因（如出血、张力性气胸等），输液、输血、给氧等，以备及早施行手术处理。

3）防治感染：为防治感染，迟早给予抗生素和破伤风抗毒血清。

4）清创：大多数火器伤需要清创，一般应在创伤8～12h施行；如早期用抗菌药物，无明显感染征象，伤后24～72h仍可清创。但如果处理时间过晚，伤口已经感染，则只宜引流、清除显见易取的坏死组织和异物，进行敷料交换。

手术与平时清创术基本相同。但火器伤道大多数复杂，需扩大伤口并充分切开深筋膜、肌膜等。尽量取出伤道内泥沙、弹片、碎片等异物。有的金属异物部位深、小而数目多，摘取困难或可能损伤重要器官，不可勉强取出。彻底切除坏死组织，但大骨片应保留于原位。神经和肌腱应以软组织包埋或者吻合，重要血管也应修复。清创后伤口一般不做一期缝合，可做延期处理。但头、胸、腹及关节的伤口均应缝闭其体腔同时保持一定的引流。

术后监护伤员的呼吸、脉搏、血压、意识状态等。注意防治休克。继续用抗菌药。伤员应取适当的体位，伤肢须抬高。注意敷料包扎的松紧度，外表有无渗血、渗液，以及肢端血液循环情况。

（2）后继处理。

1）未感染：清创后逐日更换敷料，检查伤口。如果创面比较清洁新鲜，无脓性分泌物，周围无明显红肿，可以在 3～7d 内将创缘缝合。伤口可能接近一期愈合。

2）发生感染：清创后伤口发生感染，需更换敷料等待肉芽组织生长和周围炎症消退。较小的伤口由于肉芽组织纤维化和伤口收缩，可以达到二期愈合。较大的伤口需植皮或者切除肉芽组织再缝合，使其愈合。

3）其他：有骨折或深部组织器官损伤者，手术后各需相应的术后治疗。

（3）高速小弹片伤处理要点：钢珠弹、橘子弹、蜘蛛雷、箭头弹等爆炸时，伤及很多人。每个伤员的伤口可达数十、数百个之多，伤口小（常为 0.5～0.7cm 直径）而出血较少，容易漏诊。许多小弹片射入人体的方向不一，进入组织后会改变运动方向，因此伤道复杂，可能同时伤及多种组织器官。应周密地检查，特别要检查头皮、腋下、会阴等隐蔽单位。

清创术应根据具体情况选择施行。小而浅的伤口可不必手术，以等渗盐水等清洗，酒精消毒皮肤，必要时对伤道加以搔刮，然后包扎。伤口较大而伤道深者，清创时对伤口稍予修整；如果距受伤时间短、伤口较清洁，可考虑一期缝合。伤道深者，则按上述清创术处理。

注意内部器官的损伤。小弹片穿透颅骨，易造成内血肿；弹片经颌面或颈部入颅者，更易并发颅内感染。一旦出现颅内压增高症，必须及时开颅手术。穿透胸腔后，如出现大量血气胸、心脏压塞或心脏损伤、食管伤或进行性纵隔气肿等，应及时开胸手术。穿透腹腔后，如出现腹膜炎或内出血，应及时开腹手术。

第六节　冲击伤

1. 概述

冲击伤又称爆震伤，为炸弹、气浪弹、鱼雷、核武器等超高能武器产生的冲击波所致。冲击波具有高压和高速，从爆炸中心向四周空间扩展。人体受其高压作用，听器、肺、脑、胃肠等可发生损伤，体表一般无伤口。此外，人体被推动或物体被抛掷，可造成其他组织的机械性创伤。

在冲击波来到以前，采取一定的防护措施，可防避或减轻冲击伤。人员在武器爆炸前进入防御工事、山岭背面、坚固的战车（坦克等）、坚固的地下室等，均可免受冲击波损伤。

2. 听器冲击伤

（1）概述：主要由于超压冲击膜，中耳鼓室与外耳道之间有明显的压力差，导致鼓膜破裂、鼓室积血、听骨链离断等。内耳也可能有渗血、出血、耳蜗结构紊乱等。

（2）临床表现：有耳聋、耳鸣、耳痛、眩晕、头痛等。耳聋多为传导性，也可为混合性。外耳道可流出浆液或血性液体等。

（3）治疗：主要是防止感染。用消毒的干棉球和小镊清除外耳道血性液、污物，禁用药液滴入或冲洗。清洁后以酒精棉球消毒，需要时以干纱条引流（但勿填塞）。应用全身抗生素。鼓膜穿孔待中耳炎症治愈后做修复术。

3. 肺部冲击伤

（1）概述：爆炸时胸逆耳和肺泡在超压下受压；爆炸后空间的一时性负压使胸廓扩张，而肺泡内压缩气体急速膨胀。所以肺的血液动力发生急剧变化，肺泡壁发生破裂。此外，爆炸时的动力压也可使胸壁、肺、心等受损。

肺的病理改变有肺泡和肺实质的出血、肺泡内积血或间质水肿、胸膜下气肿、肺破裂等，可导致气胸、血胸和肺不张。心的病理改变有心内膜下或肌层出血、心肌纤维断裂等。

（2）临床表现和诊断：伤后有胸痛、胸闷、咳嗽、咯血等，严重者有明显呼吸困难、发绀、咯血性泡沫痰等，还可有烦躁不安、肌抽搐等。胸部听诊可发现呼吸音减弱、湿性啰音、捻发音等。X 线胸部摄片可有肺纹增强、点状或片状阴影等。超声波检查可帮助诊断胸腔积液。此外用心电图观察心脏的改变。还可用肺动脉导管和血气分析监测气体交换障碍、肺内动静脉分流增高等。

（3）治疗：早期症状不严重时，因体表无损伤容易被忽视。但伤员需要卧床休息，以免运动加重病情，应用担架护送。症状明显时应做如下处理：

1）伤员取半坐位：呼吸困难时，可以做颈部迷走交感神经封闭或用抗胆碱能药。保持呼吸道通畅，及时吸出上呼吸道分泌物；需要时做气管切开术。

2）给予氧治疗常用面罩法（50% 氧，每分钟 5～8L）：需要时用呼吸功能气法行间歇的或持续的正压呼吸，以增高动脉血氧分压。

3）肺水肿：防止肺水肿可用酒精雾化吸入或咳喘素雾化喷射；准确掌握输液量，必要时以 20% 甘露醇、呋塞米等做脱水疗法。需要时用毒毛花苷 K 等以改善心功能。

4）预防肺部感染：应用抗生素预防肺部感染。

5）处理合并的机械性损伤：如镇痛、用止血药、胸腔闭式引流、固定肋骨骨折等。

4. 腹部冲击伤

（1）概述：冲击波的超压用于腹部时，肠胃或膀胱可发生破裂。巨大的超压和动压还可使肝脾等实质脏器或肠系膜血管发生破裂出血。

（2）临床表现和诊断：腹痛为主要症状，伴有恶心、呕吐等。腹部检查有触痛、反跳痛和肌紧张等腹膜炎体征。严重的腹膜炎和出血可能引起休克。X 线腹部透视可发现胃肠穿孔后的腹腔游离气体。腹腔穿刺可吸出胃肠内容物、尿液或血液等。

（3）治疗：伤员应卧床休息，禁饮食。确定或怀疑有腹内脏器损伤者，应施行剖腹手术。要注意防治休克和感染，适当输液、输血、注射抗生素等。

5. 颅脑冲击伤

（1）概述：冲击波可经颅骨传入颅内，引起颅内压改变；还可以使躯干血液从颈静脉、椎静脉涌向脑部。主要病理改变是脑和软脑膜的充血、点状出血和水肿。合并肺冲击伤时，能发生脑血管气栓。合并机械性损伤时，可能有颅骨骨折、颅内血肿、脑挫伤等。

（2）临床表现和诊断：常发生意识丧失，持续时间数分钟至数日。清醒后还可出现表情淡漠、抑郁、激怒、失眠、记忆力减退等。严重时发生颅内压增高症、局灶性症状等。脑电图可呈现异常波形。需要时可做脑脊液检查。

（3）治疗：卧床休息，适当给予镇静药。意识丧失时，须加强呼吸道护理。如果有颅内压增高症，应用脱水疗法；需要时可做颅骨钻孔探查，清除血肿、止血等。

第三章

● ● ● ● ● ●

颅脑创伤

第一节 颅骨损伤

本章以颅盖骨骨折进行讲述。

1. 概述

颅骨是类似球形的骨壳，容纳和保护颅腔内容。颅骨骨折的重要性不在于颅骨骨折本身，而在于颅腔内容的并发损伤。按骨折形状可分类为线形骨折、凹陷骨折、粉碎骨折、儿童生长性骨折。凹陷或粉碎骨折的骨折片，既可损伤脑膜及脑又可损伤脑血管和脑神经。颅骨骨折占颅脑损伤的 15% ～20%，可发生于颅骨任何部位，以顶骨最多，额骨次之，颞骨和枕骨又次之。一般骨折线不跨过颅缝，如暴力过大，亦可波及邻骨。头颅正侧位可确诊。由于骨折形态不同，其治疗及预后亦各不相同。

2. 致伤特点

（1）线形骨折：头部伤区可有或无头皮挫伤，如不合并颅内损伤，常无显著症状，如合并颅内血肿、脑或脑神经损伤时有相应的症状和体征。

（2）凹陷骨折：头颅局部出现变形、凹陷、头皮肿胀与皮下血肿，可引起局部挫裂伤，骨折范围较大者引起脑受压。有时伤及静脉窦，合并颅内血肿，可于伤后早期或晚期出现癫痫。

（3）粉碎骨折：受伤较重，常合并头皮挫伤和脑挫伤。

（4）生长性骨折：多见于 3 岁以下婴幼儿，以前有线形骨折，3～4 个月后骨折处头皮隆起，有搏动和波动感，穿刺可抽出蛋白含量较高的脑脊液，久之颅骨骨折线增宽乃至形成颅骨缺损。

3. 诊断

（1）检查诊断：头外伤史。

（2）线形骨折：头颅 X 线平片示单发或多发骨折线。

（3）凹陷骨折：头颅 X 线平片显示骨碎片重叠，密度增高或骨片移位元，或局部陷入，婴儿颅骨凹陷常呈乒乓球样凹陷。

（4）粉碎骨折：头颅 X 线平片示多条交叉的骨折线。

（5）生长性骨折：伤后伤区肿胀不消退或 3~4 个月后骨折处头皮隆起，有搏动和波动感，再摄头部 X 线平片见线形骨折裂增宽。

4. 治疗

（1）颅盖骨骨折：凡有颅盖骨骨折都要观察有无合并颅内血肿、脑挫伤与脑神经损伤，要同时治疗。

（2）线形骨折：轻微凹陷骨折，无骨折片移位的粉碎骨折都可待其自愈。

（3）下列情况需手术处理：①骨折并发颅内血肿；②凹陷骨折位于运动区域，或凹陷深达 1cm 以上，凹陷范围较大，引起脑受压；③骨折片刺破硬脑膜，引起脑挫伤、出血；④骨折片伤及大静脉窦；⑤开放性颅骨骨折或伤口不愈，有碎骨片存留；⑥生长性骨折。

（4）用药原则：①伤后立即使用精制破伤风抗毒素，选择有效的抗菌药物；②如需要手术治疗的，术后应使用抗菌药物；③如有癫痫发作者应使用抗癫痫药，控制癫痫后持续用药半年以上，然后逐渐减量；④若有脑水肿，颅内高压者需使用脱水剂、神经营养性药物。

第二节　外伤性颅内血肿

1. 概述

由于创伤等原因，当脑内的或者脑组织和颅骨之间的血管破裂之后，血液集聚于脑内或者脑与颅骨之间，并对脑组织产生压迫时，颅内血肿因而形成。颅内血肿是颅脑损伤中常见且严重的继发性病变。发生率约占闭合性颅脑损伤的 10% 和重型颅脑损伤的 40%~50%。

2. 分类

（1）按血肿症状出现的时间分类。

1）特急性血肿：3h 以内出现血肿症状者。

2）急性血肿：伤后 3d 内出现症状者。

3）亚急性血肿：伤后 4d 至 3 周出现症状者。

4）慢性血肿：伤后 3 周以上出现症状者。

（2）按血肿在颅腔内部位不同分类。

1）硬脑膜外血肿：血肿位于颅骨和硬脑膜之间。

2）硬脑膜下血肿：血肿位于硬脑膜和蛛网膜之间。

3）脑内血肿：血肿位于脑实质内。

4）特殊部位血肿：脑室内出血，出血在脑室系统内；颅后窝血肿，血肿位于颅后窝；脑干血肿，血肿位于脑干。

（3）按血肿数目多少分类。

1）单发性血肿：颅内出现单一血肿。

2）多发性血肿：2个以上同部位不同类型的血肿或不同部位的血肿。

（4）按血肿是否伴有脑挫裂伤分类。

1）单纯性血肿：不伴有脑挫裂伤的血肿。

2）复合性血肿：血肿部位伴脑挫裂伤。

此外，CT扫描的出现又引出以下2种概念：①迟发性颅内血肿。即伤后首次CT扫描未发现血肿，当病情变化再次CT检查发现了血肿。②隐匿性颅内血肿。伤后病情稳定，无明显症状，经CT扫描发现了颅内血肿。

3. 病理生理

正常时，颅腔的容积是脑的体积、颅内血容量和颅内脑脊液量三者之和。外伤后颅内形成血肿，为维持正常颅内压，血肿形成早期，机体借颅内血管的反射性收缩使血容量减少，并将一部分脑脊液挤压到椎管内，以及脑脊液分泌减少，吸收速度增加代偿，但这种代偿有一定限度。脑脊液可代偿的容量占颅腔总量的5%左右，即相当于70mL，血容量可供代偿容量约25mL。但颅内血肿大多都伴有脑挫裂伤及脑水肿，因此，血肿即便小于70mL，也可产生急性脑受压及失代偿的表现。一般认为，幕上急性血肿超过20~30mL，幕下急性血肿超过10mL，即可产生症状而需手术处理。机体失代偿后可经以下环节形成恶性循环。

（1）脑血液循环障碍：颅内压增高，脑静脉回流受阻，脑血流淤滞，引起脑缺氧和毛细血管通透性增强，产生脑水肿和颅内压增高。

（2）脑脊液循环障碍：脑血循环的淤滞，导致脑脊液分泌量增加和吸收量减少，脑水肿加重，闭塞了脑池和蛛网膜下隙特别是环池和枕大池，以及当脑疝形成时，中脑导水管受压，脑脊液循环障碍，致使颅内压更加增高。

（3）脑疝形成：当血肿体积不断增大，压迫同侧大脑半球，导致颞叶沟回疝，压迫中脑致使导水管处脑脊液循环障碍。幕上颅内压急剧增高，压力向下传达到颅后窝，促使小脑扁桃体经枕骨大孔下疝，延髓受压，生命中枢衰竭，导致患者死亡。

4. 临床表现

（1）颅内压增高症状。

1）头痛、恶心、呕吐：为头外伤的早期常见症状，如在急性期或亚急性期并发血肿者，头痛加剧，恶心、呕吐频繁。对慢性血肿则不明显。

2）生命体征改变：急性颅内血肿引起的颅内压增高，可导致Cushing征，表现为血压升高，脉压增大，脉搏和呼吸减慢，即"两慢一高"。

3）意识障碍：颅内血肿患者的意识障碍变化多有"中间清醒期"或"中间好转期"，即患者伤后出现原发性昏迷，当患者神志转清或意识障碍有好转时，由于颅内出血的存在，血肿不断增大，颅内压增高或脑疝形成，再次出现昏迷。某些颅内血肿伴严重脑挫裂伤，如原发昏迷程度加重，应考虑到有脑水肿或多发颅内血肿的可能。

4）躁动：为颅内压急剧增高或脑疝发生前的临床表现。

5）视盘水肿：亚急性或慢性血肿，以及少数急性血肿均可出现视盘水肿。

（2）局灶症状：颅内血肿的局灶体征是伤后逐渐出现的，这与脑挫裂伤后立即出现的局灶症状有所不同。

（3）脑疝症状：幕上血肿造成小脑幕切迹疝，表现为意识丧失，血肿同侧瞳孔散大，对光反射消失和对侧偏瘫等。少数患者由于脑干被推向对侧，致使对侧的大脑脚与小脑幕游离缘相互挤压，出现颠倒症状，这在血肿定位时应予以注意。脑疝晚期则可出现双侧瞳孔散大、固定和去脑强直，进一步发生枕骨大孔疝，出现病理性呼吸，最终导致呼吸停止。

5. 辅助检查

（1）超声波探查：简单易行，便于动态观察。单侧的血肿可出现中线波移位；发展中的血肿，初次检查时中线波可无明显移位，但随着血肿增大，复查中将发现中线波明显移位，但额底、颞底和两侧性血肿，中线波常不出现移位。

（2）颅骨 X 线平片：了解有无颅骨骨折，骨折线的走行和其与硬脑膜外血肿的关系，对判断头部着力部位、出血来源和血肿的位置、类型有帮助。钙化松果体的移位，对判断幕上血肿的定位有帮助。

（3）CT 扫描：在外伤性颅内血肿的检查中，CT 扫描是目前最为理想的方法。它可以准确地判断血肿的类型、大小、位置和数目以及同时伴有的颅骨、脑组织损伤的情况，便于同时处理。

（4）脑血管造影：在无 CT 扫描的条件下，脑血管造影仍然是较好的诊断方法，但对已出现脑疝症状者切忌做此项检查，防止因造影延迟手术时间，造成不良后果。

6. 诊断

根据患者的头外伤史、进行性颅内压增高的症状、体征以及局灶体征，及时行 CT 扫描，将有利于颅内血肿的早期诊断。当伤情发展到脑疝形成时，应抓紧时间直接进行钻孔探查。

7. 鉴别诊断

（1）脑挫裂伤：局灶神经体征伤后立即出现，颅内压增高症状多不明显。鉴别手段主要靠 CT 扫描。

（2）脑血管意外：发病时患者突然感到剧烈头痛、头昏，然后意识丧失而昏倒。因病种不同可有不同的病史和临床特点，有时合并轻度头外伤时，在临床上难以鉴别。经 CT 扫描了解血肿的部位和类型将有助于鉴别诊断。

（3）脂肪栓塞：常伴有四肢长骨骨折，伤后患者情况良好，但数小时或数月后，出现头痛、躁动、癫痫发作和意识障碍，全身皮肤可有散在小出血点。

8. 治疗

（1）硬脑膜外血肿。

1）手术治疗：可根据 CT 所见采用骨瓣或骨窗开颅，清除血肿，妥善止血。血肿清除后，如硬脑膜张力高或疑有硬膜下血肿时，应切开硬膜探查。对少数病情危急，来不及做 CT 等检查者，应直接手术钻孔探查，再扩大成骨窗清除血肿。

2）非手术治疗：凡伤后无明显意识障碍，病情稳定，CT 所示血肿量少于 30mL，中线结构移位小于 1.0cm 者，可在密切观察病情的前提下，采用非手术治疗。

硬脑膜外血肿在颅内血肿中疗效最好，目前死亡率已降至 10% 左右。导致死亡的主要原因有：①诊治延误，脑疝已久，脑干发生不可逆损害；②血肿清除不彻底或止血不善，术后再度形成血肿；③遗漏其他部位血肿；④并发严重脑损伤或其他合并伤。

（2）硬脑膜下血肿：急性和亚急性硬脑膜下血肿的治疗原则与硬脑膜外血肿相仿。需要强调的是，硬脑膜外血肿多见于着力部位，而硬脑膜下血肿既可见于着力部位，也可见于对冲部位。所以，如果因病情危急或条件所限，术前未做 CT 确定血肿部位而只能施行探查时，着力部位和对冲部位均应钻孔，尤其是额、颞极及其底部，是硬脑膜下血肿的最常见部位。此外，此类血肿大多伴有脑挫裂伤，术后应加强相应的处理。

急性和亚急性硬脑膜下血肿患者的预后不如硬脑膜外血肿，因为前者大多伴有较严重的脑损伤。

（3）脑内血肿：脑内血肿的治疗与硬脑膜下血肿相同，多采用骨瓣或骨窗开颅，清除硬脑膜下血肿和明显挫碎糜烂的脑组织。对少数脑深部血肿，如颅内压增高显著，病情进行性加重，也应考虑手术，根据具体情况选用开颅血肿清除或钻孔引流术。

脑内血肿患者的预后较差，病情发展较急者死亡率高达 50% 左右。

第三节　原发脑组织损伤

原发性脑组织损伤是指暴力作用于头部造成的脑组织器质性损伤。按照脑组织是否与外界相通，可将颅脑损伤分为开放性与闭合性损伤 2 大类。

一、脑震荡

1. 概述

有关脑震荡的病理基础至今仍颇多争议。就临床而言，目前仍因循传统习惯，即脑震荡系指头部遭受暴力打击后即刻发生的中枢神经系统一过性功能障碍。脑震荡可以单独发生，亦可与其他脑损伤如脑挫裂伤、颅内血肿等合并存在。

2. 损伤机制

脑震荡致伤机制目前尚不明确，现有的各种学说都不能全面解释所有与脑震荡有关的问题。对脑震荡所表现的伤后短暂性意识障碍有多种不同的解释，可能与暴力所致的脑血循环障碍、脑室系统内脑脊液冲击、脑中间神经元受损及脑细胞生理代谢紊乱所致的异常放电等因素有关。近年来，认为脑干网状结构上行激活系统受损才是引起意识丧失的关键因素。

3. 病理

近年来的临床及实验研究表明，暴力作用于头部，可以造成冲击点、对冲部位、延髓及高颈髓的组织学改变。实验观察到，伤后瞬间脑血流增加，但数分钟后脑血流量反而显著减少(约为正常的1/2)，半小时后脑血流开始恢复正常，颅内压在着力后的瞬间立即升高，数分钟后颅内压即趋下降。脑的大体标本上看不到明显变化。光镜下仅能见到轻度变化，如毛细血管充血，神经元胞体肿大和脑水肿等变化。电镜下观察，在着力部位，脑皮质、延髓和上部颈髓见到神经元的线粒体明显肿胀，轴突肿胀，白质部位有细胞外水肿的改变，提示血脑屏障通透性增加。这些改变在伤后0.5h可出现，1h后最明显，并多在24h内自然消失。这种病理变化可解释伤后的短暂性脑干症状。

4. 临床表现

(1)意识障碍：在伤后立刻发生，一般程度较轻，昏迷时间不超过0.5h。

(2)逆行性遗忘：清醒后不能叙述受伤经过，伤前不久之事亦不能忆及，但往事仍能清楚回忆。

(3)其他症状：醒后常诉头痛、头昏、畏光、耳鸣、失眠、健忘等症状。一般不十分严重，多能在短期内逐渐消失。

(4)神经系统检查：无阳性休征；脑脊液压力及成分正常(目前腰穿检查已基本淘汰)。

5. 辅助检查

(1)颅骨X线检查：无骨折发现。

(2)颅脑CT扫描：颅骨及颅内无明显异常改变。

(3)脑电图检查：伤后数月脑电图多属正常。

(4)脑血流检查：伤后早期可有脑血流量减少。

(5)腰椎穿刺：颅内压正常，部分患者可出现颅内压降低。脑脊液无色透明，不含血，白细胞数正常。生化检查亦多在正常范围，有的可查出乙酰胆碱含量大增，胆碱酯酶活性降低，钾离子浓度升高。

6. 诊断

凡头部损伤后有短暂意识障碍和逆行性遗忘，而神经系统检查无阳性发现者，即可诊断为脑震荡。

临床上脑震荡和不具有神经系统阳性体征的轻度脑挫裂伤很难鉴别，但由于两者的治疗原则基本相同，过去认为亦无严格区分的必要。自从CT问世以来，这一问题在一定的程度上已得到解决，根据脑震荡为中枢神经系统功能性障碍的临床定义，CT扫描应无阳性发现。如依临床表现诊断为脑震荡的患者，CT扫描如有蛛网膜下腔出血、脑挫裂伤、脑水肿或颅内血肿等发现，即不属于单纯脑震荡范畴，从而有助于鉴别诊断。但由于受部分容积效应及外伤后距CT扫描时间较短等因素的影响，CT扫描仍可能出现假阴性。有些患者伤后数日复查时还有可能揭示脑器质性损害的征象，从而可以提高CT扫描的阳性率，减少假阴性率。MRI对原发性脑损伤的检出率比CT高，更能有助于脑震荡和脑挫裂伤的鉴别诊断。

7. 治疗

治疗方面注意事项为：①适当休息；②严密观察病情变化，必要时进行 CT 检查或 CT 随访；③对症处理，给予止痛和镇静药物；④进行耐心解释工作，消除思想顾虑。

二、脑挫裂伤

1. 概述

暴力作用于头部，造成脑组织的器质性损伤，称为脑挫裂伤。临床表现与脑震荡相似而程度较为严重，可出现脑损伤的局灶性症状，常伴有外伤性蛛网膜下隙出血。

一般说来，脑挫裂伤的严重程度与所受暴力的大小成正比，而损伤的部位则不一定与受力部位一致。脑挫裂伤可发生在暴力打击的下方及其附近，产生着力点损伤；亦可出现在远离打击点的部位，特别是其对冲部位，造成对冲性损伤。着力点损伤主要由外力对脑组织的直接接触作用所引起，对冲性损伤则与脑的惯性负荷有关。

对冲性脑挫裂伤的发生，以枕顶部受力时，产生对侧额极、额底及颞尖的广泛性损伤最为常见；而枕叶则很少出现对冲性损伤。这与颅内解剖结构的特点有密切关系。当枕顶部受到打击时，脑组织在颅内向前运动，额极和颞尖可因撞击于坚硬的颅前窝前壁和蝶骨小翼缘而致伤，同时由于颅骨眶板表面凹凸不平，极易使在其上面移动的额底因摩擦而受到损伤。

2. 损伤机制

暴力作用于头部，在冲击点和对冲部位均可引起脑挫裂伤。脑挫裂伤多发生在脑表面的皮质，呈点片状出血，如脑皮质和软脑膜仍保持完整，即为脑挫伤，如脑实质破损、断裂，软脑膜亦撕裂，即为脑挫裂伤。严重时合并脑深部结构的损伤。

脑挫裂伤灶周围常伴局限性脑水肿，包括细胞毒性水肿和血管源性水肿，前者神经元胞体增大，主要发生在灰质，伤后多立即出现；后者为血脑屏障的破坏，血管通透性增加，细胞外液增加，主要发生在白质，伤后 2~3d 最明显。

在重型脑损伤，尤其合并硬脑膜下血肿时，常发生弥漫性脑肿胀，以小儿和青年外伤多见。一般多在伤后 24h 内发生，短者伤后 20~30min 即出现。

3. 病理

其病理形态变化可分 3 期。

（1）早期：伤后数日，显微镜下以脑实质内点状出血、水肿和坏死为主要变化，脑皮质分层结构不清或消失，灰质和白质分界不清，神经细胞大片消失或缺血变性，神经轴索肿胀、断裂、崩解。星形细胞变性，少突胶质细胞肿胀，血管充血水肿，血管周围间隙扩大。

（2）中期：大致在损伤数日至数周，损伤部位出现修复性病理改变。皮层内出现大小不等的出血，损伤区皮层结构消失，病灶逐渐出现小胶质细胞增生，形成格子细胞，吞噬崩解的髓鞘及细胞碎片，星形细胞及少突胶质细胞增生肥大，白细胞浸润，从而进入修复过程。

（3）晚期：挫伤后数月或数年，病变为胶质瘢痕所代替，陈旧病灶区脑膜与脑实质瘢痕粘连，神经细胞消失或减少。

4．临床表现

脑挫裂伤有与脑震荡相似的临床表现，但程度较重。脑挫裂伤因属脑组织器质性损伤，还可出现脑局灶性症状及蛛网膜下隙出血，又有别于脑震荡。以下是脑挫裂伤的临床特点。

（1）意识障碍的程度：是衡量脑损伤轻重的客观指标。脑挫裂伤患者昏迷程度常较深，持续时间也较长，可由 0.5h 至数小时、数日、数月，甚至终身不醒，直至死亡。

（2）全身表现：清醒后头痛、头昏、呕吐等症状较为严重，持续时间较长。

（3）神经系统局灶性表现：伤后可立即出现神经系统局灶性症状和体征，如偏瘫、失语和病理特征等。具体症状可因损伤部位不同而有所差异。但如损伤部位并非重要功能区，或损伤范围较小、程度较轻，也可不出现局灶性症状和体征。

（4）颅内出血：脑挫裂伤患者常有蛛网膜下隙出血，脑脊液呈血性，并出现颈项强直。

（5）生命体征：可出现生命体征变化，颅脑损伤当时可有短暂脉搏细速、血压偏低和呼吸缓慢等表现，多数迅速恢复正常；如不恢复，多提示有较重的脑干损伤或其他部位合并损伤。

颅脑损伤后引起的颅内压增高导致延髓缺血缺氧，也可出现一系列生命体征变化。起初表现为血压逐渐升高，脉搏慢而有力，呼吸深而缓慢，此系缺氧引起延髓兴奋而产生的中枢代偿反应。如脑损害严重，颅内压继续增高，病情进一步恶化，则可出现中枢衰竭的现象，表现为呼吸不规则以至停止，血压下降以至不可测得，脉搏细速而最后心搏停止。

5．辅助检查

（1）颅骨 X 线平片：多数患者可发现颅骨骨折，颅内生理性钙化斑（如松果体）可出现移位。

（2）CT 扫描：脑挫裂伤区可见点片状高密度区或高密度与低密度互相混杂，同时脑室可因脑水肿受压变形。弥漫性脑肿胀可见于一侧或两侧大脑半球，侧脑室受压缩小或消失，中线结构向对侧移位。并发蛛网膜下隙出血时，纵裂池呈纵行宽带状高密度影。脑挫裂伤区脑组织坏死液化后，表现为 CT 值近脑脊液的低密度区，可长期存在。

（3）MRI：一般极少用于急性脑挫裂伤患者诊断，因为其成像较慢且急救设备不能带入机房，但 MRI 对小的出血灶、早期脑水肿、脑神经及颅后窝结构显示较清楚，有其独具的优势。

（4）脑血管造影：在缺乏 CT 的条件下，病情需要可行脑血管造影排除颅内血肿。

6．诊断

根据病史和临床表现及 CT 扫描，一般病例诊断无困难。脑挫裂伤可以和脑干损伤、视丘下部损伤、脑神经损伤、颅内血肿合并存在，也可以和躯体合并损伤同时发生，因此要进行细致、全面检查，以明确诊断，及时处理。

7. 鉴别诊断

（1）脑挫裂伤与颅内血肿鉴别：颅内血肿患者多有中间清醒期，颅内压增高症状明显，神经局灶体征逐渐出现，如需进一步明确则可行 CT 扫描。

（2）轻度挫裂伤与脑震荡鉴别：轻度脑挫伤早期最灵敏的诊断方法是 CT 扫描，它可显示皮层的挫裂伤及蛛网膜下隙出血。如超过 48h 则主要依靠脑脊液光度测量判定有无外伤后蛛网膜下隙出血。

8. 治疗

（1）非手术治疗。

1）严密观察病情变化：伤后 72h 以内每 1～2h 观察一次生命体征、意识、瞳孔改变。重症患者应送到 ICU 观察，监测包括颅内压在内的各项指标。对颅内压增高、生命体征改变者及时复查 CT，排除颅内继发性改变。轻症患者通过急性期观察后，治疗与脑震荡相同。

2）保持呼吸道通畅：及时清理呼吸道内的分泌物。昏迷时间长，合并颌面骨折、胸部外伤、呼吸不畅者，应尽早行气管切开，必要时行辅助呼吸，防治缺氧。

3）对症处理：高热、躁动、癫痫发作、尿潴留等，防治肺部、泌尿系统感染，治疗上消化道溃疡等。

4）改善微循环：严重脑挫裂伤后，患者微循环有明显变化，表现血液黏度增加，红细胞血小板易聚积，因此引起微循环淤滞、微血栓形成，导致脑缺血缺氧，加重脑损害程度，可采取血液稀释疗法、低分子右旋糖酐静脉滴注。

5）外伤性 SAH 患者：伤后数日内脑膜刺激症状明显者，可反复腰椎穿刺，将有助于改善脑脊液循环，促进脑脊液吸收，减轻症状，另可应用尼莫地平，防治脑血管痉挛，改善微循环，减轻脑组织缺血、缺氧程度，从而减轻继发性脑损害。

（2）手术治疗：原发性脑挫裂伤多无须手术，但继发性脑损害引起颅内压增高乃至脑疝时需手术治疗。重度脑挫裂伤合并脑水肿患者当出现以下状况者，常需手术治疗：一是在脱水等降颅内压措施治疗过程中，患者意识障碍仍逐渐加深，保守疗法无效；二是一侧瞳孔散大，有脑疝征象者；三是 CT 示成片的脑挫裂伤混合密度影，周围广泛脑水肿，脑室受压明显中线结构明显移位；四是合并颅内血肿，骨折片插入脑内，开放性颅脑损伤者。手术采取骨瓣开颅，清除失活脑组织，若脑压仍高，可行颞极和（或）额极切除的内减压手术，若局部无肿胀，可考虑缝合硬膜，但常常需敞开硬脑膜行去骨瓣减压术。广泛脑挫裂伤、脑水肿严重时可考虑两侧去骨瓣减压。脑挫裂伤后期并发脑积水者可行脑室引流、分流术。术后颅骨缺损者 3 个月后行颅骨修补。

（3）康复治疗：可进行理疗、针灸、高压氧疗法，另可给予促神经功能恢复药物如胞磷胆碱、脑生素等。

三、脑干损伤

1. 概述

脑干损伤是一种特殊类型的脑损伤，是指中脑、脑桥和延髓损伤而言。原发性脑干损伤占颅脑损伤的 2% ~5%，因造成原发性脑干损伤的暴力常较重，脑干损伤常与脑挫裂伤同时存在，其伤情也较一般脑挫裂伤严重。

2. 损伤机制

(1)直接外力作用所致脑干损伤：①加速或减速伤时，脑干与小脑幕游离缘、斜坡和枕骨大孔缘相撞击而致伤，其中以脑干被盖部损伤多见；②暴力作用时，颅内压增高，压力向椎管内传递时，形成对脑干的冲击伤；③颅骨骨折的直接损伤。

(2)间接外力作用所致脑干损伤：主要见于坠落伤和挥鞭样损伤。

(3)继发性脑干损伤：颞叶沟回疝、脑干受挤压导致脑干缺血。

3. 病理

(1)脑干震荡：临床有脑干损伤的症状和体征，光镜和电镜特点同脑震荡。

(2)脑干挫裂伤：表现为脑干表面的挫裂及内部的点片状出血。继发性脑干损伤时，脑干常扭曲变形，内部有出血和软化。

4. 临床表现

(1)意识障碍：原发性脑干损伤患者，伤后常立即发生昏迷，昏迷为持续性，时间多较长，很少出现中间清醒或中间好转期，如有，应想到合并颅内血肿或其他原因导致的继发性脑干损伤。

(2)瞳孔和眼运动改变：与脑干损伤的平面有关。伤及动眼神经核时，瞳孔可时大时小双侧交替变化，光反应亦常消失，可有眼球歪斜，一侧上外一侧下内呈跷板式。严重时双瞳散大固定。

(3)去脑强直：是中脑损伤的表现，头部后仰，两上肢过伸和内旋，两下肢过伸，躯体呈角弓反张状态。开始可为间断性发作，轻微刺激即可诱发，以后逐渐转为持续状态。

(4)锥体束征：是脑干损伤的重要体征之一，包括肢体瘫痪、肌张力增高，腱反射亢进和病理反射出现等。在脑干损伤早期，由于多种因素的影响，锥体束征的出现常不恒定。但基底部损伤时，体征常较恒定。如脑干一侧性损伤则表现为交叉性瘫痪。

(5)生命体征变化。

1)呼吸功能紊乱：脑干损伤常在伤后立即出现呼吸功能紊乱。当中脑下端和脑桥上端的呼吸调节中枢受损时，出现呼吸节律的紊乱，如陈-施呼吸；当脑桥中下部的长吸中枢受损时，可出现抽泣样呼吸；当延髓的吸气和呼气中枢受损时，则发生呼吸停止。在脑干继发性损害的初期，如小脑幕切迹疝的形成，先出现呼吸节律紊乱，陈-施呼吸，在脑疝的晚期颅内压继续升高，小脑扁桃体疝出现，压迫延髓，呼吸即先停止。

2）心血管功能紊乱：当延髓损伤严重时，表现为呼吸心搏迅速停止，患者死亡。较高位的脑干损伤时出现的呼吸循环紊乱常先有一兴奋期，此时脉搏缓慢有力，血压升高，呼吸深快或呈喘息样呼吸，以后转入衰竭，脉搏频速，血压下降，呼吸呈潮式，终于心搏呼吸停止。一般呼吸停止在先，在人工呼吸和药物维持血压的条件下，心搏仍可维持数日或数月，最后往往因心力衰竭而死亡。

3）体温变化：脑干损伤后有时可出现高热，这多由于交感神经功能受损，出汗的功能障碍，影响体热的发散所致。当脑干功能衰竭时，体温则可降至正常以下。

（6）内脏症状。

1）上消化道出血：为脑干损伤应激引起的急性胃黏膜病变所致。

2）顽固性呃逆：呃逆俗称打嗝，可因不自主的膈肌痉挛引起，伴有吸气期声门突然关闭，发出短促响亮的特别声音。若呃逆持续时间较长，可使患者感到痛苦，还可能会伴有恶心、呕吐、头晕、头痛、腹痛、腹胀、发热、乏力等不适。

3）神经源性肺水肿：是由于交感神经兴奋，引起体循环及肺循环阻力增加所致。

5. 辅助检查

（1）腰椎穿刺：脑脊液压力正常或轻度增高，多呈血性。

（2）颅骨 X 线平片：颅骨骨折发生率高，亦可根据骨折的部位，结合受伤机制推测脑干损伤的情况。

（3）颅脑 CT、MRI 扫描：原发性脑干损伤表现为脑干肿大，有点片状密度增高区，脚间池、桥池、四叠体池及第四脑室受压或闭塞。继发性脑疝的脑干损伤除显示继发性病变的征象外，还可见脑干受压扭曲向对侧移位。MRI 可显示脑干内小出血灶与挫裂伤，由于不受骨性伪影影响，显示较 CT 清楚。

（4）颅内压监测：有助于鉴别原发性或继发性脑干损伤，继发者可有颅内压明显升高，原发者升高不明显。脑干听觉诱发电位（BAEP），可以反映脑干损伤的平面与程度。

6. 诊断

原发性脑干损伤伤后即出现持续性昏迷状态并伴脑干损伤的其他症状、体征，而不伴有颅内压增高，可借 CT，甚至 MRI 检查以明确脑干损伤并排除脑挫裂伤、颅内血肿，以此也可与继发性脑干损伤相鉴别。脑干损伤平面的判断除依据脑干听觉诱发电位外，还可以借助各项脑干反射加以判断。随脑干损伤部位的不同，可出现相应平面生理反射的消失与病理反射的引出：①头部外伤后一般出现持续昏迷，且昏迷时间较长，昏迷程度较深。也有将弥散性轴索损伤视为脑干损伤。②瞳孔大小不等、多变、极度缩小或扩大，可有眼球位置异常。③一侧或两侧锥体束征，交叉性麻痹或去皮质强直发作。④常有呼吸、循环障碍及自主神经功能损害症状。⑤原发性脑干伤，颅内压可正常或增高，脑脊液正常或呈血性。⑥CT 或 MRI 检查有时显示脑干内有小出血灶、水肿，可明确损伤部位。

7. 治疗

原发性脑干损伤病情危重，死亡率高，损伤较轻的小儿及青年可以恢复良好，一般治疗措施同重型颅脑损伤。尽早气管切开，亚低温疗法，防治并发症。原发性脑干损伤一般不采用手术，继发性脑干损伤，着重于及时解除颅内血肿、脑水肿等引起急性脑受压的因素，包括手术及减轻脑水肿的综合治疗。

四、外伤性蛛网膜下隙出血

1. 概述

蛛网膜下隙位于蛛网膜和软脑膜之间，其内含有脑脊液。在颅内形成许多间隙而形成脑沟、脑池，如枕大池、环池、外侧裂池、鞍上池等。蛛网膜下隙出血常常充填于这些脑沟和脑池内。外伤性蛛网膜下隙出血（tSAH）为外伤后颅内桥静脉及脑表面血管损伤，脑挫裂伤的渗血及脑内血肿的血液进入蛛网膜下隙所致。蛛网膜下隙出血绝大多数与脑挫裂伤、脑内血肿、硬膜外血肿或硬膜下血肿合并存在。tSAH 是神经外科的常见病。有报道头外伤患者中蛛网膜下隙出血的发生率为 12% ~ 53%。tSAH 的血性脑脊液可引起脑血管痉挛，许多研究结果提示外伤性蛛网膜下隙积血是外伤后血管痉挛的主要致病因素之一。另外血性脑脊液可能引起蛛网膜粘连，如不及时正确处理，易并发非交通性脑积水。亦有人将外伤性蛛网膜下隙出血描述为脑挫裂伤的局灶性蛛网膜下隙出血，是由于打斗时情绪激动、血压上升或外力直接作用于血管导致脑 willis 环动脉瘤、小血管或未被发现的异常血管的破裂所致，与外伤性硬脑膜外出血、硬脑膜下出血构成相互独立的颅内三大腔隙外伤性出血。

2. 发病机制

tSAH 很可能涉及多种致伤机制。创伤导致颅内动脉或桥静脉破裂，这种断裂可以是完全或不完全的，可以是多根或单根血管。脑皮质的挫伤亦可引起 tSAH，此点已为尸检资料所证实。蛛网膜和软脑膜血管破裂常发生于致伤当时硬膜下脑组织在颅腔内剧烈的移动。有人研究发现，大脑后循环通路血管损伤是引起颅底蛛网膜下隙出血的常见原因。轻度或中度脑外伤也可引起基底池出血，且有时向大脑凸面扩展。外伤性动脉破裂不仅发生于颅底，亦可发生于大脑凸面。临床观察到重型脑损伤病例更易发生因动脉出血引起的蛛网膜下隙出血，其中 12% 的病例有严重的蛛网膜下隙出血。

3. 临床表现

（1）发病年龄：tSAH 常出现于年龄较大的患者。随着年龄的增加，tSAH 的发生率也有所增加。在老年患者中常发现 tSAH，是因为老年人蛛网膜下隙扩大而使积血容易，这可以解释为什么大量的积血常见于老年患者。

（2）致伤原因：一组临床资料表明，约有 37% 的 tSAH 患者受伤与车祸有关，车祸致伤可以是高强度伤。这种情况下，弥散性轴索损伤出现概率比局灶性损伤高。年轻患者与交通事故相关密切，这些患者中更有可能出现弥散性轴索损伤。

（3）伤前饮酒：已有研究表明，乙醇中毒与头颅外伤后严重蛛网膜下隙出血关系密切。

（4）体温：一组临床研究发现，患者的首次平均体温为 36.3℃。在伤后第一个

24h，体温开始上升，达37.5℃，在第一个48h达到38.20℃，在伤后早期几天体温维持在这个水平。有人提出tSAH的患者伤后早期体温升高是由于蛛网膜下隙的血液分解产物积累有关。

(5)颅骨骨折：大量临床患者的头颅X线平片发现，有57%的tSAH患者有颅骨骨折。tSAH的患者颅骨骨折发生率较无SAH患者显著增多。尽管tSAH患者合并骨折的发生率很高，但这些患者合并硬膜外血肿的发生率反较SAH的患者低。

4. 辅助检查

(1)实验室检查：tSAH颅脑损伤患者常伴有脑组织挫裂伤和脑组织变性坏死，大量生化物质进入血液循环。检测某些生化成分有助于了解病情发展和患者预后。

1)血细胞比容：脑的氧供取决于脑血流和血红蛋白的携氧能力。严重颅脑损伤后的急性贫血会显著影响脑供氧，导致继发性脑损伤，而贫血是可以避免和治疗的。在欧洲研究组Ⅲ期临床研究中，入院时的平均血细胞比容(Hct)平均低于正常值约0.05。在所分析的各种类型中，入院时第一次检测的Hct值相近，包括tSAH组和颅内血肿组。头部外伤后早期(数小时内)发生快速的血液稀释，使血细胞比容下降0.03~0.05。发生广泛性tSAH的患者Hct下降更低。

2)白细胞：当头部创伤发生时，机体处于应激状态，血液中白细胞水平升高，但颅脑损伤后早期的白细胞增高的意义尚不明确。白细胞升高部分体现了伤后3d内的应激反应。实验和临床均显示了白细胞与原发性和继发性脑损伤的联系。白细胞水平升高，释放大量的炎性递质，是导致脑水肿的因素之一。有人发现，早在伤后30min即有白细胞快速动员和浸润入坏死区。白细胞增高，释放炎性递质导致血管痉挛和缺血。白细胞计数值升高多见于年轻患者。早期的体温升高与白细胞数的升高没有关系，伤后3d白细胞计数趋向正常，随后再次升高。

3)血小板：实验室检查和临床观察均提示，颅脑损伤患者发生凝血功能障碍的概率升高。有人研究发现，入院时的凝血功能障碍与继发性脑损伤呈显著相关。脑损伤可以启动凝血功能障碍，随后导致出血性和缺血性损害。血小板减少症本身与头部外伤患者的预后有关，但有人发现，凝血功能障碍并非是颅脑损伤患者预后的决定因素。

4)血清转氨酶：血清酶学检查，如天冬氨酸氨基转移酶(AST)和丙氨酸氨基转移酶(ALT)与脑损伤的严重程度和预后相关。人体各种组织均含有转氨酶，以肝脏、肌肉、心脏和脑的含量最高。严重脑损伤导致血脑屏障破坏，转氨酶释放入血。脑组织中AST含量较ALT高。伴有全身多器官损害的患者和饮酒后受伤的患者转氨酶升高更明显，但是否发生tSAH对血清转氨酶水平没有影响，转氨酶改变与预后没有相关性。

5)血清脂肪酶：临床研究发现，有14%的患者第一次检测的脂肪酶不在正常范围。入院时脂肪酶轻度升高，在伤后数天进一步升高。这与是否发生tSAH无关。

6)血清淀粉酶：高淀粉酶血症患者入院时GCS评分较低，预后较差。颅脑损伤后的高淀粉酶血症并不提示胰腺损伤，对含有淀粉酶组织的任何损伤均可导致高淀粉酶血症。多发伤、休克、饮酒后受伤的患者常伴有淀粉酶升高，淀粉酶水平的改变与患者预后无关。

（2）CT检查：CT扫描能清楚地显示tSAH出血部位和程度。出血量的多少取决于出血当时蛛网膜下隙存在的空间大小。空间越大，可测量到的SAH的出血量越大，尽管可能比空间小的CT密度要低。另外要注意伤后首次CT的检查时间，因为蛛网膜下隙出血的检测以及出血数量取决于伤后发生的形态上的变化。一个快速出现的脑肿胀或颅内出血的进展可使蛛网膜下隙消失。另外，CT扫描技术、骨窗的水平也影响tSAH的发现。CT扫描是否有出血及出血的程度与影像检查的时间有关。因为tSAH血液会迅速稀释于脑脊液中。在伤后早期即在蛛网膜下隙消失。

（3）脑血管造影：1936年，有人首先提出颅脑损伤后存在脑血管痉挛的观点。1966年，人们经过脑血管造影证实约30%脑外伤患者存在脑血管痉挛。1970年，有人报道脑外伤患者经脑血管造影检查有5%的患者发生脑动脉痉挛。他们认为，动脉痉挛与神经功能缺损之间有一定联系。鉴于部分患者出现了血性脑脊液，他们认为，tSAH脑缺血的病理生理机制类似于自发性蛛网膜下隙出血。1972年，有人回顾了350例脑外伤患者，血管造影发现19%的患者存在脑血管痉挛，且有不少病例因伤后动脉痉挛引起脑缺血出现神经功能障碍。

由于当时脑血管造影仅仅作为初步诊断的方法而没有重复多次进行复查，不可能明确伤后脑血管痉挛的确切发生率和时程。因此，伤后脑血管痉挛对继发性脑损害的作用及其对患者的预后评价尚有待深入探讨。

（4）经颅多普勒超声检查（TCD）：随着CT技术的进展，血管造影较少地应用于脑外伤者。直至TCD无创检查手段应用于脑血管痉挛的检测，人们对tSAH对伤后脑血管痉挛和继发性脑损害的作用才引起足够的重视。不少临床观察结果表明，重型脑外伤者中，约68%出现血管痉挛及血流量增高，他们观察到约50%的患者血流速度升高的同时出现神经功能障碍，其中有50%的患者CT检查发现tSAH。

5. 诊断

CT是外伤性蛛网膜下隙出血最有效、最直接的诊断手段。

蛛网膜下隙位于蛛网膜和软脑膜之间，其内含有脑脊液。在颅内形成许多间隙内形成脑沟、脑池。蛛网膜下隙出血常常充填于这些脑沟和脑池内。

在CT图像蛛网膜下隙出血一般出现为高密度影，但较其他类型出血（如硬膜下、硬膜外血肿）密度稍低，因脑脊液稀释的原因。一般在20~60HU，视出现血量的多少而定。一般CT对外伤性蛛网膜下隙出血的诊断并无困难，表现为位于脑池内条状片状高密度影。或沿脑沟分布条状高密度影。但在一些特殊部位的蛛网膜下隙出血，往往容易遗漏和混淆。

6. 治疗

对于外伤性蛛网膜下隙出血的患者一般首选内科保守治疗。

（1）一般处理：①卧床休息4~6周，床头抬高15°~20°。②病房保持安静、舒适和暗光。③避免血压及颅内压增高的诱因，如用力排便、咳嗽、喷嚏和情绪激动等。④血压升高者，经脱水、轻度镇静等无效时，可审慎将血压降至160/100mmHg

(21.32/13.33kPa)左右。⑤对症治疗。头痛时可适当应用止痛剂，但应慎用阿司匹林等可能影响凝血功能的非甾体类消炎镇痛药或吗啡、哌替啶等可能影响呼吸功能的药物；保持大便通畅可选用缓泻药。⑥纠正水、电解质平衡紊乱。适当补液、补钠，保证正常血容量和足够脑灌注量；注意营养支持，给予高能量、高纤维饮食。

（2）颅内压升高者：可根据颅内压情况应用20%甘露醇125～250mL或呋塞米、复方甘油注射液、清蛋白等脱水降颅压治疗；有脑疝趋势者可行颞下减压术或脑室引流，以挽救患者生命。

（3）预防再出血：6-氨基己酸4～6g加至生理盐水100mL静脉滴注，15～30min滴完，然后再以1g/h剂量静脉滴注12～24h，之后24g/d，持续3～7d，逐渐减量至8g/d，维持2～3周；氨甲环酸0.4g缓慢静脉注射，2次/日；蛇凝血酶素、维生素K_3作止血剂应用有争议。预防癫痫发作可应用苯妥英钠300mg/d。

（4）预防性应用钙通道拮抗药：尼莫地平40mg口服，4～6次/日，连用21d，尼莫地平10mg/d，6h内缓慢静脉滴注，7～14d为1个疗程，以减少蛛网膜下隙出血刺激引起迟发性的血管痉挛。用去氧肾上腺素或多巴胺使血压升高可治疗血管痉挛。

（5）脑脊液置换术：腰椎穿刺缓慢放出血性脑脊液，每次10～20mL，每周2次，可减少迟发性脑血管痉挛、正常压力性脑积水的发生率及降低颅内压，但应注意脑疝、颅内感染和再出血等风险。

第四节　开放性颅脑损伤

1. 概述

头皮、颅骨和硬脑膜破损，脑组织直接或间接与外界相通时，称为开放性颅脑损伤。此种损伤在战时多见，和平时期相对较少。颅底骨折累及鼻旁窦而导致脑组织与外界间接相通者，实际上也是一种开放性损伤。

开放性颅脑损伤在平时可因头部直接遭受锐器或钝器打击造成，亦可因坠落致伤，战时则多由火器致伤。

火器导致头皮和颅骨同时破损时，只要硬脑膜保持完整，并不构成开放性颅脑损伤。火器使头皮、颅骨、硬脑膜及脑组织均受损害，成为有伤道的穿透伤时，方属开放性颅脑损伤。根据损伤情况不同，穿透伤可以分为以下3种类型。

（1）切线伤：投射物以切线方向冲击头部，造成头皮、颅骨和脑组织沟槽状损伤，脑组织中常有碎骨片存留。

（2）非贯通伤：投射物穿入颅内，并停留在非贯通伤的远端，伤道仅有入口而无出口，伤道内可有碎骨片及其他异物存留。

（3）贯通伤：投射物贯穿颅腔，伤道既有入口，又有出口，出口多较入口宽大；入口附近的脑组织内及出口周围的头皮内可有碎骨片存在。脑损伤往往广泛，出口处较入口处更为严重。

2. 致伤特点

开放性颅脑损伤的症状和体征与闭合性颅脑损伤相似，但具有下列特点：①开放性颅脑损伤多由火器或锐器致伤，与由加速或减速运动引起的闭合性损伤相比，头部所受冲击力相对较轻，如未直接伤及脑重要结构，原发性意识障碍可能轻微，甚至阙如。但现代高速枪弹伤时，除投射物直接造成伤道外，还可因瞬时空腔的巨大压力和负压吸引力而导致伤道周围脑组织广泛性损伤，并出现意识障碍。②开放性颅脑损伤患者创口及伤道内出血比较严重，易致出血性休克，颅内血肿的形成机会亦较多。③开放性颅脑损伤时颅腔与外界沟通，颅内又常有异物存留，容易罹致感染，不仅可在伤后早期出现颅内化脓性炎症，晚期发生脑脓肿亦常有所见。④开放性颅脑损伤后易形成脑膜—脑瘢痕，癫痫发生率较高。

3. 治疗

(1)开放性颅脑损伤皆需手术处理：除休克伤员应首先进行抗休克治疗外，均应尽早施行清创手术。清创的目的是将一个出血、污染和有异物的开放性伤口变为已彻底止血、无异物(特别是无碎骨片和有机物)存留的清洁闭合伤口。

(2)清理异物：清创应争取在 48～72h 进行，并力求一次彻底完成。糜烂、坏死的脑组织应予切除；碎骨片是造成颅内感染的重要根源，需彻底清除；较大的金属异物在可能情况下亦应尽力取出，但远离创口的微小金属异物则不必强求摘除。硬脑膜应严密缝合或修补，假如合并有广泛脑挫裂伤，彻底清创后脑水肿仍严重者，也可敞开硬脑膜，并去除骨瓣减压，但头皮必须分层严密缝合。

(3)伤后 3～6d 者：若创口感染不严重，仍可进行清创手术，但伤口只做部分缝合或完全开放。

(4)损伤 7d 以上者：若创口已严重感染者，手术仅限于适当扩大创口，摘除表浅异物，并保持创面引流通畅，待感染控制后再考虑进一步处理。

(5)预防或控制感染：手术前后应用抗生素预防或控制感染。

第五节　颅脑创伤并发症及后遗症

1. 颅骨骨髓炎

开放性颅骨骨折若污染较重、处理不及时、清创不彻底或有碎骨片遗留，均可造成颅骨感染。颅骨因头皮缺损而长期裸露，亦可导致感染。外伤后颅骨骨髓炎的临床表现和一般骨髓炎相同。如果急性期治疗不及时或炎症得不到有效控制，感染可向内外扩展、蔓延，向内形成硬脑膜外脓肿，甚至侵及脑膜及脑实质；向外导致骨膜下及皮下积脓。若引流不畅或有异物、死骨存留，感染可迁延反复而演变为慢性骨髓炎，溃破后可形成窦道。X 线摄片可见骨质破坏、增生和死骨形成。颅骨骨髓炎急性期以应用抗生素控制感染为主，一旦有脓肿形成或出现死骨，应手术排脓、清除死骨。慢性骨髓炎需行病灶清除术。

2. 化脓性脑膜炎

外伤后脑膜炎多见于开放性颅脑损伤、颅底骨折涉及鼻旁窦或有脑脊液鼻漏或耳漏者。细菌侵入颅内，引起弥漫性化脓性脑膜炎。此外，头皮和颅骨感染扩散、脑脓肿溃破也可引起化脓性脑膜炎。外伤后脑膜炎的临床表现和治疗原则与一般化脓性脑膜炎相仿，若有明显原因可查（如有脑脊液漏，或颅内有异物存留）者，应在感染控制后针对病因进行手术治疗。

3. 脑脓肿

开放性颅脑损伤，特别是有碎骨片或其他异物在脑内存留者，易产生脑脓肿。脓肿的发生还和清创是否及时、彻底有着密切关系。外伤后脑脓肿常在伤后数周至数月内发病，尤以 1 个月内多见。但也有少数在伤后数年甚至数十年发病。通常将伤后 3 个月内发生者称为早发性脑脓肿，3 个月后发生者称为晚发性脑脓肿。一般说来，颅内存留毛发、砂石和碎骨片者脓肿发生较早，而晚发性脑脓肿多与金属异物存留有关。

外伤后脑脓肿的临床表现与一般脑脓肿无异，CT 扫描可以确定诊断并显示其所在位置，MRI 同样也是方便可靠的确诊手段。预防外伤后脑脓肿的主要措施是早期彻底清创，毛发、沙砾和碎骨片等异物应彻底清除，较大的金属异物在可能的情况下也应尽可能清除，并积极应用抗生素预防感染。治疗需将脓肿连同异物一并切除。

4. 脑脊液漏

脑脊液漏是由于开放性颅骨骨折同时撕裂硬脑膜和蛛网膜所致，多在颅底骨折时产生，发生于颅盖骨折者甚为少见。常见的脑脊液漏有鼻漏和耳漏 2 种。鼻漏多见于颅前窝骨折涉及筛板、筛窦、蝶窦或额窦的患者。少数嗅神经被撕裂的患者虽然并无颅底骨折，脑脊液亦可沿嗅神经通路进入鼻腔而发生鼻漏。耳漏多在岩骨鼓室盖部骨折时发生，脑脊液常由蛛网膜下隙直接进入中耳，如果鼓膜同时破裂，液体即经中耳向外耳流出。如果鼓膜未破，脑脊液将在中耳积聚，达到一定压力后可经咽鼓管进入鼻咽腔从鼻孔流出。

脑脊液外溢是脑脊液漏的突出表现，多数在伤后立刻发生，也有发生在受伤数天或数月之后，但大多数是在 48h 之内出现。急性期的漏液常呈血性，慢性期则为透明清亮液体。流失量过大可引起低颅压综合征，出现头痛、头晕、恶心、呕吐等症状，并可因头位抬高而加重，平卧时减轻。

脑脊液漏的诊断不难，有清液自鼻孔或外耳道流出者即应疑为此症，如漏液中含糖量在 300mg/L（1.67mmol/L）以上，或 β_2 转铁蛋白检测阳性均可肯定诊断。但要确定漏口位置常属不易。

脑脊液漏的主要危害是引起反复发生的颅内感染。漏液量的多少与发生颅内感染的机会并无关系。若患者反复发生颅内感染，即使无明显漏液可见，仍应排除隐性脑脊液漏之可能。

脑脊液耳漏一般皆在短期内愈合。脑脊液鼻漏亦多能自行愈合，若历时 1 个月尚未愈合者，需施行开颅手术修补漏口。手术成败的关键是要确定漏口的部位。可通过鼻内镜、薄层 CT 扫描（包括骨窗像）、MRI 成像、放射性核素脑池显像或 CT 脑池造影等检查方法确定漏口位置。

5. 脑神经损伤

脑神经皆从颅底骨孔中通过，如果颅底骨折线通过此等骨孔，即可造成脑神经损伤。嗅神经、眼球运动神经、面神经和听神经损伤均属常见，并以嗅神经最易受累，造成一侧或双侧嗅觉丧失；其次为眼球运动神经损伤，表现为患侧瞳孔散大、眼球固定；再次为面、听神经损伤，引起周围性面瘫或听力障碍。视神经损伤导致视力障碍者临床亦不少见。

神经损伤可为暂时性麻痹，亦可为永久性损害。一般可给予神经营养和血管扩张药物，多不需手术治疗。视神经损伤若系骨折片或血肿压迫引起者，有人主张尽早施行视神经管减压或血肿清除术，以挽救视力。但也有人认为减压术亦难以改善预后，只有视力呈进行性下降者，才有施行减压手术的指征。

6. 外伤后硬脑膜下积液

颅脑损伤后，大量脑脊液在硬脑膜下间隙积聚，称为外伤性硬脑膜下积液。文献报道其发生率为 0.62% ~1.2% 不等。多见于小脑幕上，尤其好发于颞部，位于颅后窝者甚为少见。硬脑膜下积液的确切发病机制至今仍未完全清楚。多数学者认为外伤能引起蛛网膜撕裂，如果裂口较小，可形成单向活瓣作用，使脑脊液不断从蛛网膜下隙流向硬脑膜下腔，从而导致硬脑膜下液体积聚。放射性核素扫描和手术所见均支持这一论点。

硬脑膜下积液有急性和慢性 2 种。急性者多见，积液可在伤后数小时内形成，液体游离于硬脑膜下间隙。慢性积液周围有被膜包裹，故又称为硬脑膜下水瘤，其形成时间一般在 1 个月以上。有些硬脑膜下积液还可发展为慢性硬脑膜下血肿。

外伤后硬脑膜下积液的临床表现和硬脑膜下血肿相似而缺乏特征，加之许多病例还与脑挫裂伤、脑干损伤或颅内血肿合并存在，在 CT 问世之前很难在术前做出确切诊断，多系术中发现。目前则可经 CT 扫描获得正确诊断，其典型表现为硬脑膜下新月形低密度区，并有不同程度的占位效应。

外伤后硬脑膜下积液的治疗需根据临床表现和 CT 扫描所见进行综合考虑。病情稳定、积液量不多者可以在密切观察病情演变并进行 CT 随访的情况下保守治疗。如果伤后意识障碍进行性加重或出现再昏迷、CT 扫描积液量增多者，则应及早进行手术治疗。假如还合并其他颅内原发和继发性损伤，手术更应持积极态度。具体手术方法可酌情决定，最安全、简便的方法是钻颅抽吸液体；前囟未闭的小儿也可经前囟穿刺。如合并颅内血肿或严重脑挫裂伤，则宜进行开颅手术。对于术后反复发生积液者，有人建议施行硬脑膜下腔 – 腹腔分流术。

7. 颅脑损伤后脑积水

严重颅脑损伤后继发脑积水者并不少见，并且是导致病情加重、致残率和病死率增加的原因之一。通过 CT 诊断的脑外伤后脑积水的发生率为 3% ~8%。

严重颅脑损伤后脑积水分为急性和慢性 2 种类型。急性型大多在伤后 2 周内发病，甚至在数小时内即可发生；临床上以此型为多见。慢性型多在伤后 3 ~ 6 周形成，亦可迟至伤后数月发生。

颅脑损伤后继发脑积水的原因是：①外伤后血凝块堵塞中脑导水管开口、第四脑室出口或基底池，或使上述结构受压变形，导致脑脊液循环通路受阻；红细胞堵塞蛛网膜颗粒，妨碍脑脊液吸收。这些因素是产生早期脑积水的主要原因，基本属梗阻性脑积水。②外伤后蛛网膜下隙出血造成颅底蛛网膜纤维粘连；红细胞溶解导致脑脊液中蛋白质含量增高，影响蛛网膜颗粒的吸收功能。这些因素能导致脑脊液的循环和吸收障碍，是晚期脑积水形成的主要原因，通常属交通性脑积水。

凡颅脑损伤后持久昏迷不醒或意识障碍一度好转后又无端恶化且难以用其他原因解释时，即应考虑继发脑积水的可能。进行 CT 扫描不仅能确定脑积水有无，还能了解脑积水的类型、原因和严重程度。CT 扫描除能显示脑室扩大，还常能见到脑室周围有低密度区，这是由于脑室内静水压升高使脑脊液渗入脑室周围白质而产生的间质性水肿，这一情况在侧脑室额角周围更为明显。外伤后脑积水的 CT 扫描所见需与脑萎缩相鉴别。脑萎缩后因脑室受到牵拉也可被动扩大，同时脑沟增宽，但脑室周围无低密度水肿区。脑积水时脑室周围可出现低密度水肿区，而脑沟并不增宽。

颅脑损伤后脑积水的诊断一旦确立，应尽早施行脑室－腹腔或脑室－心房分流术。术前腰穿放出适量脑脊液后症状得以改善是预测手术可能奏效的良好指标。

8. 外伤后癫痫

各型颅脑损伤皆可导致癫痫发作，但开放性损伤后的癫痫发生率明显高于闭合性损伤。一般认为，伤情越重，发生癫痫的机会越多，但有些轻伤患者亦同样可以发生。损伤部位与癫痫的发生也有关系，损伤越接近皮质运动区或颞叶内侧，癫痫越易发生。

外伤性癫痫可在伤后任何时间发病，但半数以上首次发作是在伤后 1 周之内。早期发生的癫痫常由脑挫裂伤、颅内血肿、蛛网膜下隙出血、脑水肿及颅骨凹陷骨折引起。伤后数月或 1 年以后发生的晚期癫痫多因颅内异物、脑皮质萎缩、脑膜－脑瘢痕、慢性血肿或脑脓肿等造成。外伤性癫痫的发作类型以部分性发作最为常见，其次为全身性发作，精神运动性发作和失神发作则属少数。

外伤性癫痫的治疗以应用抗癫痫药物为主。经过 2 ~ 3 年正规药物治疗仍不能控制，且发作频繁而严重的患者，特别是表现为部分性发作，脑电图及影像学检查证实有局限性致痫灶者，则可选择地进行外科手术治疗。手术的主要目的是切除癫痫灶，因而癫痫灶的准确确定和切实切除是手术成败的关键。癫痫灶虽然局限但因位于或波及脑主要功能区而无法切除者，可进行多处软脑膜下横纤维切断术治疗。对于病灶分布弥散，波及双侧额颞顶部的难治性癫痫，采用胼胝体切开术亦可能取得一定疗效。

对于颅脑损伤患者是否需要给予预防性抗癫痫药物问题一直存有争论。目前一般认为，对于轻型或中型颅脑损伤患者不必预防性应用抗癫痫药，对有以下情况存在者则可考虑应用：①伤后早期有过癫痫发作者；②大脑半球开放性损伤，尤其是运动区及运动前区有脑挫裂伤者；③以额叶为主的广泛脑挫裂伤患者；④伤情较重、神经系统检查有阳性体征者；⑤脑电图检查有痫样放电者。

9. 外伤后脑血管并发症

头部(或颈部)遭受损伤后，可直接或间接累及颅内或颅外的动脉或静脉系统，导致脑部血液循环障碍，引起一系列神经损害并出现相应临床综合征。常见的有外伤性颈动脉海绵窦瘘、外伤性脑梗死(包括外伤性颈动脉血栓形成和外伤性脑动脉栓塞)和外伤性脑动脉瘤等。

第六节　颅脑创伤风险的临床评价

接诊颅脑损伤患者，不论在现场或急诊室，也不论伤情轻重，在询问病史和初步检查后，选择进行辅助检查，对伤情进行判断和分析。

诊断上应明确3个问题：①颅脑损伤的类型与轻重；②有无颅内血肿等紧急手术指征，是否进行急症手术处理；③有无其他部位的合并伤、休克及严重的周身器质性病变。

伤情判断有10个方面：①意识状态；②生命体征；③眼部征象；④运动障碍；⑤感觉障碍；⑥小脑体征；⑦头部检查；⑧脑脊液漏；⑨眼底情况；⑩合并损伤。

1. 颅脑损伤的类型与轻重

(1)损伤机制分析。

1)加速性或减速性损伤：加速性损伤多以着力点局部凹陷骨折和脑冲击伤为主；减速性损伤则以线形或放射形骨折和脑对冲伤为重。

2)着力点：垂直于颅盖的暴力易致凹陷或粉碎性骨折；斜向暴力常引起线形骨折和对冲伤；挤压暴力可造成双颞部或颅底骨折；额部着力脑冲击伤为主；枕部着力脑对冲伤为重。

(2)判断颅脑损伤的类型：确定为开放性或闭合性损伤，重点针对脑损伤。头部开放性伤口，有脑脊液或脑组织碎块流出，可容易诊断为开放性脑损伤；头皮创伤，很小的脑穿透伤，需要X线、头颅CT检查，有时在手术中才能证实。

(3)颅内血肿定位：①检查头皮伤的部位；②结合受伤机制判断。

CT检查可明确颅脑损伤的部位、类型和损伤范围：①幕上血肿意识恶化较突出，幕下血肿呼吸改变较明显；②单侧锥体束征多系幕上血肿，双侧锥体束征则常见于颅后窝血肿；③眼睑淤斑及耳鼻出血、溢液常伴幕上血肿，乳突部淤斑和颈肌肿胀应警惕后颅窝血肿；④颞部血肿，动眼神经受累症状常早于意识障碍；⑤额部血肿有进行性意识恶化而无定位症状，情况多突然变化，瞳孔随即放大；⑥顶部血肿易致对侧偏瘫，意识障碍加重时，瞳孔始渐次散大；⑦枕部血肿较少，常为脑内血肿，缺少定位症状，头痛呕吐较显著；⑧横窦沟小血肿多有枕骨骨折穿过横窦，出现进行性颅内压增高、头痛、呕吐剧烈、缺乏定位体征；⑨颅后窝血肿，头痛、呕吐明显，常有双侧锥体束征，颈强直、呼吸抑制较多见。

（4）确定伤情。

1）意识水平（CCS）评分：判断意识障碍程度。一般规律，伤后立即出现昏迷即代表有脑损伤，昏迷时间短，反映脑损伤轻；深昏迷，迁延时间长，表示脑损伤重。根据意识障碍的发展，可基本判断颅脑损伤的类型。

2）生命体征：是判断伤情轻重的一项重要指标。它常与 GCS 评分程度相一致。生命体征变化轻微，表明伤情稳定；生命体征变化明显者伤情严重。

3）瞳孔变化：可提示颅脑损伤轻重及伤情演变。两侧瞳孔正大等圆，光反射灵敏，代表伤情轻；瞳孔时大时小，眼球震颤，位置不对称，常为中脑平面脑干损伤；两侧瞳孔缩小，表示脑桥损伤或蛛网膜下隙积血；一侧瞳孔进行性散大，多为小脑幕孔疝；伤后即出现一侧瞳孔散大，直接与间接光反射迟钝或消失，多因该侧动眼神经损伤；一侧瞳孔散小，直接光反射迟钝或消失，间接光反射灵敏，多因该侧视神经损伤。

4）其他：年龄、合并损伤、周身器质性疾病等又影响伤情进一步变化。

（5）影响判断的因素：①酒后受伤；②服用镇静药；③与其他疾病混淆；④强力脱水之后；⑤脑脊液漏自行减压；⑥休克。

遇上述情况时，应慎加考虑，严密观察、仔细分析，及时做 CT 检查和颅内压监护。

（6）诊断书写：①先标明开放或闭合性损伤；②明确损伤部位；③明确损伤类型；④注明伴随体征，如颅底骨折并脑脊液鼻漏；⑤附加 GCS 评分；⑥注明周身器质性疾病，这样可以从诊断上明确地表达损伤的实际情况。

2. 确定有无手术指征

这是诊断的关键问题，密切关系到颅脑损伤的救治和预后。

（1）开放性损伤：必须及早行清创术。

（2）闭合性损伤：根据患者的意识情况、神经功能障碍情况及病情演变的规律，尽早进行手术治疗；如早期诊断尚有一定困难或病情相对稳定，需密切观察、及时复查，以免耽误手术时机。

3. 全身情况

查明合并伤、休克及全身严重器质性疾病。颅脑损伤，约 30% 合并其他部位不同程度损伤，常因此导致休克。所以要重点、全面查体，不能只注意颅脑损伤而漏诊，对抢救成功造成严重影响。常见合并伤如血气胸、多发肋骨骨折、肝脾等实质性脏器破裂、骨盆或股骨干骨折、四肢骨折、失血性休克等，尤其肝脾和肠破裂应引起高度重视。

第四章

●●●●●

脊柱脊髓创伤

第一节　脊柱脊髓创伤概述

一、概述

脊柱脊髓损伤是最常发生于年轻人的严重损伤，致残率高，其中43%的患者为多发伤。Kraus 等估计，每年在 100 万人中，有 50 人发生脊柱脊髓损伤。在事故发生后 1 年内死亡的患者中 90%是死于送往医院的途中。国内外的统计表明，脊髓损伤的发病率有增加趋势。致伤原因国外报道依次为车祸、高空坠落、运动创伤、暴力，其他有挤压伤等，运动损伤约有 2/3 见于跳水。我国北京的资料则以高空坠落最多，占41.6%；车祸次之，占 21.81%；打击伤、砸伤占 16.71%；高坡跌下或滑倒占14.61%；运动损伤占 2.78%。另外，炎症、变性、肿瘤、血管病变及先天性因素等原因也可引起脊髓损伤。

在脊柱骨折脱位中，任何椎节均可发生，但有 60% ~70%的病例好发于胸$_{10}$~腰$_2$段。胸$_{12}$~腰$_1$段更为高发，约占其中的 80%，颈段的 4~6 椎节及颈$_{1~2}$为多发区，占20% ~25%，其余病例散见于其他椎节。

二、各型骨折的病理解剖特点

1. 伸展型骨折

主要表现为关节突骨折或椎板骨折后向椎管方向塌陷性改变，对硬膜囊形成压迫。轻者感觉障碍，重者可引起截瘫。伴有椎体间关节自前方分离或椎体中部分裂者较为少见。前纵韧带可完全断裂，但临床上并不多见。棘突骨折并向前方塌陷偶可发现，多系直接作用于棘突上的暴力所致，此时多伴有软组织挫伤。关节突跳跃正常见于颈椎，其次为胸椎，在腰椎节段十分罕见。

2. 椎体压缩性骨折

最为多见。当椎体前缘压缩超过垂直径的 1/2 时，该节段出现一个约 18°成角畸形；压缩 2/3 时，达 25°左右；椎体前缘完全压缩，则成角可达 40°。因此，被压缩的椎体数量愈多，程度愈重，则角度愈大，并出现以下后果：

（1）椎管矢状径减少：其减少程度与畸形的角度大小呈正比，并易对椎管内的脊髓组织及其伴行血管等引起压迫而出现脊髓受累症状，尤其是后方小关节松动伴有严重椎节不稳者。

（2）椎管延长：由于成角畸形，其后方椎间小关节的关节囊因呈展开状而使椎管后壁拉长，以致椎管内组织，特别是后方的黄韧带、硬膜囊壁及血管均处于紧张状态，易引起损伤，并波及脊髓，尤其是当节段长度超过 10% 时。

（3）引起椎节不稳：压缩愈多，其稳定性愈差。除因小关节处于半脱位状态及前纵韧带松弛失去原有之制动作用外，椎体的短缩及成角畸形本身就已经改变了脊柱的正常负荷力线，易引起椎节失稳。

3. 椎体爆裂性骨折

此种类型骨折椎体后缘骨片最易进入椎管，且在 X 线片上又不易被发现。常可出现以下后果：

（1）脊髓受压：压缩碎裂之椎体后方骨块或爆裂型骨折的骨片之所以不易向前方移位，主要是由于前纵韧带坚强，且受屈曲体位之影响。而后方恰巧是压力较低的椎管，以致椎体骨片易突向椎管而成为临床上较为常见的脊髓前方致压物，并构成后期阻碍脊髓功能进一步恢复的病理解剖学基础。

（2）易漏诊：突向椎管方向的骨块（片）因受多种组织的遮挡而不易在 X 线片上发现，尤其是在胸椎段，以致易漏诊而失去早期手术治疗的机会。因此，对伤者在病情允许的情况下，尽量早做 CT 检查或断层摄影。

（3）难以还纳：后纵韧带在损伤时，如果其尚未失去纵向联系，碎裂之骨块（片）仍附着后纵韧带前方者，通过牵引可使骨块还纳；但在损伤时，如果后纵韧带完全断裂，此时椎体后方的骨块多呈游离而失去联系，即使通过牵引使椎体骨折获得复位，而该骨片也难以还纳原位。

4. 椎节脱位

除颈椎可单独发生外，胸腰段者大多与各型骨折伴发，尤以屈曲型多见。由于上节段椎体下缘在下椎节椎体上缘向前滑动，使椎管内形成一个骨性的阶梯样致压物，可引起对脊髓或马尾神经的刺激或压迫，构成早期脊髓损伤的主要原因。同时，这也是妨碍脊髓功能完全恢复的重要因素之一。

5. 侧屈型损伤

其病理改变与屈曲型大体相似，主要表现为一侧椎体的侧方压缩，多见于胸腰段。侧屈型损伤的脊髓受损程度，在同样暴力情况下较之前屈型为轻。

6. 其他类型

包括目前发现较为多见的急性椎间盘突出、单纯的棘突骨折和横突骨折等，病变大多较局限，受损程度亦轻。通过椎体中部至后方椎板的水平分裂骨折等，近年来在临床上亦不少见。

此外，除上述各型骨折外，脊柱的不同解剖段，如颈椎、胸椎和腰骶椎等尚有各自独特的骨折类型。

三、临床表现

脊柱脊髓损伤患者一般均有明确的外伤史，临床表现可概括为脊柱相应区域局部症状、神经系统症状、其他合并伤和全身反应情况。因损伤的部位、程度、范围、时间及个体差异，临床表现差别较大。现就其常见表现进行阐述。

1. 局部表现

(1)疼痛：脊柱损伤区域剧烈疼痛，除昏迷或重度休克病例外，几乎每个病例均出现，尤以在搬动躯干时为甚，常感无法忍受。患者多呈被动体位，不愿做任何活动。检查及搬动时应设法尽量减轻伤者的疼痛。查体时骨折局部均有明显压痛、叩击痛(后者一般不做检查，以免增加患者痛苦)。单纯椎体骨折者，压痛较深在，主要通过棘突传导。椎板及棘突骨折的压痛较表浅。除单纯棘突、横突骨折外，一般均有间接叩痛，疼痛部位与损伤部位相一致。

(2)活动受限：无论何型骨折，脊柱均出现明显的活动受限。检查时，切忌让患者坐起或使身体扭曲，以防椎管变形而引起或加重脊髓及神经根损伤；也不应让患者做各个方向的活动(主动或被动)，以免加剧骨折移位及引起副损伤，甚至导致或加重截瘫。

2. 神经症状

指脊髓、神经根或马尾受累引起的症状。依脊柱损伤平面不同而表现不同的症状。

(1)高位颈髓损伤：指 C_1、C_2 或枕颈交界处骨折脱位所引起的颈髓损伤。如该处的生命中枢直接受到压迫并超过其代偿限度时，患者多立即死亡。所幸该处椎管矢状径较大，仍有一定数量的存活者。但也可引起四肢瘫痪及因并发症而发生意外。

(2)下位颈髓损伤：指 C_3 以下部位的颈髓伤。严重者不仅四肢瘫痪，且胸部呼吸肌多受累，仅保留腹式呼吸。完全性瘫痪者脊髓休克期后，损伤平面以下呈痉挛性瘫痪。

(3)胸段或腰段脊髓损伤：以完全性损伤多见，尤其是在胸段。损伤平面以下感觉、运动及膀胱和直肠的功能均出现障碍。

(4)马尾损伤：视受损的范围不同，马尾损伤的症状差异较大，除下肢运动及感觉有程度不同的障碍外，直肠、膀胱功能也可受累。

(5)神经根损：多与脊髓症状同时出现，常因神经根受压引起剧烈疼痛，尤以完全性脊髓伤者多见，且常为该类患者要求手术治疗的主要原因之一。

3. 神经损伤的平面判定

一般情况下，脊柱骨折导致的感觉、运动障碍的出现平面与脊柱骨折平面相一致。尽管脊髓节段平面与相应的脊椎节段平面存在差异，但神经根出椎间孔的顺序与脊椎节段仍相一致。如 T_{12} 骨折，引起脊髓压迫时，脊髓受压节段为圆锥部，但 T_{12} 神经根从

T_{12}椎弓根下出椎间孔，神经根受累仍为 T_{12} 神经根，临床表现为 T_{12} 神经根平面以下的感觉、运动障碍。

4．其他症状

根据脊柱损伤的部位、程度、脊髓受累情况及其他多种因素的不同，脊髓损伤患者可出现某些其他症状与体征，常见的有下述几项。

（1）肌肉痉挛：指受损脊椎椎旁肌肉的防御性挛缩。实质上，它对骨折的脊椎起固定和制动作用。

（2）腹肌痉挛或假性急腹症：常见于胸、腰段骨折。主要原因是由于椎体骨折所致的腹膜后血肿刺激局部神经丛，造成反射性腹肌紧张或痉挛。个别病例甚至可出现酷似急腹症样的症状与体征，以致因被误诊而行手术治疗探查，最后在术中才发现系腹膜后血肿所致。

（3）发热反应：多见于高位脊髓损伤者。主要因全身的散热反应失调所致，也与中枢反射、代谢产物的刺激炎性反应等有关。

（4）急性尿潴留：除脊髓损伤外，单纯胸、腰段骨折患者也可发生急性尿潴留。后者主要是由于腹膜后出血所致的反射性反应。

（5）并发伤：根据损伤情况，患者可出现其他部位的损伤，如四肢骨折等。

（6）全身反应：除全身创伤性反应外，其他如休克、创伤性炎症反应及其他各种并发症均有可能发生，应全面观察。

四、辅助检查

1．体格检查

因脊柱与脊髓及脊神经根关系密切，在外伤时易同时受累；因此，在体检时应将其包括在内。

2．对脊髓功能状态的判定

脊髓的活动是在高级中枢神经影响下进行的。动物越高等，脊髓的功能则退居相对次要地位。但研究高等脊椎动物脊髓的功能时，又多是在一般动物的脊髓模型上进行的，它必然和人类的整体情况有所不同。因此，目前尚不能阐明脊髓功能活动的本质。现仅就脊髓结构和损伤后果略加阐述。

（1）脊髓的生理功能。

1）反射功能：从反射活动来看，一是脊髓灰质。是主要的脊髓反射活动的中枢，并兼有传递神经冲动(向上或向下)的功能。例如，躯体和内脏反射中枢均位于脊髓的不同节段的脊髓节内。躯体反射有如四肢的伸屈反射。其中膝反射、跟腱反射、肱二头肌反射常用于临床检查。此外，还有腹壁反射、提睾反射等。膝反射最简单，其反射弧只有两级神经元，传入神经元位于脊神经节，其轴突的周缘突通过股神经分布于股四头肌的肌梭，轴突的中枢突经腰神经的后根至脊髓前柱，直接与前柱运动神经元形成单突触联系，一般并不横过至对侧，且仅涉及一两个脊髓节。前柱运动神经元是其传出神经元，它的轴突经前根分布到股四头肌的梭外肌纤维。因此，叩击股四头肌腱使之受到牵拉，股四头肌当即收缩，以伸直小腿。这种反射是牵张反射的一种。大多数牵张反射的反射弧，在传入神经元和传出神经元之间还有中间神经元，此种神经元位于脊髓灰质内，它联络邻近脊髓节的传入和传出神经元。肌紧张是牵张反射的另一种，它是姿势反射的基础，对维持躯体姿势十分重要。二是脊髓内还有内脏反射的中枢。如排尿和排便反射中枢，位于腰、骶脊髓节。排尿反射是膀胱有尿液充胀时将尿液排出的活动，膀胱充胀的感觉主要经盆神经、腹下神经的传入，到达腰骶脊髓的中枢，其传出神经经上述 2 种神经至膀胱内、外括约肌和逼尿肌，逼尿肌收缩和内括约肌松弛，尿即排出，排空后，外括约肌收缩（阴部神经兴奋），排尿即完成。

2）传递功能：脊髓中有大量上升和下降的传导束，各自行使一定的功能，有些传导束专管特定的感觉，有些专管特定的运动。不难想象，脊髓灰质受损，与之相关的反射活动必然因之减弱或消失。

（2）传导束受损：当传导束受损，与之相应的感觉和运动减弱或丧失。因此，脊髓横断性损伤后（如枪弹伤或横断脊髓炎），在损伤平面以下，一切感觉和随意运动均丧失；每位外科医生都必须对椎节平面与脊髓及脊神经根平面之关节有一明确概念。

此外，在受伤当时，还出现脊髓休克，即断面以下的躯体和内脏感觉全部消失，肌肉松弛性瘫痪，骨骼肌张力消失，深浅反射亦消失，但肛门反射仍保存。

在损伤平面以上有过敏带和自发性疼痛，腰部可有紧缩感，大、小便潴留。这种现象在人类较严重，并可延续 1~3 周。过后，即逐渐恢复。首先恢复的是较简单或较原始的反射，依次为较复杂的躯体反射和内脏反射——排尿和排便反射。

（3）脊髓休克：之所以产生，据认为是脊髓受损伤时，突然失去高级中枢控制的结果。此处所说的高级中枢控制，主要反映大脑皮质、前庭复合核和脑干网状结构对脊髓的易化性影响。脊髓全部横断性损伤的后果，已如前述。其半横断性损害结果，与此不完全相同，出现下面所谈的布朗—塞加综合征。

（4）Brown - sequard 综合征：主要表现为损伤平面以下，同侧运动障碍，并伴有痉挛性瘫痪，跖屈反射变为伸反射，腹壁反射消失和腱反射增强，深感觉消失。损伤平面 1~2 脊髓节以下，对侧浅感觉消失。膀胱、直肠和生殖器官的功能不受干扰。实际上，这种典型的布朗-塞加综合征，在临床上较为多见，因为脊髓半横断损伤并不十分规律，因而临床表现亦各异。

（5）各平面损伤后的功能改变特点：脊髓不同水平的损伤，后果并不一样，它们除有损伤平面以下的感觉和运动障碍以及排尿障碍外，还各有独特的临床表现。视平面高低不同症状差别较大。

1）颈段受损：颈$_5$（C$_5$）水平以上的脊髓横断性损伤，会因呼吸不能（膈神经和肋间神经麻痹）而死亡。颈$_5$~胸$_1$（C$_5$~T$_1$）脊髓节的横断性损伤，出现四肢瘫痪，上肢瘫痪程度因损伤位置而定，颈$_5$节的损害，上肢完全瘫痪；颈$_6$节的损害，上臂处于外展和外旋位，并带有肘屈和前臂旋前，这是由于供应三角肌、菱形肌、肱二头肌和肱肌的颈$_5$脊神经未受损害的缘故。颈脊髓损伤节段愈向下，供应上肢的神经损害愈少。

2）胸段受损：胸段胸$_1$脊髓节的横断性损害，手肌（小肌肉）瘫痪，并伴有胸$_1$交感神经睫状脊髓中枢横断的症状，即霍纳综合征，其表现为眼球内陷、瞳孔缩小和眼睑下垂，伴有面部干燥无汗。但第二肋间隙水平以上的颈、胸部皮肤感觉仍保存，因为这部分皮肤由锁骨上神经（$C_2 \sim C_4$）供应。胸脊髓的横断性损伤，损伤平面以下的躯干和下肢瘫痪。

3）腰骶段受损：骶脊髓的横断性损害，导致膀胱、直肠功能障碍，会阴部、臀部等处的皮肤感觉呈马鞍形缺损，若腰神经同时受累，则出现双下肢瘫痪。

（6）脊髓血管受累：供应脊髓的血管受到干扰，也会出现一系列神经综合征，具体临床表现，要看受累血管的部位而定。

（7）脊髓实质病变受累之后果：除外伤病例外，有些疾病常侵犯脊髓，如脊髓空洞症和脊髓结核等。前者系脊髓内部病变形成空洞，其周围被神经胶质细胞包绕；它首先侵犯灰质，渐次不同程度地损坏白质，可上、下蔓延到邻近的脊髓节。空洞常见于颈下和胸上部脊髓节，甚至可蔓延到延髓而引起严重后果。其临床表现为先是痛、温觉消失，后则累及触觉和本体感觉，肌肉软弱无力。这是因为空洞首先破坏脊髓丘脑侧束，该束在脊髓白质前连合内交叉，空洞又常常自中央管向四周扩张，此束首当其冲，其后逐渐累及后索。为前柱所供应的肌肉软弱无力或失用，首先表现在手肌。脊髓结核常侵及后根髓内段。其主要临床表现为首先是各种感觉异常，感觉过敏和刺痛。紧接着各种感觉不同程度地丧失，特别是深感觉、位置觉和被动运动觉，并伴有感觉性运动失调等。

（8）脊神经根的功能与损伤后之改变：脊神经依靠前、后神经根的小根和脊髓相连。脊神经根的损伤也必然影响脊髓的正常生理功能。后根为一切躯体和内脏感觉的传入纤维进入脊髓的必经之道；前根是支配躯体和内脏（胸、腰段侧柱和骶段的相当于侧柱的灰质）的传出纤维经过的途径。因此，脊神经前、后根的损伤，直接关系到向脊髓的传入神经冲动和由脊髓传出的神经冲动的传递。

本节只涉及脊神经前、后根损伤之后果。若将全部后根切断，结果一切向脊髓的传入冲动都被阻断，因而一切感觉消失，同时脊髓反射亦消失。如只切断一根脊神经的后根，它的皮肤分布区的感觉并不受影响，只轻微减弱，这是因为一根脊神经在周围皮节的分布常是重叠的。若3根相邻的脊神经受到损害，那么，中间那根脊神经分布区（皮节）的感觉丧失。虽然一块肌肉经常受2个或多个脊髓节供应，但其肌张力却受节段反射的整合。举例来说，全部切断颈$_5$脊神经的后根，其结果是因上肌和菱形肌肌张力严重丧失，三角肌、肩胛下肌、肱二头肌、肱肌和肱桡肌的肌张力也减弱。前两肌由颈$_{4 \sim 5}$脊节发育而成，即由颈$_{5 \sim 6}$脊神经供应。其余诸肌由颈$_{5 \sim 6}$脊节发育而成，即由颈$_{5 \sim 6}$脊神经供应。由此可见，颈$_5$是其节段反射的中心部位，因而影响到其上、下位脊神经所分布的肌张力。倘若同时切断颈$_{5 \sim 6}$脊神经的后根，从这些肌肉传入的本体感觉全部受阻，那么这些肌肉就会失去反射能力。这些肌肉的肌张力丧失，称为无肌紧张，但是这些肌肉仍然可以收缩，因为供应它们的脊神经前根还完好无损。完全切断供应肢体的脊神经后根和保留其一部分，所产生的缺陷是不同的。早年的研究指出，完全阻断肢体的传入神经冲动，结果导致肢体实际上的瘫痪。

3. 治疗

（1）上颈椎骨折脱位。

1）寰椎骨折、脱位手术适应证：侧块关节分离移位≥7mm时，非手术治疗不能维持其稳定性。在牵引复位后可行寰枢椎后弓融合术或枕 - 颈融合术。

2）齿状突骨折：①Ⅰ型。为齿状突尖部骨折，即使骨折不愈合仍不影响寰枢关节的稳定性，常采取非手术治疗。②Ⅱ型。为齿状突腰部骨折，易引起骨折不愈合，常需手术治疗。③Ⅲ型。为齿状突基底骨折，因其骨折线经过枢椎椎体、血运丰富，非手术治疗可获得骨性愈合。但对于骨折间隙大，复位不满意或非手术治疗不愈合的，采用手术治疗。

手术适应证：骨折移位大于骨折端50%的新鲜骨折；骨折移位明显；非手术治疗3个月复位不满意或不稳定者，骨折线明显；非手术治疗6个月骨折未愈合者。

手术方式：寰枢椎后弓融合术效果比较满意，但是丧失寰枢椎之间的旋转功能；随着技术水平的不断提高，齿状突前路空心螺钉内固定术融合率高，保留了寰枢关节的旋转运动，根据医疗水平，可作为首选。

3）Hangman骨折：HangmanⅠ型骨折为稳定型骨折，单独应用 Halo - vest 外固定。HangmanⅡ型骨折和ⅡA型骨折为不稳定型骨折，常合并 $C_{2~3}$ 椎间盘、前后纵韧带损伤为脱位型骨折，椎体移位和成角明显伴有单侧或双侧关节突脱位绞锁，常选择手术治疗。手术方式：后路 $C_{2~3}$ 椎弓根侧块钉板内固定植骨融合术。

（2）下颈椎骨折脱位。

1）适应证：小关节交锁，保守治疗不能复位者；合并椎管狭窄者；脊髓前方有骨折块、髓核等压迫脊髓者。

2）手术方式：①颈前路手术。全椎板切除减压术、切开复位内固定术（包括钢丝固定、侧块螺钉钢板和椎弓根钉板固定）、椎板减压术。②颈后路手术。颈椎间盘突出减压融合术、骨折切除减压融合术、前路减压植骨（钛网）内固定术。

（3）屈曲压缩骨折、脱位。

1）轻度压缩骨折：属于稳定型骨折，往往不伴有脊髓损伤，可单纯颅骨牵引治疗，颈后垫高。牵引6周后更换 Halo - vest 架维持2个月以上。

2）脱位：颅骨牵引下复位，起始重量3kg，逐渐增加，每30～60min床旁拍片一次，直至复位，维持重量牵引。牵引开始时颈部屈曲，至拍片见关节交锁部位已经打开后平牵或头部向后仰，直至复位。复位后维持牵引3周，支具保护；或持续牵引2个月以上；或复位后用 Halo 支架固定3个月；或因合并骨折，可选择手术治疗。如保守治疗后仍不能达到稳定状态，应尽早手术治疗。

（4）垂直爆裂骨折。

1）稳定性爆裂骨折：不伴有脊髓损伤者，可选择 Halo - vest 支架固定3个月或牵引3周后换支具保护2个月。

2）不稳定性爆裂骨折：如不伴有脊髓损伤者，牵引3周后治疗同稳定性骨折。如爆裂骨折极其不稳定，选择前路手术治疗。如爆裂骨块突入椎管或因椎间盘突出压迫脊髓而伴有脊髓损伤者，应行前路手术治疗。

（5）伸展型骨折、脱位：一般不适用颅骨牵引治疗，置颈椎于屈曲位，脱位即可纠正，Halo－vest 支架或支具固定 2～3 个月。如合并脊髓损伤者，根据脊髓受压部位，选择前路或后路减压术；如合并椎管狭窄，则选择后路减压术。

（6）无骨折脱位型颈髓损伤：往往合并多阶段的椎管狭窄，故适于后路减压手术治疗，如为单阶段的椎间盘突出或后纵韧带骨化引起，可选择前路手术治疗。

第二节　脊柱损伤

一、颈椎损伤

（一）寰椎骨折

1. 概述

寰椎即第 1 颈椎（颈$_1$），系联结枕骨和其他颈椎的主要解剖结构。它是一节非典型的脊椎，外观呈椭圆环状，无椎体，而在环形两侧增厚变粗，称之侧块，其上下表面各自为斜向内前方的关节面，与枕骨髁状突和枢椎关节面相对应，分别构成枕寰和寰枢关节。从侧块伸出两臂左右联结成环，即为前后弓，两弓中央增粗为结节，在与侧块相遇处骨质较纤弱，是骨折好发部位所在。前弓后面的中央与齿突对应构成寰齿关节，由寰椎两侧块间的横韧带和关节囊维持其稳定性。寰椎椎管矢径约为 3cm，其间容纳脊髓约 1cm，齿突约占据 1cm，尚有 1cm 空间为缓冲间隙。

2. 病因和发病机制

自上而下的传导暴力已被公认是造成寰椎骨折的主要作用形式。当暴力作用到头顶后，通过枕骨两髁状突分别向下并向后到达寰椎两侧块的关节面。由于枢椎两关节侧块作为人体纵轴对抗这种冲击暴力，致使寰椎介于外力之间，就可能导致寰椎前后弓与其侧块联结处的薄弱带发生骨折。

寰椎介于垂直暴力对抗力之间损伤的具体原因有多种，然而，头顶直接遭到外力作用，例如，最常见的创伤，如跌倒、交通事故及跳水等运动创伤，都有可能造成此类损伤。直接暴力作用多是由于刀或子弹引起穿透性损伤，此时可因椎动脉和颈椎脊髓损伤而立即死亡，故平时医疗单位极少见到。由于暴力的大小、方向以及损伤瞬间伤者头颈姿势的不同，寰椎骨折具有多样性。

根据骨折部位和移位状况可分为以下 4 种类型。

（1）Ⅰ型：寰椎后弓骨折，系由过伸和纵轴暴力作用于枕骨髁与枢椎棘突之间，并形成相互挤压外力所致，也可能与枢椎骨折和齿突骨折并发。

（2）Ⅱ型：寰椎侧块骨折，多发生在一侧，骨折线通过寰椎关节面前后部，有时波及椎动脉孔。

（3）Ⅲ型：寰椎前后弓双骨折，即在侧块前部和后部都发生骨折，通常称之为 Jefferson 骨折，多系单纯垂直暴力作用结果。骨折移位特点与该部解剖结构和暴力大小有关。寰椎的前后弓 4 处骨折是本损伤的基本特点，4 个骨折块分别为两侧块的外厚内薄膜状结构，作用力呈离心式分布，骨折块也常随作用力呈分离移位，即造成爆裂性骨折。

（4）Ⅳ型：寰椎稳定性骨折，包括寰椎椎弓单处骨折、经侧块关节面骨折及单纯横突骨折。

3. 临床表现

颈部僵硬和枕下区域疼痛是寰椎椎弓骨折的主要临床表现，局部压痛限于枕粗隆下方，头部被动运动以旋转受限最明显。颈部疼痛、僵硬，患者常以双手托住头部，防止其活动；有时出现咽后血肿，但通常不会引起呼吸困难和吞咽障碍；头部前倾呈强迫体位，有时用于扶持头部，避免头颈向任何方向转动。枕骨髁与枢椎棘突挤压可致寰椎后弓骨折，脊髓或神经根受压比较少见，这与该区椎管矢状径大，骨折后其骨折片离心分离有关。如第 2 颈神经（枕大神经）受累时，患者感觉枕部疼痛，颈肌痉挛，颈部活动受限，若伴脊髓损伤，可有运动感觉丧失，损伤严重者可致瘫痪甚至立即死亡。

4. 诊断

（1）X 线检查及表现：寰椎椎弓骨折的诊断主要依赖 X 线检查。普通的前后位和侧位 X 线拍片常因该部结构复杂造成影像重叠，影响对损伤的判断。因此，寰枢区前后位开口拍片，能够集中显示解剖形态，利于上颈椎损伤的判断。

（2）稳定性的判断：寰椎爆裂性骨折诊断时多因对此类损伤认识不足，或摄片时投照部位、角度不佳，参数选择不当而发生困难。清晰的上颈椎前后位开口片通常可以显示寰椎骨折和解剖关系的变化。根据该区正常 X 线解剖关系的变化，能够较准确地做出诊断。

（3）骨折与神经损害的关系：根据 Jefferson 骨折机制和骨折移位特点，可以推测此损伤不应合并严重神经损害。因寰枢区椎管矢径和横径大，骨折后骨折块自椎管向外滑动，使椎管容积扩大，通常对脊髓不会产生压迫。

5. 治疗

为获得伤后枕寰枢区永久性稳定，有些学者积极主张手术治疗。手术方法有 2 种，即寰枢间融合术和枕 - 颈融合术。

（1）寰枢间融合术：包括传统、改良的 Gallie 和 Brooks 手术方法。寰枢间融合术不能用于新鲜的寰椎骨折，必须等待后弓与两侧块牢固地骨性愈合后施行。其方法如下。

1）切口：自枕骨粗隆下 2.0cm，沿中线通过发际抵颈$_4$棘突，切开皮肤、皮下，用电凝止血。

2）枢椎棘突和椎板的显露：沿中线于项韧带基部做潜行切割分离，自颈$_2$、颈$_3$棘突一侧切断肌肉止点，用骨膜剥离器从棘突侧方及椎板做钝性骨膜下剥离，用干纱布条填充止血,将项韧带推向对侧。同法剥离对侧。用自动拉钩牵开固定,颈$_2$、颈$_3$棘突和椎板即充分显露。

3)寰椎后弓的显露:自枢椎椎板两侧方切割肌肉附着部,沿正中线切开枕颈交界部肌肉层和疏松结缔组织,用手指可在枕骨大孔后缘与颈$_2$椎板间触及寰椎后弓结节,切开枕寰间韧带和纤维组织,即用小型锐利剥离器细心加以剥离。切开后弓骨膜并做骨膜下剥离,剥离范围应在后结节两侧不超过1.5cm,以避免损伤椎动脉第3段(即裸露段)。

4)植骨融合和钢丝结扎。

第一,Gallie法及改良法。剥离寰椎后弓,用长柄尖刀自寰椎所显露的后弓上缘,谨慎切开与枕寰后膜的粘连,将神经剥离子伸入其间隙,紧贴后弓深面充分剥离。

寰椎椎弓完整者,将其下缘用咬骨钳咬除皮质骨,制成骨粗糙面,枢椎上缘包括椎板和棘突同法制备出骨粗糙面。

将自体髂骨修剪成两块楔形骨块,其高度为8~10mm,楔形上下面均为松质骨,底面为皮质骨。

使用优质中号钢丝,用钩状导引器或动脉瘤针将双股钢丝自寰椎后弓的一侧深面自上而下穿越并在后弓的后上方与钢丝尾端套入收紧,同法贯穿另一侧钢丝。将2块楔形骨块嵌入寰枢椎两侧,固定在寰椎后弓的钢丝分别从楔形骨块表面通过,再穿过颈$_2$棘突,收紧后结扎,并保证寰椎后弓和枢椎椎板间隙为8~10mm。

近年有多种改良方法,如Fielding法,大块骨块嵌入寰枢椎之间,或在寰枢椎后弓和椎板间植骨,再以钢丝固定。其基本技术多属于Gallie法技术操作。

第二,Brooks法及改良法。与Gallie法不同的是钢丝自寰椎后弓穿出后,再贯穿枢椎椎板下方,植骨时将植骨块松质骨面朝向寰椎后弓和枢椎椎板。骨块下方咬一豁口,恰好与枢椎椎弓基底相嵌收紧,并结扎钢丝。根据Brooks法基本原理,采用不同形状的植骨块,钢丝的结扎方式也不同。

此外,还有侧块螺钉、Apofix夹等将寰枢椎后结构植骨融合的内固定法。

(2)枕-颈融合术:方法多种多样,这里仅介绍枕骨瓣翻转及自体髂骨移植法。患者俯卧于石膏床内,全身麻醉或局部麻醉,做枕后结节至颈动脉的后正中切口。暴露寰椎后弓和枢椎椎板。自枕骨大孔后缘上方6cm处,即枕骨结节下方双侧,用锐利骨刀向下凿取1~1.2cm宽的2枚骨瓣,其深度限于枕骨外板,向下至枕骨大孔后上方2cm。将骨瓣向下翻转折曲,盖住颈$_{1~2}$椎板,保持骨瓣连接处不折断。将自体髂骨片移植到骨瓣浅面,上至骨瓣折曲处,下达C_3的椎板和棘突表面,逐层缝合创口。术后维持石膏床内的体位并借助石膏床翻身,1个月后可以用头颈胸石膏固定。

(二)齿突骨折

1.概述

齿突是枕寰枢椎的骨性中轴,长14~16mm,被寰椎横韧带束缚在前弓的内面并与前弓和韧带分别构成关节。其两侧和尖部分别有翼状韧带附着并止于枕骨大孔前缘和枕骨髁的内侧面。齿突对于寰枢椎稳定具有重要作用，它与横韧带以及其他韧带一起共同限制着寰枢椎的过度活动。例如，当上颈椎屈曲至一定程度时，齿突即与枕骨大孔前缘相抵触，使屈曲活动受到阻碍，从而防止因寰枢椎过度活动引起颈髓损伤。

2. 病因和损伤机制

齿突骨折在成人的颈椎损伤中占 10% ~ 15%，而尽管小儿颈椎损伤并不常见，但齿突骨折所占比例却相当高。Althoff 在生物力学实验中用尸体颈椎标本进行研究，分别对寰枢关节施加过屈、过伸及水平剪切等负荷，结果均未能造成齿突的骨折。因此他认为前、后水平方面的外力主要引起韧带结构的破坏或 Jefferson 骨折，而不引起齿突骨折。研究还表明，引起齿突骨折不同类型的负荷量由小至大依次为水平剪切 + 轴向压缩，来自前侧方或后侧方与矢状面呈 45°的打击，与矢状面成直角的侧方打击。因此提出水平剪切与轴向压缩力的共同作用是造成齿突骨折的主要机制。而 Mouradin 在实验中加载寰枢椎侧弯造成齿突骨折，并认为寰椎侧块撞击所产生的剪切力可能起重要作用。

3. 临床表现

枕部和颈后部疼痛是最常见的临床症状，并常有枕大神经分布区域的放射痛。颈部僵硬呈屈曲位置，典型的体征为患者以手扶持头部可缓解疼痛，但在临床上并不常见。有 15% ~ 33% 的患者有神经系统的症状和异常体征，其中以轻度截瘫和神经痛最为常见，严重者还可发生呼吸骤停，多见于老年人，常常当即死亡。

4. 诊断

X 线检查是诊断齿突骨折的主要手段和依据。上颈椎的常规检查应包括正、侧位片和开口位片，如疑有齿突骨折应进一步摄断层片或行 CT 扫描。齿突和脊髓各占据椎管矢状径的 1/3，而其余 1/3 为缓冲间隙。成人寰椎前结节后缘与齿突之间的距离（寰齿间距）一般为 2 ~ 3mm，而儿童略偏大，为 3 ~ 4mm，超出这一范围即应考虑有齿突骨折和（或）韧带结构的断裂。有时引起向前水平位移的负荷首先引起骨的破坏而非韧带断裂，但 Fielding 在研究中发现，横韧带断裂时也可无齿突骨折。在 Ⅱ 型齿突骨折时骨折断端间的接触面积要小于 X 线片所显示的范围。骨折段向后移位 4mm 可减少接触面积 50%，如同时有侧方移位则将使接触面积进一步减少。如两个方向的移位均不超过 2mm，接触面积将在 64% 以上。

详尽准确的损伤史和局部的检查，常能使医师考虑到这种损伤存在的可能。

早期诊断十分重要，尤其是无移位的齿突骨折，常常因满足于常规拍片未发现骨折而误诊；有时虽已拍摄开口位片，但因拍片角度不合适，齿突骨折处显示不清或多重骨影掩盖等因素而漏诊。对有临床上可疑者必须密切观察，随时复查，必要时多次拍开口位断层片。有学者经常遇到损伤后未能及时发现骨折，日后经复查反复摄片再确诊的病例已为陈旧性骨折，给治疗带来困难。

清晰的开口位片可以显示齿突骨折及其骨折的类型，侧位片能够显示寰枢椎是否脱位。必须注意齿突骨折可能合并寰椎骨折。

5. 治疗

齿突骨折及由此引起的不连接是寰枢椎不稳定的主要原因之一，尽管对于新鲜的齿突骨折特别是Ⅱ型和有移位骨折的处理意见尚未统一，但通常认为融合术的指征是：①颈脊髓损伤；②持续的颈部症状；③骨折不愈合且移位超过4mm，寰齿间距＞5mm。融合方法的选择也不一致。从生物力学的观点看，枕颈融合并不合理，但由于其易于操作且稳定性好而仍为不少学者所采用。

寰枢融合的术式主要有2种：①Gallie首先采用的寰椎后弓与枢椎椎板间中线植骨的方法；②Brooks和Jenkins于棘突两侧植楔形骨的方法。有的学者采用前路经枢椎椎体插入空心螺钉直接将齿突固定。

(三)枢椎创伤性滑脱

1. 概述

枢椎作为整个枕颈部复合体与下位颈椎的连接部，在脊柱的生物力学功能方面有很重要的意义。其前柱的上部是齿突，与寰椎前弓和横韧带及其他附属结构构成寰枢关节；下方借椎间盘和前、后纵韧带与颈椎体联结；其后柱的椎板和棘突均较为宽厚、坚实，棘突较长且尾部分叉，与其他颈椎棘突有明显的形态上的区别，在颈椎后路手术中，可作为定位的解剖标志；其中柱则较为薄弱，上关节突靠前，下关节突靠后，两关节突之间为一狭窄的骨质联结，通常称为峡部，其间又有一椎动脉孔穿越，在解剖上属于一个脆弱部位。

从生物力学观点来看，一个轴向的压力从上到下呈漏斗状，到枢椎平面合为一条力线，通过峡部。一个伸展力量作用于齿突产生一个集中点，迫使它在矢状面上绕 X 轴旋转，这个力依靠2个力平衡，一边是张力，作用于前纵韧带、椎间盘和后纵韧带；另一边是压力，作用于颈$_2$、颈$_3$的小关节突关节。这2个相等和相对的力产生了一个平衡点，位于枢椎上、下关节突之间的峡部，恰好也是解剖上的薄弱处，当应力超出其极限时，将导致骨折。

2. 临床表现

最常见的症状是颈部疼痛和僵硬。其次是四肢麻木和无力。另一临床特点是合并有头和颌面部的损伤，位于前额或下颏，多为皮肤挫伤。有时可有其他椎体和长骨的骨折。

3. 诊断

诊断程序包括：①骨折的分类；②有无神经损伤；③有无伴随伤；④是否为多发伤。

(1)普通 X 线检查：包括颈椎常规片和断层片。创伤性枢椎前滑脱的诊断主要依靠侧位片，侧位片可清楚地显示骨折线及移位和成角的情况，据此可做出骨折类型的影像学诊断。在医师陪同保护指导下，谨慎地做颈椎伸、屈位拍片，可进一步提供骨折稳定情况的信息。有时尚需做断层检查才能清楚显示骨折线。X 线的典型表现是双侧枢椎椎弓根骨折，骨折线呈垂直或斜形，枢椎椎体可有不同程度的移位和成角畸形。

另需注意寰椎、下颈椎有无伴随骨折，对婴幼儿还需注意枢椎椎弓根先天性缺损或软骨联结的可能。检查其他损伤部位可了解有无多发伤的情况。

（2）CT扫描检查：CT可清楚显示骨折线、移位情况及与椎管的关系。CT三维重建有助于对骨折形态的全面了解。

（3）MRI成像：MRI检查可了解脊髓及周围软组织的情况，对整个损伤可有全面的评估，并为手术入路的选择提供依据。

4．治疗

Levine－Edwards Ⅲ型骨折是唯一需要手术治疗的绞刑者骨折，因后方的小关节突骨折和脱位若不予复位，可引起持续的颈部疼痛。可行后路手术复位及"∞"字钢丝固定植骨融合术，然后以Halo支具制动，以获得植骨的融合和骨折的愈合。颈$_2$、颈$_3$前方韧带和椎间盘的断裂，可造成该节段的极度不稳，有时牵引难以维持复位，需行手术固定，术式有后路椎弓根钉内固定术，颈$_2$、颈$_3$开槽植骨融合术，前路钢板内固定术。术后给予有效的外固定制动作为保护，直到有骨性融合的X线表现。手术的目的是减压、复位及提供稳定。Matsumoto等报道1例累及枢椎椎体的枢椎椎弓根骨折患者，MRI提示脊髓压迫来自枕骨大孔和寰椎后弓，开始行颅骨牵引治疗，几天后拍片复查见未复位，而神经症状加重，行枕骨大孔减压、寰椎后弓切除减压、枕－颈融合术，并以Halo支具制动，术后几天神经症状改善，术后12周X线显示牢固的融合，此后改用颈托保护。此时复查MRI，提示高位颈脊髓已获减压，膜下间隙正常。

关于创伤性枢椎前滑脱的预防，在汽车事故中安全带的使用可以大大减少这种损伤，当然，对交通法规的遵守是最有益处的。

（四）寰枢关节脱位

1．概述

寰枢关节包括以下2种。

（1）寰枢外侧关节：由左、右寰椎下关节面与枢椎的上关节面构成。

（2）齿突前、后关节：分别位于齿突前面与寰椎前弓的齿凹和齿突后面与寰椎横韧带之间，形成2个滑膜腔。寰枢关节的周围韧带及覆膜有寰椎横韧带、齿突尖韧带、翼状韧带、被膜及寰椎后弓与枢椎椎弓间的黄韧带。头部旋转运动的50%发生于此关节，它不但运动灵活，且周围有许多韧带连接枕骨、寰椎、枢椎及其他颈椎。

2．病因和分类

（1）外伤性脱位。

1）合并齿突骨折即寰椎连带着齿突骨折一并移位：从枢椎椎体后上角或骨折线后缘测量到寰椎后弓的前缘，此距离为脊髓可占据的有效空间，可据此估计缓冲间隙的狭窄及脊髓受压的情况。

2）单纯的寰椎前脱位不伴有齿突骨折的寰枢关节脱位：必有寰枢之间韧带的广泛损伤，尤其是横韧带损伤。由于齿突的存在，脊髓被夹在齿突和寰椎后弓之间，更易受伤。

（2）发育性畸形脱位：枕颈部有发育异常者，外伤后较正常人更易发生寰枢关节急性脱位。多数病例是在少年以后逐渐发生寰枢关节不稳定。常见的有以下 2 种。

1）分节障碍：表现为枕骨寰椎融合即寰椎枕骨化或颈$_{2～3}$椎体融合。

2）齿突发育畸形：导致寰枢椎不稳或寰椎脱位。

（3）自发性脱位：成人患者多继发于类风湿关节炎，儿童则多继发于咽部感染。寰枢椎旋转固定的实质是陈旧性脱位。Fielding 把自发出现或外伤后出现的寰枢椎旋转性半脱位状态称为寰枢椎旋转固定，以后他又称之为旋转性移位。

（4）病理性脱位：其也为缓慢发生的脱位，与自发性脱位的区别在于确有寰椎和（或）枢椎的骨质破坏性病变。在我国以寰枢椎结核为多见，也偶见于寰枢椎肿瘤或炎症。

3．临床表现

（1）呼吸中枢受到波及：会于损伤现场致命。

（2）损伤后有一过性神经损伤：表现为短暂肢体瘫痪或肢体无力，但能迅速好转乃至恢复或大部恢复。

（3）四肢瘫痪、大小便失禁及呼吸障碍：此为最严重者。如果未获得及时有效治疗，寰椎脱位则更加严重，脊髓受压也随之加剧。

（4）迟发性神经症状：损伤在当时和早期并不发生，但由于结构损伤而发生不稳，随着头颈活动增加而逐渐出现。寰枢椎脱位典型的临床表现为头颈部倾斜。如果单侧脱位时，头部离开患侧向健侧倾斜，颈部疼痛和僵直，枕大神经或耳大神经痛等。脊髓压迫症状和体征极少发生。有时微小的创伤就可造成寰枢关节旋转脱位，头在旋转位置上，取代了寰椎在枢椎上面的运动，两者仅能有少许活动。

4．诊断

通过有无明确的外伤史可以同炎症所致半脱位相鉴别。要排除上颈椎其他部位损伤，必须借助 X 线摄片。X 线张口位摄片主要特征表现是枢椎齿突与寰椎两枚侧块间距不对称，但张口拍片时合作不好可使投影位置偏斜，引起两者间隙异常，或不能令人满意地显示该区解剖结构。必要时重复多次摄片，排除因投影位置不当造成误诊。侧位 X 线片能清晰显示齿突和寰枢椎后弓之间的距离变化。正常情况下在 3～4mm。应用 CT 扫描，与寰椎椎弓骨折及上颈椎畸形鉴别。应注意严重的陈旧性半脱位。表现为斜颈及运动受限，颈部活动时疼痛，可导致面部发育不对称。斜颈的出现可引起对侧胸锁乳突肌痉挛。其次，横韧带是软组织，普通 X 线不能显影，其损伤情况应以间接影像加以判断。寰椎前弓结节后缘中点至齿突距离（ADD）比较有参考价值。

（1）寰齿间距增大侧位片：可见寰椎前弓后缘与齿突相对应点的距离，正常成人和儿童分别为 3mm 和 4mm；如成人寰齿距为 3～5mm，常提示有横韧带撕裂；如寰齿距为 5～10mm，则提示横韧带有断裂并部分辅助韧带撕裂；如寰齿距为 10～12mm，则证明全部韧带断裂；但必须指出，有时横韧带完全损伤而不发生间距变化，遇有此种情况不可放弃诊断，应在医师保护下做主动伸屈，动态下摄片。

（2）枕颈伸屈动力性侧位片：显示屈曲位时寰椎前弓和齿突呈"V"形间隙，提示横韧带下纤维以外的部分撕裂，使寰、枢椎借助未断纤维束起支点作用，而显示寰齿间隙上部分分离呈"V"形。

5. 治疗

治疗方法主要取决于寰椎横韧带是部分撕裂还是完全撕裂。如部分撕裂，通常采取颅骨牵引或枕领带牵引，重量 1～3kg，牵引 3 周后即以头颈胸石膏固定。诊断明确的横韧带断裂，多数学者认为非手术治疗不能恢复其稳定性，主张早期手术治疗。如若随意拖延，将对复位不利。

手术目的在于复位，恢复寰齿关节解剖学的稳定性。通常采用在颅骨牵引下施行寰枢椎固定术。其方法主要为 Gallie 法，即经后路将寰椎后弓与枢椎棘突用钢丝扎紧并植骨融合；Brooks 法，经寰椎后弓两侧各绕钢丝，并循经枢椎椎板下穿越，每侧各植一骨块扎紧钢丝。经口咽途径行寰枢椎关节植骨融合术。寰枢椎半脱位的治疗较容易，其方法包括牵引复位和固定，也有些病例未采取任何治疗，而数天后有可能自然复位。通常应用 Glisson 枕领带，取正中位牵引，牵引重量根据年龄而定，成人用 2.5～3kg，儿童用 1.5～2kg 即可。在牵引过程中拍片复查，并根据复位情况对牵引重量和方向做调整。一般 2～3d 即可复位，维持牵引 2 周，并用头颈胸石膏或颈部支架固定。顽固性半脱位及陈旧性半脱位，可应用颅骨牵引，复位后可考虑采用寰枢融合术。

（五）下颈椎骨折

1. 概述

屈曲暴力伴垂直压缩外力的协同作用，可导致受力节段的椎体相互挤压，引起单纯椎体楔形压缩骨折。这种损伤多见于颈$_{4～6}$椎体。

2. 临床表现

临床上主要以局部症状为主。疼痛使运动功能受限，有时头颈部呈前倾僵直状态。棘突和棘间隙有压痛。合并神经压迫者，表现出相应的神经系统症状和体征。但偶尔也可能出现脊髓受压症状。

3. 诊断和鉴别诊断

正、侧位 X 线片显示损伤的椎体前部压缩，整个椎体呈楔形改变；有时可表现小关节骨折。椎体密度增加应与肿瘤相鉴别。尤其在 MRI 成像上，注意与其他疾患鉴别。

4. 治疗

轻度压缩骨折，可直接用头颈胸石膏或石膏颈领固定；楔形变明显者，采用枕领带牵引，颈椎略呈伸展位，为 20°～30°，以减轻椎体前方压力，形成张应力，使之复位，并可使后结构复位愈合。压缩的椎体复位是比较困难的，而后结构的修复对损伤节段的稳定具有十分重要的意义。牵引 3 周后，改用头颈胸石膏固定 2～3 个月。即使楔形变化的椎体没有恢复，而具有坚强稳定的后结构，颈椎的运动功能也不会受到影响。

如果发生脊髓压迫，则需要做进一步检查以确定致压原因，根据情况施行减压和稳定手术。

通常采用损伤椎体切除减压及自体髂骨植入术，以恢复颈椎前柱高度和生理弯曲为目标，可同时应用内固定。

（六）下颈椎脱位

1. 颈椎双侧关节突关节脱位

（1）概述：颈椎双侧关节突关节脱位是典型的屈曲性损伤，可以发生在颈$_2$~胸$_1$的任何节段，但以颈$_4$以下节段最多见。这种损伤多较严重，极易合并脊髓不可逆损伤。

（2）病因和发病机制：多见于高处跌落头颈部撞击地面，或重物直接打击，致枕颈部受到屈曲性暴力作用。有时也可能见于乘坐的高速行驶车辆骤然刹车，头颈部因惯性作用而猛烈屈曲等暴力形式。

当头颈部遭受屈曲暴力作用时，颈椎活动单位的支点位于椎间盘中央偏后部。由于颈椎的小关节突关节面平坦，且与水平面呈45°交角，骤然屈曲的外力，引起上位颈椎的下关节突将关节囊撕裂而向后上方翘起。随着外力的惯性和头颅的重力作用，使已移位的下关节突继续向前滑动移位，整个上位椎体也相随前移。作用力消失后，因颈部肌肉收缩作用呈弹性固定。如果上下关节突关节相互依托，形成顶对顶，即为"栖息"状态；如果上位椎体的下关节突越过了下位椎体的上关节突，形成小关节突关节背靠背的形态，即为所谓"交锁"状态。

（3）临床表现。

1）局部表现：①颈部疼痛。包括颈项前后部在内明显疼痛，颈部伸展、屈曲和旋转功能丧失。②头部呈强迫性固定并略有前倾畸形，颈部周围肌肉痉挛。这种特征，在颈部肿胀的条件下不易被发现。③压痛广泛，但以脱位节段的棘突和棘间隙及两侧肌肉最明显，同时，颈前部也有压痛。④椎前凸凹畸形。在损伤节段水平，可在颈椎前方（颈内脏鞘之后）触及脱位的椎体突起，但在颈$_7$和颈$_3$以上因部位深在不易发现。

2）多数合并脊髓损伤：伴有不同严重程度的瘫痪或伴有相应神经根疼痛。损伤位置在颈$_4$以上者常合并有呼吸功能障碍，呼吸表浅、缓慢或丧失正常节律。因此，损伤早期可因呼吸衰竭死亡。

（4）诊断和鉴别诊断：损伤节段椎体前移的距离，常为椎体前后径的2/5或1/2，上位颈椎的下关节突位于下位颈椎上关节突的顶部或前方，两棘突间距离增大。

前后位X线片，因多个骨性结构重叠，小关节相互关系显示并不十分清楚，但钩椎关节关系紊乱，其相互平行和对应关系及两椎体边缘相互重叠，经仔细辨认还是能够确定的。

（5）治疗：在非手术治疗时，脊髓损伤症状逐渐加重者，骨折脱位经非手术复位失败者，陈旧性骨折脱位伴有不全瘫痪者，均具有手术指征。根据病情需要手术方式分为后路和前路2种。

1）后路开放复位、减压和（或）融合术：在颅骨牵引下，气管插管麻醉。俯卧位，头部置于头架上略呈屈曲位。取后正中切口暴露棘突、椎板及脱位的关节突。在直接暴露下将其复位，如有困难，将脱位的关节突的上关节突做部分切除，用钝骨膜剥离器伸入下关节突的下方间隙，在牵引下缓慢撬拨使之复位。复位后，将颈椎伸展并用侧块螺钉或钢丝连环结扎固定。如果关节突关节交锁影响复位者可将其障碍部分切除以利复位。对于合并椎板和关节突骨折并陷入椎管内，则必须将其切除减压。合并脊髓损伤，可在复位后施行损伤节段椎板切除减压，再做固定和植骨融合术。

2）前路复位、减压和融合术：取仰卧位，经胸锁乳突肌内缘和颈内脏鞘间隙进入，暴露损伤节段。准确定位后，将损伤的椎间盘切除。在持续颅骨牵引下，用骨膜剥离器伸入椎间隙，以下位椎体作为杠杆支点，逐渐加大撬拨力量，用手指推压脱位的椎体使之复位。复位后，如有骨折片突入椎管，则采用刮匙细心刮出。取自体髂骨植入减压部的间隙固定融合。

如合并椎体和关节突关节骨折，则应用前路术式，以牵开器将脱位的上下椎体撑开，并切除损伤的椎体及上下椎间盘椎体终板，可获得复位。取自体髂骨植入，或再用钢板内固定。必须说明，双侧关节交锁非常稳定，完全采用撑开器使之复位会有一定困难。有时即使在术后透视荧光屏显示椎体位置良好，但后方的关节交锁不一定都显示出良好复位。

对小关节脱位或交锁的手法复位有一定的盲目性，操作的经验对复位十分重要。最好在 X 线透视的监督下进行。复位后处理同后路复位手术。

2. 颈椎单侧关节突关节脱位

（1）概述：单侧关节突关节脱位是较为常见的颈椎损伤，通常是由于屈曲和旋转暴力协同作用造成某一侧关节突关节脱位或交锁。

（2）病因和发病机制：这种损伤与屈曲性损伤相似，只是在头顶部撞击地面或重物打击头颈部时，使颈部屈曲并伴一侧旋转。

当屈曲和旋转外力同时作用于颈椎时，损伤节段形成向前下方扭曲暴力，以椎间盘中央偏后为轴心，一侧的上位颈椎下关节突向后旋转，而另一侧下关节突向前方滑动，并可超越下位颈椎的上关节突至其前方，形成"交锁"现象。有时在上下关节突相互撞击时，造成关节突骨折。

（3）临床表现：单侧关节交锁。

1）单纯颈椎损伤：只表现为颈部的局限性症状，如疼痛，强迫性头颈倾斜畸形；颈椎伸屈和旋转功能受限。

2）合并脊髓和神经根损伤。表现相应脊髓节段的症状，四肢瘫、下肢瘫或部分瘫痪；神经根损伤者，表现该神经根分布区域皮肤过敏、疼痛或感觉减退。

（4）诊断和鉴别诊断：X 线片特征性表现是诊断的关键。侧位 X 线片典型征象为脱位的椎体向前移位的距离为椎体前后径的 1/3，至多不超过 1/2。在脱位的椎体平面上，丧失了关节突关节的相互关系。

前后位片显示脱位颈椎的棘突偏离中央，向小关节脱位的一侧偏移。斜位片可清楚地显示小关节脱位或"交锁"征象。有时也会发生关节突关节的小骨折片。

(5)治疗：牵引复位失败者，可考虑切开复位。手术取后路切口暴露交锁的小关节突，切除嵌入的关节囊和韧带组织，用骨膜剥离器撬拨使之复位；如有困难可将下椎体上关节突阻碍复位部分切除，调整牵引方向通常可复位。伴有脊髓损伤者，在复位同时施行椎板切除术减压，其范围宜根据压迫情况决定。为保持损伤节段的稳定，术中应用钢丝结扎棘突并取自体髂骨移植。一些医师应用不同方法进行椎板切除减压及植骨固定术。前路暴露，切除损伤的椎间盘和上下终板，借助椎体牵开器将其高度恢复，通常可将单侧脱位的关节突复位。然后植入自体骨，应用钢板内固定，保持复位及植骨块的位置。

二、胸腰椎损伤

(一)概述

胸腰椎是人体的中枢支柱，胸腰椎交界处活动较大，是最容易发生损伤的部位。胸腰椎骨折脱位几乎 50% 以上是位于胸$_{12}$至腰$_2$水平。维持其稳定性是首要的，没有稳定性就无脊柱的正常功能。在胸腰椎损伤以后是否能够维持稳定是脊柱外科医师必须重视的问题，从而为选择合理而有效的治疗提供依据。

(二)原因

1. 间接暴力

高处坠落，足、臀着地，躯干猛烈前屈，产生屈曲暴力。弯腰工作时重物打击背、肩部，致使胸腰椎突然屈曲。伤者高空坠落时，中途背部被物体阻挡而使脊柱过伸，造成伸直型损伤。

2. 直接暴力

工伤或交通事故中暴力直接撞击胸腰部，或因枪弹直接致伤等。

3. 肌肉拉力

横突骨折或棘突撕脱性骨折，多因肌肉突然收缩所致。

4. 病理性骨折

脊柱原有肿瘤或其他骨病，骨的坚固性减弱，轻微外力即可造成骨折。

(三)临床症状

胸腰椎损伤是严重的外伤，但损伤的部位、程度、范围、个体特性不同，以及是否存在合并伤等，临床症状和体征有相当大的差别，临床医师应细心检查，避免漏诊和误诊。

1. 有严重的损伤史

如高空坠落；弯腰工作时，头颈及腰背部遭重物打击；严重的交通、工伤事故等。

2. 局部疼痛

剧烈疼痛，不能起立，翻身困难，搬动时疼痛加剧。

3. 压痛和叩击痛

棘突骨折、棘间韧带断裂，局部血肿形成者压痛明显。单纯椎体骨折者，压痛往往较轻，但叩击痛明显。必须注意多发性损伤者，由于注意力集中在其他部位，胸腰椎损伤的压痛可以不明显，故易被漏诊。

4. 腰背部活动受限

肌肉痉挛，重者患者不能起立，轻者活动明显受限，腰背部肌肉痉挛。

5. 腹胀、腹痛

胸腰椎损伤后，因后腹膜血肿刺激自主神经，致肠蠕动减弱，常出现伤后数日腹胀、腹痛、便秘。

6. 神经症状

胸腰椎损伤若同时伴有脊髓或马尾损伤者，则损伤平面以下的感觉、运动和膀胱、直肠功能均出现障碍，其程度随脊髓损伤的程度和平面而异，可以是不完全性或完全性的，也可以是单纯马尾损伤。总之症状的差异很大，必须细心检查，以做出及时正确的诊断，否则其后果严重，可能导致患者终身残疾。

（四）诊断

1. X 线检查

为最基本的检查手段，正位片用来观察椎体有无变形，上下棘突间隙、椎弓根间距等有无改变；侧位片用来观察棘突间隙有无加大。测量：①椎体压缩程度；②脱位程度；③脊柱后凸角，正常胸椎后凸角 <10°，在颈椎和腰椎为生理前凸。

2. CT 检查

可以清楚显示骨折的部位及移位的方向、范围及程度，观察中柱损伤情况、椎板骨折下陷、关节突骨折、爆裂骨折骨折块突入椎管的程度。该骨折块占据椎管前后径的比值，占 1/3 以内者为Ⅰ度狭窄，1/2 者为Ⅱ度狭窄，>1/2 者为Ⅲ度狭窄。Ⅱ度、Ⅲ度狭窄多压迫脊髓。

3. 磁共振成像（MRI）检查

（1）急性脊髓损伤的 MRI 表现。

1）出血型：有脊髓内中心低信号区，表明灰质出血细胞内的去氧血红蛋白，周围绕以高信号区，表示脊髓水肿。

2）水肿型：脊髓损伤区呈现一致高信号。

3）混合型：表现为脊髓内混杂高低不匀信号。

上述 3 型中，水肿型损伤较轻，恢复率较高（60% 以上）；混合型的恢复率约为 38%；出血型恢复率最低，仅 20%。

（2）陈旧性脊髓损伤的 MRI 特征：脊髓囊性变，MRI 显示为囊腔、脊髓内坏死软化，胶质组织疏松，MRI T_1 为低信号；脊髓内白质组织胶质化与软化灶混在者，MRI 为斑点不匀信号，脊髓缺血，胶质化萎缩，MRI 表现为正常稍高信号，但较正常脊髓细小。

脊髓损伤 MRI 表现与治疗预后的关系：脊髓受压但脊髓信号正常者，减压后可大部分恢复；脊髓信号不匀者，减压治疗可以恢复 Frankel I 级；低信号增粗、很低信号，脊髓萎缩变细者，均无恢复；囊腔不论大小治疗后亦无明显恢复。

4. 脊髓造影

适用于晚期合并脊髓压迫症状者，可以显示脊髓的外在性压迫。

5. 放射性核素骨扫描（SPECT）

用于诊断原发性或继发性骨肿瘤、继发病理性骨折，有助于明确诊断。

6. 诱发电位（SEP/MEP）

适用于合并脊髓损伤者，目的是确定脊髓损伤的程度，判断是否属于完全性或不完全性脊髓损伤，通过运动诱发电位（MEP）检查以了解运动通道传导情况。

（五）治疗

1. 稳定性骨折的治疗

非手术治疗是稳定性骨折的主要治疗方法，适用于大多数压缩骨折、稳定的爆裂骨折及一些屈曲牵张骨折。

（1）卧床休息：稳定性骨折一般不影响脊髓，通常无须手术治疗，只需要给予保守治疗。伤后卧床休息 4~6 周，同时加强背伸肌锻炼、镇痛、对症等处理。6~8 周后即可起床活动，以后不会加重压缩畸形，而且轻度畸形不影响日后的功能。

（2）过伸复位：对于屈曲压缩性骨折，中柱完整，属稳定性损伤，但有一定程度的脊柱畸形，日后会引起慢性腰背痛，因此有必要采用过伸快速复位法进行复位。

1）快速过伸复位：患者俯卧位，胸腰椎过伸位，使前纵韧带紧张，达到压缩骨折复位的目的。复位前 1h 适量应用镇静剂与镇痛剂，骨折周围组织（如棘突、椎板周围的肌肉组织）进行局麻，以减轻肌肉痉挛和患者的痛苦。

第一，双踝悬吊过伸牵引法。患者俯卧床上，双踝悬吊向上牵引双下肢，至腹部离开床面为止，必要时术者可在背部骨折处轻轻加压，加大过伸体位，使骨折复位。摄 X 线照片证实骨折复位后，即在俯卧过伸位上石膏背心，当石膏固定后解除悬吊，使患者仰卧，用石膏固定时间 6~8 周。

第二，仰卧过伸牵引法。患者仰卧床上，于胸腰段置横带向上在床牵引架上悬吊，固定腹部于床面，悬吊至背部离床，吊半小时，摄侧位 X 线片，复位后，打过伸胸腰石膏背心。此种处理常可加重腹胀，但复位率较高（可达 80%）。石膏固定背伸肌锻炼 8 周后带支具起床活动 4 周。

2）缓慢过伸复位：患者仰卧于硬板床上，胸腰部骨折处垫枕，逐步加高，数日内加高至 10~20cm，使其呈过伸体位，并嘱患者做背伸肌锻炼。但多数患者难以坚持，往往感到疼痛不能忍受，理论上要维持过伸位，事实上难以实现。因此，可令患者俯卧于硬板床上，并鼓励患者做背伸肌锻炼，首先抬起头及上胸部，以后再将两足同时抬高，最后一步头、上胸及两下肢同时抬起，如此可形成缓慢过伸复位。

至于少数患者体质较差、年龄较大且压缩骨折程度较轻者，不一定必须坚持过伸复位方法。

2. 不稳定性骨折的治疗

不稳定性骨折是指该节段的稳定结构遭到严重破坏，如不经过完善固定，即有可能移位，加重脊柱畸形或造成脊髓和马尾神经损害。

（1）手术时机：胸腰椎骨折常合并有其他损伤，其手术时机的选择主要取决于2个因素，即神经系统功能状态及其伴随损伤的严重性。若存在其他致命性损伤，应优先处理。神经系统功能可分为无损伤、部分损伤及完全损伤3种。目前许多实验及临床研究均提示早期减压内固定可促进神经功能恢复。若出现进行性神经功能障碍，则应急诊手术。

（2）后路手术：是治疗胸腰椎骨折的传统术式。单纯椎板切除减压作用不明显，可加重脊柱的不稳定性，因此一般不用或联合内固定使用。在下列情况时可考虑椎板切除减压：椎管后方破坏致椎管受压、硬膜外血肿、硬膜囊撕裂。利用内固定器械的撑开获得韧带轴向复位或纤维环复位，从而获得间接减压的效果，约可缓解50%的椎管内占位。在治疗急性不稳定胸腰椎爆裂骨折时，后路手术较前路手术具有安全、有效、操作相对简单等优势。

（3）前路手术：包括经胸、腹膜后、胸腹联合等入路。目前大多数学者认为前路手术不仅能彻底减压，还能有效地矫正后凸畸形，获得良好的植骨融合，减少融合节段，保留更多的脊柱活动节段。

许多临床研究显示前路减压可更好地促进神经功能恢复。随着前路内固定研发的不断进展，其稳定性和矫形性不断增强，单一前路手术除应用于伴有或不伴有神经功能损伤的爆裂骨折，还逐渐应用于某些不稳定的三柱骨折。

（4）前后路手术：前后路联合手术可实现充分减压、有效支撑及牢固固定。目前普遍认为，对后路手术后仍有明显椎管内占位或有慢性疼痛及神经症状以及保守治疗后仍有慢性疼痛或神经症状者，二期前路手术是有效的。对胸腰椎爆裂骨折后凸 >50°或有明显三柱损伤时，应考虑前后路联合手术。对骨质疏松引起的骨折需前路减压时也可考虑前后路联合手术。

（5）根据 TLICS 选择手术入路：影响腰椎骨折手术入路选择最重要的2个因素是 TLICS 三大因素中的椎体后方韧带复合结构的完整性及神经功能状态。

其基本原则是：对有不完全神经功能损伤且影像学检查证实压迫来自椎管前方者，通常需要前路减压；对有椎体后方韧带复合结构破坏者，通常需行后路手术；对2种损伤均存在者通常需要前后路联合手术。

（6）脊柱融合：胸$_{11}$至腰$_5$骨折脱位及不稳定性骨折，在行内固定后，应行植骨融合脱位间隙。虽然有人主张多节融合，或通过伤椎的椎弓根植骨来减少椎体矫正后高度的丧失，对此也有学者做了对比研究，认为骨折复位高度虽有轻度丧失，但晚期神经功能无恶化现象。实际上大多数患者只对脱位椎间隙进行融合即可。在未行椎板切除者，融合椎板与关节突；已行椎板切除者，融合关节突与横突。

第三节　脊髓损伤

1. 概述

脊髓损伤(SCI)是脊柱骨折的严重并发症,由于椎体的移位或碎骨片突出于椎管内,使脊髓或马尾神经产生不同程度的损伤。可伴发于颈椎、胸椎、胸腰、腰椎、骶椎骨折,导致肢体运动障碍、感觉障碍、大小便障碍。脊髓损伤不仅会给人们带来身体和心理的严重伤害,而且会给家庭和社会造成巨大的经济负担。

对患者年龄和性别的分析显示,青年人是脊髓损伤高发人群,其中 21~30 岁患者数最高,占 23.6%。男性致伤人数高于女性,男女比例为 2.34:1,这与青年人和男性从事危险性活动较多有关。

2. 致伤因素

脊髓损伤的原因分 2 大类:一是外伤性;二是病理性。外伤性分以下几种。

(1)交通事故:目前交通事故是导致脊髓损伤的首要原因,占 46.9%。

(2)高处坠落:楼房建设施工坠落、自杀,可造成颈髓损伤,胸腰、腰椎骨折伴脊柱脊髓损伤。

(3)工矿事故及自然灾害:矿山作业被掉下的重物砸伤肩背部,地震建筑物倒塌砸伤。

(4)体育意外:见于体操、杂技训练比赛中,可出现完全或不完全截瘫。

(5)生活中损伤:饮酒后头撞异物;乘车时汽车急刹车颈部前后运动可致无骨折脱位型脊髓损伤。

(6)锐器伤:匕首从椎间隙中刺入脊髓可造成完全横断或半侧损伤,还常伴有胸腹部其他脏器的损伤,创口常有继发性感染。

(7)火器伤:战争中脊柱受直接损伤或间接损伤。

3. 病理和生理

(1)实验性脊髓损伤的研究:在实验性脊髓损伤的研究中,对出血性坏死(HN)的形成进行密切观察,发现最早的变化是损伤区的微血管改变,引起微血管的阻塞,脊髓局部缺血。这一反应将持续存在一段时间,使被激发起的脊髓自行破坏过程继续发展。微血管的改变主要是由于血管壁上的受体受到损伤,神经元所释放出来的大量儿茶酚胺类神经介质的刺激,使血管平滑肌发生收缩。由于这类介质的积累需要一定时间,解释了脊髓病变过程的迟发性与进行性。由于脊髓内目前只能找到有去甲肾上腺素的受体,没有找到多巴胺的受体,故认为上述作用主要是去甲肾上腺素所引起。将微量去甲肾上腺素注射到脊髓内可诱发与脊髓损伤时同样的出血性坏死变化。如在动物致伤前给予抗去甲肾上腺素物质 FLA-63(一种能选择性阻断多巴胺水解酶的化学物)或 α-甲基酪氨酸、利舍平、酚氧苯扎明等,都能有效地防止伤后脊髓出血性坏死的形成。如给予阻断多巴胺受体的药物,如氟哌丁醇则不能防止伤后出血性坏死的形成。

（2）病理：根据病理变化的不同脊髓损伤可分为以下几种。

1）脊髓震荡：组织学上没有明显的病变可见，是一种可逆性的生理功能紊乱。

2）脊髓挫伤：从脊髓的轻微挫伤到脊髓广泛的软化断裂都属之。病理改变可随时间的迁移而有所发展。

3）椎管内出血：引起脊髓的压迫，出血可位于硬脊膜外、硬脊膜下或蛛网膜下隙。

4）脊髓血肿：为脊髓实质内的出血，与脊髓挫伤后所引起的中央出血性坏死是不同的。

上述各种损伤类型可以单独存在，也可合并发生。随着时间的推迟，病变不断发展，可分为早、中、晚3期。

早期的病变为不断发展的脊髓自体溶解过程，一般在48h内到达高峰，可持续2～3周。主要变化为脊髓受损伤区的水肿，中央灰质出现小块淤血状坏死，称为出血性坏死。它不断扩大可波及整个脊髓的断面，并能向上下相邻节段扩散。脊髓外形变得粗大，色泽紫红，软脊膜绷紧，使表面血管模糊不清。蛛网膜下隙被闭塞，甚至可见有液化的脊髓组织存在于硬脊膜下腔。显微镜下示脊髓神经元破裂，核染色体溶解，毛细血管后的小静脉内有红细胞淤积，血管周围有红、白细胞渗出及水肿，并有少量炎性细胞的浸润。与此同时神经纤维肿胀断裂，髓鞘脱落。

中期的变化于伤后2～3周开始，可延续至伤后2年，主要为修复性改变替代了上述急性期变化。水肿及出血已消失，代之以腔隙形成，可上下延及多个节段。有大量吞噬细胞集结于血管周围，形成假花朵状；同时并有不同程度的胶质纤维细胞所形成的瘢痕组织。

4. 临床表现

（1）感觉障碍：损伤平面以下的痛觉、温度觉、触觉及本体觉减弱或消失，参照脊神经皮节分布可判断脊髓损伤平面。

（2）运动障碍：脊髓休克期脊髓损伤节段以下表现为松弛性瘫痪、反射消失。休克期过后若是脊髓横断伤则出现上运动神经元性瘫痪，肌张力增高，腱反射亢进，出现髌阵挛和踝阵挛及病理反射。

（3）括约肌功能障碍：脊髓休克期表现为尿潴留，系膀胱逼尿肌麻痹形成无张力性膀胱所致。休克期过后，若脊髓损伤在骶髓平面以上，可形成自动反射膀胱，残余尿量少于100mL，但不能随意排尿。若脊髓损伤平面在圆锥部骶髓或骶神经根损伤，则出现尿失禁，膀胱的排空需通过增加腹压（用手挤压腹部）或用导尿管来排空尿液。大便也同样出现便秘和失禁。

5. 检查

有严重外伤史，常规拍X线检查、CT检查可了解骨块对脊髓的压迫情况，MRI可了解脊髓的水肿程度，对判断病情和预后有很大帮助，特别是对无骨折脱位型脊髓损伤是必要的。

6. 诊断

(1)完全性脊髓损伤。

1)感觉障碍：损伤平面以下的痛觉、温度觉、触觉及本体觉消失，包括鞍区感觉。

2)运动障碍：完全性瘫痪，无一块肌肉出现主动收缩。

3)反射：脊髓休克期，脊髓损伤节段以下表现为松弛性瘫痪，反射消失。休克期过后若是脊髓横断伤则出现上运动神经元性瘫痪、肌张力增高、腱反射亢进，出现髌阵挛和踝阵挛及病理反射。

4)括约肌功能障碍：休克期过后不能随意排尿，大便也同样出现便秘和失禁。

(2)不完全性脊髓损伤：损伤平面远侧脊髓运动或感觉仍有部分保存时称之为不完全性脊髓损伤，但必须包括鞍区感觉存在。临床上有以下几种类型。

1)脊髓前部损伤：表现为损伤平面以下的自主运动和痛觉消失。由于脊髓后柱无损伤，患者的触觉、位置觉、振动觉、运动觉和深压觉完好。

2)脊髓中央性损伤：在颈髓损伤时多见，表现为上肢运动丧失，但下肢运动功能存在或上肢运动功能丧失明显比下肢严重。损伤平面的腱反射消失，而损伤平面以下的腱反射亢进。

3)脊髓半侧损伤综合征：表现损伤平面以下的对侧痛温觉消失，同侧的运动功能、位置觉、运动觉和两点辨觉丧失。

4)脊髓后部损伤：表现损伤平面以下的深感觉、深压觉、位置觉丧失，而痛温觉和运动功能完全正常，多见于椎板骨折患者。

7. 治疗

(1)合适的固定：防止因损伤部位的移位而产生脊髓的再损伤。一般先用颌枕带牵引或持续的颅骨牵引。

(2)减轻脊髓水肿和继发性损害的方法。

1)地塞米松：10～20mg 静脉滴注，连续应用 5～7d 后，改为口服，每日 3 次，每次 0.75mg，维持 2 周左右。

2)甘露醇：20% 甘露醇 250mL 静脉滴注，每日 2 次，连续 5～7 次。

3)甲泼尼龙冲击疗法：每千克体重 30mg 剂量一次给药，15min 静脉注射完毕，休息 45min，在以后 23h 内以 5.4mg/(kg·h)剂量持续静脉滴注，本法只适用于受伤后 8h 内者。

4)高压氧治疗：据动物实验，伤后 2h 进行高压氧治疗效果最好，这显然不适合于临床病例，根据实践经验，一般伤后 4～6h 应用也可收到良好的效果。

(3)手术治疗：手术只能解除对脊髓的压迫和恢复脊椎的稳定性，目前无法使损伤的脊髓恢复功能。手术的途径和方式视骨折的类型和致压物的部位而定。

手术的指征是：①脊椎骨折、脱位、有关节突交锁者；②脊柱骨折复位不满意或仍有脊柱不稳定因素存在者；③影像性显示有碎骨片突出至椎管内压迫脊髓者；④截瘫平面不断上升，提示椎管内有活动性出血者。MRI 显示脊髓内有出血者，可在脊髓背侧正中切开脊髓至中央沟，清除血块与积液，有利于水肿的消退。

手术后的效果术前难以预料，一般而言，手术后截瘫指数可望至少提高一级，对于完全性截瘫而言，提高一级并不能解决多少问题；对于不完全性截瘫而言，提高一级意味着可能改善生活质量。为此，对于不完全性截瘫者更应持积极态度。这一原则更适用于陈旧性骨折。

第四节　躯干神经损伤

一、概述

脊神经根受损是由多种原因引起的脊神经根炎性及变性疾病。病变可侵及颈、胸、腰、骶任一节段的脊神经根。临床上以颈胸神经根和腰骶神经最常受累，引起肩背痛及腰腿痛。

二、致伤因素

1. 挤压伤

其损伤的程度与挤压力的大小、速度、受压范围和时间长短等因素有关。轻者仅引起神经暂时性传导障碍，重者可压断神经纤维，造成信号传导中断，并可引起神经远端变性。根据压伤因素不同，可分为外源性和内源性 2 种。前者是体外挤压致伤，后者是由体内组织压伤。

2. 牵拉伤

多见于交通事故，如离心力牵引肢体引起的神经撕裂伤。轻者可以拉断神经干内的神经束及血管束，使神经干内出血，最后瘢痕化；重者可完全撕断神经干或从神经根部撕脱，如臂丛神经根性损伤等。因此，牵拉伤一般造成信息通道断裂，信号传导也随之中断。

3. 摩擦伤

神经绕过骨突、神经沟的部位可引起慢性摩擦伤。表现为神经外膜增厚或神经变细，日久可导致瘢痕形成，因而造成信道变窄，信号传递受阻，或信号传导不全。

三、分类及特点

1. 按脊髓神经损伤的解剖部位分类

（1）颈段受损：颈$_5$水平以上的脊髓横断性损伤，会因呼吸不能（膈神经和肋间神经麻痹）而死亡。颈$_5$～胸$_1$脊髓节的横断性损伤，出现四肢瘫，上肢瘫痪程度因损伤位置而定。颈$_5$节的损害，上肢完全瘫痪；颈$_6$节的损害，上臂处于外展和外旋位，并带有肘屈和前臂旋前，这是由于供应三角肌、菱形肌、肱二头肌和肱肌的颈$_5$脊神经未受损害的缘故。颈脊髓损伤节段愈向下，供应上肢的神经损害愈少。

（2）胸段受损：胸段胸$_1$脊髓节的横断性损害，手肌（小肌肉）瘫痪，并伴有胸$_1$交感神经睫状脊髓中枢横断的症状，即霍纳综合征，其表现为眼球内陷、瞳孔缩小和眼睑下垂，伴有面部干燥无汗。但第二肋间隙水平以上的颈、胸部皮肤感觉仍保存，因为这部分皮肤由锁骨上神经（颈$_{2-4}$）供应。胸脊髓的横断性损伤，损伤平面以下的躯干和下肢瘫痪。

（3）腰骶段受损：骶脊髓的横断性损害，导致膀胱、直肠功能障碍，会阴部、臀部等处的皮肤感觉呈马鞍形缺损，若腰神经同时受累，则出现双下肢瘫痪。

（4）圆锥损伤：单纯圆锥损伤，其损伤区为骶$_{2-5}$节段，可有骨盆肌的麻痹；鞍区、会阴部感觉障碍；膀胱直肠功能失控。肛门反射及球海绵体反射阴性者，为完全性圆锥损伤，否则为不完全性圆锥损伤。圆锥损伤者其步态基本正常。

（5）马尾神经损伤：为椎管内的腰骶神经根受损，大腿、小腿、足部及会阴部、鞍区皮肤感觉减退或消失，两侧的皮肤感觉对称或不对称。肱四头肌以下的肌肉及括约肌减弱或消失，患者行走正常或摇摆步态。

在临床上所见到的脊髓损伤可为单纯的脊髓、圆锥，或马尾损伤，也可为脊髓圆锥损伤或圆锥马尾损伤。

2. 按脊髓损伤的程度分类

（1）脊髓震荡：是脊髓轻微损伤后出现的一种暂时性功能抑制，其具体机制尚不十分清楚，伤后表现为不全瘫，且恢复较迅速、完全，在病理上无实质性改变。故脊髓震荡是一回顾性诊断。

（2）不完全性脊髓损伤：脊髓连续性完好，脊髓损伤平面以下为程度不同的部分功能丧失，呈不完全性截瘫。此外，尚有以下4种不全瘫的类型。

1）脊髓半侧损伤：损伤平面以下伤侧肢体本体感觉和运动丧失，对侧肢体痛、温觉丧失。

2）前脊髓损伤：损伤后不同程度的运动和痛、温觉丧失，而本体觉存在。

3）后脊髓损伤：损伤平面以下出现深感觉障碍，很少有锥体束体征。

4）中央型脊髓损伤：该型多见于颈段，上肢运动功能障碍明显重于下肢。

（3）完全性脊髓损伤：可以是脊髓横断，也可是损伤部位解剖学上连续，但其损伤平面以下运动、感觉、反射及括约肌功能完全障碍，即包括肛门皮肤黏膜交界处的感觉及肛门深感觉与肛门指检时肛门括约肌自主收缩消失。但在损伤急性期伴有脊髓休克期，脊髓损伤程度难以辨明，脊髓休克的存在，既可预示脊髓功能永久性丧失，也可能是脊髓功能暂时丧失。脊髓休克结束后脊髓功能可有不同的预后。临床上常将以下3个原始反射中之一的出现作为脊髓休克结束的标志。

1）球海绵体反射出现：即检查者用手指轻轻捏挤阴茎或阴蒂时，另一手戴手套的示指置于肛门内能同时感到肛门括约肌有收缩。

2）肛门反射出现：即针刺肛门周围皮肤与黏膜交界处，有肛门括约肌收缩。

3）足底反射出现：即针刺足底时，拇趾伸屈。

在脊髓损伤早期应反复地仔细观察患者，脊髓休克结束后，足趾是否有微动，刺激足底时足趾有无缓慢的伸屈，足趾有无残留的位置觉，有无微弱的肛门反射，是否存在有球海绵体反射等特别是鞍区是否有感觉，肛门指诊括约肌是否有收缩。以上任何一项存在，均认为是不完全性瘫痪。

四、治疗

锐器伤在早期清创时，即可进行一期神经吻合术。火器伤早期清创时对神经不做一期修复，待伤口愈合后 1～3 个月再次手术吻合神经。神经修复的效果，青年人较老年人好，纯感觉和纯运动神经较混合神经为好，近末梢较近中枢为好，早期修复较晚期修复好。

1. 神经松解术

有神经外松解术与神经内松解术 2 种方法。前者是解除骨端压迫，游离和切除神经周围瘢痕组织。后者除神经外松解外，尚需切开或切除病变神经外膜，分离神经束之间的瘢痕粘连。

（1）神经外松解术。

1）适应证：神经被骨折端压迫或骨折移位较大，神经嵌入骨折断端间时，应手术游离神经，固定骨折。如神经受压过久，周围有瘢痕形成，不仅要解除骨折端压迫，尚需做神经松解术。神经周围创伤或感染，有广泛瘢痕形成时，神经有不同程度的粘连和压迫，也须做神经松解术。

2）麻醉：根据手术部位和患者的年龄选择适当麻醉方法。在上肢，成人可用臂丛阻滞麻醉；小儿可用基础麻醉加臂丛阻滞麻醉。

3）止血带的应用：手术操作如能在充气止血带下进行，可得到清晰的手术视野，便于辨认、解剖分离神经和血管，以免损伤神经束、神经分支和神经干上重要的营养血管。但须掌握止血带的压力和缚扎时间，每次不得超过 1h，休息 10min 后再用，不得超过 40min，防止发生止血带麻痹。

4）手术步骤：以神经病变部位为中心，按神经常规显露切口做足够长的切口显露神经。游离神经时，应分别从切口的远近两端神经正常部位开始，逐渐游离至损伤部位，避免一开始就在损伤部位瘢痕中盲目分离切割而误伤神经。在切口的两端正常部位游离出神经后，用橡皮条套住神经轻轻牵引，用尖刀或小剪刀将神经仔细从瘢痕中分离。瘢痕致密不易分离时，可在瘢痕与神经膜之间注射生理盐水，边注射边分离。在分离神经过程中，要注意保护神经分支，慎勿损伤，并尽量保存神经干上的营养血管。神经周围的瘢痕组织要彻底切除，将松解后的神经放置在有健康组织的神经床内，以资保护并改进神经循环。不要再放回瘢痕组织中，以免术后再发生瘢痕粘连和压迫，影响神经修复的效果。神经松解完毕后，放松止血带，彻底止血，用生理盐水反复冲洗，逐层缝合。肢体不需外固定。

（2）神经内松解术。

1）适应证：做好神经外松解术后，如发现神经病变部较粗大，触之较硬或有硬结，说明神经内也有瘢痕粘连和压迫，须进一步做神经内松解术。

2）手术步骤：宜在手术显微镜或放大眼镜下进行，用尖刀沿神经纵轴纵向切开病变部神经外膜，予以分离并向两侧牵开，仔细分离神经束间的瘢痕粘连，注意勿损伤神经束间的斜行交叉纤维。在分离神经束时，也可在束间注射生理盐水，边注射边分离。为了准确分离神经束间的瘢痕粘连，可在手术显微镜下操作。神经束松解后，宜切除病变段的神经外膜。其他各项要求同神经外松解术。

2. 神经吻合术

（1）神经操作：麻醉、体位、止血带应用、显露及分离神经等几项操作同神经松解术。

（2）显露神经：从神经正常部位分离至断裂部位，注意勿损伤神经分支。

（3）切除神经病变部准备缝合：先切除近端假性神经瘤，至切面露出正常神经束，再切除远端瘢痕组织。要求切除病变组织至正常组织，以便缝合取得良好效果。但也不可切除过多，以免缺损过大不易缝合。

（4）克服神经缺损的方法：为克服缺损，可分别游离神经远端与近端各一段，或屈曲关节，必要时可轻柔牵拉神经使之逐渐延长。也可采用改变神经位置的神经移位法，如将尺神经由肘后移至肘前，缩短距离，使神经两断端得以接近，缝合时无张力。正中神经和尺神经通过游离神经、屈曲关节等方法，可以克服的最大缺损长度为：上臂5~6cm，肘部8~9cm，前臂3~4cm，腕部3~4cm。

切除假性神经瘤前估计切除后能否缝合，如长度不够，宁可将不健康的组织暂做吻合，甚至缝在假性神经瘤上，固定关节于屈曲位，必须保证吻合处不承受张力。6周后去除石膏，逐渐练习伸直关节，使神经得以延长。再次手术即可切除不健康的神经组织，重新缝合。在断肢再植或骨折不连接时，如神经缺损较大，可考虑缩短骨干以争取神经对端吻合。

（5）缝合方法：大致可分为神经外膜缝合和神经束膜缝合2种。前法只缝合神经外膜，如能准确吻合多可取得较好效果。后法系在手术显微镜下分离出两断端的神经束，将相对应的神经束行神经束膜缝合，此法可增加神经束两端对合的准确性。但术中如何准确鉴别两断端神经束的功能性质，目前尚无快速可靠的方法。因此，束膜缝合有错对的可能，且广泛的束间分离会增加瘢痕形成，甚至损伤束间神经支。

实验结果表明，在良好的修复条件下，2种吻合方法的效果无明显差别。一般宜采用外膜缝合，因其简便易行，不需特殊设备，根据长期临床实践，其效果胜于其他方法。对神经束较粗大，易识别相对应的神经束，可采用束膜缝合。对部分神经损伤，在分出正常与损伤的神经束后，宜用束膜缝合法修复损伤的神经束。此外，根据情况还可采用神经束组缝合法。

1）神经外膜缝合：用人发或7-0或8-0尼龙线缝合，只缝合神经外膜，不缝神经质。先在神经断端两侧各缝一针定点牵引线，再缝合前面，然后将一根定点线绕过神经后面，牵引定点线翻转神经180°，缝合后面。缝合时应准确对位，不可扭转。可根据神经表面血管位置和断面神经束的形状，达到准确对位。两针缝线间距离以能使断端对合良好为度。为了观察术后神经缝合处有无崩断，可在断端两侧相距1cm的神经膜上各缝一条细软不锈钢丝，打结做标记，通过 X 线片观察两个金属结的位置有无改变。

2）神经束膜缝合术：在手术显微镜下进行。先分别在神经两断端环形切除 1~2cm 神经外膜，根据断端神经束的粗细和分布情况，分离出若干组相对应的神经束，切除各神经束断端的瘢痕组织直至正常组织。各神经束的断面可不在同一平面上。用 10－0 尼龙线将各对应神经束做束膜缝合，只缝合神经束膜，不缝神经质。缝合针数以能使两神经束端对齐为度，一般每束缝 2~3 针即可。

3）神经束组缝合法：神经干内许多功能相同的神经束聚拢形成束组，周围包被由外膜延伸而来的结缔组织，较易分离。做束组缝合时，只将神经干分离成几个功能相同的束组，然后缝合各对应束组的束膜及神经束周围组织，不需将神经束逐个分离缝合，以减少创伤。

4）神经部分断裂缝合术：在手术显微镜或放大眼镜下进行，仔细辨认神经损伤部分和正常部分，在两者之间沿神经纵轴纵向切开神经外膜，分离出正常部分的神经束加以保护，切除断裂神经的病变部分，用神经束膜缝合法准确缝合。

5）术后处理：用石膏固定保持关节于屈曲位，减少神经缝合部位的张力。一般在 6 周后去除石膏，逐渐练习伸直关节。切不可操之过急，以免神经缝线崩断。应用临床检查和诱发电位仪估计神经功能恢复的情况。可摄 X 线片观察缝在神经膜上的金属标志物距离，判断缝合处有无分离。恢复期间要注意保护患肢，防止外伤、烫伤及冻伤，并采用各种非手术疗法治疗，以达到最好的功能恢复。

3. 神经转移及移植术

神经的弹性有一定限度，如缝合时张力过大或须过度屈曲关节才能缝合，手术后缝合处易发生分离或损伤，或因过度牵拉而引起缺血坏死，致神经束间纤维组织增生，影响神经的恢复。故如缺损过大，用游离神经和屈曲关节等方法仍不能达到无张力吻合时，应考虑神经转移和神经移植术。

（1）神经转移术：手外伤后，可利用残指神经修复其他手指的神经损伤。在上肢，如正中神经和尺神经同时在不同平面损伤和缺损，应争取行神经移植修复 2 条神经；但如缺损过大，无法同时修复 2 条神经，可转移较长的尺神经近段与正中神经远段缝合，以恢复正中神经的功能。

（2）神经移植术：神经移植时，多取用自体次要的皮神经修复指神经或其他较大神经，常用的有腓肠神经、隐神经、前臂内侧皮神经、股外侧皮神经及桡神经浅支等。可取 20~40cm 长的神经做移植用，但不可用同侧桡神经浅支修复尺神经，以免患手麻木区过大。

在数条大神经同时损伤时，可利用其中一条修复其他更重要的神经。例如，上臂损伤时，正中、尺、桡与肌皮神经均有较大缺损，不能做对端吻合时，可取用尺神经分别移植修复正中、肌皮和桡神经。在前臂，正中神经和尺神经均有较大缺损不能做对端吻合时，可取用尺神经移植修复正中神经。在下肢，坐骨神经缺损过大不能修复时，可将其中胫神经与腓总神经分开，用腓总神经移植修复胫神经。

神经移植的方法有以下几种，可根据具体情况选用。

1）单股神经游离移植法：用于移植的神经和待修复的神经应粗细相仿。如利用皮神经或残指的神经修复指神经。可采用神经外膜缝合法，移植神经的长度应稍长于缺损的长度，使神经修复后缝合处无张力。

2）电缆式神经游离移植法：如用于移植的神经较细，须将数股合并起来修复缺损的神经。修复时先将移植神经切成多段，缝合神经外膜，形成一较大神经，然后与待修复的神经缝合。由于显微外科技术的发展和应用，已逐渐被神经束间游离移植法所取代。

3）神经束间游离移植法：在手术显微镜下进行。操作技术与神经束膜缝合术相同，即先将神经两断端外膜切除 1~2cm，分离出相对应的神经束，切除神经束断端的瘢痕组织至正常部分，然后将移植的神经束置于相对应的神经束间做束膜缝合。

4）神经带蒂移植术：较细的神经移植后，一般不会发生神经坏死。取用粗大的神经做移植时，由于神经的游离段缺血，往往发生神经中心性坏死，导致束间瘢痕化，影响效果。

5）神经襟式转移法：如正中神经与尺神经同时断裂，缺损过大，无法修复，可以用尺神经修复正中神经。将正中神经和尺神经近段的假性神经瘤切除并做对端吻合，再切断尺神经近侧段而尽量保留其血管，6 周后游离尺神经近段缝合于正中神经远段。

6）带血管蒂神经游离移植法：多用带小隐静脉的腓肠神经做游离移植。

神经转移术和神经移植术的术后处理，同神经吻合术。

第五章

胸部创伤

第一节　创伤性血气胸

一、创伤性气胸

1. 概述

创伤后空气进入胸膜腔称为创伤性气胸。气胸与血胸同时存在于胸膜腔，称为血气胸。在胸部创伤中气胸的发生率仅次于肋骨骨折。

2. 病因

创伤引起气胸的原因主要有：①胸部穿透伤；②肺和支气管破裂；③食管破裂；④医源性损伤。如，心肺复苏、肺穿刺活检，甚至针刺治疗均可引起。正常胸膜腔为不含气体的密闭间隙，其间的压力低于大气压而呈负压，根据胸膜腔是否直接与外界相通和胸膜腔积气的压力状况，可将气胸分为闭合性气胸、开放性气胸和张力性气胸。

3. 临床表现

根据空气通道的状态以及胸膜腔压力的改变，气胸分为闭合性、张力性和开放性气胸3类。

（1）闭合性气胸：多来源于钝性伤所致肺破裂，也可由于细小胸腔穿透伤引起的肺破裂，或空气经胸壁小创口进入后随即创口闭合，胸膜腔仍与外界隔绝，胸膜腔内压力仍低于大气压。伤侧肺萎陷使肺呼吸面积减少，将影响肺通气和换气功能，通气血流比率也失衡。随着胸腔内积气与肺萎陷程度增加，肺表面裂口缩小，直至吸气时也不开放，气胸则可趋于稳定。

根据胸膜腔积气量及肺萎陷程度可分为小量、中量和大量气胸。小量气胸指肺萎陷在30%以下，患者可无明显呼吸与循环功能紊乱。中量气胸肺萎陷在30%~50%，而大量气胸肺萎陷在50%以上，均可出现胸闷、气急等低氧血症的表现。查体可见气管向健侧偏移，伤侧胸部叩诊呈鼓音，呼吸音明显减弱或消失，少部分伤员可出现皮下气肿且常在肋骨骨折部位。

（2）开放性气胸：由火器伤或锐器伤造成胸壁缺损创口，使胸膜腔与外界大气直接相交通，空气可随呼吸自由进行胸膜腔，胸膜腔内压力等于大气压。空气出入量与胸壁伤口大小有密切关系，伤口大于气管口径时，空气出入量多，伤侧肺将完全萎陷，丧失呼吸功能。健侧胸膜腔仍为负压，低于伤侧，使纵隔向健侧移位，健侧肺亦有一定程度的萎陷，影响肺的通气、换气功能。由于呼气、吸气时两侧胸膜腔压力不均，出现周期性变化，使纵隔在吸气时移向健侧，呼气时移向伤侧，称为纵隔扑动。纵隔扑动引起心脏大血管来回扭曲以及胸腔负压受损，使静脉血回流受阻，心排出量减少，引起循环障碍。

伤者出现明显呼吸困难、鼻翼翕动、烦躁不安、口唇发绀、颈静脉怒张。检查时可见胸壁有明显创口通入胸腔，并可听到空气随呼吸进出的"嘶－嘶"声音。气管向健侧移位，伤侧胸部叩诊鼓音，呼吸音消失，严重者伴有休克。伤侧叩诊鼓音，呼吸音消失，有时可听到纵隔摆动声。X线胸片可见胸膜腔内大量积气，患侧肺萎缩，纵隔向健侧移位。

（3）张力性气胸：患者常表现有严重呼吸困难、发绀，伤侧胸部叩诊为高度鼓音，听诊呼吸音消失。若用注射器在第2或第3肋间穿刺，针栓可被空气顶出。这些均具有确诊价值。另外，检查时可发现脉搏细弱，血压下降，气管显著向健侧偏移，伤侧胸壁饱满，肋间隙变平，呼吸动度明显减弱。并可发现胸部、颈部和上腹部有皮下气肿，扪之有捻发音，严重时皮下气肿可扩展至面部、腹部、阴囊及四肢。

4. 辅助检查

（1）胸腹腔穿刺：如果患者血气胸和腹膜刺激征同时存在，则应该及早进行胸腹腔穿刺，胸腹腔穿刺是一种简便又可靠的诊断方法。

（2）X线检查：是诊断气胸的重要方法，肺内病变情况以及有无胸膜粘连、胸腔积液和纵隔移位等。纵隔旁出现透光带提示有纵隔气肿。气胸线以外透亮度增高，无肺纹理。有时气胸线不够明显，可嘱咐患者呼气，肺脏体积缩小，密度增高，与外带积气透光带形成对比，有利于发现气胸。大量气胸时，肺脏向肺门回缩，外缘呈弧形或分叶状。

（3）CT检查：胸部钝性创伤中血胸与气胸同时存在，基本由于胸部受挤压及肋骨骨折所引起相应部位肺挫伤及肺破裂所致。横贯一侧或双侧胸腔的气液平面为其特征表现。

（4）B超检查：在胸部钝性损伤中比X线更加敏感，在B超下可以看到胸膜的"滑动"，也可以发现有无胸腔积液。

5. 诊断

根据胸部外伤史、典型症状及体征、X线检查和胸腔穿刺结果，创伤性气胸诊断多可确立。可根据呼吸困难程度、胸膜腔是否与外界相通、胸膜腔内气体压力来确定气胸类型。

部分气胸与肺大疱鉴别不易，可通过胸部CT检查及穿刺抽出气体成分来分析确诊。

应与创伤性膈疝相鉴别。创伤性膈疝主要为胸腹部暴力所致，常为多发伤，是指膈肌在外力作用下破裂，腹腔内脏器经过膈肌裂口进入胸腔即创伤性横膈疝。因胃、空肠、回肠、盲肠、横结肠、乙状结肠和脾等是腹内位器官活动性大，所以膈肌破裂时，这些脏器易疝入胸腔。因此时创伤性气胸患者病情危重，膈疝症状易于被掩盖，故救治过程中常不易及时诊断造成漏诊。创伤性膈疝一旦误诊、漏诊，其预后较差，死亡率亦较高，因此，高度怀疑膈疝时应进行针对性检查，以提高救治成功率。

6. 治疗

（1）张力性气胸。

1）判断病情：创伤休克时合并张力性气胸是一种非常严重的胸部急症创伤，临床比较常见但又容易被忽视，有时常合并血胸存在。正确判断张力性气胸是正确有效治疗的前提，有利于对休克的处理和后续复合伤的处置，也是抢救成功的保证。

第一，根据病史和临床表现判断。患者有胸部损伤史，加上张力性气胸的典型症状体征，能很快判断。

第二，诊断性胸腔穿刺。对昏迷患者或症状不典型的患者，未了解胸腔内病变情况，最直接有效的方法是在急救现场或刚入院时即行诊断性胸腔穿刺，切忌盲目转运或搬动患者做 X 线、B 超等辅助检查，以免延误抢救时间。方法是用 20mL 空针带 9 号针头从伤侧 2～3 肋间锁骨中线处直接刺入胸膜腔，如有高压气体排出即确诊。

第三，排除其他严重创伤。由于创伤性张力性气胸常合并颅脑、腹部、骨盆等其他严重创伤，故在接诊过程中，应完善相关检查，请求相关专科会诊，必要时联合处理。

2）急救处理：一旦确诊，立即处置，以改善症状，纠正紧急情况，降低病死率。首先是快抽出胸腔内气体，解除压迫，迅速恢复胸膜腔内负压，使肺及早复张；其次是保证胸腔闭式引流管通畅，避免继发感染；然后护士要立即配合医生在伤侧刺入粗针头，暂时缓解心肺受压迫的症状；最后再配合医生放置胸腔闭式引流管，连接水封瓶。同时护士要尽快建立静脉通路，采集血标本配血输血，准备好急救药品备用。

第一，现场堵漏排气。如有伤口立即封闭，紧急时只需用一粗针头刺入胸膜腔，变张力性气胸为开放性，可立即改善症状，特别是群众性伤害事件现场及时果断处理可大大降低病死率。刘曼生采用胶皮手套缚扎于针头接头处或注射器尾部，指套顶端剪口，充做活襻，使气体向体外单向排出。此法省时、快捷，可达到快速减压、缓解病情的效果。

第二，胸腔闭式引流术。是以重力引流为原理，通过引流胸腔内的积液、积血、积气，保证了胸腔负压，有利于肺的早期扩张。促进胸膜早期闭合，有效预防纵隔移位及肺受压，肺及早复张，恢复肺功能。应立即协助医生做好手术前准备，尽快置入胸腔闭式引流管。

（2）胸腔闭式引流。

1）穿刺部位的选择：常规患者取半卧位，于锁骨中线第二肋间或腋中线 4～5 肋间，在局麻下穿刺，进胸后有突空感，针头有气体溢出，放少许气后放入引流导管，胸内 3~4cm，引流管固定牢靠，接水封瓶后有气泡及波动。单纯张力性气胸穿刺部位选择在伤侧第 2~3 肋间锁骨中线；而伴胸内出血者可选择在伤侧腋后线 7~8 肋间。

2）胸腔闭式引流管的选择：常用的胸腔引流管的型号为 14~36F，其导管内径为 2.2~9.09mm。其优点是管径大，排气、排液效果好。但置管时需在肋骨上缘切开 1~2cm 的切口，创伤大，易刺激和损伤胸膜组织，易引起皮下气肿和外源性的感染，创口较难愈合，患者痛苦大，使依从性下降。吴剑主张用双腔气囊尿管代替普通乳胶或硅胶管，认为双腔气囊尿管质地柔软，头端光滑，富有弹性，无菌包装，可直接使用，且不需要缝合外固定，操作简单方便，患者感觉舒适。同时，患者改变体位时也不会因胸引管移位牵拉引起疼痛，护理简单安全，置管后能主动变换体位和可咳嗽排痰，加上导管外口端韧性较大，连接牢固，更换胸引瓶时不易滑脱。而钟灿、杨伟忠使用中心静脉导管做胸腔闭式引流治疗气胸，与常规使用大导管引流比较，同样取得较好疗效。中心静脉导管直径小，柔韧适度，不易被压扁、扭曲，其顶端开有 2~3 个小侧孔，不易堵管。特殊情况下，也可以就地取材，选用自制简易经皮微创胸腔置管闭式引流系统。另有张柏华使用锁骨下静脉穿刺针行胸腔穿刺并留置胸腔穿刺管行胸腔闭式引流作为首选治疗方法，取得较好的疗效。

二、创伤性血胸

1. 概述

胸膜腔积血称为血胸。

2. 病因

血胸来源于以下几种类型。

（1）心脏或大血管损伤出血：量多而猛，大多数伤员死于现场，仅少数得以转送救治。

（2）肋间动、静脉或胸廓内动、静脉出血：因其来源于体循环，压力较高，出血不易自然停止，易造成失血性休克和凝固性血胸，往往需开胸手术止血。

（3）肺组织破裂出血：因肺动脉压力低，仅为体循环的 1/5~1/4，加之肺受压萎陷，肺内的循环血量比正常时明显减少，这些都有利于自然止血，但较大的肺内血管出血，仍需手术止血。

（4）气管或食管破裂所致出血：此类损伤造成的血胸如不及时处理，常易造成感染而成为脓胸。

血胸按胸腔内积血的多少以及出血的速度不同，而引起不同的病理生理改变和临床表现。

急性大量失血可引起血容量迅速减少，心排出量降低，产生失血性休克，严重时可导致死亡。大量血液积聚胸腔，可压迫肺脏，产生呼吸循环功能障碍。血液流入胸腔，由于心、肺和膈肌的活动而脱去纤维蛋白，故血液多不凝固。但如出血较迅速而量较大，去纤维蛋白作用不完全，则可形成凝固性血胸。凝固性血胸或胸腔内积血如不及时清除，易引起细菌感染，形成脓胸。

3. 临床表现

（1）少量血胸：指胸腔积血在 500mL 以下，在立位 X 线胸片可见肋膈角变钝，液面不超过膈顶。少量血胸在平卧位 X 线检查时难以发现，而 CT 检查可更清楚地显示。临床上多无内出血的症状和体征。

（2）中量血胸：指胸腔积血在 500～1500mL，X 线胸片见积液达肩胛角平面。由于失血引起的血容量减少，心排出量降低，患者可出现内出血症状，面色苍白，呼吸困难，脉细而弱，血压下降，检查发现伤侧呼吸运动减弱，下胸部叩诊呈浊音，呼吸音明显减弱。

（3）大量血胸：指胸腔积血在 1500mL 以上，X 线胸片可见胸腔积液超过肺门平面甚至充满整个胸腔。除因大量失血引起血容量迅速减少，产生失血性休克外，尚因大量积血压迫使肺萎陷，而引起呼吸、循环功能障碍，患者有较严重的呼吸与循环功能紊乱的表现，休克症状严重。检查可见伤侧呼吸运动减弱，肋间隙变平，气管向健侧移位，呼吸音明显减弱或消失。

4. 诊断要点

主要分为以下几点。

（1）创伤史：胸部创伤史、临床表现和体征。

（2）X 线检查：可显示血胸或血气胸以及胸腔内积血的多少。

（3）超声波检查：可显示胸膜腔积血或液平段征象，对积血的多少，穿刺部位的选择均有帮助。

（4）胸腔穿刺：抽出积血即可明确诊断，但凝固性血胸时则不易抽出，或抽出量很少。

（5）胸腔内出血：在诊断中还必须判明胸腔内出血是否停止。

有以下情况应考虑有进行性出血：①伤员经抗休克处理不见好转，或暂时好转又很快恶化者；②胸腔穿刺抽出血液很快凝固，提示有活动性出血；③胸腔穿刺抽出积血，很快又见积血增多；④血红蛋白和红细胞进行性下降；⑤放置胸腔闭式引流，每小时引流血量超过 200mL，或每小时每公斤体重超过 3mL，持续 3h 以上；胸腔积血呈鲜红，其血红蛋白测定及红细胞计数与周围血液相近似。

（6）警惕迟发性血胸的发生：患者伤后并无血胸表现，但在数天后证实有血胸，甚至大量血胸存在。原因可能与肋骨骨折断端活动时刺破肋间血管，或已封闭的血管破口处凝血块脱落引起等因素有关。因此，在胸部创伤后 3 周内应复查胸部 X 线检查。

（7）表明血胸已发生感染的征象：①体温及白细胞增高，伴有全身中毒症状；②抽出液涂片检查红细胞与白细胞比值，正常为 500∶1，小于 100∶1，可判定已有感染；③抽出液 1mL，放入试管内，加蒸馏水 4mL，混合放置 3min，如呈混浊或出现絮状物，则表明已有感染；④抽出液涂片及细菌培养，并做抗菌药物敏感测定，可协助鉴别并对治疗做出指导。

5.治疗

创伤性血胸的治疗原则是防治休克；对进行性出血施行手术止血；及早清除胸膜腔积血，防治感染；及时处理血胸引起的并发症。

（1）出血已停止的血胸。

1）少量血胸：可观察，后期可用物理疗法促进吸收。

2）中量血胸：可胸腔穿刺或闭式引流，若行胸腔穿刺抽液，穿刺后可在胸腔内注入抗生素防治感染。

3）大量血胸：应及时进行胸腔闭式引流，尽快使血及气排出，肺及时复张。

（2）进行性血胸：应在积极输血、输液等抗休克处理的同时，立即进行剖胸手术止血。根据术中所见对肋间血管或胸廓内血管破裂予以缝扎止血；对肺破裂出血做缝合止血，肺组织损伤严重时可行部分切除或肺叶切除术；对破裂的心脏、大血管进行修复。

（3）凝固性血胸：可采用链激酶 2500U 或尿激酶 1000U 溶于生理盐水 100mL 内，5～10min 缓慢注入胸内，8～24h 后将积血抽出。亦可待病情稳定，2 周左右剖胸手术或在电视胸腔镜下施行手术，清除血凝块及附着在肺表面之纤维蛋白膜或纤维板，术后鼓励患者进行呼吸锻炼，使肺及早膨胀。

（4）感染性血胸：应及时放置胸腔闭式引流，排除积脓，并保持引流通畅，必要时可进行双管对引并冲洗引流胸膜腔（后肋膈角处 1 根，胸前肺尖部 1 根）。加强全身抗感染治疗，选用大剂量对细菌敏感的抗生素，避免慢性脓胸的形成。若为多房性脓胸或非剖胸手术治疗效果不佳者，应及早行廓清手术。

第二节　肺损伤

1.概述

肺损伤包括局部肺挫伤、肺实质撕裂、肺血肿以及创伤性肺气腔等类型。除肺爆震伤外，非穿透性损伤引起的肺实质损伤，经常合并有胸内脏器的损伤。此外，钝性肺损伤虽然造成较小程度的局部损伤，但由于多发性损伤的总面积加大和继发反应性改变，它能导致较严重甚至危及生命的并发症。

2.肺挫伤

（1）概述：肺挫伤是常见的肺实质损伤，由肺泡和肺实质出血引起而不合并肺实质裂伤，其特征为受伤处肺组织水肿及出血，但无撕裂伤。肺挫伤常见于闭合性胸部伤，多为迅猛钝性伤所致，例如，车祸、撞击、挤压和坠落等，其发生率占闭合性胸伤的 30%～75%，但常由于对其认识不足、检查技术不敏感或被其他胸部伤所掩盖而被忽视或漏诊。当患者受严重钝性胸外伤时，应考虑肺挫伤发生的可能。肺挫伤常被其他合并伤如气胸、血胸和浮动胸壁等所掩盖而被漏诊。肺挫伤常可在胸部 CT 上表现明显但难以在胸片中发现，得不到及时的诊治，在伤后最初几小时到几天，局部肺组织水肿可发展为肺挫伤而致临床症状和影像学表现恶化，肺挫伤本身的病死率为14%～40%。

（2）病理生理：肺挫伤时肺组织解剖上虽完整，但肺组织内毛细血管的损伤，肺间质、肺泡内的出血，以及肺间质渗出和水肿的改变，导致肺换气功能的降低，产生大量肺内右向左分流；而肺间质水肿使肺间质压力升高，毛细血管受压闭塞，肺动脉阻力增高，肺血流量减少。上述结果引起全身性低氧血症及二氧化碳潴留。病理变化在伤后12～24h呈进行性发展。肺挫伤往往合并其他损伤，如胸壁骨折、连枷胸、血胸、气胸及心脏和心包损伤。

（3）临床表现：由于肺挫伤的严重程度和范围大小不同，临床表现有很大的差异。大多数肺挫伤面积小且对整体病死率影响轻微；大面积肺挫伤可致肺顺应性下降和血流/通气比例失调而引起低氧血症和呼吸负荷增加。大面积肺挫伤常可致 ARDS 并需行机械通气。ARDS 患者预后较差，呼吸衰竭常见于大面积肺挫伤、高龄和（或）合并肺基础疾病以及疼痛控制不佳的患者。胸部钝性伤患者的气管内出现泡沫样红色水肿液，早期即有呼吸困难，X 线胸片征象显示肺内有大片实质阴影，应考虑为肺挫伤。

1）轻度肺挫伤：仅有胸痛、胸闷、气促、咳嗽和血痰等，而且症状常为合并的胸壁损伤所掩盖，多在胸部 X 线检查时被发现。严重者则有明显呼吸困难、发绀、血性泡沫痰、心动过速和血压下降等；听诊有广泛啰音、呼吸音减弱至消失或管性呼吸音。动脉血气分析提示有低氧血症者，在胸片尚未能显示之前具有参考价值。

2）胸部 X 线检查：是诊断肺挫伤的重要手段，大约70%的患者其肺部 X 线的改变在伤后1h内出现，其余30%可以延迟到4～6h，其表现为肺呈斑片状边缘模糊的阴影。近年来通过系列 CT 检查，对肺挫伤提出新的病理观点，X 线片上所显示的挫伤表现在CT 片上是肺实质裂伤和围绕裂伤周围的一片肺泡积血而无肺间质损伤。

3）血气分析：最主要的诊断依据是动脉血气分析，它可证实有明显缺氧。$PaCO_2$可正常或稍低，若存在肺泡低通气量时亦可增高。肺内右向左分流明显增加，在吸纯氧的通气下，PaO_2仍可较正常为低（<40kPa），肺泡－动脉氧差明显升高（>46kPa）。

（4）治疗：肺挫伤的处置包括基础支持治疗和适当入液量控制以避免容量负荷过重。尚无证据表明激素和抗生素应用有利于肺挫伤治疗，病死率与年龄、合并损伤及肺部基础病变有关。轻型肺挫伤无须特殊治疗；重型肺挫伤是引起胸部伤后急性呼吸衰竭的最常见因素，治疗在于维护呼吸和循环功能以及适当处理合并伤。连枷胸常有不同程度的肺挫伤，病理生理改变在很大程度上取决于肺挫伤，当出现急性呼吸衰竭的先兆时，即应及时给予机械通气治疗。目前已不像以往那样强调皮质激素的应用，对伴有低血容量休克者，仍要及时补充血容量，合理搭配晶体与胶体液比例，保持正常的胶体渗透压和总渗透压以后则保持液体负平衡，每日量1600～1800mL。轻度的肺挫伤一般可自行痊愈，无须特殊处理；对于严重的肺挫伤，主要治疗措施包括以下几点。

1）立即施行机械辅助呼吸：采用 PEEP 治疗，若患者出现呼吸窘迫和低氧血症，

$PaO_2 < 8kPa$，$PaCO_2 > 6.7kPa$，应立即进行气管插管并给予呼吸机辅助呼吸。

2）视具体病情酌情应用大剂量肾上腺皮质激素：氢化可的松 30～50mg/kg，或地塞米松 1.0～1.5mg/kg，连续 3d。

3）及时处理合并伤：如浮动胸壁、气胸、血胸等，并给予止痛药物减轻胸壁疼痛。

4）保持呼吸道通畅：及时清除气道内血液、渗出液及分泌物。鼓励患者咳嗽排痰或经气管插管吸痰，有支气管痉挛时可用解痉药物。

5）抗感染：肺部感染是常见的并发症，可加重呼吸功能不全，所有患者均应给予广谱抗生素治疗。

6）限制液体的输入：尤其是晶体的输入，并适当给予利尿治疗。

7）手术治疗：对咳嗽剧烈和严重咯血的单肺叶挫伤，保守治疗不能控制，也有切除明显充血及出血的损伤肺叶而改善患者情况的报道。但由于肺挫伤病变广泛，绝大多数均不采用手术治疗。

3. 肺裂伤

肺裂伤可发生于胸部穿通伤或钝性伤，常致不同程度的气胸或血胸。肺裂伤的初步处理为放置胸腔引流管，仅此常可治愈较小的肺部裂伤。严重肺裂伤常可致显著胸腔内出血和（或）肺漏气。持续出血、大量漏气或留置胸引管后肺复张不良者常需行手术结扎或缝合肺裂伤处。另需进行支气管镜以排除支气管损伤的可能，同时吸除气道内积血和气道分泌物。主支气管近段损伤常需更加复杂的修补技术。

4. 肺爆震伤

（1）概述：在平时，由于高压锅炉、化学药品或瓦斯爆炸，在战时，由于烈性炸药或核爆炸，瞬间可释放出巨大的能量，使其所处的压力和温度急剧增高，迅速向四周传播，从而形成一种超声速的高压波即冲击波，作用于人体，使胸腹部急剧地压缩和扩张，发生一系列血流动力学变化，造成心、肺和血管损伤。冲击波本身直接作用于人体所造成的损伤称为爆震伤；同时，冲击波的动压（高速气流冲击力）将人体抛掷和撞击以及作用于其他物体后再对人体造成间接损伤；此外，冲击波的高温可引起体表或呼吸道烧伤。因此，冲击伤有以下几种临床特点。

1）多处损伤：常为多发伤或复合伤，伤情复杂。

2）外轻内重：体表可完好无损，但有明显的症状和严重内脏损伤。

3）迅速发展：多在伤后 6h 内也可在伤后 1～2d 发展到高峰，一旦机体代偿功能失调，伤情可急转直下，难以救治。

（2）病理生理：肺爆震伤的主要病理改变是肺泡破裂和肺泡内出血，其次是肺水肿和气肿，有时伴肺破裂。肺出血可由斑点状至弥漫性不等，重者可见相当于肋间隙下的相互平行条状的肺实质出血。肺实质内血管破裂可形成血肿，甚至可出现血凝块堵塞气管而迅速致死。肺水肿轻者为间质性或肺泡腔内含有少量积液，重者可见大量的水肿液溢至支气管以至气管内，常混有血液，呈血性泡沫液。肺出血和水肿可致肺不张。肺气肿可为间质性或肺泡性，重者在胸膜下出现含有血和气的肺大疱，发生肺破裂时可引起血胸或血气胸。

(3)临床表现和诊断：肺爆震伤的临床表现因伤情轻重不同而有所差异。轻者仅有短暂的胸痛、胸闷或憋气感。稍重者伤后 1~3d 出现咳嗽、咯血或血丝痰，少数有呼吸困难，听诊可闻及变化不定的散在性湿啰音或捻发音。严重者可出现明显的呼吸困难、发绀、血性泡沫痰等，常伴休克。查体除肺内啰音外，可有肺实变体征和血气胸体征。此外，常伴有其他脏器损伤的表现。X 线检查肺内可见肺纹理增粗、斑片状阴影、透光度减低，以至大片状密影，也可有肺不张和血气胸的表现。血气检查可出现轻重不等的异常结果。根据爆炸伤、临床表现和 X 线检查，肺爆震伤容易确诊，但应注意其外轻内重、迅速发展和常有合并伤的特点，慎勿误诊和漏诊。

(4)治疗：肺爆震伤的救治在于维护呼吸和循环功能，包括保持呼吸道通畅、给氧，必要时行气管切开和人工呼吸器辅助呼吸以及输血补液抗休克。有血气胸者尽早做胸腔闭式引流。给予止血药物。应用足量的抗生素预防感染。对合并其他器官损伤进行相应的处理。

5. 成人呼吸窘迫综合征

(1)概述：胸部或肺部遭受严重创伤后，出现的一种以肺泡及肺间质水肿为特征的综合性病变。这种综合性病变不仅在胸部伤中可以发生，胸部以外的严重创伤、休克、感染等也可发生。因其致伤原因很多，故其命名繁杂，文献中曾有 20 多种名称，目前，较为普遍地称为成人呼吸窘迫综合征（ARDS）。

(2)生理：病理生理的主要改变为弥漫性肺损伤、肺毛细血管壁损伤及随后的毛细血管渗出增加，肺泡及肺间质明显充血和水肿，肺泡表面活性物质减少，导致肺萎缩，肺内右向左分流增加和通气/血流比例失衡，引起缺氧。

(3)表现和诊断：胸部创伤后的 ARDS 早期症状较为隐蔽，故对严重创伤及休克的患者，要密切观察病情变化，早期诊断。其主要表现有：①有严重的急性胸部创伤或其他严重创伤、休克及感染史；②呼吸困难、窘迫，烦躁不安，双肺出现湿啰音；③胸部 X 线检查，双肺散在的斑点状阴影或弥漫性浸润阴影；④动脉血氧分压和肺顺应性逐渐下降；⑤应用 PEEP 辅助呼吸中，$PaO_2/FiO_2 < 26.7kPa$，$PAWP < 2.4kPa$ 时，有很大的诊断价值。

(4)治疗：成人呼吸窘迫综合征伤情严重，病死率可高达 30%~50%，因此，在处理严重创伤和休克过程中，要积极预防该综合征的发生。

治疗的主要措施有：①控制、消除致病因素，加强预防感染。②及时应用 PEEP 辅助呼吸，使微小肺不张能膨胀，改善肺通气/血流比例，改善供氧，PEEP 一般还超过 0.98kPa。③大剂量激素的应用，可直接减少毛细血管的渗出。④维持血管内正常的渗透压。在尚未发生严重毛细血管损伤以前，通过限制液体量摄入，输血和应用人血白蛋白，达到维持正常血浆蛋白浓度，对机体是有益的。然而，在 ARDS 明显的情况下，应用浓缩的清蛋白溶液须慎重考虑，因为此时病变已引起肺毛细血管对蛋白质的通透性增加，故可使更多的蛋白质渗入到组织间质中，加重水肿。⑤体外氧合。在重症 ARDS 患者治疗中，目前有应用膜式氧合器做体外氧合救治成功的报道，但其技术、设备要求较高。

第三节 创伤性膈肌破裂

1. 概述

创伤性膈肌破裂在创伤中并不少见。创伤性膈肌破裂是急性外伤中一种严重的合并损伤，尤其是急性闭合性膈肌破裂的早期正确诊断，将直接影响治疗效果。创伤性膈肌破裂多有复合损伤及严重休克，伤势严重，病情复杂，故早期误漏诊率较高。手术抢救时均应采取气管内插管静脉复合麻醉，禁用硬膜外麻醉，避免加重呼吸循环功能不全，甚至引起呼吸、心搏骤停。

2. 致伤因素

（1）穿透伤：如子弹或刀刺伤等可致膈肌破裂，常同时损伤膈肌邻近的器官。

（2）医源性损伤：如放置胸腔闭式引流管引起的膈肌损伤。

（3）钝性伤：减速性损伤常导致膈肌破裂。

（4）爆震伤：此种伤引起的膈肌破裂虽罕见，但随着高科技战争的出现而有所发生，应引起重视。穿透伤导致的膈肌损伤其伤口一般较小，早期又无腹内脏器疝入胸腔，常被忽视，后期由于胸腹腔压差，腹内脏器疝入胸腔就会出现症状。钝性伤产生膈肌破裂的机制尚不完全清楚。闭合伤引起的膈肌破裂，多发生在左半膈肌中心腱，膈肌裂口多较大，胃、横结肠、脾和小肠常疝入胸腔，引起呼吸困难等严重症状。左侧膈肌破裂常伴有脾破裂，造成腹腔内出血，膈肌破裂多能在伤后复苏和治疗过程中得到早期诊断，但有的则因合并伤复杂和严重而影响或掩盖膈肌破裂的诊断。右侧膈肌破裂产生的症状不像左侧明显，肝脏可以暂时堵住裂口和肝脏疝入胸腔后在 X 线上给人以膈肌升高或血胸的错误印象，容易造成误诊和漏诊。

3. 临床表现

创伤性膈肌破裂的临床表现取决于创伤的性质、膈肌损伤的大小、合并伤的严重程度、进入胸腔内脏器的多少以及是否发生梗阻或绞窄。临床上将创伤性膈肌破裂大致分为急性期、间隙期或慢性期和梗阻或绞窄期。

（1）急性期：指受伤初期阶段。

1）受伤初期：腹腔脏器尚未进入或少量进入胸腔，可无明显胸部症状。

2）呼吸困难：呼吸困难的原因是破裂的膈肌活动丧失，通气功能下降；腹内脏器进入胸腔使肺受压萎陷，减少了呼吸面积。

3）脉搏加快、血压下降：大量腹内脏器进入胸腔使纵隔往健侧移位，阻碍了心脏的充盈，使心排出量下降，如脏器发生梗阻或绞窄，甚至可发生休克。

4）呕吐：主要是由于进入胸腔的胃及肠发生梗阻或绞窄所致。

（2）间隙期或慢性期：指经抢救伤情平稳或趋于恢复阶段。

1）若膈肌裂口小或被网膜堵塞：可无症状而长期未被诊断。

2)如腹腔脏器进入胸腔较多而未形成梗阻或绞窄：患者可有上腹不适、恶心、呕吐、胸骨下疼痛，在饮食后加重，可误为溃疡病、胆道疾病，甚至心肌梗死。

（3）梗阻或绞窄期：进入胸腔的脏器，主要是胃及肠发生梗阻或绞窄，可发生在伤后早期，甚至数月、数年，患者有胸痛、腹痛、恶心和呕吐等肠梗阻症状。

4. 诊断

膈肌破裂的诊断除了依据上述临床表现外，辅助检查对其诊断也有较大帮助：①外伤史。②有呼吸、循环紊乱表现。③肠梗阻或绞窄的表现。④X线胸片检查。早期胸部X线片可能正常，如有较多内脏疝入胸腔，则可见胸内有含气、液体的胃肠影或实质脏器影像。⑤胃肠造影检查。疑有膈肌破裂时，可插入胃管，X线透视下见胃在胸腔，即可诊断；经口服或胃管注入造影剂，亦可证实胃在左胸腔内。⑥B超及CT检查。B超检查可在胸部探测到肝、脾脏的块影，破裂部位可探测到局限性液性暗区或胃肠内容物，并能与气胸相鉴别；胸腹部CT检查见胸腔内有胃肠、肝、脾等影像。⑦胸腔镜检查。如有条件，急诊胸腔镜检查可确诊膈肌破裂，特别是腹腔内容物尚未疝入胸腔者，急诊胸腔镜检查具有重要的诊断及鉴别诊断意义，并可在电视内镜下进行膈肌修补，这项检查最好在伤后24h内进行。

5. 治疗

膈肌破裂无论其大小，均应进行手术，因膈肌破裂的裂口往往不能自愈，而且有生命危险。治疗原则包括还纳并修补腹腔脏器，修复破裂的膈肌，重建胸腹腔的解剖关系，但应掌握手术时机，分清主次，做好术前准备。一般按下述原则进行选择。

（1）如膈肌破裂已确诊，腹腔脏器进入胸腔较多，肺被压缩萎陷，心脏、纵隔移位，严重影响患者呼吸、循环功能者，应紧急进行手术。

（2）进入胸腔内的脏器发生嵌顿或绞窄，应急诊手术，避免疝入脏器发生坏死穿孔，导致不良后果。

（3）如膈肌破裂已明确诊断，但合并伤严重，须紧急处理。对无须开胸开腹者，膈肌破裂则可继续严密观察，优先处理合并伤，待全身情况稳定后，及早施行膈肌破裂修补术。

（4）对于一般症状不重，伤势稳定者，可继续严密观察，争取择期手术。

（5）膈肌破裂慢性期入院患者，应做好术前准备，包括胃肠道的准备，以便术中出现损伤胃肠道时可做修补术，而不致引起意外的并发症。

（6）妊娠时，一旦确诊膈肌破裂，应立即手术，妊娠和分娩期腹内压力升高，促使更多的腹内脏器进入胸腔，甚至引起胃肠梗阻或绞窄。

目前多数人认为，如膈肌破裂早期，并怀疑有腹腔脏器损伤，特别是怀疑有内脏破裂，最好采用经腹切口。对受伤时间较久，或伤后确诊早而又排除有腹内脏器损伤者，主张采用经胸切口。对同时需要处理胸及腹腔手术者，可分别做胸部及腹部切口，尽量避免用胸腹联合切口，因胸腹联合切口需切断肋弓，将降低胸廓的稳定性，这对胸廓已经受伤，呼吸功能不良的患者来说是不利的。

第四节　胸腹联合伤

1. 概述

胸腔与腹腔之间仅一膈肌相隔，胸腹部外伤时常损伤膈肌。膈肌是位于胸腔与腹腔之间的一膜状肌，胸腔在正常时呈负压状态，膈肌因创伤破裂后，由于腹压较高，胸腹之压间差为 1～2kPa，腹内器官通过膈肌的裂口而被吸入胸腔，故称为胸腹联合伤或创伤性膈疝（严格讲不能称疝，因为无疝囊）。腹内器官进入胸腔后，占据胸内大部分位置而使该侧肺受压，可发生呼吸循环功能紊乱，进入胸内的器官还可发生嵌顿、扭转、破裂、出血。因而一般伤情严重，休克发生率、胸腔感染率、漏诊率和病死率均比较高。

2. 穿透性胸腹联合伤

（1）概述：战时多见，占胸部穿透伤的10%～27%。正常呼吸时，左侧膈肌可达第5前肋水平，右侧膈肌可达第4前肋水平，做重力活动时膈肌可高达第3前肋水平。因此，任何第4肋间以下的胸部火器伤或锐器伤均有可能造成胸腹联合伤。

（2）病理生理：绝大多数病例的致伤物经胸部进入腹部，少数由腹部进入胸部。两则膈肌损伤的发生率大约相等，或左侧稍多于右侧。84%的膈肌破裂口小于2cm，但常大于皮肤伤口。在胸部，常有肺损伤、胸壁血管损伤和肋骨骨折等，引起血胸和（或）气胸。在腹部，肝、脾和肾等实质性脏器损伤，造成出血，甚至引起休克，其中肝损伤占61%，左右侧穿透伤均可引起。胃肠等空腔脏器损伤，导致穿孔，内容物外溢，造成腹腔或胸腔的急性炎症和感染。

（3）临床表现和诊断：穿透性胸腹联合伤的表现可分为以下4类。

1）以胸部伤表现为主：如胸痛、呼吸困难、血胸和气胸等。

2）以腹部伤表现为主：内出血或腹膜炎的表现。

3）同时有胸部伤、腹部伤：同时有胸部伤和腹部伤的表现。

4）严重创伤性休克：胸腹部伤的表现均不突出。穿透伤的方向和出入口位置或对非贯通伤戴无菌手套以手指探查，对诊断很有帮助。

X线检查可出现血胸、气胸、气腹或金属异物存留等。若胸腔内发现胃泡和肠襻影，则可提示有创伤性膈疝。诊断性腹腔或胸腔穿刺可抽出血液、气体或混有胃肠内容物的脓性液体。诊断时很容易漏诊胸部伤或腹部伤，尤其容易漏诊膈肌伤，约1/3病例的膈肌裂口是在术中发现的。

（4）治疗：穿透性胸腹联合伤的治疗首先在于防治休克；一般均需手术治疗。通常胸部伤仅需行胸腔闭式引流术，故须进行剖腹探查处理腹内脏器损伤，同时修补膈肌破裂。若有进行性血胸或持续性大量漏气时，必须紧急开胸探查处理胸内脏器损伤，接着剖腹探查处理腹内脏器伤。右侧胸腹联合伤伴肝破裂时，以经胸切口和扩大膈肌裂口修复较为容易，尽量避免做胸腹联合切口。治疗中注意补充血容量和水与电解质；

纠正酸中毒。手术病死率约 19%。

3. 创伤性膈肌破裂

（1）概述：创伤性膈肌损伤可于钝性伤或穿通伤后发生，占严重胸部伤的 4% ~ 7%，占严重腹部伤的 22%。发生原因多种多样，平时常见于间接损伤，如胸腹部挤压伤、爆震伤或减速伤等，引起的膈肌破裂口往往较大，易在伤后早期出现膈疝；战时多为直接损伤，如枪弹伤、刺伤等引起的穿透伤，其膈肌破裂口则较小，但也可以发生膈疝，且裂口愈小，膈疝内的脏器发生嵌顿和绞窄的可能愈大。

（2）病理生理：目前多数学者认为创伤性膈肌破裂的发生机制为胸腹腔压力差机制，平静呼吸时胸腔内为负压，腹腔内为正压，压差 7 ~ 20cmH$_2$O，深吸气时可达100cmH$_2$O 以上。当强大的钝性暴力作用于胸腹部，使两者间压差骤增，腹腔内压力向上冲动，作用于膈肌薄弱部位而引起破裂。膈肌破裂绝大多数为左侧，少数为右侧或双侧。破裂口大多在 10cm 以上，呈放射形，也可呈横形破入心包腔，称为膈肌心包破裂。少数为膈肌附着处的撕脱。膈肌破裂的好发部位为左侧膈肌，占 85% 以上，右侧只占 14%，双侧少见。伴随膈肌破裂而进入胸腔的脏器以胃为最多见，其余依次为脾、结肠、网膜、小肠和肝等。

（3）临床表现和诊断。

1）创伤性膈肌破裂的临床表现：有多种多样，左侧胸痛并放射至左肩部是膈肌损伤的一个最常见症状，在胸壁往往见到挫伤和伤痕。

2）破裂膈肌的运动功能丧失、肺受压萎陷和纵隔移位：可引起严重呼吸和循环功能障碍，甚至呼吸衰竭和休克。同时有不同程度的呼吸急促，若脏器脱入胸腔造成纵隔移位，则呼吸困难更为明显并可出现发绀。

3）进入胸腔的胃或肠管遭受膈肌破口的压迫：可发生梗阻或绞窄，出现严重的胸痛、腹痛、恶心、呕吐等胃肠梗阻症状；并发胃肠破裂时可引起胸腹腔感染。

4）断膈肌破裂：体检发现胸部叩诊呈浊音，呼吸音减弱，听诊时闻及肠鸣音。

胸部 X 线检查是诊断膈肌破裂的重要手段，主要特征为：①左膈肌显著升高，膈顶轮廓消失，膈上出现肠管阴影或液平面，或有一蕈状阴影突入右侧胸腔，或无法解释的膈面球形膨出；②纵隔及心脏阴影向健侧移位；③胸部的异常影像如气泡或致密影等；④胸腔出现液平面。

5）对仍不能确诊的患者：由鼻腔下胃管后胸透或摄片，可见胃管出现于胸腔内，经胃管注入造影剂（碘剂），更能证实诊断。怀疑右侧膈肌破裂时可注入人工气腹200 ~ 300mL，立位摄片若见气体未在腹腔而在胸腔则可确诊。

6）闭合性膈肌破裂：大多有合并伤，最多者为肋骨骨折和其他部位骨折，其次为脾或肝破裂、胃肠破裂，以及颅脑损伤等。

（4）治疗：初步措施包括经口或鼻置入引流管，为胸腔内脏器减压。由于破裂膈肌的运动功能丧失、肺受压萎陷和纵隔移位，可引起严重呼吸和循环功能障碍，甚至呼吸衰竭和休克。因此，膈肌破裂无论其大小，一经诊断，均应尽量施行手术治疗，否则不仅导致内脏嵌顿，而且因腹内脏器挤压肺组织，而对呼吸功能造成损害。其手术时机如下。

1）如膈肌破裂已确诊，腹腔脏器进入胸腔较多，肺被压迫萎陷，纵隔移位，严重影响呼吸、循环功能者，应紧急进行手术。

2）进入胸腔的脏器发生嵌顿或绞窄，亦应急诊手术，以避免坏死穿孔，导致严重后果。

3）如膈肌破裂已明确诊断，但因其他合并伤严重须紧急处理时，则先处理合并伤，待全身情况稳定后，及早施行膈肌修补。

4）膈肌破裂慢性期入院患者，应做好术前准备，包括胃肠道准备，进行择期手术。

由于膈肌破裂的临床表现复杂，常不典型且合并伤多，有 1/3～1/2 病例是在开胸或开腹探查手术中才发现的。因此，医生应对其提高警惕，术中注意探查。膈肌破裂的总病死率为 18%～26%，其中半数死于合并伤。手术病死率为 10.5%。

4. 创伤性膈疝

膈肌穿通伤伤口通常较小并常于探查其他创伤时发现。较小膈肌裂伤难以通过影像学判断，腹腔脏器疝在初期也常未形成。一段时间后，小型膈肌损伤可扩大并出现腹腔脏器疝。这类慢性膈肌损伤常与肺实质、胸壁等形成粘连，因此应行颈胸修补而非经腹。

第五节 穿透性心脏损伤

1. 概述

穿透性心脏创伤可由枪弹、弹片及刃器，如刀、剪和匕首等引起。

近年由于心导管检查和心腔造影造成心脏穿孔亦时有报道。穿透性心脏创伤以心室多见，右心室较左心室稍多，可能是由于右心室大部分位于心前区。早期死亡的主要原因是大量出血及心脏压塞，大约 2/3 的伤员直接死于大出血。当心脏穿透性损伤时，出血首先流入心包腔内。如果心包的裂口较大，血液可迅速流入胸腔或经创道流向体外，心脏压塞可不发生或不明显。如心包创口不大，心包裂口不能将血液及时排出，形成了血心包，使心包腔内压力急剧升高，除对心脏出血的创口有一定的压迫作用外，尚对心脏本身产生压迫作用，从而引起心包腔内压力升高，影响心脏舒张，使回心血流受阻，心排出量减少，心肌血流灌注障碍。早期心脏压塞时交感神经兴奋性增高，使血管收缩，心率增快，心肌收缩力相应有所增加，暂时尚能维持一定水平的心排出量和动脉压，随之，循环衰竭，主动脉压力下降，冠状动脉和全身组织血流灌注障碍，导致心搏骤停而死亡。

2. 临床表现

（1）致伤武器及伤道：仔细了解致伤武器及伤道，对心脏创伤的诊断很有帮助。胸前区靠近胸骨缘和剑突附近上腹部的穿透性，均应想到可能损伤心脏；此外，有时后胸部及颈部的枪弹伤亦可能引起心脏的损伤。

（2）休克：患者表现有烦躁不安、面色苍白、皮肤湿冷，脉搏速弱和血压下降等休克表现。

（3）心脏压塞：可表现有心音遥远、血压下降、颈静脉充盈及静脉压升高等。

（4）心脏传导系遭受损伤：可出现低血压，并伴有心搏徐缓。

3. 诊断

诊断内容包括：①胸前壁危险区穿透伤。②有休克或心脏压塞表现，但伤后早期也可无上述表现。③胸部 X 线检查。仅限于病情较轻，诊断可疑者。此项检查对气胸、血胸、金属异物及心包腔内有否积液的诊断很有价值。④超声心动图和多普勒检查。对心脏穿透伤的诊断可提供非常有用的资料，急诊时不搬动患者，在床旁检查比较安全。超声心动图可观察心包和胸腔有无液平段，心脏有无异物。超声多普勒有时尚可观察到随心脏收缩时有无向心外喷血的小破口，观察有无合并心内结构损伤。⑤心包腔穿刺术。心包腔穿刺抽出血液，结合创伤史即可做出诊断，但应注意心包穿刺的假阳性及假阴性较高。

4. 治疗

穿透性心脏损伤的处理原则是快速检查确诊，伤情进展快而严重者避免做不必要的辅助检查，全力有效复苏，积极果断手术。即使患者濒于死亡，紧急手术亦有获得成功的希望。到达急诊室有生命体征存在，可在急诊室剖胸，但病情相对平稳者仍应在手术室手术。

（1）抗休克。

1）保持呼吸道通畅：立即给予氧气吸入，行气管内插管人工辅助呼吸。

2）补充血容量：给予输血、输液及血浆代用品。为保持输液快速而通畅，至少有 2 条经上肢的静脉通道。

3）纠正酸中毒：当低血压及周围循环灌注不良，或当心搏骤停，发生组织缺氧，出现酸中毒，可由静脉输入 5% 碳酸氢钠 100~200mL 进行纠正。

（2）及时处理：及时手术修补心脏裂口。

第六节　创伤性胸主动脉破裂

1. 概述

创伤性主动脉破裂是指外伤所致主动脉壁的全层或部分断裂。平时多见于胸部钝性伤，主要由交通事故引起。战时多为穿透伤和火器伤。资料表明，38% 的胸主动脉破裂可存活 30min 以上，8% 可存活 4h 以上，仅有 7%~13% 的胸主动脉破裂伤员可被送达医院和可能接受诊治，创伤性主动脉破裂可发生于主动脉任何节段，而在临床接受外科手术病例中，几乎全部是主动脉峡部或邻近降主动脉破裂。裂伤的形态类型最常见为边缘整齐的横行断裂，累及内膜和部分中层，甚至全层断裂。个别主动脉破裂患者可存活一段时间，可形成搏动性血肿，继而血肿机化、血流再通，形成纤维性囊壁的慢性假性主动脉瘤。

2. 临床表现

主要表现有：①患者主诉胸痛或（和）背痛，呼吸困难；②患者伤后迅速处于休克状态，多处肋骨骨折、胸骨或锁骨骨折；③发现心前区或肩胛间区杂音，四肢血压不一致，通常表现为上肢血压异常增高，而下肢偏低甚至血管搏动减弱。

3. 诊断

（1）致伤原因：患者多为高速车辆交通事故、高空或高处坠落伤、胸前重物击打伤，以及胸前区火器或刃器伤。

（2）临床表现：患者主诉胸痛或背痛，呼吸困难，或休克，多处肋骨骨折、胸骨或锁骨骨折等。

（3）胸部 X 线检查：发现纵隔影增宽，主肺动脉窗消失，主动脉弓形状异常或有血肿征象，气管或支气管、食管受压变形等。

（4）主动脉造影：经股动脉插管逆行主动脉造影，曾是对疑诊主动脉损伤病例进行确诊的传统经典影像技术。但是造影检查系有创检查，耗时且较昂贵。

（5）CT 检查：相对于主动脉造影，CT 检查无创、较便宜，也易于进行。其对病变发现的灵敏度较高，但特异性较低。加之伤员病情多较危重，CT 检查需搬运伤员，使其实用性受限制。

（6）磁共振成像（MRI）检查：MRI 检查可提供优良的主动脉影像资料，但需转运患者，耗时较长，适宜于病情相对稳定，尤其是伤后数天或数周的患者。

（7）经食管超声心动图（TEE）检查：经食管二维超声心动图和彩色多普勒检查，较经胸二维超声心动图图像清晰，能更全面和正确地显示胸主动脉的状况，了解纵隔、胸腔及心包内积血情况，可探测胸主动脉内膜损伤部位和范围，管腔及湍流变化和部位等，并且可同时了解心肌挫伤和心包、胸腔积血情况。

创伤性胸主动脉破裂的临床诊断应与复苏、抗休克治疗和抢救其他致命性合并损伤同步进行，首先尽力稳定患者的生命体征。辅助检查可先进行床旁胸部 X 线平片，在胸部钝性伤或减速伤患者，若纵隔阴影增宽，主动脉影模糊，气管受压和移位，常提示胸主动脉断裂。可优先选择 TEE 检查，必要时急诊做主动脉造影。主动脉造影除能明确诊断外，还能显示破裂部位和范围，对选择手术方案和径路，都能提供有益的资料。伤后数天或数周的相对平稳的患者，可进行 CT 或 MRI 检查。

4. 治疗

（1）降主动脉破裂修复术：①直接钳夹阻断血流缝合法。适合于裂口小，预计低温下能在阻断血流 30min 内完成修复者。②损伤动脉近远端直接插管转流修复法。适用于降主动脉完全离断的修复或需移植人工血管进行修复者。③左心房－股动脉间转流术或股静脉股动脉部分转流下修复术，亦可防止脊髓和肾损伤，预防高血压造成脑血管意外和左心衰竭。

（2）升主动脉损伤修复术：这类伤员常合并严重心脏伤，或由于大血管的撕裂位于心包内，立即造成急性心脏压塞而死亡，所以仅有极少数病例生前能发现。

（3）腔内支架治疗：近年有报道血管腔内放置支架成功治疗胸主动脉破裂。尤其在已不具有开胸手术条件的患者，具有特殊价值。

第七节　创伤性窒息

1. 概述

创伤性窒息较少见，它是胸部或上腹部遭受严重挤压伤后，上半身皮肤呈现紫蓝色点状出血的病症，是闭合性胸部伤的一种较少见的综合征，其发生率占胸部伤的 $2\% \sim 8\%$。

2. 致病因素

常见的致伤原因有坑道塌方、房屋倒塌和车辆挤压等。

3. 病理生理

一般认为其致病机制系由 2 个因素造成：①胸部或上腹部受外力挤压，使胸腔内压突然增高；②在损伤的瞬息间声门紧闭，气管及肺内空气不能外溢。2 种因素同时作用的结果，引起胸内压力骤然升高，此一瞬息高压迫使右心血流经由上腔静脉逆流入无静脉瓣的头、颈静脉，造成头面部、颈部和上胸部毛细血管过度充盈和血流淤滞。血管壁发生暂时性麻痹，以至发生广泛的毛细血管破裂出血，从而产生创伤性窒息的典型表现。

4. 临床表现及诊断

创伤性窒息多见于胸廓弹性较好的青少年和儿童，多数不伴胸壁骨折。但当外力过强时，除可伴有胸骨和肋骨骨折以外，尚可伴有胸内或腹内脏器损伤，以及脊柱和四肢损伤。亦可发生呼吸困难或休克。根据受伤史和特征性的临床表现，诊断并不困难，但应强调全面检查以下几点。

（1）有无外伤史：胸部或上腹部受暴力挤压的外伤史。

（2）皮肤表现：患者面颈部、上胸部的皮肤均有不同程度的紫蓝色淤斑点，由针尖大小的淤血点密集而成，指压仍可暂时褪色，尤其以面部及眼眶部为明显。

（3）眼部变化：伤后眼睑皮肤发紫，呈淤血斑，眼球结膜下出血，水肿膨隆，角膜周围血管因扩胀而淤血。

（4）神经系统表现：伤后多数患者有意识障碍。清醒后可有头晕、头胀、烦躁不安。意识障碍多为短时间，但少数严重者由于广泛性大脑出血，或出现脑水肿而长期昏迷。

（5）胸部的变化及合并损伤：大多数患者都表现有胸闷、胸部不适、呼吸急促和窒息感，严重时有呼吸困难。这是由于胸腔内压力骤升、产生肺部毛细血管破裂致肺实质广泛出血所引起的。

5. 治疗

此类患者的处置包括对症，支持治疗和合并胸部挤压伤的处理。

1）单纯性创伤性窒息：一般无须特殊治疗，仅需在严密观察下采用对症处理，卧床休息、吸氧、适当止痛和镇静，以及应用抗生素预防感染等。一般应限制静脉输液量和速度。对皮肤黏膜的出血点或淤斑，无须特殊处理，2～3周可自行吸收消退。

2）有呼吸困难、缺氧者：给予气管插管与呼吸机支持呼吸。

3）合并损伤：应采取相应的急救和治疗措施，包括防治休克、血气脑的处理，及时的开颅或剖腹手术等。

创伤性窒息本身并不引起严重后果，其预后取决于胸内、颅脑及其他脏器损伤的严重程度。

第六章

腹部创伤

第一节　胰腺创伤

一、概述

胰腺属腹膜后器官，位置深在，横附于上腹中部腹膜后，由于其解剖上的特点使其受到很好的保护，只有当外界因素直接作用于胰腺，或钝性暴力直接作用于上腹部才能损伤胰腺，胰腺损伤多伴有邻近脏器的损伤，如十二指肠、胆道、胃、结肠、脾脏、肾脏及邻近大血管。胰腺损伤后由于症状和体征往往被其他脏器的损伤所掩盖，早期诊断较为困难，许多病例需要手术探查明确诊断，术后并发症的发生率及病死率均较高。胰腺损伤的病死率为 10%～20%。死亡的原因主要是失血性休克、败血症和多脏器功能衰竭；其他的原因为感染，应激性溃疡出血及肺部并发症等。胰头损伤多合并十二指肠损伤，损伤的程度直接影响患者的预后。

二、发生机制

胰腺创伤的发生机制：①当钝挫力来自椎体的右方，挤压胰腺头部则可引起胰腺头部伤，常合并肝脏撕裂伤、胆总管撕脱和十二指肠破裂；②钝挫力来自正中部的，因胰腺在椎体前横过，常发生胰腺横断伤；③当挤压来自左方，则引起远端胰腺挫伤或撕裂伤，可合并脾破裂。严重伤主要是出血及胰液性腹膜炎。

三、分型

1. 开放性损伤

以长刀刺伤、锐器伤为主，多伴其他脏器损伤。

2. 闭合性损伤

以钝性伤为胰腺受伤的主要原因，机动车事故、工矿外伤、生活意外所引起的下胸部、上腹部损伤而伤及胰腺较穿入性损伤为多，大多数均伴有其他内脏损伤，胰周器官的十二指肠常与胰头部同时受伤，其他有肝、胃、脾和大血管；腹部以外的合并伤多为胸部、头部伤。

四、临床表现

单纯胰腺损伤临床较少见，仅占胰腺损伤病例的 10% 左右，而大多数胰腺损伤合并其他腹腔脏器的损伤及身体其他部位的损伤，如颅脑损伤、胸部损伤或大血管的损伤，胰腺损伤的症状和体征常常被其他脏器损伤的症状和体征所掩盖，特别是伴有颅脑损伤或大血管的损伤，同时与损伤的程度及病理类型有关。

1. 轻度胰腺损伤

大多数症状轻微。如为腹部闭合性损伤，可见局部皮肤挫伤、淤血；若为开放性损伤，可见腹部伤口及出血。患者可有轻度上腹不适，轻微的腹膜刺激症状；或无任何症状，而数周、数月或数年后出现上腹肿块或胃肠道梗阻症状（胰腺假性囊肿所致）。有的患者并发慢性胰腺炎、胰腺纤维化等，出现长期上腹不适、低热及肩背疼痛等症状。

2. 严重胰腺损伤

大多出现上腹部剧痛，恶心、呕吐、呃逆，由胰液溢入腹腔所致。部分患者外溢的胰液局限于腹膜后或小网膜囊内，出现肩背部疼痛，而腹痛并不明显。疼痛及内出血可引起休克，出现烦躁、神志不清、面色苍白、肢端湿冷、呼吸短促、脉搏增快、血压下降。体格检查发现腹胀，腹式呼吸明显减弱或消失；腹部压痛、反跳痛及肌紧张，移动性浊音阳性，肠鸣音减弱或消失。腹腔穿刺抽出不凝血。

3. 穿透性胰腺损伤

可根据伤口的部位、方向及深度推测有无胰腺损伤的可能。穿透性损伤往往合并其他脏器的损伤，胰腺的损伤可能被忽视。因此上腹部的损伤若无大量失血但有明显的休克表现时，应考虑有胰腺损伤。

4. 手术所致胰腺损伤

诊断困难，因其临床表现颇不一致。大多表现为术后早期出现持续性上腹疼痛，呕吐；发热，脉搏增快；腹部压痛，肌紧张，肠鸣音迟迟不能恢复；上腹部出现包块，伤口引流多，皮肤腐蚀糜烂。若引流液或包块穿刺液中淀粉酶水平很高，则诊断可以确定。

五、辅助检查

1. 实验室检查

（1）血液检查：红细胞计数减少，血红蛋白及血细胞比容下降，而白细胞计数明显增加，早期白细胞计数增加是炎症反应所致。

（2）血清淀粉酶测定：目前尚无特异的实验室检查能准确诊断胰腺损伤。胰腺闭合性损伤血清淀粉酶升高较穿透者多，但文献报道血清淀粉酶测定对诊断胰腺损伤的价值仍有争论。部分胰腺损伤的患者早期测定血清淀粉酶可不增高，目前大多认为血清淀粉酶超过 300 苏氏单位，或在伤后连续动态测定血清淀粉酶，若出现逐渐升高趋势，应作为诊断胰腺损伤的重要依据。

（3）尿淀粉酶测定：胰腺损伤后 12～24h 尿淀粉酶即逐渐上升，虽然晚于血清淀粉酶升高，但持续时间较长，因此尿淀粉酶测定有助于胰腺损伤的诊断。对疑有胰腺损伤的患者进行较长时间的观察，若尿淀粉酶 >500 苏氏单位有一定的诊断意义。

（4）腹腔穿刺液淀粉酶测定：在胰腺损伤早期或轻度损伤的患者，腹腔穿刺可为阴性。胰腺严重损伤的患者，腹腔穿刺液呈血性，淀粉酶升高，可高于血清淀粉酶值。有人认为超过 100 苏氏单位可作为诊断标准。

（5）腹腔灌洗液淀粉酶测定：对疑有胰腺损伤的患者，腹部症状及体征不明显，全身情况稳定，若腹腔穿刺为阴性，可行腹腔灌洗后测定灌洗液中淀粉酶的浓度，对胰腺损伤的诊断有一定价值。

2. X 线平片

可见上腹部大片软组织致密影，左侧腰大肌及肾影消失，腹脂线前凸或消失，为胰腺肿胀和周围出血所致；若合并胃十二指肠破裂，可见脊肋角气泡或膈下游离气体。

3. B 超检查

可判断腹腔内实质性器官（肝、肾、胰腺等）的损伤和部位、程度、范围以及创伤后腹腔内局限性感染、脓肿。能发现胰腺局限性或弥漫性增大，回声增强或减弱，血肿及假性囊肿形成，并可定位行诊断性穿刺。断裂伤可见裂伤处线状或带状低回声区，但该检查易受肠道积气的影响。

4. CT 检查

CT 对胰腺损伤的早期诊断有很高的价值，因其不受肠胀气的影响。CT 表现为胰腺弥漫性或局限性增大，胰腺边缘不清或包裹不全的非均匀性液体积聚，CT 值在 20～50Hu，胰腺水肿或胰周积液，左肾前筋膜增厚。在增强 CT 片上可见断裂处呈低密度的线状或带状缺损。合并十二指肠损伤者还可见肠外气体或造影剂。

5. 内镜逆行胰胆管造影（ERCP）

该检查有时对急性腹部损伤导致的胰腺损伤有一定的诊断价值，可发现造影剂外溢或胰管中断，是诊断有无主胰管损伤的可靠办法。但该检查能出现 4%～7% 的并发症，病死率为 1%，而且上消化道改建手术、食管胃十二指肠严重狭窄及病情危重者不能耐受此项检查。腹部闭合性损伤的患者度过急性期后行该检查，能够明确胰管的病理情况，对手术方案的确定有重要的价值。

6. 磁共振胰胆管造影（MRCP）

MRCP 是一种最新的、无创的观察胰胆系统解剖和病理形态的技术，它可以显示胰胆管形态和组织结构的自然状态，无注射造影剂压力的影响，能够与 ERCP 互补，是胆胰系统疾病的重要诊断手段之一。

7. 诊断性腹腔镜探查

腹腔镜探查的优点是可直接观察损伤脏器并判断有无活动性出血，不但可提供准确诊断，有利于选择适宜的治疗方案，同时避免了不必要的剖腹探查术，减少了手术所致的并发症和病死率，可使 54% ~ 57% 的患者避免手术探查；但它仍属侵入性诊治手段，对腹膜后脏器的诊断不及 CT 检查，肠道的损伤有可能漏诊，已有大量内出血及明显腹膜炎时还会耽误手术时机，因此合理选择病例非常重要。有报道认为电视腹腔镜探查术适用于高度怀疑而无法排除腹腔内脏器损伤或已经证实有腹腔内脏器损伤，但血流动力学相对稳定的腹部创伤者；不同程度意识障碍致临床表现和体征模糊，需排除严重腹内脏器损伤；不能解释的低血压等。腹腔内大出血致血流动力学极不稳定、既往有腹部手术史、妊娠、有腹疝的腹部创伤属禁忌证。在普外科诊断性电视腹腔镜探查术并发症的发生率为 0 ~ 3%，主要的并发症有空腔脏器穿孔、皮下气肿、大网膜气肿、切口感染等。

六、诊断

根据病人的病史、临床表现及其他的相关辅助检查便可进行诊断。

七、治疗

胰腺损伤的治疗方法主要取决于胰腺损伤的部位和程度，特别是主胰管的完整性以及有无十二指肠及其他脏器合并伤。对于损伤的部位、程度，术前多难以准确估计。目前主张对怀疑有胰腺损伤时，除无腹膜刺激征的伤情较轻的患者可行保守治疗外，凡有明显腹膜刺激征者，均需积极地进行手术探查。以手术治疗为中心的综合疗法是最主要的治疗手段，及时的手术探查是减少并发症、提高治愈率的关键环节。

1. 胰腺轻度挫裂伤的术式选择

胰腺轻度挫裂伤（Ⅰa 型胰腺损伤）不伴有较大胰管的损伤，包膜完整者多发生于轻度上腹部挫伤后，产生所谓外伤性胰腺炎。手术探查确定后，如无其他脏器损伤，仅在损伤部位的胰周放置引流即可，但应仔细探查并排除胰腺被膜下的裂伤。有胰腺被膜破裂或浅裂伤者，可用细丝线缝合。如发现胰腺被膜下的小血肿，则需切开被膜，清除血肿，局部用细丝线缝合止血。如有明显胰腺组织缺损而不能将其被膜对合，但无大的胰管损伤时，也可在控制出血后仅做充分有效的引流术。无论胰腺的损伤多么轻微，损伤处胰周或小网膜腔的引流都是必要的。单纯引流处理后，虽部分病例可发生胰瘘，但只要能充分引流，经一段时间后胰瘘可自愈。超过半年不愈者可行手术治疗。

2. 胰腺严重损伤的术式选择

胰腺严重损伤包括胰腺严重挫裂伤（Ⅰb 型胰腺损伤）和胰腺部分或完全断裂伤（Ⅰc 型胰腺损伤）。胰腺严重挫裂伤可伴有或不伴有大胰管的损伤，在难以确认的情况下，一般应按有大胰管损伤处理。胰腺断裂伤一般都伴有胰管不同程度的损伤，甚至胰管的完全断裂。

（1）主要累及胰尾部的严重胰腺损伤：发生于胰尾部的严重胰腺损伤，包括胰腺严重挫裂伤、胰尾部的部分或完全断裂伤及胰体尾交界处部分或完全断裂伤等，均应采用胰尾部切除术加胰头侧断端缝合修补。此手术简便易行，术后并发症少。胰头侧胰腺断面或切断面的部分胰腺组织可能遭受严重挫伤而已失去生机，如不适当处理，术后易并发胰瘘及假性囊肿等。故对于胰头侧胰腺断面应予以适当的清创，其基本原则仍与一般清创术相同。术中可用手指捏压接近胰腺断面处的胰体，在控制活动性出血的情况下清除坏死和可能坏死的胰腺组织，保存未受损和血供良好的胰腺组织。清除过程中如能找到主要的胰管，以细丝线单独结扎更为理想。但此时胰管多半已较细小，术中不易解剖清楚。近侧胰腺断面的活跃出血点以细丝结扎或缝扎。清创后将胰腺上下缘用细丝线间断褥式缝合。

如同时合并有较明显的胰体部挫伤，怀疑胰头侧段胰管的完整性已遭破坏、影响胰液向十二指肠内引流时，在切除胰尾的同时，可行胰头侧断端与空肠吻合术，以免发生胰瘘。

由于胰尾与脾脏的解剖关系密切，传统的胰尾切除或胰体尾切除术都是将脾脏一并切除。近年来由于发现脾切除术后可能引起严重暴发性感染（OPSI），使脾脏对机体的免疫功能受到重视。对于非因恶性肿瘤所施行胰尾或胰体尾切除术时，在可能条件下均争取保留脾脏。保留脾脏的胰尾或胰体尾切除术有2种基本术式，即脾动静脉结扎切断和不结扎切断的2种术式。

（2）主要累及胰体部的严重胰腺损伤：对于广泛的胰体部严重损伤已涉及胰尾部，包括累及大部胰体尾组织的挫裂伤、胰体尾的多处断裂等，只能采用胰体尾部切除术加胰头侧断端缝合修补，或加行胰头侧断端与空肠 Roux－en－Y 吻合术。对于发生于胰腺颈体部的局限性严重挫裂伤（损伤虽重但仍较局限），可试行将损伤部分切除，使之成为胰颈体部的完全断裂伤，然后参照下述的胰颈体部断裂伤处理原则处理。胰腺的部分或完全断裂伤多发生于肠系膜上血管的左侧，于胰体部或胰颈与胰体交界处。多由于突然暴力将胰腺挤在脊柱上而造成的。这类胰腺损伤国外报道约占 8.5%，国内有报道达 40%，对于胰颈体部断裂伤，有多种术式可供选择，分述如下。

1）胰管吻合、胰腺断裂缝合修补术：若断裂伤局部组织挫裂不严重，最理想的术式是胰管一期吻合，胰颈体部断裂处缝合修补，恢复胰腺的连接。为防止胰管吻合处发生狭窄或胰液外溢，可将一细塑料管或硅胶管置入胰管中，导管一端剪数个侧孔，另一端通过胆胰壶腹引入十二指肠，再经腹壁引向体外。Martin 曾用此术式治疗 2 例儿童胰颈部断裂伤获得成功。但非梗阻状态下的胰管非常细，插管不易成功，故此术式的技术难度相当大。若胰管内置管成功，则此术式效果良好。

2）胰头侧断端缝合修补、胰体尾切除术：最简单安全、并发症少的处理方法是将断裂的胰腺远端段切除（胰体尾切除），胰头侧断端胰管双重结扎，丝线间断缝合断面。这种术式简单有效，但若较多地切除有功能的胰腺组织，会引起胰腺内、外分泌功能的不足。一般认为健康的胰腺可切除 70%，不致影响胰腺的功能。但也要考虑到胰岛主要分布在胰体尾部，切除胰腺体尾侧 70%，保留胰腺头侧的 30% 可能会导致胰腺内分泌的不足。若术后保留的胰腺组织因胰瘘、感染等发生慢性炎症，则胰腺分泌功能障碍不可避免。此术式不应作为胰颈体部断裂伤的首选术式。

3）胰头侧断端缝合修补、胰体尾侧断端与空肠 Roux – en – Y 吻合术：对此类胰腺损伤，目前国内外文献都推荐选用胰头侧断端缝合修补、胰体尾侧断端胰空肠 Roux – en – Y 吻合术。应用此术式处理胰颈体部断裂伤为 Letton 和 Wilson 于 1959 年首次报道，该报道胰颈部完全断裂伤 2 例，将胰头侧断端胰管结扎后行断端缝合修补，胰体尾侧断端行胰空肠 Roux – en – Y 吻合术，术后经过顺利，其后该术式被广泛应用。

胰体尾与空肠 Roux – en – Y 吻合术是胰腺外科的一种基本术式，应用此术式处理胰颈体部断裂伤时需注意下述几个问题：①胰头侧断端的胰腺组织可能有较严重的挫伤，部分组织已失去生机，需进行认真的清创，最好将主胰管寻找出来，予以单独结扎，胰腺断面用丝线间断褥式缝合；②为防止胰腺空肠吻合处发生胰瘘，可在胰体尾侧断面上将主胰管游离出来，插入硅胶管经空肠腔内穿出肠壁和腹壁引出体外；③胰腺空肠吻合口的下方和后面应放置 1 ~ 2 根硅胶引流管，经左侧腹壁相当于腋前线引出。

4）胰体尾侧断端与十二指肠吻合术：胰头侧断端缝合修补，胰体尾侧断端与十二指肠升部行端侧吻合，为一种简单的胰腺损伤内引流方法。

5）胰体尾侧断端与胃吻合术：胰头侧断端缝合修补后，将胃前后壁沿长轴切开，将胰体尾侧断端通过胃后壁植入胃腔内，用丝线将胃后壁与胰腺吻合，再缝合胃前壁，此术式有发生胰管逆行感染的机会。

上述的几种术式均是胰体尾部侧断端与消化道间的内引流术。有学者认为胰头侧断端缝合修补后仍有发生胰瘘等并发症的危险，推荐在胰腺断裂的两侧断端与消化道间均进行内引流术。此类术式增加了一个胰腺吻合口，手术侵袭和技术难度较大，可适用于胰头侧组织同时有较严重的挫伤，其近端胰管的回流可能受影响时。文献中可见 3 种术式，简要介绍如下：①游离一段带血管弓的空肠（两端切断，保留肠系膜），此段空肠的近端与胰体尾侧断端行端端吻合，再将空肠远段提上与胰头侧断端行端端吻合，然后再做空肠与空肠间的两个端侧吻合（双 Roux – en – Y 吻合）；②在标准的胰体尾侧断端与空肠 Roux – en – Y 吻合术的基础上，再增加胰头侧断端与此肠襻较远处侧壁间的端侧吻合；③在胰腺两断端之间插入一空肠襻，将空肠断端封闭，利用空肠的同一水平面向两侧与胰腺两断端吻合。

（3）主要累及胰头部的严重胰腺损伤：单纯胰头损伤较少见，多伴有十二指肠损伤。单纯累及胰头的轻度损伤的处理可见前述。单纯累及胰头部的严重挫裂伤和胰头断裂，其治疗比胰体尾伤困难而复杂，可有以下几种处理方法。

1）胰头部挫裂伤：已证实有主胰管损伤时，如有可能，最好在清创止血后行胰管吻合修补及胰腺组织修补术。与胰颈体部断裂的胰管吻合修补术一样，为防止胰管狭窄或胰瘘等，可将一细塑料管或硅胶管置入胰管中，经十二指肠腔引向体外。但由于严重创伤，胰腺组织和胰管被胰酶腐蚀消化和炎症水肿，术后胰管狭窄等并发症较多，且手术技术相当困难，此术式不易成功。若挫裂处的伤口位于胰腺前面，胰腺背侧组织无损伤，也可将损伤处与空肠行胰空肠 Roux – en – Y 吻合术。

2）胰腺损伤处创面渗血：形成血肿而难以判断损伤的程度，在清创过程中亦未能明确主胰管是否损伤，或在病情严重、各种手术条件欠缺的情况下，可用细丝线细致对合胰腺断端，局部放置引流。术后即使发生胰瘘，仍有部分病例可自愈，对不能自愈者，再按胰瘘处理。

3）胰头部严重碎裂伤伴有胰管损伤难以修复而未累及十二指肠时，可考虑进行胰头大部切除术。结扎近端胰管，胰体尾侧断端行胰空肠 Roux－en－Y 吻合术。在切除胰头时，须在十二指肠内侧保留 1～1.5cm 厚的胰腺组织，以保证十二指肠的血液供应，否则会发生十二指肠坏死。

4）胰头十二指肠合并伤的术式选择：轻型胰头十二指肠合并伤时（Ⅱa 型胰腺损伤），胰头及十二指肠两者的损伤均不严重，可分别行缝合修补及外引流术。

由于胰头十二指肠与胆总管及其周围大血管关系紧密，此种胰头十二指肠合并伤，常常同时合并胆总管及周围大血管损伤，患者早期可因门静脉、肠系膜上静脉、肝动脉等破裂大出血而死亡。胰头及十二指肠局部组织的水肿出血易导致胰液、胆汁引流受阻，胆胰管破裂使胆胰液大量外溢进入腹腔。胰酶被十二指肠液激活，迅速发生组织消化坏死，导致危及生命的肠瘘、胰瘘、腹腔内感染及大出血等。

对于此种重型胰头十二指肠合并伤，如施行较保守的单纯缝合修补加外引流手术，术后难免发生有关的严重并发症。若施行积极的胰头十二指肠切除术，在伤情严重的急诊条件下做此复杂手术亦很难成功。因此，这种损伤的处理十分困难，其病死率很高。目前主要有以下几种手术方式。

第一，十二指肠憩室化手术。Beme 于 1968 年首次报道使用十二指肠憩室化手术治疗严重的胰头十二指肠合并伤或单纯十二指肠损伤。Berne 最初报道 16 例，3 例死亡，均于术后 24h 内死于合并的多发外伤。其后此术式被较广泛地应用于严重的胰头十二指肠损伤，获得满意的效果，目前已成为治疗严重胰头十二指肠合并伤的一种标准术式。十二指肠憩室化手术包括几个基本部分，即胃窦部切除、迷走神经切断、胃空肠端侧吻合、十二指肠断端缝合闭锁加置管造瘘、十二指肠破裂修补缝合、胰头损伤局部清创及缝合修补、胆总管 T 形管引流、腹腔内置多根引流管等，有时尚补加高位空肠营养。设计此术式的原理为胃窦部切除、胃空肠吻合使食物不再通过十二指肠，有利于十二指肠损伤的愈合；胃窦部切除、迷走神经切断使胃酸分泌减少，低胃酸减少十二指肠液和胰液的分泌，使胰酶激活受到抑制，同时防止应激性溃疡和边缘性溃疡的发生；十二指肠造瘘可降低十二指肠腔内压力，使十二指肠损伤缝合修补处的张力降低，并使一个损伤的十二指肠侧瘘变成一个较容易自愈的端瘘；胆总管 T 形管引流可降低胆总管的压力，有利于胰液引流，减轻胰腺损伤处的胰液外溢和组织自身消化。

与胰头十二指肠切除术相比较，十二指肠憩室化手术的外科技术简单，手术侵袭小，并发症少。

第二，改良的十二指肠憩室化手术。Cogbill 于 1982 年报道了改良的十二指肠憩室化手术，即切开胃窦前壁，经胃腔内用可吸收缝线行荷包缝合闭锁幽门，再将胃窦切口与空肠吻合，使胃内容物由吻合口进入空肠，而不再切除胃窦部及迷走神经，这样可缩短憩室化手术的时间，减少手术的侵袭，适用于一般状态比较危重的患者。

第三，胰头十二指肠切除术。当严重的胰头与十二指肠的损伤累及范围非常广泛，伴有明显的血供障碍或坏死时，只能考虑施行胰头十二指肠切除术。

急症行胰头十二指肠切除术具有一些特点：患者多有创伤失血性休克、处于严重的应激状态，增加了手术的风险和术后的有关并发症；患者可能同时有腹腔内其他脏器损伤，如肝、脾或肠破裂等，增加了手术损伤的复杂性和侵袭程度；患者多无胰、胆管扩张，胰肠吻合与胆肠吻合均很困难，术后易发生胰瘘及胆瘘等。因此，在胰头十二指肠损伤的急症胰头十二指肠切除术的手术死亡率很高，可达 30% ~ 40%。不能认为胰头十二指肠切除术是治疗严重胰腺损伤的一个适宜术式，只能在上述的任何一种术式均难以实施时，作为最后的一种选择。

消化道重建可按 Whipple（按胆管 – 胰 – 胃的顺序与空肠吻合）或 Child 法（按胰 – 胆管 – 胃的顺序与空肠吻合），目前多主张采用 Child 法。

第二节　肝脏创伤

1. 概述

肝外伤是腹部外伤中较常见而严重的损伤，其发生率仅次于脾外伤而居腹部实质脏器损伤第 2 位。其中严重肝外伤的伤情复杂，并发症多，病死率高。患者一般有明确的右侧胸腹部外伤史，清醒的患者诉右上腹疼痛，有时向右肩部放射，并觉口渴、恶心、呕吐。肝外伤的体征主要是低血容量性休克和腹膜炎。个别患者发生腹内大出血，还可以出现腹胀等表现。由于致伤原因的不同，肝外伤的临床表现也不一致。目前肝外伤的诊断和处理仍是普遍关注的问题，诊断上增强 CT 作为"金标准"广泛使用；治疗上非手术治疗占 80% 左右，即使手术重点也放在填塞、损伤控制和微创介入血管栓塞。在人员、技术、条件完备的专业化医院，对血流动力学不稳定的患者行肝段、肝叶切除治疗肝重度损伤也可取得较好的结果。

2. 病因

暴力和交通事故是引起肝脏创伤的 2 大主要原因。肝脏钝性损伤占所有肝损伤的 2/3 左右，钝性肝损伤主要有以下 3 种类型：①右下胸或右上腹受直接暴力打击，使质地脆弱的肝脏产生爆震性损伤；②右下胸或右上腹受到撞击和挤压，使肝脏受挤压于肋骨和脊柱之间，引起碾压性损伤；③当从高处坠地时，突然减速，使肝脏与其血管附着部产生剪力，使肝脏和其血管附着部撕裂引起损伤。开放性肝损伤主要由刺伤和枪弹伤引起，后者常合并有多脏器损伤。

3. 分类

根据肝损伤的深度分为 3 种类型：Ⅰ 型为周围型，Ⅱ 型为中间型，Ⅲ 型为中央型。Ⅰ 型损伤深度不超过 3cm，不严重；Ⅱ 型损伤涉及肝动脉、门静脉和胆管的二级或三级分支断裂；Ⅲ 型损伤包括有肝动脉、门静脉、肝总管或其一级分支损伤，常有较多失活肝组织，肝静脉损伤亦属于Ⅲ型肝损伤。

4. 临床表现

开放性损伤的伤口部位和伤道常提示肝脏是否损伤，诊断较为容易。钝性腹部创伤时，尤其是右上腹、右下胸、右腰及胁部受伤时，局部皮肤可有不同程度的损伤痕迹，应考虑肝脏损伤的可能。在创伤严重、多处多发伤及神志不清的患者，有时诊断较为困难。加速性损伤如交通事故、高空坠落等常引起肝脏 5~8 段的损伤；上腹部的直接暴力常引起肝脏中央部(4、5、8 段)的损伤；下胸和脊柱的挤压伤常引起肝尾状叶(第 1 段)的出血性损伤。肝损伤也常合并有多脏器损伤。肝脏损伤早期死亡原因为失血性休克，晚期多死于胆汁性腹膜炎、继发性出血和腹腔感染等并发症。肝脏损伤轻者可仅有肝包膜撕裂，重者可有肝实质破裂、肝脏撕脱，也可伴有肝动脉、肝静脉、门静脉和肝内胆管损伤。

(1)腹痛：患者伤后自诉有右上腹痛，肝创伤患者的腹部症状可能不及胃肠道破裂消化液溢出刺激腹膜引起的症状严重，但当肝周围积血和胆汁刺激膈肌时可出现右上腹痛、右上胸痛和右肩痛。严重肝外伤腹腔大量出血时，引起腹胀、直肠刺激症状等。

(2)腹腔内出血、休克：是肝外伤后的主要症状之一。当肝脏损伤较严重，尤其是肝后腔静脉撕裂时可在短时间内发生出血性休克，表现为面色苍白、出冷汗、脉搏细速、血压下降、腹部膨胀、神志不清和呼吸困难等一系列腹腔内出血的症状。但如果为肝包膜下破裂或包膜下血肿，则患者可在伤后一段时间内无明显症状，或仅有上腹部疼痛；当包膜下血肿进行性增大破裂时，则引起腹腔内出血，而出现上述的一系列症状。

(3)体格检查：上腹、下胸或右季肋部有软组织挫伤或有骨折；腹部有不同程度的肌紧张、压痛和反跳痛腹膜刺激症状；肝区叩击痛明显；腹腔有大量积血时移动性浊音呈阳性；如为肝包膜下、中央部位血肿或肝周有大量凝血块时，则肝浊音界扩大；听诊肠鸣音减弱。

5. 辅助检查

(1)诊断性腹腔穿刺和腹腔灌洗：当肝脏损伤后腹腔内有一定出血量时，腹腔穿刺多数能获得阳性的结果，反复穿刺和移动患者的体位可提高腹腔穿刺的阳性率。腹穿阳性固然有助于诊断，但阴性结果并不能完全排除肝脏有损伤。如腹穿阴性，而临床又高度怀疑肝脏损伤时可做腹腔灌洗，阳性提示腹腔内出血的准确率很高。

(2)X 线检查：腹部平片可显示肝脏阴影增大或不规则，膈肌抬高、活动受限，并可观察有无骨折，对诊断肝脏损伤有帮助。

(3)CT 检查：能清楚显示肝脏损伤的部位和程度，显示腹腔和腹膜后血肿，还可显示腹腔其他实质性脏器有无损伤，是目前应用最广、效果最好的诊断方法之一。

(4)B 超检查：对诊断肝外伤有较高的诊断率和实用性。可显示肝破裂的部位，发现血腹、肝脏包膜下血肿和肝中央型血肿。B 超是诊断肝外伤最常用的诊断手段之一。闭合性腹部损伤进行 B 超检查诊断的准确性为 88%，特异性为 95%。

6. 治疗

（1）非手术治疗：非手术治疗适用于血流动力学稳定的肝损伤患者，包括有肝包膜下血肿、肝实质内血肿、腹腔积血小于 250～500mL、腹腔内无其他脏器损伤需要手术的患者。治疗方法主要包括卧床休息，限制活动；禁食，胃肠减压；使用广谱抗生素、止痛药物、止血药；定期监测肝功能，复查腹部 CT 等。

（2）手术治疗：尽管目前肝外伤采用非手术治疗有增加的趋势，但是绝大部分患者仍需要急诊手术治疗，血流动力学不稳定的肝外伤患者应采用手术治疗。

手术治疗的原则为：①控制出血；②切除失活的肝组织，建立有效的引流；③处理损伤肝面的胆管，防止胆漏；④腹部其他合并伤的处理。肝外伤后出血是最主要的死亡原因，因此控制出血是肝外伤治疗的首要任务，常用的手术方法有以下几种。

1）肝脏缝合术：这是治疗肝外伤最古老的方法，用大圆弯针距创缘 1cm 左右做间断褥式缝合并用大网膜加强，缝合时缝针应穿过创口底部，以免在创面深部遗留无效腔，继发感染、出血等并发症。

2）肝实质切开直视下缝合结扎术：这是一种对肝实质严重损伤采用的治疗技术。适用于肝实质深部撕裂出血；肝脏火器伤弹道出血；肝脏刺伤伤道出血等。阻断肝门，切开肝实质，用手指折断技术即拇指、示指挤压法，用超声解剖的方法显露出血来源，结扎或钳夹肝内血管、胆管，直视下结扎或修补损伤血管和胆管。此项技术具有并发症少，死亡率低的优点。

3）肝清创切除术：适用于肝边缘组织血运障碍，肝组织碎裂、脱落、坏死，肝脏撕裂和贯通患者。与规则性肝段或肝叶切除相比，此手术能够保留尽量多的正常肝组织，并且手术时间短，因此是一种较有效的治疗肝外伤的方法。肝清创切除术的关键在于紧靠肝损伤的外周应用手指折断技术或超声解剖技术清除失活肝组织，结扎肝中血管和胆管。

4）规则性肝段或肝叶切除术：现在使用较少，仅适用于一个肝段或肝叶完全性碎裂；致命性大出血肝叶切除是唯一的止血方法；以及某些肝外伤处理失败再出血的患者。

5）选择性肝动脉结扎术：目前已很少运用，因为其他的止血方法足以控制出血。目前对于复杂的肝裂伤、贯通伤、中央部破裂、大的肝包膜下血肿等经清创处理后，仍有大的活动性出血或不可控制的出血，在运用其他方法不能止血时，可采用结扎肝总动脉或肝固有动脉、肝左或肝右动脉而达到止血的目的。

第三节　脾脏创伤

一、概述

脾位于左下侧胸廓内季肋部的深处，重 75～150g，质地脆弱，是腹腔脏器中最易受损伤的器官之一，脾脏损伤的发生率在各种腹部创伤中可高达 40%～50%。交通事故造成的脾破裂居首位(占50%~60%),其他依次为坠落伤、打击伤、跌打伤、刀刺伤等。临床统计显示,在腹部开发性损伤中,脾破裂约占100%;在腹部闭合性损伤中,脾破裂占20%~40%。脾破裂病情比较凶险,又因常合并其他脏器的损伤,临床表现复杂,因此临床工作中必须诊断及时,处理恰当,否则可危及生命,其病死率为3%~23%,合并脾蒂或大血管损伤者病死率可高达70%。脾破裂大多是沿着脾段的边缘裂开,以脾的下级最常见,这是因为脾下级受肋弓的保护较差,而脾质地脆弱,易受损伤。脾损伤多不累及脾门部的主要大血管,如果破裂创口是沿着脾段方向,则少有脾段血管断裂,出血缓慢且持续时间短。如果裂口横过脾段,则血管受损较重,出血量大,持续时间长。如果涉及脾蒂和脾门的损伤,则短时间内就会大量出血,出现失血性休克,危及生命。

二、临床表现

1. 脾破裂的症状与体征

随出血的多少和快慢、破裂的性质和程度以及有无其他脏器的合并伤或多发伤而有不同的表现。仅有包膜下破裂或中央破裂的患者,主要表现为左上腹疼痛,于呼吸时可加剧;同时脾脏多有肿大,且具压痛,腹肌紧张一般不明显,多无恶心、呕吐等现象,其他内出血的表现也多不存在。如不完全破裂一旦转为完全性破裂,急性症状将迅速出现,病情也将迅速恶化。

完全性破裂一旦发生后首先将有腹膜刺激症状。出血缓慢而量亦不多者,腹痛可局限于左季肋部;如出血较多散及全腹者,可引起弥漫性腹痛,但仍以左季肋部最为显著。反射性呕吐属常见,特别是在起病的初期。有时因血液刺激左侧膈肌,可引起左肩部(第4颈神经的分布区域)的牵涉性痛,且常于深呼吸时加重,称为Kehr征。随后患者于短时期内即可出现明显的内出血症状,如口渴、心慌、心悸、耳鸣、四肢无力、呼吸急促、血压下降、神志不清等;严重者可于短期内因出血过多、循环衰竭而死亡。

体检时可以发现腹壁有普遍性的压痛和肌肉强直,以左上腹部为最显著。左季肋部之脾浊音区也常有增大。如腹内有多量血液积聚,还可发现有移动性浊音;但因脾周围常有凝血块存在,故患者左侧卧时右腰部可呈空音,右侧卧时左腰部却常呈固定之浊音,称Ballance征。

2. 分型

除了所谓自发性脾破裂外,一般外伤性脾破裂在临床上大致可以分为3种类型。

(1)立即脾破裂:即临床上通常所说的脾破裂,占外伤性脾破裂的80%~90%,是在外伤时即刻发生脾脏破裂、腹腔内出血、失血性休克,严重者可因急性大出血而于短期内死亡。

(2)延迟性(迟发性)脾破裂:是外伤性脾破裂的一种特殊类型,约占闭合性脾脏破裂的10%,在外伤和脾破裂、出血之间有48h以上的无症状期(Baudet潜伏期)。

(3)隐匿性脾脏破裂：脾脏外伤后仅有包膜下出血或轻微裂伤，症状不明显，甚至无明确外伤史可追溯，诊断不易肯定。在出现贫血、左上腹部肿块、脾脏假性囊肿或破裂、腹腔内大出血等才被诊断。此类型少见，在闭合性脾脏破裂中发生率不足 1%。

3. 一般来说脾破裂的患者临床上又可以有以下 3 个过程

(1)早期休克阶段：是继腹部外伤后的一种反射性休克。

(2)中期隐匿阶段：患者已从早期休克中恢复，而内出血症状尚不明显。此期长短不一，短者 3~4h，一般 10 余小时至 3~5d，个别病例如包膜下出血或轻微裂伤也可长达 2~3 周，才进入明显出血阶段。在此期间，患者轻微的休克现象已经过去，严重的出血症状尚未出现，故情况多属良好；除左季肋部有疼痛、压痛、肌痉挛外，仅局部有隐约肿块，腹部稍有膨隆；左肩部的放射痛不常见。然而此时如不能及时做出诊断，实为多数患者预后不良的主要原因，故切宜谨慎从事，万不可因外伤的历史不明确，患者的情况尚良好，无明显的内出血症状，无典型的 Kehr 征或 Ballance 征而麻痹大意或因循误事。

(3)晚期出血阶段：此期诊断已无疑问，出血症状与体征均已甚为明显，患者情况已经恶化，预后比较严重。

三、分级

1. 分级情况

国内外对于外伤性脾破裂的分级方法多达几十种，这些分级系统都是在实践的基础上总结而成的，各自从不同的侧面、不同的程度反映了脾破裂的特点和规律，很具有科学性和实用性。我国学者在第六届全国脾脏外科学术研讨会上讨论通过的"脾脏损伤程度分级"，有简单、实用的特点。据此可迅速判断脾损伤的级别；概括全面，涉及从被膜到实质、从分支到主干，适应我国目前常见的脾损伤机制的特点。已被国内广泛采用。

2. 分级

(1)Ⅰ级：脾被膜下破裂或被膜及实质轻度损伤，手术所见脾裂伤长度≤5.0cm，深度≤1.0cm。

(2)Ⅱ级：脾裂伤总长度 >5.0cm，深度 >1.0cm，但脾门未累及，或脾段血管受累。

(3)Ⅲ级：脾破裂伤及脾门部或脾部分离断，或脾叶血管受损。

(4)Ⅳ级：脾广泛破裂，或脾蒂、脾动静脉主干受损。

四、辅助检查

1. 实验室检查

血常规化验红细胞和血红蛋白常有进行性下降，而白细胞则可增至 12×10^9/L 左右，系急性出血的反应。

2. 腹部 X 线片检查

外伤患者可摄腹部 X 线片，观察脾脏轮廓、形态、大小和位置改变。伴发肋骨骨折的影像，对诊断脾外伤很有帮助。

3. 腹部超声检查

当脾脏损伤时可显示脾轮廓不整齐，影像中断，疑有包膜下血肿，并可见脾脏进行性肿大和双重轮廓影像，同时可显示腹腔内 100mL 以上的积液。脾包膜断裂时，可见脾脏表面欠光滑整齐，连续性中断，可探及条索状暗带，脾实质回声尚均匀，脾周及左右髂窝内可探及不等量的液性暗区。当包膜、脾实质同时断裂时，可见脾脏包膜断裂，脾实质内可探及一处或多处不规则低回声区，脾周、肝前、肝肾之间、左右髂窝可探及大量液性暗区。迟发性脾脏破裂时，需多次超声检查才能发现实质破裂。

4. 腹部 CT 检查

CT 能确定脾损伤的存在及其损伤范围，具有非常高的敏感性和特异性。脾包膜下血肿表现为局限性包膜下积血，似新月形或半月形。伴有相应实质受压变平或呈锯齿状。最初血肿的密度近似于脾的密度，超过 10d 的血肿其 CT 值逐渐降低，变为低于脾实质密度。增强 CT 显示脾实质强化而血肿不变，形成明显密度差异，对平扫图上等密度的血肿乃为重要的补充检查手段。脾实质内血肿常呈圆形或卵圆形的等密度或低密度区。单一的脾撕裂在增强的脾实质内看到线样的低密度区，多发性脾撕裂常表现为粉碎性脾，呈多发性低密度区，通常侵及脾包膜，以及伴腹腔积血，脾脏不增强的部分，提示损伤或供应脾脏段的动脉栓塞。

脾撕裂伤显示为脾内带状、斑片状或不规则状低密度影，多同时伴腹腔积血征象，脾内血肿密度随时间而变化，新鲜血肿为等或略高密度，随时间的延长，血红蛋白溶解和血肿水容量增高，血肿密度逐渐降低，易于诊断。脾包膜下血肿 CT 显示为等或略高于脾密度影，与脾内等密度血肿一样，CT 平扫易于漏诊，须做增强 CT 方能确诊。文献提示有 1%～15% 的脾损伤患者在伤后即刻 CT 扫描所见正常，而 48h 后复查 CT 才能发现脾损伤征象，一般在 3 周左右，少数潜伏期可几个月或数年。CT 扫描不仅对脾损伤的诊断具有敏感性和特异性，且能进一步估计损伤程度，从而指导临床治疗方案的制定，并预测患者的预后。

5. 诊断性腹腔穿刺灌洗

虽不能提示损伤的部位，亦不能说明损伤的程度，但对决定剖腹探查的指征很有帮助，诊断准确率达 90% 以上。由于超声及 CT 的广泛应用，腹腔穿刺似应用受限。

6. 放射性核素显像检查

MRI 由于成像时间较长，某些抢救设备难以接近 MRI 机器等原因，一般不用于急诊患者的检查，但在病情稳定后，或病情复杂时，特别是检查出血和血肿时，MRI 是一种较有效的检查方法。脾外伤后的各种病理变化反映在 MRI 图像上与 CT 表现基本相同，同时 MRI 可以冠状面和矢状面成像，对显示整体变化和与腹部外伤有关的其他脏器损伤较 CT 更全面，出血的 MRI 信号强度的变化与出血时间有关，脾内出血和血肿形成早期，出血区 T_1 加权表现为等信号，T_2 加权为低信号区，出血 3～14d 时，T_1 加权图像上呈白色的高强度信号，T_2 加权图像上也呈现高强度的影像。

7. 选择性腹腔动脉造影

这是一种侵袭性检查，具有高度的特异性及准确性，既可以特异性明确诊断，又可以同时进行超选择性脾动脉栓塞治疗。

五、诊断

1. 伤史

有左季肋部、左后背挤压，钝性打击，枪弹和刀刺伤史或汽车撞压和翻车受伤史。

2. 腹痛

先左上腹部疼痛，后左下腹甚至全腹部疼痛，疼痛放射至左肩。

3. 腹胀

为脾破裂内出血积于腹部，刺激腹膜又发生大量渗出液，有腹胀，腹部难受感。

4. 休克

查体患者出现休克表现，并且有腹膜炎体征。

5. 腹部 B 超

腹腔内积液，脾实质破裂、脾窝积液、脾区增大。

6. 腹腔穿刺

左下腹或右下腹部穿刺多可抽出不凝固血液。

7. CT 或 MRI

疑为包膜下血肿或实质破裂，患者情况较好，血流动力学稳定者，CT 或 MRI 检查可作为一种诊断方法，可观察到脾损伤程度和包膜下积血情况。

六、治疗

近年来，随着对脾脏功能的深入认识以及超声、CT 等现代影像技术的提高和普及，诊断观念也发生了相应的变化。现代脾脏外科的观念已经形成，不再一味地切除脾脏，而是在遵循"生命第一，保脾第二"原则的基础上，采用个体化的治疗原则，轻度损伤可以保守治疗，而较重的损伤则需要及时有效的手术治疗，手术治疗亦须根据患者的具体情况，选择最适合的术式。

1. 手术治疗

（1）适应证：脾破裂手术治疗的适应证包括血流动力学不稳定、腹腔内脾外脏器损伤、ISS > 15、成人 AAST 分级 > Ⅲ，CT 显示腹腔大量积血、活动性出血以及高能量创伤（highenergy mechanisms）等指标。Cathey 等建议有以下情况者也应剖腹探查：收缩压 < 100mmHg（13.33kPa），脉搏 > 100 次/分、血细胞比容 < 30、PT > 13s、意识不清、高龄等。

（2）手术方式。

1）局部黏合剂：主要应用于Ⅰ级脾损伤，也可用于脾修补术和部分脾切除术轻度渗血。

2）局部凝固止血：凝固方法较多，有激光、红外线、高热空气等，可先采用凝固方法处理创口，在局部涂抹生物材料，效果较好。

3）脾动脉结扎：脾动脉结扎并不致引起脾脏的坏死。目前该术式主要应用于脾损伤出血的治疗，与其他保脾手术联用效果较好。其特点是保留了脾脏的完整结构。通过结扎脾动脉主干，减少了脾脏的血流量，同时缩小了脾脏的体积和张力，利于缝合和修补脾脏。

4）脾破裂缝合修补术：属于保脾手术，技术较简单，在条件具备、手术适应证符合时，应首选。

5）部分脾切除术：适用于Ⅲ级脾破裂，损伤较局限，单纯修补难以止血或受损的脾组织已失去活力，部分脾切除后有半数以上的脾实质能保留者。

6）全脾切除术：国内采用较为广泛，尽管已经认识到脾切除术后会带来一系列不良后果，但是这一经典术式仍然具有不可替代的优势。其具有止血迅速彻底、适应证广泛等特点，在一些特殊情况下，仍然是唯一的选择。

7）全脾切除术＋自体脾组织片网膜囊内移植术：自20世纪80年代开始，已经被普遍认为是全脾切除术后弥补脾功能的有效方法。它既满足了迅速切脾控制出血，确保患者生命安全的需要，又能安全可靠地补偿脾脏功能。

8）带血管蒂的自体脾组织移植：该手术难度较大，但是手术效果可靠，术后脾功能恢复快，在满足适应证和技术要求的条件下，不失为一种较好的治疗措施。

2. 非手术治疗

（1）适应证：①单纯性脾破裂；②伤后血流动力学稳定，输血量不多；③非开放性损伤；④患者年龄＜50岁；⑤临床症状逐渐好转。

从国外的经验看，非手术治疗的适应证现在有逐渐拓宽的趋势。病理性脾破裂、开放性脾外伤以及高龄患者都可经非手术治疗而痊愈。作为选择治疗方法的直接证据，CT所提供的影像学资料受到广泛的重视。

（2）具体措施：包括绝对卧床休息、严密的ICU监护、禁食、液体治疗、使用止血药物、预防性应用抗生素及CT或超声随诊等。

在观察期间发现以下情况之一者，宜中转手术：①腹痛和（或）局部腹膜刺激征持续加重；②24h内输血量＞4U而生命体征仍不稳定；③血细胞比容持续下降而通过输血仍不能得到迅速纠正；④通过观察不能排除腹内其他脏器的损伤。

（3）选择性脾血管栓塞疗法：是另一种行之有效的微创手段。其适应证比较广泛，对某些涉及脾门区和脾蒂血管的损伤也有较好的效果，但术前需要维持患者的生命体征基本稳定和排除严重的脾外器官的损伤。

其优点有：①具有微创治疗的一般特点，创伤小、恢复快。②诊治并举。脾动脉造影可明确出血的部位、程度和速度，若结合 CT 则更能获得全面的伤情评估。栓塞止血后，可再次造影以明确止血效果。③由于脾脏具有双重血供，栓塞后坏死脾组织可以再生，脾脏功能保存良好。

七、并发症

脾脏损伤的主要并发症为腹腔内出血、继发脾囊肿、脾脓肿以及手术相关的并发症，如术后出血、腹腔感染、肺感染、胰瘘、脾瘘和脾切除术后凶险性感染等。

第四节 胃创伤

1. 概述

胃大部分受肋弓保护，胃壁较厚且有一定活动度，单纯胃损伤在闭合性腹部损伤中的机会较少，胃损伤的发生率在腹部钝性伤中仅占腹内脏器伤的 0.4%～1.7%。但在穿透性腹部伤中（尤其枪弹伤），胃损伤率就较高，占 7%～20%，居内脏伤第 4 位。胃创伤可表现为胃壁挫伤、血肿、胃黏膜撕裂、胃破裂或断裂。由于解剖关系，胃损伤常合并其他内脏伤，腹部穿透伤合并肝损伤占 34%，脾损伤占 30%，小肠损伤占 31%，大肠损伤占 32%，胰损伤占 11%。单纯胃损伤的死亡率为 7.3%，有合并伤的死亡率高达 40% 以上。

2. 损伤类型

（1）不完全性胃破裂：包括胃壁浆膜下血肿，胃壁浆肌层撕裂，胃壁肌层挫裂和撕裂，胃黏膜肌层撕裂，胃黏膜撕裂。

（2）完全性胃破裂：包括胃壁全层破裂和胃横行断裂。

3. 临床表现

胃损伤的临床表现取决于损伤的范围、程度，以及有无其他的脏器损伤。胃壁部分损伤可无明显症状。胃壁全层破裂，胃内容物具有很强的化学性刺激，进入腹腔后引起剧烈腹痛和腹膜刺激征象，可呕吐血性物，肝浊音界消失，膈下有游离气体。

4. 诊断

（1）伤史：有明确上腹部或腹部外力钝性打击及锐性刺伤史、吞服化学药物病史。

（2）闭合性损伤：可根据呕吐物为血性液体，胃管抽出物为血性，腹痛的部位，腹膜炎体及 X 线检查，可见膈下游离气体，腹腔穿刺抽出胃内容物，即可确诊胃损伤。

（3）开放性损伤：可根据伤口位置，伤口中流出的液体是否有大量血液及胃内容物来判断。

（4）胃后壁或不全性胃壁破裂：症状和体征可不典型，早期不易诊断。可放置胃管吸引，以了解胃内有无血液，还可注入适量气体或水溶性造影剂如泛影葡胺进行摄片，可协助诊断。

5. 治疗

(1)治疗原则：除了少量症状和体征轻微的患者，可在密切观察下进行非手术疗法，一般需要手术治疗。凡有休克、弥漫性腹膜炎、消化道出血、腹腔内游离气体、伤口溢出胃内容物、气体，胃腔直接显露，以及并发有其他脏器损伤者，均应立即进行手术治疗。

(2)手术方式。

1)胃穿孔修补术：适用于小撕裂或者穿孔的患者。

2)胃部分切除术：适用于大块毁损的病例，根据需要进行。

(3)术后注意事项：手术时应注意有无其他脏器合并伤，防止漏诊以免耽误治疗。胃前壁伤容易发现，但胃后壁、胃底及贲门部不完全性胃壁损伤可能被遗漏，探查应详尽。关腹前，应彻底吸净腹腔内的胃内容物，并用大量盐水冲洗。单纯胃损伤无须置引流。术后继续应用抗生素，维持营养和水、电解质平衡。并留置胃管做胃肠减压，直至胃肠功能恢复后方可拔除胃管，同十二指肠和小肠损伤。

6. 并发症

胃损伤的主要并发症为腹腔内出血、腹腔感染、细菌性腹膜炎、中毒性休克和腹膜后感染等，同小肠损伤。

第五节　十二指肠创伤

1. 概述

十二指肠大部分位于腹膜后，位置较深，损伤的发病率很低；其周围有许多重要器官，损伤的同时常伴有其他脏器的创伤，因而易于造成漏诊和误诊。临床上应提高警惕。根据病理改变及损伤程度，将其分为十二指肠壁血肿，十二指肠破裂(包括腹腔内和腹膜后)，十二指肠胰头合并伤3类。

2. 临床表现

十二指肠壁血肿多发生在儿童和青年，因他们的肠壁弹性大，黏膜及浆膜不易损伤。早期症状及特征不明显，以后由于壁内血肿可出现肠腔狭窄、部分或完全肠梗阻，而使症状逐渐加重，主要表现在右上腹疼痛、恶心、呕吐，呕吐物中含有胆汁。腹腔内十二指肠破裂，其内容物内接流入腹膜腔，出现全腹剧烈疼痛、恶心、呕吐，有明显的腹膜刺激征。腹膜后十二指肠破裂，腹膜炎症状不明显，主要表现在上腹部及腰背部持续性疼痛，呕吐物中可含有血性液体，十二指肠内容物在腹膜后间隙渗出、扩展，刺激脊神经根，引起肩胛、会阴、大腿内侧的牵涉痛，气体弥散可造成颈部、胸部、腋下气肿，盆腔腹膜后气肿时肛诊可能有捻发音。十二指肠胰头合并伤主要表现全腹剧烈疼痛、明显的腹膜刺激征，病情严重。

3. 辅助检查

部分患者白细胞升高、血淀粉酶增高。大部分患者有脱水及电解质紊乱。X线检查腹腔内破裂可见膈下游离气体,腹膜后损伤在右肾周围、右膈角出现气体,腰肌阴影模糊不清。口服水溶性造影剂可见有肠外溢出、十二指肠近端有液气面。腹腔穿刺和腹腔灌洗液中有胆汁性液体。

4. 治疗

治疗方式包括:①迅速建立静脉输液通道,积极抗休克和纠正水、电解质、酸碱平衡失调;②进行胃肠减压;③应用广谱有效的抗菌药物;④手术治疗。

(1)十二指肠壁血肿清除术:对十二指肠壁血肿而无破裂者,可行非手术治疗。如保守治疗无效应行手术治疗,清除血凝块,解除梗阻,严密止血,缝合浆肌层。

(2)单纯缝合修补术:适应于裂口小、边缘整齐、伤后时间短(一般在10h内)、肠壁水肿轻、缝合后不致狭窄或瘘者。

(3)吻合术:适应于十二指肠缺损大、周围组织严重挫伤和水肿或完全横断者。利用十二指肠破口与空肠做端侧或侧侧吻合术。

(4)补片术:适应于十二指肠缺损大或破裂处周围组织严重挫伤和水肿,无法缝合,可采用邻近组织做补片术。常用的方法有浆膜覆盖修补术和带蒂游离肠片移植修补术。

(5)十二指肠憩室化:适应于严重十二指肠损伤,病情危重或组织有感染者,修补十二指肠破口或置管造口减压,切除胃窦做胃空肠吻合。

(6)保留乳头十二指肠次全切除:适应于严重十二指肠广泛损伤,但十二指肠乳头区肠壁基本正常者。切除无法修补的十二指肠,将空肠与十二指肠乳头区肠壁做端侧或侧侧吻合术。

(7)胰十二指肠切除术:在十二指肠胰头部粉碎性破裂无法保留者,可进行胰十二指肠切除术。该手术危险性大,死亡率高。临床应严格掌握适应证。

十二指肠损伤无论采用何种手术,都应防止十二指肠瘘发生,术后应用十二指肠腔内和腔外引流对防止肠瘘发生有重要意义。

第六节 其他

一、小肠损伤

(一)概述

小肠因在腹腔内占据的位置最大、分布面广、相对表浅、缺少骨骼的保护而容易受到损伤。在开放性损伤中,小肠损伤率占25%~30%,闭合性损伤中占15%~20%。腹部的任何损伤需要探查时,均要认真、细致、规律地进行小肠损伤的检查。

闭合性肠损伤的病理表现为肠壁的挫伤、血肿和破裂。轻微的肠壁挫伤时,受伤的肠管仅有局部充血、水肿,肠壁的组织连续性没有受到破坏,血液供应尚好多能自行愈合。严重的挫伤可使受伤的肠黏膜失去应有的完整性,局部缺血的范围超过侧支循环代偿的程度，最终将发展为溃疡肠壁坏死而出现穿孔。肠内容物和细菌可自穿孔的肠壁进入腹腔，引起腹膜炎。挫伤的肠壁愈合后也可能形成肠管的瘢痕性狭窄。开放性小肠损伤的病理改变主要为腹膜炎，小的穿孔仅有极少量的肠内容物进入腹腔，除了局部的腹膜炎以外缺乏其他症状。小肠损伤破裂较大，或来院就诊的时间稍晚，可经腹壁开放创口内流出胃肠道内容物或溢出气体，更严重的损伤可能经由腹壁创口流出血液或受损的肠管、网膜等组织。

(二)病因

直接暴力作用于腹部，将肠管挤压在坚硬的脊柱或骶岬上，直接砸伤肠管或系膜。也可以使一段肠腔内压力突然剧增而爆裂，或间接暴力过程中，充盈的肠管由于惯性作用发生位置改变，当其作用力超过正常限度时，则造成肠管或其系膜的断裂和撕裂。此外，腹肌强力收缩或吞服锐利异物，亦可致小肠损伤。小肠损伤后的病理改变多是肠壁破裂。有时因肠系膜血管损伤而发生肠壁缺血性坏死穿孔，肠内容物外溢至腹腔，造成急性弥漫性腹膜炎。肠系膜血管断裂时，可致内出血。

(三)临床表现

1. 全身表现

无论是开放性还是闭合性，初期都有轻重不等的休克表现，如患者面色苍白、皮肤发冷、脉搏变弱、血压下降。休克的程度除与损伤的程度有关外，主要取决于内出血的多寡。单纯的肠管损伤引起的休克都是暂时性的，略经休息即得改善，来诊时上述症状多已减轻。

2. 腹部表现

肠管破裂者肠内容溢至腹腔，会出现腹膜炎的体征。症状以腹痛为主，程度可有不同，有的轻微而有的甚剧烈。多数患者伴有恶心、呕吐。腹部检查最有诊断意义的就是肠鸣音的减弱以至消失。所有的肠破裂的患者，术前都有肠鸣音减弱，而不到一半的患者肠鸣音消失。

肌紧张和压痛仅在20%的患者表现明显，其余的都仅有轻度压痛。这可能是由于小肠破裂，尤其是空肠的破裂时，所溢出的肠液无菌或含菌较少，早期未引起腹膜炎。此外，高位小肠内容的 pH 是中性的，刺激性较小。有些患者伤后还能步行一段到急诊室及病房，因此而低估伤情，延误诊治。

小肠末端破裂时，外溢的肠液一般是碱性，对腹膜的刺激不大，因此早期腹膜刺激症状不明显，数小时后，由于下消化道细菌较多，产生严重的腹膜炎，很容易发生休克，死亡率较高。

(四)辅助检查

1. X 线检查

立位或侧卧位进行腹部 X 线透视或摄片，出现膈下游离气体或侧腹部游离气体是诊断小肠闭合性损伤合并穿孔的最有力的依据。

2. 腹腔穿刺

对疑为小肠破裂者可先行诊断性腹腔穿刺。腹腔穿刺术是腹部损伤和急腹症常用的辅助诊断或确诊手段之一，对小肠破裂的确诊率达 70%～90%，穿刺部位只要不损伤胆囊、膀胱粘连在腹壁上的肠管，原则上可以选择在腹部任何部位，若抽出浑浊脓性液体和肠内容物，可考虑小肠破裂的可能，应进一步镜检明确诊断。

3. 腹腔灌洗

为提高早期对肠穿孔、内出血的诊断率，在行腹腔穿刺置管后经导管注入 250～500mL 生理盐水，适当变换体位并稍停片刻后将灌入腹腔的部分吸出，通过观察其颜色、清浊度气味及化验检查，分析判断腹内情况。

4. 超声波检查

超声对人体没有损害、设备简单、费用低廉，可以反复在床旁进行，也可指导具体的穿刺部位行介入诊断，对腹部损伤的诊断有重要作用。

5. CT 检查

CT 是利用人体对 X 线吸收，经计算机处理显像进行诊断的，其对早期发现腹腔游离气体的检出率可达 48%～70%。分辨率高，定位准确，可重复进行利于排除实质性脏器损伤和内出血的诊断。CT 检查可以明确血肿的位置及大小。

6. 选择性动脉造影

通过动脉、静脉和毛细血管显影对疾病进行诊断。最适合对血管损伤，尤其是活动性大出血的诊断，应用血管造影对合并有肠系膜血管破裂的小肠损伤有一定作用。

（五）诊断

通过其发病史、临床表现及相关辅助检查即可诊断。

（六）治疗

外伤性小肠破裂的预后与治疗是否及时合理有很大关系。对多发复合伤中的肠破裂，治疗要分轻重缓急，采取综合措施，治疗休克当为首位。凡有手术指征者，除个别危重不能耐受手术或最简易有效的手术都不能耐受者外，均应及早手术治疗。但是对于单纯的小挫伤或者血肿，以及微小的穿孔，一般情况尚稳定的患者，可以考虑保守治疗。

1. 非手术治疗

（1）补液和营养：迅速建立静脉通道，补充水及电解质，保持输液通畅，注意纠正水、电解质及酸碱平衡失调，对伴有休克和重症弥漫性腹膜炎患者，可进行中心静脉插管补液，根据中心静脉压决定补液量。根据患者具体情况适量补给全血、血浆或人体清蛋白，尽可能补给足够的热量。对术后危重患者，体质较差、肠切除肠吻合后有可能引起肠瘘的患者予以全胃肠外静脉高营养，以减少患者自身的消耗、增强其抗病能力。

（2）禁食和胃肠减压：可减少消化液分泌，吸出胃肠道的气体和液体，从而减少肠内容物的继续外溢或感染扩散，减少细菌和毒素进入血液循环，有利于病情的改善。

（3）抗生素的应用：应用抗生素对于防治细菌感染，从而减少毒素的产生都有一定作用。早期可选用广谱抗生素，以后再根据细菌培养和药敏试验的结果加以调整，对于严重的腹内感染，可选用第三代头孢菌素，如头孢他啶（复达欣）、头孢曲松（罗氏芬）等。

（4）感染性休克的治疗：小肠破裂并发感染性休克，需及时有效地进行抢救。

其措施包括有：①迅速补充足量的血容量。应以平衡盐溶液为主，配合适量的血浆和全血。若能在早期及时补足血容量，休克往往可以得到改善和控制。②纠正酸中毒。在感染性休克中，酸中毒发生较早，而且严重。酸中毒能加重微循环功能障碍，不利于血容量的恢复。在补充血容量的同时，从另一条静脉内滴注 5% 碳酸氢钠 200mL，以后根据 CO_2 结合力或动脉血气分析的结果再做补充。③皮质类固醇的应用。常用地塞米松每次 20~40mg，每 4h 1 次。④心血管药物的应用。毒血症时，心功能受到一定程度的损害，可采用毛花苷 C（西地兰）等治疗。常用药物有多巴胺、间羟胺（阿拉明）等。⑤大剂量联用广谱抗生素。

2. 手术治疗

（1）手术的适应证：①有腹膜炎体征，或开始不明显，但随着时间的进展腹膜炎症加重，肠鸣音逐渐减弱或消失；②腹腔穿刺或腹腔灌洗液检查阳性；③X 线腹部平片发现有气腹者；④来院时已较晚，有典型受伤史呈现腹胀、休克者，应积极准备创造条件进行手术探查。

（2）手术方式。

1）肠修补术：适用于创缘新鲜的小穿孔或线状裂口，可以用丝线间断横行缝合。缝合前应进行彻底的清创术，剪除破裂口周围已失活的组织，整理出血供良好的肠壁，防止术后肠破裂或肠瘘的发生。

2）肠切除术：①肠壁破裂口的缺损大、创面不整齐、污染严重以及缝合后可能发生肠腔狭窄的纵行裂伤；②在有限的小段肠管区域内有多处不规则穿孔；③肠管有严重挫伤或出血；④肠管系膜缘有大量血肿；⑤肠壁内有大血肿；⑥肠壁与系膜间有超过 3cm 以上的大段撕脱；⑦系膜严重挫伤横行撕脱或撕裂导致肠壁血供障碍；⑧肠管受到严重挤压伤，无法确认还纳入腹腔后的肠管是否不发生继发的肠坏死；⑨有人认为，当撕裂的长度等于或超过肠管直径的 50%，或当小段肠管多处撕裂的总长度等于或大于肠管直径的 50% 时，都应当行肠管切除术。在肠切除吻合过程中，为了防止吻合口瘘和肠管裂开，应注意断端的血液循环，防止局部供血障碍。认真处理肠壁和肠系膜的出血点，防止吻合口及系膜血肿形成。

3）肠造瘘术：空肠回肠穿孔超过 36~48h，肠段挫伤或腹腔污染特别严重的，尤其术中不允许肠切除吻合时，可考虑肠外置造瘘。待术后机体恢复，腹腔条件好转再行造瘘还纳。肠造瘘手术将造成消化道内容物的流失，应尽量避免在空肠破裂处造瘘。

4）腹腔冲洗术：腹腔污染严重者除彻底清除内容物和液体外，应使用 5~8L 温生理盐水反复冲洗腹腔。

二、结肠损伤

1. 概述

结肠在腹内脏器中所占面积较大。右侧结肠来自中肠，壁薄而腔较大，血液由肠系膜上动脉供应，主要功能是吸收水分；左侧结肠来自后肠，其肌层较厚而腔较小，血液由肠系膜下动脉供应，主要功能是储存比较干涸的粪便。结肠内含有种类和数量繁多的细菌，占干粪便重量的60%，其浓度为 $10^{10} \sim 10^{12}$ 个/g 湿便。常见细菌为拟杆菌、大肠杆菌、肠球菌、克雷白杆菌及变形杆菌等。降结肠后壁位于腹膜后且较固定，如致伤物自后腹壁穿入，粪便溢入伤口则易发生感染性蜂窝织炎；横结肠、乙状结肠位于腹腔内且游动性较大。伤后肠破裂溢入腹腔的粪便扩散较宽，而发生弥漫性腹膜炎。结肠血液循环和组织愈合能力较小肠差，且容易胀气。故结肠缝合口易发生裂漏。

2. 病因

与小肠损伤病因相同。

(1)开放性结肠损伤：较多见。

(2)闭合性结肠损伤：少见，常伴有其他脏器损伤。

(3)医源性损伤：如手术时损伤和结肠镜检查时的误伤。

3. 临床表现

有腹部外伤的病史，一般都有腹痛史，常伴有恶心、呕吐及血便，结肠腹膜外损伤破裂及迟发性肠坏死者，出现症状较晚，若有合并伤，可因伤情严重而掩盖局部症状。结肠损伤临床表现最突出的体征是全腹部压痛，反跳痛与肌紧张，以病变部位最明显，可因结肠破裂口的大小或横断时溢出物的多少，细菌的种类及就诊时间，而引起腹膜刺激征的轻重也不同，移动性浊音可阳性，肠鸣音消失。

4. 辅助检查

(1)X线检查：腹部平片或透视发现膈下有游离气体或腹膜后有积气，且腹部肠管普遍胀气或有液气平面，以确定有否空腔脏器损伤，根据部位以确定有否结肠破裂损伤。腹平片还可发现骨折及金属异物等。

(2)腹腔诊断性穿刺(简称腹穿)：根据抽出的液体确定，如为粪便样物质是肠损伤，有不凝固的血液可能是实质性脏器损伤。诊断性穿刺冲洗术，用套管针腹穿，抽出针芯，放入导管，吸出的液体进行检验。

如抽不出液体，可经导管向腹腔内注入乳酸林格液或等渗盐水(10 ~ 20mL/kg)，灌洗液回收，根据肉眼观察和化验检查，符合以下任何一项即属于阳性：①冲洗液内含有肉眼可见的血液、胆汁、胃肠内容物或尿液；②镜检红细胞计数大于 0.12×10^{12}/L；③淀粉酶超过 1000U/L(索氏法)；④灌洗液镜检发现大量生产细菌。该法比诊断性穿刺术更为可靠，诊断正确率达到98.1%，并发症极少。

诊断性腹腔穿刺或灌洗的假阳性率为 2% ~ 3%，多见于：①骨盆或脊柱骨折。腹膜被骨尖刺破，血液流入腹腔内。②下腹部腹膜后大血肿。致使误穿刺入血肿区，吸取出不凝的血性液体。

其相对禁忌证为：①重度腹胀或肠麻痹；②广泛肠粘连史或多次腹部手术史；③妊娠中、后期患者。

（3）腹腔镜检查：近年来，纤维腹腔镜逐渐广泛应用，使腹部损伤的早期确诊率不断提高。

（4）CT检查和B型超声检查：对实体器官损伤有较高的确诊率，对空腔脏器的损伤可提供参考。尤其对并发腹腔积液及脓肿的诊断较为准确。

5. 诊断

有典型的腹部损伤史。对任何腹部损伤的患者均应考虑到结肠损伤的可能性。如病情允许，应详细了解损伤当时的情况、暴力性质、武器种类以及患者当时所处的位置等。大肠损伤有合并伤时可表现为内出血体征及血、粪刺激所引起的腹膜炎。如腹内粪便污染严重，伤后数小时即可出现侵袭性感染的症状与体征，如发热、腹痛、白细胞增多及腹膜刺激征。故手术必须及早施行，应赶在感染出现以前控制粪便污染。如粪便污染轻微，早期可能缺乏结肠穿孔的一些体征，诊断时可能已有腹内广泛感染。开放性腹伤应采用迅速剖腹的治疗方案，以便早期发现结肠损伤，防止漏诊。闭合性结肠损伤时有时诊断常有困难与延误，如出现明显的腹膜炎征象则应立即探查，术前应积极检查。

无论开放性或闭合性结肠损伤，都禁忌做钡灌肠检查。高度怀疑结肠损伤时，剖腹探查本身也是一项诊断措施。X线检查：膈下有游离气体或腹膜后有气肿。腹腔穿刺：可抽出粪臭味浑浊渗液。

6. 治疗

除了少数临床症状和体征轻微的患者，可在密切观察下进行非手术疗法，一般需要手术治疗。结肠损伤的处理原则为做好术前准备、早期手术、清除坏死肠段、彻底冲洗腹腔及充分引流。对结肠损伤的处置、主要手术方式包括以下几种。

（1）一期缝合修补术：本手术操作简单，不需二次手术，住院时间短，对患者心理创伤小，并发症少，经济上也有好处，但未经肠道准备的结肠修补术，有发生瘘的可能，因此要严格选择患者。

1）适应证：①低速枪弹、刀刺或钝挫性外伤引起的单纯性结肠小穿孔；②术前无严重休克，失血量不超过正常血容量的20%；③粪便流出少，腹腔污染轻；④不超过2个的腹内脏器损伤；⑤伤后6~8h，腹壁无广泛的组织缺损；⑥无肠系膜血管损伤者。

2）手术方法：剪除破裂口边缘的坏死组织，以1号不吸收线做全层间断缝合，再间断缝合浆肌层。尤适用于肠系膜对侧裂口<2cm者。

（2）一期切除吻合术：此术式的适应证与一期缝合修补术基本相同，只是结肠伤口较大，缝合修补有困难。进行缝合修补术后有导致缝合口漏或肠道狭窄的可能时，或相距很近的结肠有多个裂伤，应进行一期切除吻合术，尤适合于右半结肠，无合并其他内脏损伤的患者。

（3）损伤肠管缝合修补外置术：损伤的结肠一期缝合修补后，将该段肠襻置于腹壁外，手术后 6～14d，待缝合修补处愈合后再次手术将其还纳入腹腔，因未切断肠，回纳容易。本术式是一种可供选用的治疗方法，适用于怀疑缝合修补不可靠或原打算做肠外置的病例。此方法的效果尚有争议，所报道的成功率差别较大，本方法虽然仍需二次手术，但若获得成功则可避免肠外置造瘘。文献报道可使 59% 的患者避免了结肠造口。如果失败则随时可在床边切开改为外置造瘘，与初期造瘘无差别。对患者不增加另外的负担和危险。缺点是外置修补处容易裂开，术后外置肠段处理比较麻烦，要保持外置肠襻的湿润和清洁，住院时间延长。

（4）肠段切除、两端造瘘或近端造瘘、远端封闭：尤其在合并损伤，局部肠段缺血坏死，腹腔污染明显的情况下，本法是最好的方法。将损伤肠段切除后，二侧断端做肠造瘘术。若远端不能提出腹膜外做造瘘时，可将残端封闭（Hartmann 手术）。

（5）结肠镜肠穿孔的治疗：如临床有明显腹膜炎，需急诊剖腹手术，延迟手术增加并发症。因多数情况结肠清洁，在病变或接近病变肠段穿孔，当患者一般情况较好时，可切除肠段做一期吻合。若在正常肠穿孔，做一期缝合修补穿孔。

7. 并发症

结肠损伤的主要并发症为腹腔内出血、腹腔感染、细菌性腹膜炎、中毒性休克和腹膜后感染等。在手术中要尽可能地采取一些预防并发症的措施，手术后注意观察处理。

三、肛管直肠损伤

1. 概述

直肠上端在第三骶椎平面，上接乙状结肠，在齿线处与肛管相连。长 12～15cm。直肠上端的大小似结肠，其下端扩大成直肠壶腹，是粪便排出前的暂存部位，最下端变细接肛管。直肠在盆腔内的位置与骶椎腹面关系密切，与骶椎有相同的曲度。直肠上 1/3 前面和两侧有腹膜遮盖，下 1/3 没有腹膜遮盖。直肠主要血供来自肠系膜下动脉和髂内动脉，阴部动脉不甚重要。

肛管直肠伤较少见，其发生率不及结直肠伤的 20%。通常穿透伤由投射物所致，有时高处坠落，肛门直肠可被尖锐物体损伤。钝性强大直接暴力伤，如交通事故车轮碾压伤最常见，肛管直肠伤尤其是直接强大暴力伤，伤情常较严重，常合并骨盆骨折、膀胱尿道伤、骨盆内大出血、腹膜后大血肿和会阴部广泛撕裂、毁损，增加了处理的困难。

2. 病因

（1）会阴和肛门部插入伤：意外事故，如高处跌落，坐于木桩、铁杆等棒状物，刺伤直肠和肛管。高处坠落造成的骨盆骨折也可刺伤直肠或损伤盆腔其他脏器。

（2）直肠异物：如食入的尖锐异物可造成直肠局部损伤，同性恋经直肠性交也可引起损伤，性变态者将异物插入直肠也易损伤肛管或直肠。

（3）意外创伤：交通事故，会阴、臀部的钝器或重物击伤可广泛撕裂肛门皮肤、肛管、肛门括约肌或直肠，举重或排便用力过猛有时造成直肠撕裂。

（4）火器伤：战时多见，如弹片、刺刀等都可致损伤。

3. 临床表现

症状因损伤部位和范围而不同。疼痛是常见的症状，可延迟于损伤后数小时或数日出现。腹膜内损伤有疼痛，并有急性腹膜炎的表现。腹膜外损伤无腹膜炎表现。疼痛也不明显，但感染一般严重，多合并厌氧菌感染。出血和休克常见。合并尿道或膀胱损伤时，直肠和伤口内有尿液，尿有血和粪便，尿道破裂有尿外渗至直肠腔内。晚期直肠伤的并发症表现有直肠膀胱瘘、直肠阴道瘘、直肠外瘘及直肠狭窄、大便失禁等。

4. 辅助检查

（1）直肠指诊：①暴力所致的肛管损伤。如撞伤、坠落伤。②肛门刺伤。③骨盆挤压伤，下腹部踢伤。④伤后有肛门流血者。直肠指检不但可发现伤口大小及数量，还可判断肛门括约肌损伤情况，为治疗提供参考。直肠指检时指套上常染有血迹或尿液，如损伤部位低，可扪到破口，破损区有肿胀和压痛等即可确诊。

（2）阴道指诊：对疑有直肠伤的已婚妇女进行阴道指诊，也有助于诊断，可触及直肠前壁破裂口，并明确是否合并阴道破裂。

（3）血常规检查：白细胞计数及中性粒细胞增多。

（4）内镜检查：对指诊阴性者，进行直肠镜或乙状结肠镜检查可发现指诊未能达到或遗漏的直肠破裂，因其能直观损伤部位、范围和严重程度，常能提供处理依据。

（5）X线检查：也是诊断直肠破裂必不可少的重要手段。发现膈下游离气体提示腹膜内直肠破裂；通过骨盆相可了解骨盆骨折状况和金属异物的部位，在骨盆壁软组织见到气泡则提示腹膜外直肠破裂。

5. 诊断

肛门和肛管损伤容易诊断。腹膜内损伤症状明显，亦容易诊断。第二类损伤即腹膜反折以下，肛提肌以上的损伤，由于症状不明显，且合并伤多，对病情程度的估计比较困难。

6. 治疗

处理原则为早期彻底清创缝合、修补肛管直肠破损，充分、有效引流，粪便转流性结肠造口。

（1）腹膜反折以上直肠损伤：范围不大者可经腹行Ⅰ期直肠破损修补，冲洗腹腔、骶前置管引流，不必粪便转流。术中应尽量将盆底腹膜提高，将损伤直肠置于腹膜外，一旦修补处发生肠瘘时，不致导致严重腹腔内感染。肠瘘患者亦经抗感染、控制饮食、充分引流后痊愈。对于时间超过6h，直肠损伤严重、腹腔污染严重及高龄、全身状况差者，应进行粪便转流性结肠造口，直肠伤口清创修补，远段肠道灌洗及骶前置管引流。

（2）腹膜反折以下直肠损伤：如破损口较小、局部污染轻，可经腹或会阴进行直肠破损修补术，充分有效引流直肠周围间隙。对损伤严重、局部污染重的患者，仍需进行粪便转流性结肠造口，直肠伤口清创修补，远段肠道灌洗及破损口前充分引流。如修补困难，可进行粪便转流性结肠造口，局部充分引流，破口多可自行闭合。肛管损伤伤口较小的患者，可单纯行清创修补；若同时伴有括约肌断裂，则可用可吸收线Ⅰ期缝合、充分引流，多可获得满意疗效。严重肛门括约肌损伤往往合并直肠损伤，可进行结肠造口、远段肠道灌洗、括约肌修补及骶前间隙引流。亦可局部清创、引流，Ⅱ期修补括约肌。

（3）肛管损伤：对损伤轻、伤口小，无直肠周围间隙污染者，只需做单纯清创缝合；如损伤重，位置深，肛门括约肌有撕裂者，应行结肠造口。清创时尽量保留括约肌，对损伤的直肠和肛管括约肌予以修补，以免术后肛门功能不全。术后根据病情应定期扩肛，防止肛门狭窄。

第七章

●●●●●

泌尿及生殖系统创伤

第一节 女性生殖系统创伤

一、外阴损伤

(一)外阴血肿

1. 概述

外阴部血运丰富，皮下组织疏松，局部受到硬物撞击，皮下血管破裂，皮肤无裂口时即形成血肿，外伤碰撞多为突然高处跌下、骑跨在硬性物件上，暴力踢拉外阴或性交不当等。

2. 临床表现

外阴受伤后局部肿胀形成包块，逐渐长大，表面呈紫蓝色或有淤血块，疼痛，触痛明显，可有波动感。按血肿大小可分为以下 3 种类型。

(1)小型血肿：约鸡蛋大小。

(2)中型血肿：约橘子大小。

(3)大型血肿：可自阴阜至臀部。文献统计血肿多在右侧，约占 70%，左侧约为 25%，双侧约为 5%。

3. 诊断

根据外伤史及局部检查发现血肿即可诊断，血肿发生时间短者，血肿波动感明显，若时间较久形成血块者，则肿块变硬。

4. 治疗

(1)保守治疗：适合于小型无增大趋势者，局部用"T"字绷带和"V"字形棉垫压迫止血，并安放导尿管持续导尿，24h 后改用局部热敷，血肿形成 4~5d 后，可在严密消毒下穿刺抽出血肿内血液。

(2)手术治疗：中型血肿以上继续出血者应手术。麻醉选用骶麻或鞍麻切开血肿，切口应达血肿下端以利引流。切口位置选择大小阴唇之间自然皱褶走向为宜。切开血肿后清除血凝块，若有明显出血点，细丝线结扎止血，然后用 2 - 0 可吸收缝线"8"字缝合止血，血肿内可置放橡皮条引流，24h 后取出。术后安放持续导尿管导尿、"T"字绷带加压继续止血。术前、术中、术后使用抗生素防治感染。

(二)外阴裂伤

1. 概述

外阴裂伤大多发生在产时损伤，接产保护不当或助产手术操作不慎造成。个别可发生在粗暴性交后。因产时损伤发生率高(9% ~75%)，故该类损伤是临床上最为常见的女性生殖道损伤，最近有文献报道 2041 例阴道分娩者会阴切开术的应用与会阴Ⅳ度撕伤有相关性。

2. 临床表现

除表浅会阴裂伤外，大部分会阴裂伤往往伴有阴道下段裂伤，统称为会阴阴道裂伤，单独阴道裂伤而不伴会阴裂伤者临床上很少见。会阴阴道裂伤常呈纵行，多发生在会阴阴道的正中部位。若会阴侧切者裂伤可向下向后延伸，亦可向上延伸达穹窿部。会阴裂伤分为以下 4 度。

(1)Ⅰ度撕伤：指会阴部皮肤乳膜，阴唇系带，前庭黏膜或阴道黏膜等处撕伤，不累及肌层及筋膜，故撕伤较浅出血不多，缝合后多数愈合良好。

(2)Ⅱ度撕伤：指撕伤累及盆底肌肉及筋膜，如球海绵体肌，会阴浅、深横肌及肛提肌等，但未伤及肛门括约肌。该撕伤多数向上或向两侧延伸达阴道侧沟，严重者可达穹窿。

(3)Ⅲ度撕伤：除盆底肌肉外，伤及部分或全部肛门括约肌。若修补不正确与及时，将发生大便失禁的不良后果。

(4)Ⅳ度撕伤：会阴撕伤已伤及直肠者。

3. 诊断

根据产后会阴部仔细检查结果，即可明确诊断会阴裂伤的部位及程度。少女及部分复杂损伤应在麻醉下仔细检查加以判断，尤其要确定是多发还是单发创伤，以及有无邻近脏器尿道、膀胱和直肠的撕伤。

4. 治疗

(1)会阴Ⅰ、Ⅱ度撕伤缝合：个别有活动性出血点需用细丝线结扎止血，一般出血不多，用 2 - 0 号可吸收缝线间断或连续缝合阴道黏膜层。Ⅱ度撕伤需缝合肌肉层，包括肛提肌，会阴浅、深横肌等，不留无效腔，阴道口处女膜缘要对合整齐。

(2)会阴Ⅲ、Ⅳ度撕伤缝合：此类伤口缝合好坏直接关系到术后排便功能，应相当重视，由有丰富经验的医师施行。

修补前给患者注射镇痛、镇静药。如哌替啶(杜冷丁)等药物或会阴阻滞麻醉下仔细检查辨认清楚解剖关系。冲洗伤口、重新更换消毒巾单，用无菌纱布填入阴道进行修补。手术分为以下 4 步。

1)缝合直肠壁：用 3 - 0 可吸收缝线缝合直肠黏膜下组织及肌层，不可穿透直肠黏膜。

2）缝合肛门括约肌：此步骤是缝合的关键，找准肛门括约肌断端，用 2 - 0 可吸收缝线间断缝合 2~3 针。

3）缝合会阴肌层：用 2 - 0 可吸收缝线间断缝合，重点是对好肛提肌。

4）缝合会阴皮下及皮肤组织：用 3 - 0 可吸收缝线连续或间断缝合，最好是皮下埋藏缝合，可避免拆线及瘢痕过大之苦。

（3）术中术后：要放置持续导尿管导尿，保持外阴部清洁，应用抗生素防治感染。Ⅳ度撕伤术后进无渣或少渣半流饮食，3d 内控制解大便，随后服植物油或液体石蜡以软化润滑大便，以防大便干燥排便时伤口裂开，术后严禁灌肠或放置肛管，以免影响伤口愈合。

二、阴道损伤

（一）阴道血肿

1. 概述

阴道血肿发生病因：①在生殖器官有静脉曲张的基础上，遇较强的外力刺激。如外伤、负重、性交、咳嗽或用力排便等可能导致阴道壁静脉丛的损伤。由于阴道黏膜下组织比较疏松，出血后无阻力易形成血肿。②分娩时胎先露压迫过久，致组织坏死和血管损伤，或助产操作（产钳、胎吸）不当损伤黏膜下血管，均可发生阴道血肿。

2. 临床表现

阴道胀痛，严重者可能剧痛，阴道后壁血肿可压迫直肠有里急后重感觉，若破裂可发生阴道出血，表现出不同程度的贫血甚至休克，血肿向下波及外阴部则可出现外阴血肿。

3. 诊断

有上述临床表现和有外伤或接受手术操作者应想到本病。用阴道窥器轻柔仔细检查，即可发现阴道壁局部膨隆突起，表面呈紫蓝色的血肿。在直接观察下，还需仔细判断其部位、大小、有无感染等情况。

4. 治疗

治疗内容为：①阴道血肿除小型者可保守治疗，待其吸收外，均应立即手术切开，切口按血肿范围而定，切开后取出血块，有明显出血点结扎止血。无明显出血点，不宜分离组织搜索血管止血，用 2 - 0 可吸收缝合线进行大块组织缝合即可，然后阴道内用酒精纱布压迫（24h 取出）。并安放导尿管持续导尿，阴道直肠隔血肿，可用气囊直肠内压迫法止血。②出血多者应输血纠正贫血，防治休克。③术中、术后应用抗生素防治感染。

（二）阴道裂伤

1. 概述

阴道裂伤一般指分娩过程因自身或外部操作不当造成的阴道撕裂性损伤。会阴Ⅲ

度裂伤或称会阴完全裂伤，包括阴道口裂伤、会阴裂伤及肛门括约肌的裂伤，严重者破裂可伸展到直肠壁，引起大便及气体失禁。发生原因多由于分娩过程处理不当，偶有外伤致成。由于新法接生的大力推行，接生员恰当地保护会阴，使会阴Ⅲ度裂伤的发生率大大降低。

2. 原因

分娩过程处理不当，偶有外伤致成。

(1)会阴局部解剖因素：会阴过长或过于肥厚，或原有瘢痕形成均可使阴道及会阴发生裂伤，又如耻骨弓角度过小，胎头娩出时其位置下移，会阴过度伸展亦为破裂原因。

(2)分娩过快：在初产妇，阴道及会阴部的完全扩张有一定过程，如娩出过快，阴道及会阴来不及适应而发生裂伤。

(3)胎头过大或胎头位置不正：胎头过大、胎头位置不正。如，以面先露或持续性枕后位娩出，均可因径线过长而发生会阴裂伤，又如，肩难产，即胎头娩出，胎肩娩出发生困难，可在助产过程中发生裂伤。

(4)接生技术差：如对产程估计不足而仓促上阵，分娩时助产人员任意在宫底部加压，保护会阴时未注意使胎头充分俯屈，均可发生会阴撕裂。特别是为初产妇做会阴切开术，切开过小或切开角度太小均可发生撕裂，甚至容易导致Ⅲ度裂伤。

(5)手术产：产科经阴道的手术产均以助产为目的，无论产钳、胎头吸引器、臀位牵引或助产，其操作在胎头娩出时均应符合正常分娩时从俯屈至仰伸的要求，如操作速度过快，方向掌握不好，均可造成裂伤。

3. 临床表现

因阴道血运丰富、阴道有活动性鲜血流出，量多时会导致休克，危及生命。右侧穹窿较宽。损伤多位于右侧穹窿和后穹窿，损伤可单发也可多发，往往呈半月形裂伤环绕宫颈。

若损伤累及盆腹膜时，可有腹胀腹痛，伤及直肠有粪便由阴道排出，损伤膀胱有尿液流出和血尿。

4. 辅助检查

检查时可见会阴部消失，阴道和直肠的末端相通。肛门后面皮肤呈放射状皱纹，括约肌断端退缩处在肛门两侧形成小凹陷。肛查时嘱患者向内缩，可试验其括约肌的管制功能。如直肠也有撕裂，直肠黏膜呈红色，向外翻出。或做个阴道镜检查，其是利用阴道镜在强光源照射下将宫颈阴道部位上皮放大 10～40 倍直接观察，以观察肉眼看不到的微小病变，在可疑部位进行定位活检，以提高宫颈疾病的确诊率。

5. 诊断

暴力性交或产伤后有阴道鲜血流出时，应用窥阴器仔细检查阴道各部，尤其是右侧穹窿和后穹窿，见有裂伤即可确诊。对未婚少女应在麻醉下仔细进行检查，判明裂伤的深度、长度，多发还是单发，有无邻近脏器尿道、膀胱或直肠等的损伤。

6. 治疗

(1)立即手术修补：用阴道拉钩充分暴露穹窿部，组织钳夹持裂伤边缘及末端，有明显出血点先用细丝线结扎止血，然后用 2-0 可吸收缝合线连续缝合裂伤的阴道黏膜及黏膜下组织。

伤及直肠，应充分冲洗术野，用 3-0 可吸收线缝合直肠黏膜下组织及肌层，勿缝穿直肠黏膜，再用 2-0 可吸收缝线连续缝合阴道黏膜层。

伤及膀胱，放置导尿管仔细检查有无尿道损伤，用 3-0 可吸收缝合线 8 字间断缝合膀胱黏膜及肌层，然后用 2-0 可吸收缝合线连续缝合阴道黏膜组织。术后阴道内放置酒精纱布压迫上血，24h 取出。放持续导尿管导尿。

若损伤贯通盆腔，应立即剖腹探查，依情况进行止血和修补。

若遇损伤后严重难治的阴道流血或产后出血，最近有用动脉导管明胶颗粒栓塞髂内动脉而获成功的 6 例报道，必要时有条件可选用。

(2)预防休克：术前、术中、术后输液，必要时输血防治可能的失血性休克。

(3)预防感染：术前、术中、术后使用抗生素防治感染。

三、妊娠子宫破裂

1. 概述

妊娠子宫破裂是指子宫体部或子宫下段于分娩期或妊娠期发生裂伤，为产科严重并发症，威胁母子生命。产妇主要死于出血、感染休克。子宫破裂绝大多数发生于妊娠 28 周之后，分娩期最多见，目前发生率控制在 1% 以下，产妇病死率为 5%，婴儿病死率高达 50% ~75%，甚至更高。

2. 病因

(1)外伤：包括意外事故车祸、碰撞、跌倒、刀伤或火器伤等致使妊娠增大的子宫遭受创伤而破裂或穿通。

(2)医源性损伤：①未及时诊治查出骨盆狭窄、头盆不称、胎儿畸形(如脑积水，联体双胎等)、胎位异常(额先露、忽略性横位等)，盆腔肿瘤嵌于盆腔阻塞产道等，均可阻止胎先露下降，在子宫肌肉强力收缩下，子宫下段肌层被拉伸长变薄，最终致下段破裂。②催产素、麦角新碱、前列腺素栓剂等宫缩剂使用不当，造成子宫强烈收缩导致子宫破裂。③助产手术操作不当或粗暴。如产钳、臀位牵引术、强行的横位内倒转术，以及死胎的断头术、穿颈术、毁胎术、人工胎盘剥离术等操作不当，均可引起子宫破裂。④瘢痕子宫处理不及时。曾做过子宫手术，如剖宫产等称为瘢痕子宫，常可发生自发破裂，此类孕妇应提前住院严密观察及时处理，否则随时可能发生破裂。

3. 临床表现

(1)子宫完全破裂：即子宫肌层及浆膜层全层断裂，伴胎膜破裂，子宫腔与腹腔直接相通，胎儿胎盘被挤压排到腹腔内，也可部分居宫腔内。

临床表现主要是产妇突感撕裂状剧烈腹痛，子宫阵缩消失，此时腹痛可暂时缓解，如内出血多，孕妇很快休克，胎动停止，胎心音消失，腹壁下可清楚触及胎体(胎体毕露)，其旁可触及收缩的宫体。

由于腹腔内有胎儿、羊水和血液甚至胎粪的刺激，全腹有压痛、反跳痛和肌紧张等腹膜刺激征，可叩出移动性浊音，阴道出血可多可少，若子宫前壁破裂，可能向前延伸导致膀胱破裂而无尿或血尿。

(2)子宫不完全破裂：即子宫肌层已全部或部分破裂，腹膜层尚保持完整。宫腔与腹腔未沟通，胎儿及胎盘等仍在宫腔内，胎心音多不规则，腹部检查时在破裂处有固定压痛，破裂在阔韧带两叶之间可形成阔韧带内血肿，在子宫一侧可触及逐渐增大的压痛包块，孕妇阴道流血可能不多，但贫血表现十分明显。

(3)宫颈裂伤：多为产伤或助产手术不当所致，若撕伤长度不超过1cm，无明显出血，产后很快愈合，可不处理。当撕伤超过1cm，则伴有不同程度的阴道出血，撕伤较深可向上延及阴道穹窿，阴道上1/3或子宫下段。

临床表现为在第三产程或三产程后，子宫收缩良好，阴道仍持续性有鲜血流出，此时需在照明良好的情况下仔细阴道窥视，可找到宫颈或阴道撕伤的部位和明确撕伤程度。

4. 诊断

子宫破裂发生在子宫后壁时，诊断较为困难，一般依据外伤碰撞及产时处理过程中有致子宫破裂因素存在，加之产妇剧烈腹痛伴休克，腹部触诊有明显腹膜刺激征等，多可初步确诊。阴道检查对产后宫颈撕裂伤(用两把卵圆钳交替牵拉宫颈仔细检查宫颈一圈)意义较大，而对子宫破裂则无必要，甚至有加重病情的危险。腹腔穿刺或后穹窿穿刺可明确有无内出血，一般仅适用于产后疑诊子宫破裂者，腹部B超虽能协助诊断子宫破裂，但临床上多无此必要。

5. 治疗

(1)当确诊子宫破裂时必须立即就地抢救，因抢救是否及时有效，与孕产妇及胎儿预后密切相关。

文献报道：发达国家子宫破裂孕产妇死亡率约为5%，发展中国家约为55%，胎儿死亡率一般为30%～60%，甚至高达100%。我国近年子宫破裂孕产妇死亡率约为12%，胎儿死亡率约为92%。

子宫破裂的处理包括输血输液抗休克和及时的剖腹手术。

(2)子宫不完全破裂，胎儿尚存活时应尽快剖宫产娩出胎儿，子宫依情况进行修补或次全切除术。

(3)子宫完全破裂，手术方式应根据患者年龄、胎次，子宫破裂的程度、部位，发生破裂距处理时间的长短、有无严重感染和全身情况而定。

若患者无子女，子宫破裂的时间在12h以内，裂口边缘整齐无感染，可考虑破口修补缝合术；若破口大，多处撕伤，感染者应考虑子宫次全切除术；若破口向下撕裂达宫颈者应行子宫全切除术，此时可先行子宫次全切除，暴露子宫下段、宫颈和周围膀胱、输尿管等关系后再行宫颈切除，较为合适和安全。

当伴有阔韧带血肿时应打开阔韧带，查清输尿管走向和子宫血管，清除血肿。结扎相关血管充分止血，若出血来自卵巢血管，应结扎该血管并切除该侧附件。

若伴有膀胱输尿管损伤应请泌尿外科医师协助共同修补完成手术。

（4）宫颈撕伤：用卵圆钳钳持宫颈边缘，充分暴露术野后，用 2 - 0 可吸收缝合线"8"字缝合修补。

（5）所有子宫破裂患者：术前、术中、术后均应充分抗休克和大剂量抗生素抗感染，术后腹腔由阴道内置放引流，有利控制感染和愈合。

第二节 泌尿及男性生殖系统创伤

一、肾损伤

1. 概述

肾脏隐蔽于腹膜后，位置隐蔽，受伤的机会相对少些，一旦受伤，常常合并其他脏器的损伤。就年龄或性别而言，肾损伤多见于 20～30 岁男子，左侧稍多于右侧，双侧同时受伤者少见。

2. 临床表现

（1）外伤史：对肾损伤患者的诊断十分重要，即使病情严重，采集病史受到限制，也应尽可能详细地收集病史，这是实现肾脏损伤正确诊治的基础。肾脏损伤受伤史的采集应包括以下内容。

1）受伤时间：即受伤的准确发生时间及受伤至就诊之间的时间间隔。即使是同一患者，在伤后的不同时间其临床表现也是不同的。

2）致伤因素：包括投射体或锐器损伤；减速伤、腰腹部的钝器损伤、挤压伤；以及是否有碎石及腹部手术史，并了解所受外力的程度。这对于判断伤情极有帮助。

3）受伤的部位：受伤部位对于判断是否存在肾脏损伤，是否并发其他脏器的损伤非常重要。尤其是开放伤时，准确地了解创口的部位、伤道的走行方向、伤道的深度、穿透伤时的入口及出口部位对于伤情的判断极有帮助。

（2）症状。

1）休克：是肾损伤的重要临床表现，其发生和程度，取决于创伤程度和失血量。肾挫伤一般无休克表现，严重肾损伤或合并其他脏器损伤时，可出现休克并进行性加重。

2）出血：大量出血可致伤侧腰部饱满和胀痛及皮下淤血。伤后数周还可因感染出现继发性出血。

3）血尿：可为肉眼血尿或镜下血尿。若输尿管被血块、肾碎片堵塞或完全断裂，则血尿较轻或不表现血尿。

4）疼痛：局限于上腹部及腰部，可向肩、背部放射，脊肋角有压痛和肌肉强直，系出血及尿外渗对周围组织刺激所致。

5）肿块：腰部可触及不规则的弥漫性胀大的肿块，边界不清楚，若出血和尿外渗没有得到控制，包块可逐渐增大，故应注意观察肿块的变化。

6）腹部刺激征：尿液或血液进入腹腔或同时伴有腹部器官外伤，可出现腹部压痛、反跳痛及腹肌紧张。

7）发热：由于血肿，尿外渗易继发感染，甚至导致肾周脓肿或化脓性腹膜炎，伴有全身中毒症状，多在肾损伤发生数日后出现。

3. 辅助检查

（1）实验室检查：①血液检查血红蛋白、红细胞及其比容测定均降低。动态观察血红蛋白和血细胞比容，可了解出血情况。②尿液检查出现大量红细胞。

（2）穿刺检查：血肿部位穿刺可抽出血性液体。

（3）X 线检查：肾损伤的 X 线分为 4 型。

1）Ⅰ型损伤：肾造影表现无异常发现。

2）Ⅱ型、Ⅲ型损伤：肾造影显影不良，肾延迟显影和（或）部分肾盏不显影或肾盏枯枝状；肾盂、肾盏、肾轴受压，变形或移位；肾盂、肾盏内充盈缺损；造影剂外渗；肾不显影；肾影增大、尿外渗等。

3）Ⅳ型损伤：输尿管于肾盂交界处断裂，表现为大量造影剂聚集，肾实质完整，输尿管不显影。

（4）肾动脉造影。

1）肾挫伤或小的肾裂伤：表现为局部轻度灌注缺损。

2）严重肾实质创伤：表现为肾动脉移位或肾动脉闭塞。

3）肾血管栓塞或血管痉挛引起的肾段梗死：表现为肾实质期的充盈缺损，呈楔状，尖端指向肾门区。

4）肾内较大动脉分支断裂时肾动脉造影：表现为在活动性出血期，见血管内造影剂经破口外溢，呈团块或不规则片状，造影剂外溢是最可靠的出血征象。在慢性非出血期，肾动脉造影显示损伤动脉呈突然中断，远端肾实质内小血管缺乏或减少。

5）肾实质裂伤时：肾实质期表现为肾呈不规则的带状缺损或离解成碎块。

6）肾内血肿：表现为动脉期血肿周围的血管分支移位，肾实质期为肾内充盈缺损。

7）肾包膜下血肿：表现为肾包膜动脉与肾分离，肾实质轮廓呈弧形压迹。

8）肾旁血肿：表现为肾影移位。

9）肾蒂损伤：造影表现为造影剂自肾门外溢，而肾实质动脉显影不佳。

10）肾内假性动脉瘤：动脉造影早期表现为肾实质内或裂伤处有大小不一的圆形或囊状密度增高影，边界多清楚。动态观察，可见造影剂自动脉破口缓慢注入假性瘤体内。

11）肾动静脉瘘：造影表现为肾动脉期出现深静脉显影，出现所谓的"偷盗"现象。

12）损伤性肾动脉血栓形成：表现为肾动脉主干或分支血管突然中断，不规则充盈缺损，若血栓致动脉不完全性阻塞时，表现为不规则狭窄，远侧分支仍显示较好，但相对变细或稀少。

（5）超声检查：肾破裂时可见肾盂、肾盏回声光点散乱，肾盂积血时呈肾盂、肾盏光点分离，肾周围血肿时，显示肾周围有低回声暗区。

（6）放射性核素肾扫描及闪烁照相：放射性核素肾扫描及闪烁照相显示肾实质内核素稀疏分布区。

（7）CT检查：是诊断肾损伤和估计肾实质损伤程度的重要手段，可显示肾实质裂伤、尿外渗、肾周血肿范围以及血管损伤，强化CT扫描可见造影剂外渗。

4. 诊断

诊断包括：①多有明确的外伤史；②多具有休克、血尿、疼痛、肿块、感染及发热等临床表现；③B超、CT、MRI、IVU、腹腔穿刺、腹主动脉肾动脉造影可明确诊断。

5. 治疗

治疗方法取决于损伤的程度和范围，治疗及时多数患者可以通过非手术疗法治愈。

（1）紧急治疗：对重度肾损伤患者，严密观察病情变化，如有休克应积极治疗，失血严重者及早输血输液，补充血容量，维持血压，并采取止痛、保暖等措施。在休克得到纠正后，再尽快明确肾脏损伤的程度及有无其他脏器的损伤，再做进一步处理。

（2）非手术治疗：适用于轻度肾损伤患者生命指征稳定者，如肾挫伤、轻微肾裂伤及无胸、腹其他脏器合并伤的患者。

（3）手术治疗：①开放性肾损伤；②闭合性肾损伤；③经检查证实为肾粉碎伤；④经检查证实为肾盂破裂；⑤IVP检查，损伤肾不显影，经动脉造影证实为肾蒂损伤；⑥尿外渗视其程度、发展情况及损伤性质而定。

手术方法根据损伤的程度实施，包括肾修补、肾部分切除、肾切除等手术。

二、膀胱损伤

1. 概述

膀胱是盆腔内腹膜外的一个空腔器官，四周受骨盆保护，一般情况下，不易受到损伤。当膀胱充盈300mL以上时，高出于耻骨联合之上，如下腹部受外力作用，有可能导致膀胱破裂。

2. 临床表现

（1）病史：有外伤史，可合并多处脏器损伤，病情重时易被其他脏器损伤掩盖，应予注意。

（2）症状：由于创伤和出血可发生休克。下腹部疼痛，可向会阴、直肠、阴茎或下肢部位放射。排尿障碍，有尿意而无尿排出，或排出少量血性液体。

（3）体征：尿液进入腹腔形成腹膜炎，腹肌紧张，有压痛、反跳痛，肠鸣音消失，有移动性浊音。尿液进入盆腔及会阴，可有下腹壁、阴囊、股内侧水肿。

3. 辅助检查

（1）实验室检查：血常规检查白细胞增高，合并感染时更明显。由于尿液吸收可有轻度肌酸、尿素氮升高。

（2）导尿检查：严格无菌条件下以软尿管进行导尿，如能导出不少于300mL的清亮尿液，可初步排除膀胱破裂。如膀胱内无尿或仅有少量尿液，应想到膀胱破裂可能。向膀胱注入60~100mL无菌生理盐水，如抽出量明显多于或少于注入量，提示膀胱破裂、尿外渗。

（3）X线检查：膀胱造影，将4%泛影葡胺或泛影酸钠注入膀胱200mL，也可注入气体，摄正位或斜位X线片，可明确破裂部位及类型。腹膜内破裂，造影剂或气体进入腹腔，腹膜外破裂，造影剂在盆腔内膀胱周围。

（4）超声检查：可了解是否合并腹腔内其他脏器损伤。

（5）手术探查：上述检查仍不能确诊时，可手术探查明确诊断。

4. 诊断

诊断包括：①外伤史；②具有出血、休克、排尿障碍、血尿、腹膜炎症状及膀胱瘘等临床表现；③导尿、膀胱造影、腹腔穿刺、膀胱镜检查可明确诊断。

5. 治疗

（1）全身治疗：治疗休克，应用抗生素预防感染。

（2）保守治疗：膀胱挫伤或造影时仅有少量尿外渗症状轻者可经尿道插入导尿管留置7~10d，保持通畅，并应用抗生素预防感染。

（3）手术治疗。

1）腹膜内膀胱破裂的治疗：应积极手术治疗。取下腹正中切口，进入腹腔，先探查腹腔内有无其他合并伤后再清除腹腔内尿液，缝合腹膜并在膀胱外修补膀胱破口。

2）腹膜外膀胱破裂：对较严重的腹膜外膀胱破裂、出血及尿外渗显著者，应积极手术探查，清除膀胱外尿液和血肿，修整膀胱创口周边坏死组织，修补膀胱创面并行膀胱造瘘，充分引流，应用抗生素抗感染治疗。

（4）并发症的处理。

1）骨折：根据骨折、脱位情况采用牵引、固定等。

2）膀胱阴道瘘：较小的膀胱阴道瘘，可保留尿管10~14d，应用抗生素预防感染。较大的膀胱阴道瘘需手术修补，尿流改道，分层缝合膀胱和阴道。

3）膀胱直肠瘘：早期膀胱直肠瘘，应做尿和粪便改道，再修补膀胱和直肠创面。晚期膀胱直肠瘘应先应用抗生素抗感染后再行手术。手术应充分切除窦道周边的瘢痕，再分层缝合膀胱和直肠壁，然后行膀胱造瘘和结肠造瘘。

三、尿道损伤

1. 概述

尿道损伤（injury of the urethra）是泌尿系统中最常见的损伤。平时与战时均不少见。

多发生于男性、青壮年及体力劳动者。

尿道损伤是泌尿系统常见的损伤，其收治数仅次于尿路结核和尿路结石。

2. 临床表现

（1）外伤史：骑跨伤致前尿道损伤，骨盆骨折致后尿道损伤。

（2）症状。

1）休克：严重损伤者发生骨盆骨折时，有大量内出血，同时常合并其他脏器损伤，40%发生失血性休克。

2）疼痛：前尿道损伤时，可有尿道内疼痛，于排尿时加剧，并向尿道口、会阴部放射。系由于尿道外括约肌痉挛或断裂所致，后尿道损伤时，可有下腹部疼痛。

3）排尿障碍：排尿困难症状突出，虽有尿意，但不能排尿，导致尿潴留。其原因有尿道括约肌痉挛、尿道断端回缩、尿道失去连续性、尿外渗与尿道周围血肿压迫、骨折端挤压尿道，甚至由于脊髓损伤所致。女性尿道损伤可有排尿困难、尿失禁。

4）尿道口出血：它是尿道断裂的最常见表现。尿道外括约肌的远端尿道损伤时，有尿道口滴血或溢血，用力排尿时明显。后尿道断裂时，有排尿初或排尿末少量血尿。前尿道损伤时，尿道口出血量多；后尿道损伤时，尿道口出血量较少。

5）会阴部肿胀淤血、淤斑：因尿道周围血肿，使阴囊、会阴部皮肤青紫、皮下有淤血、淤斑。

6）尿外渗：尿道全层破裂时有尿外渗。多于受伤72h后发生。受伤初期，常因尿道外括约肌痉挛而无尿外渗。前尿道断裂时，阴茎筋膜（布克筋膜，Buck fascia）若完整，则尿外渗限于阴茎部，表现为阴茎肿胀；若阴茎筋膜破损，而会阴浅筋膜（科勒斯筋膜，Colles fascia）完整，则尿外渗限于会阴浅袋内，肿胀位于阴囊，可向上扩展至前腹壁。后尿道断裂时，尿外渗位于耻骨后腹膜外膀胱前列腺周围间隙，若尿生殖膈完整，不渗至会阴部；一旦破损，则会阴部可有尿外渗。尿外渗可并发感染或尿瘘，严重者出现全身中毒症状。

（3）直肠指诊：此检查有重要诊断意义。前尿道损伤时，无异常发现。后尿道未完全断裂时，前列腺周围血肿不明显。前列腺固定，直肠指诊检查可清楚扪及前列腺，后尿道完全断裂时，前列腺抬高、向上移位而不能扪及或有浮动感，一手指可将前列腺向上推移。因尿道损伤致尿道周围血肿及尿外渗，直肠指诊可触及直肠前壁肿胀压痛，甚至触及骨盆骨折之断端。指套有血迹时，可能有直肠损伤或与直肠有贯通伤。

3. 辅助检查

（1）X线检查：骨盆X线平片可诊断骨盆骨折。逆行尿道造影或膀胱尿道造影可显示尿道之破损处造影剂外溢，尿道连续性破坏；可区分损伤部位、程度。但造影检查不能显示损伤尿道的近端，有导致感染，甚至败血症之可能；同时造影剂外溢可能促使瘢痕形成，造成尿道狭窄；应用无机碘造影剂时，还对局部组织有刺激性。因此，用逆行尿道造影诊断尿道损伤时，最好在X线透视下用20%造影剂缓慢注入，一旦显示自尿道外渗，即停止注入造影剂；注入量宜少勿多，尽量减少造影剂外溢，以免刺激炎性反应、纤维化。必要时，可应用排泄性尿路造影代替逆行尿道造影。可显示膀胱位置抬高，呈泪滴状表现，提示后尿道断裂。

(2)试插导尿管：尿道断裂时，试插导尿管往往不成功。应注意无菌操作，动作轻巧，不可因试插不成功而反复进行，否则易造成感染、出血，甚至严重损伤。在进行逆行尿道造影前，不宜试插导尿管。若逆行尿道造影显示无造影剂外溢，尿道完整再插导尿管，以免加重尿道已有的损伤。导尿管往往于损伤部位插入受阻，拔出后导尿管头端有血迹。尿道全部断裂时，导尿管中无尿液引出，可插入耻骨后间隙或血肿内，有少量新鲜血液自管内或管周围溢出；注入少量无菌生理盐水时，有抵抗感，且不能全部回抽出。部分尿道断裂时，可在导尿管通过受阻时，稍加用力推进，即可插入膀胱，引流出大量尿液。

4. 诊断

诊断包括：①外伤史；②具有休克、疼痛、排尿困难、尿道出血、尿外渗等临床表现；③导尿、肛诊、X线骨盆像、尿道造影可明确诊断。

5. 治疗

(1)全身治疗：尿道损伤常因合并骨盆骨折以及大出血而出现休克。因此要及时予以输血输液，并应用镇痛、止血药和抗生素。

(2)膀胱尿液引流和防止尿外渗：应尽早将导尿管插入膀胱，以引流尿液并最大限度地减少尿外渗。

(3)后尿道损伤：可将膀胱切开，直视下将尿道断端修补吻合后，再行膀胱造瘘。尿道内尿管应保留至少3周以上。

(4)前尿道球部损伤：应急诊手术清除血肿，经会阴切口可找到尿道的破裂处或断端，予以修补或断端吻合术，再行膀胱造瘘。

(5)并发症处理。

1)后尿道损伤伴有骨盆骨折：在修补尿道或恢复尿道的连续性后，应予骨折必要的治疗，包括卧床休息、骨盆牵引、下肢牵引等。

2)尿漏：新鲜尿漏无感染者，可予以早期修补；如已有感染应先抗感染治疗和膀胱造瘘。3个月后再行修补术。

3)尿道阴道瘘：伤后形成瘘口早期应先行膀胱造瘘，较小的瘘口可自行愈合。如果瘘口较大且局部炎症明显，应先抗感染治疗，3个月后再行修补术。

4)尿道直肠瘘：如在伤后几小时内发现，可修补尿道和直肠创口。如损伤范围较大、污染较重，应同时做膀胱造瘘和结肠造口。如发现较晚，应先做膀胱造瘘和结肠造口，3个月后再行修补术。

四、包皮及阴茎损伤

包皮及阴茎损伤少见，因为阴茎位置隐蔽，活动范围较大。按损伤类型有阴茎挫伤、阴茎折断、阴茎脱位、阴茎绞窄、包皮及阴茎皮肤撕脱伤、阴茎离断等。

1. 阴茎挫伤

(1)概述：阴茎挫伤的主要原因是骑跨伤、踢伤。多为皮肤挫伤，伤后阴茎皮肤肿胀，皮下出血，也可出现皮下血肿或海绵体内血肿。有时合并前尿道的挫伤。

(2)诊断：阴茎挫伤多有直接暴力作用于阴茎的病史。临床表现为皮肤水肿，淤斑，阴茎肿胀。可见皮下血肿，如合并尿道损伤可有排尿困难，尿道滴血等。

(3)治疗：由于阴茎血液循环丰富，愈合能力较强，无尿道损伤之轻度阴茎挫伤仅需休息。渗血期用冷敷止血，出血停止后用热敷，以促进其吸收。如皮下继续出血，血肿较大，需要穿刺或切开引流止血，清除血肿。

2. 阴茎折断

(1)概述：阴茎折断多在阴茎勃起状态下直接外力作用造成白膜及阴茎海绵体破裂，其中用手自慰性屈曲所致最为多见，其次为粗暴性交致伤。

(2)诊断：阴茎折断常于阴茎勃起状态下阴茎折曲，在阴茎白膜及海绵体发生破裂的瞬间可听到折断的响声，伴剧痛，随即阴茎疲软。临床表现为阴茎勃起状态下遭受暴力曲折后，阴茎随即变软，剧烈疼痛，阴茎因白膜及海绵体破裂而出血，阴茎迅速肿大。若为一侧海绵体破裂，阴茎弯向对侧或扭曲。合并阴茎筋膜破裂时，血肿除存在于阴茎外，阴囊、会阴及下腹部均可出现皮下淤血。因血肿压迫常伴有轻度排尿困难。合并有尿道损伤时，常伴尿道口滴血及尿外渗。对少数阴茎折断表现不明显者，选择海绵体造影或超声检查，可发现阴茎白膜破裂和血肿。

(3)治疗：对于尿道未损伤的阴茎折断可根据损伤程度采取保守治疗或外科手术治疗。保守治疗包括局部冰袋冷敷、绷带压迫、抗生素及止血药的使用。虽然保守治疗可使大多数患者获得满意疗效，但有40%患者遗留阴茎变形、勃起弯曲和勃起能力低下而影响性交。因而现在大多数人主张对所有海绵体破裂者均应早期采用手术清除血肿，缝合海绵体破裂处之白膜，以免血肿扩大，继发感染，形成纤维瘢痕，导致疼痛和阴茎畸形而影响性生活。

3. 阴茎脱位

(1)概述：阴茎脱位多系阴茎疲软状态下受前方暴力(如骑跨栏栅、木桩)作用于阴茎根部，导致阴茎、耻骨韧带以及支持组织撕裂，使阴茎移位至会阴或股部的皮下，若外力持续作用，可使阴茎从冠状沟部呈环状撕脱，脱离原皮肤覆盖，而被推移至阴囊、会阴、腹股沟，下腹或大腿根部内侧皮下，常伴有血肿、尿道损伤。

(2)诊断：阴茎脱位常有外力作用于阴茎根部而致阴茎移位的病史。临床表现为阴茎移位，可位于阴囊部、会阴部、腹股沟部、下腹部，甚至大腿根部内侧皮下，伴有剧烈疼痛，皮下血肿，阴茎部或阴囊部畸形。常合并尿道损伤伴有排尿困难和尿外渗。

(3)治疗：尽早切开复位，缝合支持韧带，使阴茎缝合固定于正常位置。止血、清除血肿，抗感染。合并尿道损伤者，应修补或吻合尿道，留置尿管或耻骨上膀胱造瘘。

4. 阴茎皮肤撕脱伤

(1)概述：阴茎皮肤撕脱伤多为牲畜咬伤，卷入机器导致皮肤撕脱，交通事故(俯卧位被高速机动车或动物拖拉与路面摩擦致会阴皮肤撕脱），由于阴茎及会阴皮肤移动性大，皮下组织松弛，加之男性外生殖器暴露，转动的机器皮带或与路面摩擦将衣服与阴毛、皮肤绞缠、扭转、牵拉致使阴茎、阴囊皮肤一并撕脱。其范围大多数是阴茎、阴囊皮肤同时撕脱，甚至波及会阴，也可单独撕脱阴茎或阴囊皮肤。阴茎撕脱组织的分离层面一般在 Colles 筋膜与 Buck 筋膜之间。多自阴茎阴囊交界处至阴茎冠状沟全部撕脱，遗留多少不等的包皮内板。

（2）诊断：阴茎皮肤撕脱有被机器绞伤牵拉的历史，或车祸史。阴茎、阴囊皮肤单独或同时撕脱，甚至波及会阴，探达会阴浅筋膜与白膜之间，一般不累及阴茎海绵体、尿道和睾丸。

（3）治疗：应立即手术修复，延期手术会导致广泛的瘢痕形成挛缩和生殖器畸形。清除异物，剪除失去活力的组织。阴茎皮肤缺损少者虽可任其自愈，但易形成瘢痕挛缩影响勃起，以切取中厚皮片移植为好。凡撕脱的皮肤与正常组织仍有连接且色泽尚佳仍有生机者应尽量予以保留。阴茎皮肤血循环丰富，如撕脱皮片挫伤不重，清创后缝合可望成活。若皮肤已脱落且严重损坏而难以存活的组织要彻底剪除，如阴茎皮肤缺损较大，可采用中厚游离皮片移植，亦可应用下腹、大腿、阴囊等处的带蒂皮瓣移植。阴茎干全周皮肤缺损处理较特殊，对缺损近端有活力皮肤要尽量保留，但对缺损远端皮肤不论有无活力均应切至距阴茎冠 3mm 处，否则会因淋巴引流中断而导致严重水肿。裸露的阴茎干以阴囊皮肤隧道埋藏法修复。

5. 阴茎横断

（1）概述：阴茎横断多见于刀割伤、刺伤、枪弹伤、爆炸伤及牲畜咬伤。精神病患者自伤或他伤也偶有发生。可出现阴茎部分或完全离断，同时伴尿道损伤大出血。牲畜咬伤所致之阴茎损伤，远端往往缺损，无法做再植术。

（2）诊断：有被刀割刺、爆炸、枪伤或牲畜咬伤的历史，只要详细询问外伤史及做局部检查，均可得出诊断。

临床表现为大出血、休克，疼痛剧烈。部分横断可见残留的阴茎远端悬挂于尚未离断的阴茎软组织上，创面可深达海绵体、尿道。完全横断仅见阴茎近段残端，由牲畜咬伤或爆炸伤残端不整齐。爆炸伤阴茎内可疑存留异物可通过 X 线拍片证实。

（3）治疗：首先要压迫止血防治失血性休克，生命体征平稳后再做进一步处理。切伤浅而未累及海绵体者清创缝合即可。累及海绵体严重出血，可将裂开的海绵体白膜及阴茎筋膜一起缝合止血，切勿盲目结扎阴茎背动脉，阴茎动、静脉如有破裂或断裂应尽量修补或吻合。

阴茎完全断离，如离断部分尚新鲜(6h 以内)完整，要仔细清创，争取尽早行阴茎再植手术。再植成功的关键在于吻合好阴茎血管，特别是阴茎背动脉和阴茎背深静脉，因两者位于阴茎筋膜与白膜之间，较为固定，易于寻找，口径也较大易于吻合。如双侧阴茎深动、静脉吻合有困难，可争取吻合一侧，而未吻合的阴茎深动、静脉应结扎。阴茎再植后，应将龟头缝合针固定于腹壁呈背伸位使吻合血管松弛。尿道断裂的处理同尿道损伤。术后可静脉滴注低分子右旋糖酐，口服肠溶阿司匹林，妥拉苏林防止小血管栓塞，一般 10 ~ 14d。同时口服己烯雌酚。术后 3 周拔除尿管。

6. 阴囊损伤

（1）概述：阴囊损伤多见于战时的枪伤和锐器伤，运动场上或工农业劳动中的撞伤，以及玩耍、斗殴时的踢伤和抓伤。有时也可由于阴囊部手术的操作不当所致。

（2）根据致伤原因可分为以下 3 类。

1）闭合性损伤：阴囊闭合性损伤比较常见，致伤原因常为挤压伤、骑跨伤、踢伤或拳击伤等。阴囊皮肤完整，阴囊内容物未与外界贯通。由于阴囊壁松弛，血循丰富，容易形成阴囊血肿或鞘膜腔积血，特别是合并睾丸损伤出血更严重，可以形成阴囊巨大血肿。

2）开放性损伤：较少见。主要原因为阴囊被刀、剪切割或刺戳伤、阴囊皮肤撕脱伤及爆炸伤，后者常有异物存留其内。

3）特殊损伤：热、化学、电击或放射性损伤。

（3）根据损伤病理可分为以下 5 类。

1）阴囊皮肤挫伤：皮肤淤斑、水肿和皮内血肿。

2）单纯阴囊血肿：为阴囊壁挫伤或撕裂，局部小血管破裂渗血，不伴阴囊内容物损伤。阴囊血肿多发生在肉膜下间隙，血肿可弥散性增大渗入结缔组织中。小血肿可自行吸收，巨大血肿机化后会遗留硬结。

3）阴囊皮肤撕脱伤：一般撕脱较表浅，阴囊皮肤紧贴肉膜撕脱，表面渗血较多，常与阴茎皮肤撕脱并发。

4）阴囊皮肤切割伤：阴囊皮肤裂开、出血，可合并阴囊内容物损伤。

5）阴囊皮肤爆炸伤：阴囊皮肤裂开、缺损、创缘不整齐，周围组织损伤重，伤口内常有弹片、布片或泥土等异物。

6）特殊原因伤：阴囊烧伤常见于全身大面积烧伤。放射性损伤多是会阴部恶性肿瘤放射性治疗的并发症。病理改变均为烧伤和放射伤所特有。

（4）临床表现。

1）症状：闭合性损伤常主诉阴囊胀痛、肿胀并呈青紫色，部分伤员诉恶心、呕吐、心悸和出冷汗。开放性损伤常主诉阴囊胀痛或阴囊皮肤剧痛，伤口出血。合并尿道损伤可有排尿困难。

2）体征：闭合伤可见皮肤淤斑，阴囊肿大青紫，触痛明显，部分血肿可穿刺抽出血液。开放伤可见皮肤裂开，出血，内容物如睾丸脱出。阴囊皮肤撕脱伤可见阴囊及阴茎皮肤大片撕脱，创面渗血。

（5）诊断。

1）伤史：依据受伤史，典型症状和体征。

2）查体：开放伤可见皮肤裂开，出血，内容物如睾丸脱出。闭合伤则见皮肤淤斑，阴囊肿大青紫，部分血肿可穿刺抽出血液。注意检查有无合并直肠、尿道损伤及睾丸扭转。

3）影像学检查：B 超检查对是否合并睾丸损伤具有重要价值。X 线摄片对判断阴囊内是否残留异物有意义。

（6）治疗。

1）阴囊挫伤：卧床休息、止痛、冷敷，托高阴囊，应用抗生素预防感染。

2）阴囊血肿：在排除阴囊内容物损伤后，较小的阴囊血肿可采取绷带纱垫压迫包扎，后期可理疗促进血肿吸收。同时应用抗生素预防感染。对不断增大的阴囊血肿或血肿较大吸收困难者，应积极早期切开清除血肿，彻底止血。较大的血块机化后压迫睾丸，可导致睾丸萎缩，长期萎缩睾丸易发生肿瘤，应手术切除萎缩之睾丸。对不能除外睾丸破裂的阴囊血肿，特别是鞘膜血肿，应及时手术探查。

3）阴囊切割伤、爆炸伤：彻底清创，止血，清除异物，切除失活组织，探查内容物，特别是睾丸有无脱位、破裂，精索有无扭转、断裂，放置引流。同其他开放伤处理一样使用破伤风抗毒素血清和抗生素。

4）阴囊皮肤撕脱伤：必须立即手术修复，如延期手术则易感染，形成广泛瘢痕。清创时必须彻底清洗，清除异物，剪除失活组织。色泽尚好仍有生机者应尽量保留，利用阴囊皮肤的弹性多可覆盖创面。广泛的阴囊皮肤撕脱不能直接缝合者，不仅对暴露的睾丸要设法给予遮盖，还要使睾丸保持低温状态，故需重建阴囊。如睾丸无损伤血运良好时，可将两睾丸拉向中线缝合在一起，其上用游离皮片移植，由于薄皮片遮盖，降低睾丸温度，可保证精子正常发生。也可将睾丸转移至大腿内侧皮下，待二期重建阴囊。

7. 睾丸损伤

（1）概述：既往认为阴囊皮肤弹性好，活动度大，睾丸白膜坚韧，阴囊损伤所致的睾丸破裂并不多见。但随着交通及体育运动的发展，睾丸损伤明显增多。部队、学校等青年男性群居场所，因训练、施工、体育活动等致睾丸受伤者比例较高。如果误诊或处理不当，常导致睾丸严重损害，甚至不育，后果严重。

（2）根据致伤原因可将睾丸损伤分为3类。

1）开放性损伤：刀伤、刺伤、战伤、贯通伤。

2）闭合性损伤：挤压、骑跨等引起，多由体育运动、车祸、斗殴所致。

3）医源性损伤：睾丸穿刺、活检或阴囊内手术直接导致睾丸损伤。

（3）根据损伤病理可分为5类。

1）挫伤：常为闭合伤，睾丸内组织挫裂，形成睾丸内小血肿。

2）开放性损伤：损伤的睾丸裸露于创口并伴有睾丸白膜破裂，睾丸组织缺损。如伤及睾丸主要动脉。可有活动性出血或阴囊巨大血肿。

3）睾丸破裂或碎裂：睾丸白膜破裂、睾丸组织外露，严重多处破裂可使睾丸成为碎块状。

4）睾丸脱位：睾丸被挤到阴囊以外的部位，常由会阴部钝性外力挤压所致。睾丸脱位的类型依暴力方向而定。深部脱位时，睾丸被推向腹股沟管、腹部或股管；浅部脱位时，则被推至腹股沟、耻骨前、阴茎、会阴或大腿内侧皮下。

5）睾丸扭转：由于解剖学畸形，例如，睾丸鞘膜囊宽大，睾丸下降不全，在轻微外力作用下，提睾肌强烈收缩，造成精索扭转，扭转以下部分首先发生静脉回流受阻，继之缺血和缺血性梗死，睾丸被牵拉回缩。甚至到腹股沟管皮下环处。

（4）临床表现。

1）症状：闭合性损伤常主诉阴囊内剧烈疼痛、胀痛，且向腹股沟及下腹部放射，严重者可引起疼痛性休克。多有阴囊淤斑，阴囊血肿，部分伤员诉恶心、呕吐、心悸及出冷汗。开放性损伤常主诉阴囊胀痛或阴囊皮肤剧痛，睾丸裸露，有伤口出血或活动性大出血。合并尿道损伤可有排尿困难。

2）体征：单纯睾丸挫伤不伴阴囊血肿可触及坚硬增大的睾丸，触痛明显；闭合伤伴有阴囊血肿的睾丸破裂，睾丸的轮廓不易扪清；睾丸脱位时可发现阴囊空虚，在脱位睾丸处有触痛，并可扪及睾丸状肿物；外伤史并不明显突然睾丸及精索走行区疼痛剧烈，局部迅速水肿，腹股沟管皮下环处肿胀，压痛明显，可触及睾丸状肿物，多为睾丸扭转；如为开放伤，可见阴囊裂口内睾丸脱出或白膜破裂，睾丸组织裸露，或有活动性大出血。

（5）诊断。

1）伤史：依据受伤史，典型症状和体征。

2）B超检查：可以准确判断单纯阴囊血肿或睾丸破裂。睾丸白膜是否完整，有无睾丸组织突出白膜外，能精确鉴别睾丸破裂与睾丸挫伤，以及睾丸内血肿的存在，因而可确定手术治疗是否必要，这也是睾丸损伤诊断的难点。早期B超检查对睾丸破裂诊断准确率可达95%。

（6）治疗。

1）睾丸挫伤：一般采用非手术治疗，镇痛、预防疼痛性休克。卧床休息，阴囊托高及局部冷敷，以减轻张力和出血。若睾丸张力过高，应考虑切开白膜减压。

2）睾丸破裂或碎裂：早期手术可显著降低睾丸切除率，减少局部感染形成，防止睾丸萎缩。延期手术（特别是误诊为单纯阴囊血肿保守治疗无效再采取外科治疗）除睾丸切除率明显升高以外还可能引起对侧睾丸萎缩（交感性睾丸病）。保守治疗导致睾丸切除率较高的原因，为血肿局限于鞘膜腔内造成高压，压迫睾丸缺血坏死以及继发感染。所以，必须强调早期手术清除血肿，修补睾丸的重要性。对于睾丸部分破裂，可清除坏死组织，止血，缝合白膜。如白膜缺损较大，可用鞘膜覆盖。清创时要尽可能保留睾丸组织，只有粉碎性破裂或精索动脉断裂无法保留睾丸时，才行睾丸切除。

3）开放性损伤：彻底清创，清除坏死组织和异物，按上述方法处理睾丸破裂，尽可能保留正常睾丸组织。注意正位还纳睾丸到阴囊内，放置橡皮片引流，缝合阴囊皮肤。对合并精索动脉损伤者。如果睾丸尚可再植，可考虑显微外科技术修复或血管移植。

4）睾丸脱位：尽早开放手术复位。注意睾丸血液循环和精索位置，复位的同时进行睾丸固定。睾丸复位的时间越晚，睾丸萎缩的可能性越大。复位后应定期随访。

5）睾丸扭转：睾丸扭转时间短、局部肿胀不严重时，首先试行手法复位；先顺时针旋转，如不成功再逆时针旋转。如手法复位不成功或睾丸扭转已超过8h应进行手术，将扭转的精索和睾丸复位后，如睾丸血液循环恢复，色泽红润，则将睾丸固定于阴囊壁上，同时做鞘膜折叠或切除术，如睾丸已无生机则将其切除。

第八章

创伤性应激

第一节 创伤应激的概念

1. 应激和创伤应激的概念

应激(stress)原本是一物理概念。20 世纪 30 年代，加拿大医学家 Hans Syler 将其引入生物医学领域，用以描述机体受到外力(stressor，应激源)作用时机体所处的一种紧张状态以及所表现出来的反应。目前对这一概念已有所发展，应激源不仅指物理、化学因素，而且包括生物因素和社会心理因素，机体的反应也扩大至细胞、基因层面。概括地说，应激就是任何来自外界或体内对机体和心理的刺激，在达到一定程度后引起的一系列与刺激因素无直接关系的全身性非特异反应，这些反应包括交感－肾上腺髓质、下丘脑－垂体－肾上腺皮质轴兴奋和细胞及体液中某些蛋白质成分的改变的一系列代谢、功能的变化。

现代应激的概念有扩大的趋势。急性期反应是指急性损伤、感染时出现的以血浆蛋白(称为急性期蛋白)的变化为主要特征的非特异防御反应，曾长期作为一个独立的概念进行研究。现在认为它也是应激的一部分，只是侧重点不同。不过病理学家们仍习惯于运用狭义的应激概念，即将应激局限在应激原引起的神经－内分泌反应范围内。近年来心理应激作为应激的一大类，不仅心理学家，创伤医学家、军事医学家也开始逐步重视对其的研究。

一般来说，应激总的效果是一种适应性、防御性的，它可以提高机体的准备状态，有利于机体对外来危险做出战斗(fight)或逃避(flight)的反应。只有在过度反应时(包括超强度和长时间)才会造成机体和组织的损伤。有文献资料统计指出，在西方社会普遍流行的疾病中，75%～90% 的疾病与应激反应有关。

引起机体发生应激反应的刺激因素都称为应激原，这些因素很多，包括外环境因素的温度剧变、射线、噪声、电极、中毒、感染和机械损伤等。机体的内在因素如血液成分的变动、心功能低下、心律失常和其他器官功能紊乱也可成为应激原。心理、社会环境因素随着社会的高度发达和竞争力的加强，引起的应激特别是慢性应激的病例也越来越多。

根据应激原刺激的强度、持续的时间和引起机体反应的强度和时间，一般可将应激分成急性应激和慢性应激。应激反应发生迅速、强度高、持续时间短的应激，一般是急性应激；而应激原强度低，长时间作用于机体引起的应激反应多是慢性应激。也有少部分应激可由急性应激的高强度转变为持续存在的低强度反应而转变为慢性应激。

创伤是各种应激原中最为重要和普遍并极具代表性的一种，创伤应激包括各种外伤（机械力损伤、烧伤、辐射损伤等）、手术、出血引起的机体反应。有人认为战争状态下，作战人员和平民对战争的认知带来的机体反应，包括心理和生理方面也应列为创伤应激的范畴。其中创伤后应激障碍（PTSD）作为战争和重大灾害后人群高发的一类慢性应激性疾病，其诊断、治疗亦已引起了广泛的注意。

2. 应激的基本过程

应激反应最早曾统称为全身适应综合征（general adaptation syndrome，GAS），它将应激的基本过程分为以下 3 期。

（1）警觉期：此期在应激作用后迅速出现。以交感－肾上腺髓质系统的兴奋为主，并伴有肾上腺皮质激素的增多。此期是机体的动员期，持续的时间较短。严重创伤常在此期就导致机体死亡。

（2）抵抗期：如果应激原持续作用于机体，机体将进入抵抗或适应阶段。此期交感－肾上腺髓质系统兴奋为主的反应逐步消退，而皮质激素进一步增多，代谢增强，炎症及免疫反应减弱。机体表现适应性和抵抗力增强。

（3）衰竭期：持续强烈的刺激耗竭了机体抵抗力，糖皮质激素的持续升高不再带来相应的防御效应，反而增加负效应。严重者出现各种应激疾病，甚至死亡。

在以上的 3 个基本过程中，轻度的应激只引起一、二期反应，其变化以神经应激反应为主。严重创伤会出现后期反应，此时细胞的反应就非常显著。

第二节　创伤应激反应的基本表现

创伤应激反应在创伤后即刻就可以发生，它所涉及的整个反应过程、内容根据应激强度不同可以有较大的差别，从基因到整体水平都会出现相应的变化，整体改变以神经－内分泌和器官系统功能的变化为主，基因和分子改变则以被称为应激基因和应激分子的蛋白以及炎性反应有关的分子为主。时间上神经－内分泌改变出现较早，变化也较为显著，不过近年来早期基因及蛋白的改变也逐渐引起了大家的重视。

一、应激反应的激活

创伤应激激活的第一个主要生理反应轴（又称通路）是自主神经系统，它来自中枢神经系统的刺激，或外部刺激对感觉感受器的冲击。自主神经系统激活包括交感和副交感神经系统的激活。

1. 交感激活

交感神经在受到刺激后即刻就激活，使机体在高于正常功能之上的水平活动起来。

该系统激活后表现为心率、循环、供氧、代谢和能量供应水平的提高，外周血管的收缩，冠脉扩张和大量出汗，以使机体应付对应激原做出反应的需要并抑制不需要的功能，但长期反复的交感兴奋也会使机体功能紊乱而出现疾病。

2. 副交感激活

副交感的兴奋有与交感相反的效应。它使心率变慢、瞳孔收缩、血管扩张，有时出现腹泻甚至晕厥。因此，一般来讲，它使机体功能减速和促进恢复。但不是每个被交感激活的器官都会受到副交感的相应支配。如肝腺分泌和代谢反应。

自主神经系统的反应是快速而不持久的，因为神经递质会迅速降解，如需要长时间保持兴奋状态就必须激活其他生理反应。

二、应激的神经－内分泌反应

在严重应激时，神经－内分泌的变化主要表现为 2 个方面：交感－肾上腺素髓质轴和下丘脑－垂体－肾上腺皮质轴（HPA 轴）的强烈兴奋，并伴有其他多种内分泌腺体的变化。这些反应可以认为是应激的标志。

（一）交感－肾上腺素髓质轴（sympathoadrenal axis）

机体在感受到威胁的知觉后，位于脑干蓝斑（locus coeruleus）的去甲肾上腺素（norepinephrine，NE）能神经元释放去甲肾上腺素，然后通过其纤维连接向上透射至边缘系统的杏仁核复合体、下丘脑、海马和边缘皮层等肾上腺素能神经末梢密集的区域，向下则主要至脊髓侧角，调节交感神经系统和肾上腺髓质的功能。交感神经兴奋主要释放 NE，肾上腺髓质兴奋主要释放肾上腺素。NE 的释放能强化和增加交感神经系统的活动，延长肾上腺素能的交感反应，是应激反应继交感神经反应后的慢时相的代表变化，是应激急性反应期的主要变化之一。研究发现在可控性应激时，脑内的 NE 含量不变，但其代谢产物 3－甲氧基－4－羟基苯乙二醇的含量及细胞外液的 NE 含量都升高，提示其合成和分解都加快，在一个高的水平上取得了平衡。相反在失控性应激时，NE 的释放、分解大于合成的速度，因此脑内的 NE 含量下降。

这一反应轴激活的结果会产生中枢和外周 2 方面的效应。中枢部分主要是引起兴奋、警觉、紧张及焦虑等情绪反应。在外周表现为血浆中肾上腺素，NE 及多巴胺等儿茶酚胺类激素的升高，严重者 NE 升高可达 50 倍。这些激素的升高，导致广泛的效应，如心脏的兴奋、外周阻力血管、容量血管的调整可使组织血液供应更充分、更合理。α受体激活抑制胰岛素分泌，β 受体激活刺激胰高血糖素分泌进而升高血糖，以增加组织的能源供应。呼吸系统、胃肠、血液以及代谢等也会受到显著的影响。这一系列反应促使机体紧急动员，使机体处于一种唤起状态，有利于应付各种变化。但过度强烈的交感－肾上腺髓质系统的兴奋也引起大量的能量消耗和组织分解，甚至导致血管痉挛，局部组织缺血、坏死，致死性心律失常等严重后果（如胃肠黏膜糜烂、溃疡、出血等）。

另外，蓝斑的 NE 能神经元还与室旁核分泌促肾上腺皮质激素释放激素（corticotropin releasing hor – mone，CRH)的神经元有直接的纤维联系，这可能是在蓝斑区 NE 释放增多时使室旁核神经元上的 α 肾上腺素能受体激活而使 CRH 释放增多的通路，可能是启动 HPA 轴的反应机制。

近年来，对阿片肽的研究发现，应激时脑内内啡肽、强啡肽和脑啡肽都升高。阿片肽有抑制交感 – 肾上腺素髓质和 HPA 轴反应的作用，对应激反应的强度起调节作用。现已证实脑内阿片肽升高是应激疼痛的机制之一。

兴奋性氨基酸释放增加是应激时脑内另一重要变化。谷氨酸作为主要的兴奋性氨基酸，存储于神经末梢的突触小泡内，兴奋时释放到细胞外，与突触膜上受体(NMDA 为主)相结合。使离子通道开放，阳离子进入细胞内，引起去极化。但当谷氨酸升高过高时，会使细胞内钙严重超载，导致细胞的变性和坏死。

还有实验证明细胞外谷氨酸的升高是与 HPA 轴有关的。

(二)下丘脑 – 垂体 – 肾上腺皮质轴(hypothalamic – pituitary – adrenocortical axis，HPA)

HPA 轴由下丘脑的室旁核，腺垂体和肾上腺皮质等构成。其中下丘脑是神经 – 内分泌反应的控制中心，它可接受来自躯体的应激信号，如颈动脉的缺氧信号或动脉窦的低氧信号，也可接受经边缘系统整合的下行信号。在应激时，下丘脑室旁核 CRH 神经元释放大量的 CRH，CRH 通过垂体门脉系统到达腺垂体，刺激垂体合成、释放促肾上腺皮质激素(adrenocorticotropic hormone，ACTH)，ACTH 进而刺激肾上腺皮质加速糖皮质激素(glucocorticoid，GC)的合成、释放。

CRH 的另一个主要作用是控制应激时情绪行为反应。实验表明，脑室内注入 CRH 可以引起大鼠剂量依赖性的行为情绪反应，该反应不被垂体切除术或地塞米松预处理所阻断。而脑室内注入 CRH 拮抗剂 α 螺旋 CRH 则可抑制应激所诱发的上述情绪反应。目前认为，适量的 CRH 释放增多可促进适应，使机体兴奋或有愉快感，同时使机体 HPA 轴兴奋而释放大量 GC。手术时释放量可以达到平常水平的 3～5 倍。严重烧伤病人这种升高可持续 2～3 个月。

CRH 还有促进内啡肽释放的作用，因此有人称其为内啡肽释放促激素，应激时内啡肽的升高与其增加有关。CRH 也促进 NE 神经元的活性，与蓝斑 – 交感 – 肾上腺髓质轴形成交互影响。

GC 升高是应激中最重要的一个反应，对机体抵抗有害刺激起着极为重要的作用。它可以显著提高机体对创伤等伤害刺激的耐受能力，保证机体在恶劣环境下得以生存。例如，摘除肾上腺的动物只要条件适宜，仍可以生存，但一旦受到应激原刺激就会迅速衰竭、死亡。这类动物如及时补充足量的外源性 GC 就可以避免衰竭、死亡。已有大量实验证明糖皮质激素的大量分泌可产生众多的生理效应和作用。

1. 促进蛋白质分解和糖原异生

补充肝糖原储备，提高血糖水平，保证重要组织充足的能量物质供应。GC 的增加是应激时血糖升高的一个重要机制。

2. 脂肪动员作用

保证儿茶酚胺及胰高血糖素的脂肪动员作用(也有人称其为允许作用)。

3. 通过允许作用(permissive action)

维持循环系统对儿茶酚胺的反应性,改善心血管系统的功能。所谓允许作用是指GC本身并不导致心肌及血管平滑肌收缩,但必须有其存在,儿茶酚胺才能发挥其对心血管活性调节的作用。GC不足时,心血管系统对儿茶酚胺的反应性明显降低,可出现心肌收缩力减低、心排血量不足、外周血管扩张、血压下降。这是创伤休克等在中、后期升压药反应不佳时,适量补充GC可显著改善血压的重要原因。

4. 稳定溶酶体膜

减少溶酶体外漏,防止和减少组织损伤。这一作用是通过诱导产生巨皮质素(macrocortin,又称脂调节蛋白,lipomodulin)抑制磷脂酶A2的活性,防止膜磷脂降解,使花生四烯酸、前列腺素和白三烯生成下降,发挥细胞保护作用的。

5. 通过抑制多种炎性介质的生成而发挥抗炎作用

GC的这一作用机制近年已有重大进展。已经证明GC可通过与受体CR结合后直接调节基因表达(即所谓GC的基因组机制)合成抗炎介质的生成或调节其他核因子(如NF-κB)的作用,抑制炎性介质的产生和释放(表8-1)。

表8-1 受GC调控的炎性介质

分类	受GC抑制的炎性介质	受GC诱导的炎性介质
细胞因子	IL-1, IL-2, IL-3, IL-4, IL-5, IL-11, IL-12, IL-13, INFα, GM-CSF, 干细胞因子	IL-10, IL-1 受体拮抗剂, IL-1 受体2(诱饵受体)
趋化因子	IL-8, MIP-1a, MCP-1, MCP-3, MCP-4	
蛋白酶	iNOS, PLA2, 胶原酶, COX2, 溶基质素	
细胞黏附因子	ICAM-1, E-选择素	
其他	缓激肽, 5羟色胺, 纤溶酶原激活物, 前列腺素, 白三烯, 血栓素A2	巨皮质素, IκBα

6. 其他作用

已有越来越多的证据表明GC还可以通过尚未完全确认的所谓膜受体(mGR)发挥比基因组机制更快的效应。如促进某些激素的释放和通过一氧化氮(NO)使某些血管扩张等。

GC的过度释放或持续增加也会产生诸多不利影响,如对免疫反应的抑制导致死亡。慢性应激GC的升高使生长激素受抑而影响机体的生长发育,GC可使靶细胞对胰岛素生长因子(IGF-1)产生抵抗,使伤口难以愈合。GC的持续升高对促性腺释放激素和黄体生成素(LH)的抑制可使性功能下降,月经不调。对促甲状腺激素释放激素(TRH)及促甲状腺素(TSH)分泌的抑制可使甲状腺轴严重抑制。另外还可以出现胰岛素抵抗，使血糖升高。中枢中过多的糖皮质激素（GC）可以引起海马神经元的萎缩、坏死。

（三）其他激素及因子的变化

应激引起的内分泌反应远不止前述的 2 个系统。现在发现越来越多的变化与应激有关。比较重要的除胰高血糖素、抗利尿激素与醛固酮等激素外，肾素、血管紧张素在创伤应激反应中也有十分重要的作用，它对循环容量的维持，休克血压的稳定有重要意义。除此之外阿片肽、兴奋性氨基酸的变化及作用也已引起了充分的注意（表 8 - 2）。

表 8 - 2　应激时激素水平的变化

激素名称	变化
肾上腺素、去甲肾上腺素多巴胺	升高
CRH、ACTH、肾上腺糖皮质激素（GC）	升高
抗利尿激素（ADH/AVP）	升高
生长素	急性应激升高，慢性降低
催乳素	升高
β 内啡肽	升高
胰高血糖素	升高
肾素 - 血管紧张素 - 醛固酮	升高
前列腺素、血栓素、激肽等	升高
TRH（促甲状腺素释放激素）	升高
TSH（促甲状腺素）	升高
GnRH（促性腺素释放激素）	升高
LH（黄体生成素）、FSH（促卵泡成熟激素）	升高
T_3、T_4	升高
胰岛素	升高

三、应激时机体的代谢和功能变化

1. 应激代谢的变化

机体应激时激素的分泌特点总体上是分解代谢激素增多。使包括糖、脂肪、蛋白质的分解代谢增强，合成减少。这种反应可为机体提供食物以外的能源，从进化生物学的角度来看，这可为动物在受到损伤后不能进食的情况下维持生命和为损伤修复提供所需要的物质。但从现代社会来看，这种代谢变化对人类，特别是创伤、手术后的病人还有无必要则是一个有意思的问题。

（1）糖代谢：皮质醇和儿茶酚胺的升高可使肝糖原分解和糖异生增加，同时组织对葡萄糖的利用下降，其结果是血糖的升高（应激性高血糖），严重时会出现糖尿（应激性糖尿)。血糖的浓度常常与应激的强度平行，与儿茶酚胺的升高也有密切的关联。在心外科手术时，血糖可达 10～12mmol/L，并持续到术后 24h。在严重创伤、烧伤时，这些变化可持续数周。故也有创伤性糖尿病之称。糖代谢的变化除与上述激素有关外，胰岛素的相对缺乏和末梢胰岛素抵抗也是重要原因。

（2）蛋白质代谢：应激时蛋白质分解加强，血中氨基酸浓度增加，尿氮排出量增加，出现负氮平衡。这些变化也是皮质醇增多的结果。蛋白分解增加，使骨骼肌显著消瘦，内脏肌肉蛋白也可以分解释放出结构氨基酸（constituent amino acid）。分解产生的氨基酸可进一步代谢产生能量，也可作为原料在肝脏合成新的蛋白质或转化成其他代谢底物，如糖、脂肪酸或酮体。严重的手术或创伤引起的蛋白质代谢可使体重显著下降，肌肉减少。

（3）脂肪代谢：作为应激激素变化的结果，以甘油三酯为贮存形式的脂肪会降解成甘油和脂肪酸，同时组织对脂肪酸的利用也增加。血中的甘油和脂肪酸此时不一定显著提高，但脂动员却是显著升高的。严重创伤后机体消耗的能量 75%～95% 来自脂肪酸的氧化。代谢产生的甘油也是肝脏糖异生的底物，脂肪酸进入肝脏或肌肉中则转化成为酮体或再酯化。

（4）水和电解质代谢：严重创伤有多种激素的变化可影响水及盐的代谢，这些变化有助于适当血液容量的维持。垂体后叶释放的精氨酸血管升压素，可促使肾脏浓缩尿液而保留水分。一般外科手术这个过程可持续 3～5d。应激时肾球旁细胞分泌的肾素会增多，其部分原因是交感兴奋的结果。肾素具有促进血管紧张素 Ⅱ 的产生和醛固酮的释放，促使 Na^+ 和水的吸收和钾排出的作用。

2. 应激时的功能变化

应激几乎可以引起机体所有系统功能的改变。其中以中枢神经系统、免疫系统、循环系统、消化系统、血液系统和泌尿生殖系统的变化最为显著。

（1）中枢神经系统（central nervous system，CNS）：CNS 是应激反应的调控中心，对刺激起整合调控作用，与应激最密切相关的 CNS 部位有边缘系统、下丘脑、蓝斑等。麻醉或昏迷的病人对大多数应激原包括许多躯体的损伤刺激不发生反应或反应较弱，说明 CNS 特别是 CNS 的皮层高级部位在应激反应中的重要作用。

应激时蓝斑区 NE 神经元激活和反应性增高，使机体出现紧张，专注程度提高。当这种反应过度时，就会产生焦虑、害怕或愤怒等情绪反应。HPA 轴的适度兴奋可以维持良好的认知学习能力和良好的情绪，当兴奋过度或不足时可以引起 CNS 的功能障碍，出现抑郁、厌食甚至自杀等。应激时在这些功能区可以检测到一些关键酶和神经递质的变化，如蓝斑区的酪氨酸羟化酶（NE 合成限速酶）活性升高等；多巴胺神经能、5 羟色氨神经能、γ-氨基丁酸（GABA）神经能以及内阿片肽能神经元等也都有相应的变化，这些改变也参与了应激时神经精神反应的发生，其过度反应可能与创伤后应激障碍的情绪、行为异常有关。

CNS 与应激的心理情绪反应有重要关系，特别是边缘系统在情绪，心理调节方面起关键作用，因此绝大多数应激都包含有心理、情绪的反应。良性应激有助于神经系统的发育，增强认知能力，持续的劣性应激可损害认知功能。

（2）循环系统：应激时循环系统的变化以血液循环加快，血液重新分布为特征。基本改变为心率加快，心肌收缩力增加，心排血量增加，血压升高。外周阻力则视具体情况可以不同，运动或战斗等应激时交感兴奋引起骨骼肌血管舒张，可抵消其他部位血管收缩的效应，表现为总外周阻力下降。其他应激，如失血休克、心源性休克和精神应激，骨骼肌血管收缩，总外周阻力增加。

冠脉血流通常是增加的，精神应激在某些情况下可引起冠脉痉挛，特别是在有冠脉病变的基础上易导致心肌缺血。

交感－肾上腺髓质系统兴奋，心率增加，降低心室纤颤的阈值，在冠脉和心肌已有损害的基础上，强烈的应激有时可诱发心室纤颤，导致猝死。

情绪心理应激因素与心血管病的发生有密切关系。包括原发性高血压、冠心病和心律失常，交感－肾上腺髓质系统激活和 HPA 轴激活等都参与其中。

（3）消化系统：慢性应激时消化系统的典型变化是食欲减退，严重的应激反应可诱发神经性厌食。极少数可出现食欲兴奋，成为某些肥胖症的诱因，其机理可能与脑内内啡肽及单胺类物质增多有关。为什么有些人厌食，有些人食欲亢进，其机理尚不清楚。近年来的研究表明这可能与个体的应激原刺激传入通路、机体的感受、整合和效应通路有特异性有关，其实质可能与个体的某些基因多态性有关。

急性应激由于交感－肾上腺髓质系统的强烈兴奋，胃肠血管收缩血流量减少，胃肠缺血，特别是黏膜的缺血可造成胃肠结构的损害，成为应激性溃疡和胃肠道消化、吸收、运动功能障碍等改变的基本原因。应激时胃酸分泌可以升高，也可以正常或降低，但胃黏液蛋白的分泌通常是降低的。另外在某些个体应激或情绪紧张可出现胃部不适，也有些出现肠收缩、痉挛，出现便意、腹痛、腹泻或便秘。

（4）血液系统：急性应激时，外周血的变化表现为白细胞数目增加，单型核白细胞增多，核左移；血小板数目增加，黏附聚集性增强；血浆纤维蛋白原，凝血因子 V、Ⅷ浓度升高，凝血时间缩短。同时血液纤溶活性也增强，抗凝血酶Ⅲ增加，血液黏度和红细胞沉降率升高。血液的这些改变使非特异性抗感染能力提高和抗损伤出血，同时也有促进血栓形成和弥漫性血管内凝血（DIC）发生的不利一面。

慢性应激病人常发生贫血，表现为血色素降低、血清铁不足，类似于缺铁性贫血。但此时骨髓中的铁（含铁血黄素）含量正常甚至升高，补铁治疗无效。其机理可能是单核吞噬细胞系统对红细胞破坏加速。

（5）泌尿生殖系统：应激时交感－肾上腺髓质的兴奋使肾血管收缩，肾小球滤过率降低，尿量减少、尿的渗透压升高，水钠排出下降。肾素－血管紧张素－醛固酮系统的激活和抗利尿激素的增多也是这些变化的原因。泌尿系统的这些改变是与水、电解质的代谢紧密相连的，它的意义在于减少水钠的排出，有利于维持血容量，但同时也伴有肾缺血，可导致肾功能损害。应激对生殖功能常产生不良影响，特别是精神心理应激时更为突出，主要表现为促性腺激素释放激素水平降低或分泌规律紊乱。女性可以有月经紊乱或闭经、经前紧张症等；哺乳期妇女可出现乳汁减少或停乳，但此时的催乳素是升高的，出现这种矛盾现象的原因还不清楚。男性可有性欲减退和阳痿等。

（6）免疫系统变化：应激时免疫系统的变化的重要性越来越受到重视，因为应激时，免疫系统一方面使非特异细胞因子、趋化因子及淋巴因子等释放增多，同时还可反过来调节和影响神经－内分泌系统的反应。这不仅在慢性应激时会影响患者的抵抗力，对创伤后继发损伤的发生发展也有重要的影响。

大多数应激是由神经系统感知后启动的，但是有些应激原却不为一般意义上的感觉系统感知，如机体对病毒、细菌毒素抗原等的刺激的应激反应，培养的非免疫细胞对应激原的反应等。前者是依赖免疫系统进行的，后者则是通过细胞表面的受体感受后启动的。

免疫细胞接受应激原刺激后，通过产生抗体、细胞因子等免疫防御产物以清除有害刺激，同时免疫系统还可产生各种神经－内分泌激素和细胞因子。免疫细胞几乎可以产生全部应激时产生的激素：如 T 细胞产生 ACTH、内啡肽、TSH、GH、催乳素 IGF－1；B 细胞产生 ACTH、内啡肽、GH、IGF－1；巨噬细胞产生 ACTH、内啡肽、GH、IGF－1、P 物质；脾细胞产生 LH、FSH 和 CRH；胸腺细胞可产生 CRH、LHRH（黄体生成素释放激素）、AVP 和催乳素等。由于免疫细胞的游走性，这些激素可以在局部产生较显著的生理或病理作用，也可以进入循环产生相应的内分泌激素样作用，使神经－内分泌系统得以感知这些非识别性刺激，起到中枢系统感知相似的作用，发动全身性应激反应。

免疫细胞产生的某些细胞因子也具有神经－内分泌激素样作用。如干扰素可与阿片肽受体结合，产生阿片肽样的镇痛作用；TNF 可促使下丘脑分泌 CRH，可作用于肾上腺皮质产生 ACTH 样的促 GC 分泌作用；IL－1 可直接作用于中枢神经系统，使体温升高，代谢增加，食欲降低，促使 CRH、GH、TSH 的释放而抑制催乳素、LH 的分泌。IL－2 也可促进 CRH、ACTH、内啡肽的释放等。

四、应激与急性期反应

应激时，特别是创伤和感染时，血浆中某些蛋白质迅速升高。这种反应称为急性期反应，这些蛋白称为急性期蛋白（acute phase protein，AP）或急性期反应蛋白（acute phase response protein）。正常血浆中 AP 水平较低，应激后可显著升高，严重时有的可升高 1000 倍。最先发现的应激蛋白是一种能与肺炎双球菌荚膜成分 C－多糖反应的蛋白质，即 C－反应蛋白（Creactiveprotein，CRP）。其他重要的 AP 有 α－抗胰蛋白酶、α_1－酸性糖蛋白、a_1－抗糜蛋白酶、纤维蛋白等。AP 种类繁多，功能也十分广泛，大致包括抑制蛋白酶活化；清除异物和坏死组织，特别是病原体；抑制自由基产生和促进损伤的修复等。详细内容参见下节。

第三节 创伤的细胞应激

一、细胞应激

机体在受到创伤等外界各种因素刺激后，除神经体液系统会发生显著的变化外，细胞也会出现一系列的非特异性防御反应，表现为某些基因的激活（有人称为极早基因），与细胞信号转导有关的蛋白和以保护作用为主的一些蛋白质［如急性期蛋白、热休克蛋白（heat shock protein，HSP）］，某些细胞因子等的表达增加，这一过程称为细胞应激。换句话说，细胞应激就是机体在细胞、蛋白质和基因水平的应激反应。某些离体细胞在培养状态也可以对应激做出反应，这是利用培养细胞来进行细胞应激研究的基础。

细胞对应激原的反应和由此出现的细胞信号转导和各种因子的生成已成为应激反应非常重要的一个领域。细胞应激的研究现已成为除应激的中枢机制外，进展最快的一个领域，特别是与创伤密切相关的炎症、感染、组织损伤等伤害刺激的应激已取得的进展令人瞩目。

虽然对不同的应激原细胞应激的反应各有所不同，如对自由基，抗氧化酶增多等引起的应激和低氧环境诱导的低氧诱导因子（HIF－1）及调控的基因表达上升和重金属引起的金属硫蛋白升高等较为特殊外，主要内容是基本一致的非特异性反应。其中研究较为深入的有应激的信号传导通路及相关蛋白，极早基因及其蛋白产物，热休克蛋白和细胞因子等。

细胞应激本身是一种保护细胞免受外界刺激影响其生理功能的抗损伤机制，但是连续或强烈的细胞应激反应对细胞又有损伤作用，表现为细胞代谢紊乱，严重的出现细胞凋亡或死亡。值得一提的是，细胞应激的产物不仅影响细胞本身，而且释放入血循环等中也影响全身的功能，是应激后出现许多神经－内分泌反应不能够解释的现象的原因。细胞应激时，损伤与抗损伤效应的对比在很大程度上决定了损伤后细胞的生存或死亡，从而影响着损伤的发展和转归。创伤后继发损伤的发生、发展严格地讲都与细胞应激密切相关，因此细胞应激的研究越来越受到创伤科研及临床工作的重视。国际上成立了专门的细胞应激学会（Cell Stress Society International），并出版了相应的杂志《细胞应激与分子伴侣》（CellStress and Chaperones）。

1. 细胞应激的信号通路

现在已知细胞应激的发生机理之一是应激原可激活细胞内的一类被称为应激活化蛋白激酶（stress－activated protein kinase，SAPK 或称 JNK）和 P38 有丝分裂原活性蛋白激酶（P38 MAPK）的两条级联反应通路，导致 C－Jun，ATF2，NF－κB，CHOP，CREB 和 AP－1 等的表达增加，这些通路的激活主要效应是导致细胞凋亡。实验发现不同的刺激因子激活的信号通路不完全相同，紫外线和 γ 射线刺激 293T 人胚胎肾细胞，导致组织凋亡时，只有 SAPK/JNK 被激活，而人脐静脉细胞在受到 H_2O_2 等氧自由基刺激产生的氧化应激反应中，P38 MAPK 活性升高非常显著，而 SAPK/JNK 活性仅有轻微升高。热休克和紫外线辐射引起的小鼠 3T3 - 4A 细胞凋亡也是通过不同途径进行的，前者需要线粒体的相关成分参与才能激活 SAPK/JNK，后者则有赖于膜相关成分、氧自由基和 DNA 损伤。

细胞抗损伤的信号通路有所不同。其信号通路根据产生的应激蛋白的不同而不同。现在已经阐明了许多细胞因子、热休克蛋白生成的信号通路和机制。

2. 应激基因及应激蛋白

应激基因(stress genes)目前尚无一致的定义，一般的定义有 2 个方面，一是泛指一切由应激引起表达改变的基因；二是仅指有一定特征性的基因，较为多见的是极早基因、热休克蛋白基因等。表达急性期蛋白的基因也是常见的应激基因。创伤后应激基因的表达是非常复杂的，现在越来越多的人认为细胞应激的耐受能力不是决定于某一"关键"基因的表达，不同应激基因表达的组合模式(pattems of stress genes expression)不同才是关键。

由应激基因表达的蛋白质统称为应激蛋白(stress protein)。除上述常见应激基因产生的蛋白外，也有人将肿瘤坏死因子(TNF)、白介素 1(IL - 1)、白介素 2(IL - 2)、白介素 6(IL - 6)、干扰素 γ(IFNγ)等细胞因子也列为应激蛋白。热休克蛋白家族是最主要的应激蛋白，包括泛素(ubiquitin)、HSP27、亚铁血红素、氧化酶 HO(HO - 1，HO - 2)、HSP47、HSP60、HSP70、HSP72、HSP - 73、HSP90、HSP110 等。

应激蛋白的表达调节主要是通过转录调控来进行的。以比较典型的 HSP70 转录调控为例：生理情况下细胞液中存在以单体形式与热休克蛋白结合呈无活性状态的热休克因子(HSF)，应激时细胞产生某些因子(如变性失活的蛋白等)与细胞液中的 HSP70 结合，使 HSP70 和 HSF 之间的动态平衡被打破，游离的 HSF 单体相对增多，而发生三聚体化并向核内转位，然后与 HSP70 基因上的转录启动子——热休克元件(HSE)结合而启动 HSP70 转录。这方面的研究很多且非常深入。

应激蛋白的作用是非常广泛的，各类细胞因子、急性期蛋白，已有很多的研究。其中热休克蛋白家族在创伤应激中的作用也是很多的。如急性脑组织损伤模型中，损伤后 24h，星形胶质细胞就大量表达 HSP72，使星形胶质细胞抗损伤能力得以提高。在心肌缺血损伤模型中，HSP70、HSP27、HSP90 参与了心肌细胞的抗损伤保护作用已得到证明。此处以急性肺损伤为例作一简单介绍。

急性肺损伤是创伤的一个重要并发症，其机制仍有很多不明之处。实验发现大鼠的肺损伤模型中诱导应激反应可以抑制内毒素介导的诱导型一氧化氮合酶(iNOS)表达，而 iNOS 在早期是具有炎性因子样的作用的。对肺动脉平滑肌和 II 型上皮细胞，应激能抑制细胞因子诱导 iNOS 基因表达。这种抑制作用对细胞损伤是有显著的保护作用的。它的分子机制是应激蛋白抑制了 NFκB 的抑制因子 IκB 的分离和降解，从而抑制了 NFκB 的核转位。HSP70 的过量表达可以抑制 NFκB 核转位以及随后的 iNOS 基因表达就是一个较为典型的例子。我们的实验也发现 HSP90 的含量对 GCGR 的效应的影响也是很显著的，预先通过热应激升高，就可以显著降低油酸引起的急性肺损伤动物的死亡率。同时 HSP90 功能域结构的改变也可使 GCGR 效应发生改变。C57BL/6 小鼠与 BALB/C 小鼠相比，其 HSP90 基因发生了突变(1572C > T，2239C > G)，使 GCGR 亲和力和核转位能力都得以提高，综合表现为 C57BL/6 抗损伤能力大为增强。该种动物的冲击伤、急性肺损伤和急性胰腺炎模型的死亡率都显著低于 BALB/C 小鼠。

二、几种主要的应激分子

(一)即刻早期基因

即刻早期基因(immediate early genes，IEGs)简称即早基因，是原癌基因家族中的一类，其蛋白表达物属核蛋白类，是机体经外界刺激后最先表达的一组基因，故亦称快速反应基因。IEGs 是联系细胞生化改变与细胞最终对刺激发生特异性反应的中介物，可以将短暂的信号转为长时程的反应，因此，又称核内第三信使。按结构和功能特点可将 IEGs 分为 fos、Jun、myc 和 egr 4 大家族，按蛋白质表达的结构特点主要分为 2 大类：①含有"亮氨酸拉链"结构的 fos、jun 和 myc 家族；②含有"锌指结构"的 egr 家族。

1. 即刻早期基因的表达

在外界因素刺激作用下，第二信使(cAMP、DAG、IP3 和 Ca^{2+} 钙调蛋白等)、有丝分裂原、血浆多肽、生长因子和 IL - 6 等可激活即刻早期基因，并被快速诱导发生转录，在数分钟内表达出产物 fos 与 Jun，然后进入细胞核内，形成异源二聚体 fos/jun 复合物，该复合物作为转录因子被称为蛋白活化子 - 1(activator protein - 1，AP - 1)，它与靶基因启动子区的 AP - 1 结合位点的特异序列 5′ - TGACTCA - 3′结合，AP - 1 结合点又称佛波酯(12 - 0 - tetradecanoyll - phordol - 13 - acetate，TPA)反应元件(TPa responsive element，TRE)，进而影响靶基因表达。即刻早期基因的表达与调控在早期胚胎发育、细胞生长控制、分化和组织损伤修复过程中发挥重要作用。

2. 即刻早期基因的生理功能

即刻早期基因是维持个体生长发育的重要基因，当小鼠 c - jun 基因缺陷时，其胚胎发育到中、晚期即死亡，并且出现全身性水肿和明显的肝脏形态学异常；c - fos 基因缺陷小鼠可以存活，但其骨骼和造血系统有明显病变，出现严重的骨硬化病、轻度淋巴细胞减少、配子延迟发生及行为异常。然而即刻早期基因亦为原癌基因，高表达则会发生恶性肿瘤，已证实过度表达 c - fos 的转基因小鼠可发生骨肉瘤和软骨肉瘤。

3. 即刻早期基因在创伤应激中的主要作用和特点

(1)即刻早期基因与细胞应激反应：AP - 1 是哺乳动物细胞对外界应激刺激反应的重要元素。心肌细胞在病理应激因素如缺氧、缺血、高张力、炎性因子等作用下，c - fos 和 c - jun 被激活，从而介导心肌肥大、心力衰竭等多种病理效应。紫外线(UV)照射可引起细胞膜、蛋白质、RNA 及 DNA 损伤，出现 DNA 复制障碍及 G_1/S 期阻滞，甚至可导致体细胞突变与死亡。缺乏 c - fos 和 c - jun 可引起细胞对 UV 的敏感性增高，细胞损伤更为严重。目前，对 AP - 1 介导 UV 照射后的细胞保护反应信号转导机制尚不完全清楚，有研究表明，UV 射线引起的氧化应激可作为 ras 与 AP - 1 的激活剂，

AP－1调节相关基因如谷胱甘肽转移酶、金属硫蛋白（metallothionein）等转录表达，其产物可抵抗自由基对细胞的损伤作用。

（2）即刻早期基因在脑损伤修复中的作用：即刻早期基因在神经元的分化及发育中起重要作用，并与调节大脑长期变化的基因组有密切的关系。在创伤性脑损伤中，观察到兴奋性氨基酸、乙酰胆碱过度释放，N－甲基－D－天冬氨酸受体、M受体激活，细胞内 Ca^{2+} 升高，同时发现 AP－1 在大脑皮层明显升高，推测创伤性脑损伤后通过 EAA 受体、M 受体激活，细胞内 Ca^{2+} 升高，cAMP 反应元件蛋白（cAMP－response element proteins，CREP）磷酸化而导致了 c－fos mRNA 表达增加，AP－1 亲和力升高。中枢神经系统缺血或损伤时，Ca^{2+}、1，4，5－三磷酸肌醇脂（IP_3）、二酰基甘油（diacylglycerol，DAG）、cAMP、cGMP 等第二信使介导的即刻短程变化，接着由 c－fos、c－jun 等第三信使介导的长程过程，改变基因表达，影响神经元变化。异常表达 c－fos 基因的神经细胞，其超微结构也发生改变，提示脑损伤早期 c－fos 基因表达变化与神经功能及结构改变有密切关系。

（3）即刻早期基因对组织修复的作用：c－fos、c－myc 等即刻早期基因在调节组织修复基因转录过程中起重要作用。致胎鼠肢体皮肤缺损，于 24h 后创伤完全上皮化，创伤边缘的细胞有迅速而短暂的 c－fos 表达；胃黏膜应激性溃疡的修复过程中，胃泌酸腺体 c－fos mRNA 和蛋白表达增加 3～4 倍，c－myc 高出正常黏膜水平的 7～8 倍，并持续增高 4h 以上；大鼠部分肝切除可刺激肝细胞增殖，在此过程中 c－fos、c－myc mRNA 水平随之升高，其增高时相早于 DNA 复制合成阶段；在创伤修复末期，成纤维细胞胶原基质收缩时 c－fos mRNA 表达明显增高，fosB 和 c－Jun 亦有短暂升高，而 fra－1、fra－2 和 c－myc 则没有改变，表明 c－fos 在胶原基质收缩过程中起着独特的作用。一方面说明 c－fos 是创伤修复、结构改建的重要分子，另一方面提示 c－fos 可能参与瘢痕挛缩，若时相性地调控该基因表达，对促进创伤正常愈合有一定作用。这些作用与 AP－1 能够调节不同靶基因中的转录起始物，并可以识别基因序列中的 TRE 位点，而许多生长相关基因如碱性成纤维生长因子、生长转换因子 β、胶原酶、c－myc、内皮素等基因的启动子区都含有 TRE 位点，AP－1 可以与 TRE 位点特异性结合，启动这些基因转录表达，促进细胞增殖，促进创伤愈合。

（4）即刻早期基因对机体免疫功能的影响：在严重创伤应激过程中，中枢和外周应激系统的改变必然会影响到机体免疫系统变化，免疫和炎症反应受神经内分泌的调控。在急性反应期，细胞免疫和体液免疫都表现出明显的反应，各种炎症细胞聚集、增多，这些细胞包括粒细胞、NK 细胞和其他淋巴细胞，同时还观察到一些免疫介质的改变，如 IL－1、TNF、IL－6、IFN、急性期反应蛋白，等等。这些炎症介质通过某些信号分子如丝裂原活化蛋白激酶（MAPK），影响到细胞内相关转录调控因子如 AP－1、NFKB、酪氨酸激酶等的活性，影响靶基因的转录，同时又作用于机体免疫系统，引起免疫功能的改变。严重创伤后的病人，由于 c－fos/AP－1 的激活，IL－12 产生减少，导致机体免疫水平降低。

（二）急性期蛋白

急性期蛋白（AP）属分泌型蛋白，在感染、炎症、组织损伤等应激原作用于机体后的短时间（数小时至数日）内，出现显著变化。

1. AP 蛋白的主要构成和来源

急性期反应时血浆中浓度增加的 AP 蛋白种类繁多，可分为 5 类：①参与抑制蛋白酶作用的 AP 蛋白（如 α I 抗胰蛋白酶等）；②参与血凝和纤溶的 AP 蛋白（如凝血因子Ⅷ、纤维蛋白原、纤溶酶原等）；③属于补体成分的 AP 蛋白；④参与转运的 AP 蛋白（如血浆铜蓝蛋白等）；⑤其他多种 AP 蛋白（如 C - 反应蛋白、纤维连接蛋白、血清淀粉样物质 A 等）。急性期反应时血浆蛋白浓度也有减少的，称为负性 AP 蛋白，如白蛋白、前白蛋白、运铁蛋白等。

AP 蛋白来源于何种组织和细胞虽有争论，但灌流实验已证实了肝是 AP 蛋白的主要来源，肝细胞能合成大多数的 AP 蛋白。少数 AP 蛋白来源于巨噬细胞、内皮细胞、成纤维细胞和多形核白细胞等。

2. 应激时 AP 蛋白的浓度变化

正常血浆中 AP 蛋白含量一般较低或甚微，有的还不易检出。在炎症、感染、发热、创伤、手术等应激原作用下，有些 AP 蛋白可增加 20～1000 倍。如 C - 反应蛋白、血清淀粉样物质 A 等；有些 AP 蛋白则增加 2～5 倍，如 α_1 - 抗胰蛋白酶等；而有的 AP 蛋白只增加 30%～60%，如铜蓝蛋白、C_3 等。

AP 蛋白在血浆中浓度的升高主要是由于合成增强和释放增多。但它们在高水平上保持恒定则主要是合成和分解平衡的结果。有些 AP 蛋白在急性期反应中合成增加，但消耗也增加，例如，某些补体成分在血中浓度可不增高或增高不多。

C 反应蛋白的升高程度常与炎症、组织损伤的程度呈正相关，因此临床实践中常将其列为炎症和疾病活动的指标。

3. AP 蛋白的生物学功能

现已证明，除了感染以外，创伤、烧伤、手术等许多应激原，均能引起人和动物血浆中一些 AP 蛋白的增多或减少，它是应激的一种重要变化。虽然 AP 蛋白的变化是非特异性的，但它们启动迅速，功能广泛，因此有着广泛的防御意义。一般认为应激的早期以 AP 迅速升高为特征，延迟期以免疫球蛋白大量生成为主要特征，这 2 个时相的总和构成了机体对外界刺激的保护系统。

（1）抑制蛋白酶的作用：创伤、感染等引起的应激时，体内蛋白水解酶增多，过多的蛋白水解酶可引起组织的损害。AP 蛋白中有蛋白酶抑制物，例如 α_1 - 抗胰蛋白酶、α_1 - 抗糜蛋白酶、C1 酯酶抑制因子、α_2 - 抗纤溶酶等。应激时，这些酶的消耗增加，同时合成也增加，以保证蛋白酶抑制物能得到必要的补充。

（2）抗感染、抗损伤：C - 反应蛋白、补体成分的增多可以加强机体的抗感染能力。凝血蛋白类的增加可增强机体的抗出血能力；凝血和纤溶纤维蛋白原在凝血酶作用下形成的纤维蛋白在炎症区组织间隙构成网状物或凝块，有利于阻止病原体及其毒性产物的扩散；继而纤溶系统的激活又可在晚些时候溶解这些凝块而使组织间隙恢复原状。

（3）清除异物和坏死组织：某些 AP 蛋白具有迅速的非特异性的清除异物和坏死组织的作用。例如，C - 反应蛋白容易与细菌细胞壁结合，起抗体样调理作用；又可激活补体的以经典途径促进大、小吞噬细胞的功能。这就使得与 C - 反应蛋白结合的细菌迅速地被清除。C - 反应蛋白还可抑制血小板的磷脂酶，减少其炎症介质的释放。

（4）清除自由基：如铜蓝蛋白能活化超氧化物歧化酶（superoxide dismutase，SOD），故有清除氧自由基的作用。

（5）其他：如血清淀粉样物质 A 可能有促使损伤细胞修复的作用；纤维连接蛋白则能促进单核细胞、巨噬细胞和成纤维细胞趋化性，促进单核细胞膜上 Fc 受体和 C_{3h} 受体的表达，并活化补体旁路，从而促进单核细胞的吞噬功能；结合珠蛋白、铜蓝蛋白、血红素结合蛋白等可与相应的物质结合，避免过多的游离 Gu^{2+}、血红素等对机体的危害，并可作为运输工具调节它们在体内的代谢过程和生理功能。

（三）热休克蛋白

热休克蛋白（heat shock protein，HSP）指热应激时细胞新合成或合成增加的一组蛋白，它们主要在细胞内发挥功能，属于非分泌型蛋白。1974 年 Tissieres 等发现在"热应激反应"（heat stress respond，HSR）过程中，细胞合成了一类特殊的蛋白质，由于这类蛋白的合成与 HSR 有关，故将其称为热休克蛋白。后来发现在其他应激中表达的蛋白质虽然给予了不同的名称，但实质上很多也是 HSP，因此 HSP 也是应激蛋白中的一类，而且是最主要的一类。

现已证实，HSP 是一个大家族，而且大多数 HSP 是细胞的结构蛋白，无论是原核生物还是真核生物，其同类型 HSP 的基因序列有高度的同源性，均可在高温刺激后产生 HSP 或生成增加。因此 HSP 是一组在进化上高度保守的蛋白质。在正常生理条件下，热休克蛋白呈基础表达，约占总蛋白量的 5% ~ 10%，调控细胞的增殖分化、胚胎的生长发育、激素的功能效应等。在多种有害因素（热、冷、缺血、缺氧、有机毒物、重金属作用、微生物感染、组织创伤、基因损伤等）刺激下，均可诱导 HSP 产生而启动内源性保护机制，发挥抗损伤的应激保护反应。

1. HSP 分类

HSP 家族成员很多，但其应激调节模式、分子量及生物学功能不尽一致。根据应激蛋白的调节模式不同，通常将其分为 2 大类，即 HSP 和调节糖蛋白（glucose regulated proteins，GRPs），HSP 可分为 8 种，即 10、28、32、47、60、70、90、110kD 蛋白质。饥饿时 GRPs 诱导表达增加，主要有 75、78、94、170kD 蛋白质。根据其分子量并结合功能一般分为 3 大家族，即 HSP90、HSP70 和小分子量家族。

不同家族的 HSP 具有下列共同特点：①HSP90 和 HSP70 蛋白质结构在进化上具有高度保守性，小分子量的 HSP 则显示出种属特异性；②机体不同组织含有 HSP90、HSP70 及其异构体的量不同，如哺乳动物脑中这些蛋白的含量相应高于肝脏；③HSP70、HSP90 在热休克时迅速从胞浆转移到细胞核，并结合成核 - 细胞骨架中不溶性组分，恢复期溶解并返回胞浆，而小分子量 HSP 在热休克期聚集在核周，恢复期逐渐分解。3 个不同家族的 HSP 又具有各自的生理和病理意义。

（1）HSP90 家族：包括 HSP90、HSP100、HSP105 和 HSP110，其中对 HSP90 研究较多。HSP90 正常情况下存在于非应激细胞中，与多种细胞蛋白质相"伴随"，其功能大致相同。HSP90 与细胞内酶结合，并保持其活性形式，在应激情况下 HSP90 解离，酶的酪氨酸位点磷酸化，并插入细胞膜中，发挥酶趋化活性，HSP90 还可以与激素受体结合，保持其非活性形式。许多类固醇激素受体如雌激素、黄体酮、肾上腺皮质激素的受体都是三聚体，它们都包括一个激素结合蛋白和两个 HSP90。激素与受体结合后促使受体三聚体释放 HSP90，转变成活性形式，并且具有了与核内激素作用因子结合的能力，通过控制转录发挥配基的生理作用，因此，HSP90 是保证胞浆内受体非活性形式的支持蛋白，这在应激时糖皮质激素发挥作用的过程中起极其重要的作用。HSP90 异构体包括诱导性表达的 HSP90 - α（酵母和小鼠中称为 HSP90、HSP86）、结构性表达的 HSP90 - β（又称 HSC90、HSP84）。正常情况下 HSP84 约占细胞蛋白总量的 1% ~ 3%，以可溶性的形式存在于胞浆或核中。当细胞受到非致死性热应激时，HSP84 合成增加，增强细胞的抗损伤能力，从而提高细胞的存活率。一般情况下细胞内 HSP84 总量的变化是很小的，主要是核/浆比值有所增高。

（2）HSP70 家族：包括分子量分别为 68、72、73、75、78kD 等多种蛋白。它们具有相同的酸性等电点和相似的胰蛋白酶肽谱。

根据其反应性及定位将其概括为 4 类：①HSP73 为哺乳类动物细胞内的结构蛋白，热刺激后仅少量增加，属结构型 HSP70；②HSP72 在正常细胞内少量表达，细胞应激反应后表达迅速增加，属诱导型 HSP70；③GRP78 位于细胞内质网腔中；④HSP75 位于线粒体内。目前，对 HSP70 家族的研究较为深入，正常情况下 HSP70 位于细胞质内；当细胞受到热休克刺激时，细胞核内 HSP70 迅速增加，细胞质内只有少量存在；细胞处于恢复阶段时，细胞核内的 HSP70 消失，细胞质内仍有低水平 HSP70 表达。HSP70 家族成员在细胞内的分布定位虽不同，但均具有与核苷酸结合的特性，特别是与 ADP 或 ATP 结合。

HSP70 具有帮助蛋白质完成细胞内转移的功能。细胞内有很多蛋白合成后即和 HSP70 暂时结合，以保证其适宜的结构状态。当蛋白质的细胞内转移完成后，蛋白与 HSP70 解离，折叠弯曲成最终的形式。此外，和 HSP90 一样，HSP70 也是一种类固醇激素受体结合蛋白。类固醇激素受体（非 HSP90 结合的受体）可以与 HSP70 结合，并将此受体由胞浆运送到细胞核中，启动核转录。

不同的应激反应对 HSP70 的产生有不同影响。人内皮细胞在热休克和氧化应激时热休克蛋白的表达并不相同，45℃ 热暴露 30min 后 HSP70 mRNA 迅速表达并达最高水平，细胞可以合成至少 5 种 HSP70 的异构体；缺血再灌注损伤和缺氧也可诱导产生 HSP70，参与损伤细胞的修复。细胞中大量 HSP68 的存在与热休克后细胞核形态的迅速恢复有关。GRP78 也称为 HSP80，它与免疫球蛋白结合蛋白（immunoglobulin binding protein，Bip）是同一种物质，存在于各类哺乳动物细胞的内质网腔中，可以与各类分泌型的膜转移蛋白暂时结合，如部分流感病毒血球凝集素与 GRP78 结合保持未折叠状态。

（3）小分子 HSP 家族：这是一个极富多样性的家族，分子量大小也从 16 ~ 50kD 不等，现在已知的该家族主要有 HSP10、22、23、26、28、58 和泛素等，即使在同一种属也存在遗传差异。

小分子 HSP 也有其共同的特点，不同分子量 HSP 其氨基酸序列及蛋白质结构都有一定相似性；它们在细胞内的分布相同，可以形成大小和结构相似的颗粒，生理情况下或热休克时都有小分子 HSP 产生。具有以下几方面功能：①在热耐受方面小分子 HSP 起重要作用，尤以分子量为 22、23、26、28kD 的 HSP 最为重要，它们在结构上具有较高的保守性，可以形成紧密聚合结构，称为热休克颗粒；若抑制小分子 HSP(26 - 32kD)产生，能够导致细胞热保护性的丧失；②小分子 HSP 还参与聚合蛋白质的解聚和异常蛋白质的降解，主要是 HSP58 和 HSP8；HSP58 主要存在于胞浆线粒体中，主要参与聚合蛋白质的展开和重新排列，ATP 介导此反应。HSP8 又称为"泛素（ubiquitin)"，是一种极度保守的蛋白质，人和酵母 HSP8 的相似性达 96%。目前认为泛素主要参与细胞内异常蛋白质的降解。热休克的恢复阶段，聚集在细胞核的颗粒分解，小分子 HSP 重新回到细胞质中。

2. HSP 的基因结构及其表达调控

人 HSP70 及其部分相关基因位于 6、14、21 号染色体上，由 2440 个核苷酸组成，不含内含子。HSP70 基因 TATA 盒 5′端上游有一回文结构(5′ - CT - GAA - TTC - AG - 3′)，此结构被称为热休克调节元件（heat shock regulation element，HSE）。HSP70 的氨基酸一级结构可分为 3 个功能域：①近 N 端为 45kD 大小结构上高度保守的氨基酸序列，具有 ATPase 活性区；②紧接着为 18kD 大小相对保守的氨基酸序列，是多肽的结合部位；③近 C 端有约 10kD 多变的氨基酸序列，可能与特定的一组蛋白底物相互作用有关。

真核细胞 HSP 基因的转录调节过程包括热休克因子（heat shock factor，HSF），也称热休克转录因子（heat shock transcription factor，HSTF)激活、HSF 与 HSE 结合及 HSP 基因转录 3 个步骤。细胞在没有受热或其他环境胁迫时，HSF 主要以单体的形式存在于细胞质和核内与泛素结合，无启动热休克基因的活性。应激时，细胞内产生大量变性蛋白，与 HSF 竞争与泛素结合，从而导致细胞对游离态泛素的需求。细胞一方面合成泛素；另一方面通过结合态泛素的解离而增加泛素的含量，这样同时也就提高了游离 HSF 的含量，游离 HSF 由单体聚合成三聚体，然后与热休克基因的 HSE 结合，或者通过 HSF 磷酸化形成具有转录活性的复合物，再与 HSE 结合，导致热休克基因的表达。HSP70 也可以与单体 HSF 结合，维持其非活性状态。

3. HSP 的特性及基本功能

HSP 的特性主要概括为：①诱导表达具有非特异性。除热环境以外，其他的物理、化学及生物应激原均可诱导 HSP 的产生。②分子进化具有高度保守性。不同种属细胞产生的 HSP，其分子序列绝大部分相同或类似。③应激表达具有突出性。哺乳类动物组织细胞应激反应时主要合成 HSP70。④功能发挥具有时间性。生物体或组织细胞受到应激刺激后，需要度过一个绝对恢复期，细胞先在此期间合成 HSP，其后才能耐受应激刺激，超出一定期限就失去其保护作用。⑤抗损伤具有交叉耐受性。即一种应激刺激诱导细胞产生 HSP70，不仅使细胞对该刺激的耐受性增加，也增加了细胞对其他应激原刺激的耐受性。

HSP 具有多种重要功能，主要概括如下。

（1）分子伴侣（molecular chaperones）功能：分子伴侣是一类介导蛋白质分子内或分子间相互作用的蛋白质。此种功能是协助细胞内的蛋白质肽链的正确折叠、加工、定位于细胞内的合适位置和降解。

在正常情况下，HSP 从 3 个方面来维持和保护新合成蛋白质的伸展状态：①防止新合成蛋白质的错误折叠或聚集；②允许其穿过生物膜；③使蛋白质正确折叠并形成寡聚体。

在应激状态下，HSP 可防止其他蛋白质发生变性或解聚，使其恢复活性。结构性的 HSP 的主要作用就是充当这种分子伴侣，这种重要功能可能与热耐受、毒物耐受有关。而诱生型的 HSP 主要与应激时受损伤蛋白质的修复或移除有关。

（2）调节激素受体和某些蛋白激酶：类固醇受体家族中的许多成员，如孕酮、睾酮和糖皮质激素受体等与 HSP90 结合成复合物，以一种无活性状态存在于胞浆内，不能进入核内与 DNA 结合启动激素特异性的基因表达。当类固醇激素进入细胞与特异类固醇受体结合后，HSP90 与类固醇受体分离，受体以激活形式启动靶基因表达。一般认为，HSP90 与类固醇受体形成复合物后，除具有防止受体与靶基因之间不适宜结合的作用外，也是受体完成正确折叠和装配过程中的一个必须进行的前期步骤。

（3）提高细胞的耐热性：将哺乳类细胞持续暴露于 45℃ 的高热环境中，会导致细胞死亡。如将细胞间断地暴露于热环境中（37℃ 间隔 3h），这些细胞将产生耐热性，而这种耐热性的产生与 HSP 的表达密切相关。培养的耐热细胞株中 HSP 的表达水平增高，直接向细胞内微注射抗 HSP70 抗体可使细胞热敏感性增加，说明 HSP 在细胞内的聚集或消退与细胞耐热性的获得或丧失呈平行关系。HSP 使细胞产生耐热性的分子机制可能与 HSP 可以防止细胞内蛋白质或其亚单位的错误折叠或聚集有关。一般认为，热休克使核仁内正在成熟的核糖体前体不能正确折叠和装配而发生变性，HSP70 与之结合后，促进其重新折叠（复性）。在应激后，当核仁的形态和功能逐渐恢复时，HSP70 离开细胞核及核仁，重新回到细胞质中。

（4）协同免疫作用：当刺激因素如外伤、感染引起机体细胞免疫应答时，不但有各种细胞因子（IL-1、IL-6、TNFα 等）产生，同时亦伴有 HSP 的产生，以对抗 IL-1、TNFα 对细胞的损害作用，其具体表现为 HSP70 能与抗原和 ATP 结合，使抗原解离出肽片段，再由肽结合蛋白将抗原的肽片段与细胞内主要组织相容性复合物（major histocompatibility complex，MHC）分子结合，激活免疫细胞发挥免疫应答功能。HSP70 在免疫方面参与抗原的加工和呈递；增加细胞对肿瘤坏死因子和自然杀伤细胞攻击的耐受性；参与抗感染免疫与肿瘤免疫；与自身免疫性疾病有密切关系。

（5）抗细胞凋亡作用：细胞内 HSP72 水平增高能显著降低半胱氨酸蛋白酶家族（caspases）的活性，同时还能减轻凋亡的其他表现，如线粒体损伤、核碎裂等。创伤等多种因素可使应激活化蛋白激酶 JNK 激活而启动细胞凋亡程序，同时活化的 JNK 使细胞内 HSP70 迅速表达，相应地 JNK 活性降低，阻止了细胞凋亡的发生。

（6）基因组清扫（genome cleansing）功能：近年发现 HSP90 还通过伴侣作用发挥"基因组清扫"（genome cleansing）功能，以缓冲基因突变给表型带来的影响，使很多基因的变化不产生功能的改变，这在减少多基因疾病相关的潜在基因型突变产生表型的概率上有重要意义。

4. HSP 在创伤应激中的反应特性及功能意义

创伤后内源性及外源性感染使体内脂多糖（LPS）含量增高、促炎因子 TNFα、IL-1β 等大量释放，引起组织细胞炎症反应。同时感染可使抗炎因子表达合成，也可活化白细胞，活化的白细胞呼吸爆发（respiratory burst）产生高浓度的活性氧族（reactive oxygenspecies，ROS）而产生抗炎反应。已证实 ROS 和细胞因子均可诱导 HSP 的表达，HSP 通过抑制 ROS 和细胞因子起到保护细胞和组织免受炎症损伤的作用。

在体研究证实热休克反应（HSR）可明显降低大鼠败血症死亡率（69% 比 21%），并且肺、肝及肾组织损伤病变明显减轻。HSP 对脑缺血、缺氧性损伤有一定保护作用；HSP70 转基因动物，提高了对神经细胞损伤的保护作用，可使大脑中动脉夹闭 1h 后纹状体神经元存活率从 62.3% 上升到 95.4%。一次短暂的脑缺血可明显减轻再次严重缺血造成的神经元损伤，此种现象被称为缺血耐受（ischemic tolerance）。据悉缺血耐受的产生与 HSP70 的表达密切相关。

（四）核因子 κB 在创伤应激中的反应特点及作用

1. 核因子 κB 家族成员及分子生物学特征

核因子 κB（nuclear factor κB，NFκB）是 1986 年由 Sen 和 Baltimore 首先阐述，指出该蛋白在 B 淋巴细胞免疫球蛋白 κ 轻链基因启动子上有其特异性结合位点，与 κ 轻链形成有关，故命名为 NFκB。NFκB 家族有 5 个成员，即 NFκB1（p50）、NFκB2（P52）、P65（Rel A）、Rel B 和 c-Rel，其中 p65 和 p50 的研究比较深入。编码人 P65 mRNA 长度为 1767bp，P65 delta2 则为 2444bp，小鼠 P65mRNA 为 2424bp。

NFκB 家族成员的 N 端均含有一段保守的约 300 个氨基酸的 Rel 同源结构域，其中包括 DNA 结合区、二聚体化区及与 IκB 结合位点。p50 和 p52 的 C 末端含有锚蛋白重复序列（ankyrin repeat），这 2 种蛋白由其前体蛋白 P105 和 P100 水解而成。Rel A、Rel B、c-Rel 的 C 末端含有一个转录活化区，调节 NF-κB 所介导的基因转录。RelA（P65）是 Rel 同源蛋白家族中最强效的转录激活剂，可诱导 Rel A（P65）与 NFκB1（P50）形成异二聚体 NFκB 复合物，此二聚体与 NFκB 抑制蛋白 IκB 形成三聚体，IκB 掩盖了该异二聚体的核定位序列。

NFκB 是以不同的二聚体形式存在，不同二聚体有不同的结合位点和特性，标准的 NFκB 是由 p50 与 p65 组成的异源二聚体（通常概念中的 NFκB），结合序列为 5′GGGRN-

NYYCC3′，RelA/c-Rel 二聚体的结合序列为 5′HGGARNA/YCC3′（其中 N 代表 A，C 或 T，R 为嘌呤，Y 为嘧啶）。不同 NFκB 二聚体具有作用的细胞类别不同、亚细胞定位不同、与结合的 IκB 亚型不同及激活途径不同等特点。

2. NFκB 的激活及调控

在激活过程中，IκB 磷酸化并降解，暴露 NFκB 的核定位序列，使得 NFκB 异二聚体转位进入核中，在核中 NFκB 异二聚体结合于启动区特异的 NFκB 结合序列，启动靶基因转录。

在未受刺激的静息细胞，NFκB 的 p65 亚基与 IκB 蛋白结合，遮盖 p50 的核定位信号，使 NFκB 与 IκB 形成多聚复合物，以无活性的形式留在细胞质内。NFκB 活化的调控作用是个十分复杂的问题，目前仍有许多细节未完全弄清。许多免疫刺激因子，如细胞因子、生长因子、T 细胞有丝分裂原、LPS 和某些病毒蛋白以及 UV 射线等均能诱导 NFκB 的活化。这些刺激因子通过不同的信号通路，产生的第二信号导致 IκB 磷酸化、泛素化，继而使 IκB 与 NFκB 解离，从而暴露其遮盖的核定位信号，NFκB 迅速发生核转移、调控相关靶基因的转录。NFκB 在诸多基因的转录中起着开和关的重要作用。

(1) IκB 的磷酸化、蛋白水解、泛素化：NFκB 的活性可以被多种因子所激活，其中包括细胞因子类（TNFα、IL-1、IL-2 等），LPS，病毒感染（HIV-1、HILV-1、乙肝病毒）、病毒蛋白（tax、X），T、B 细胞抗原刺激剂，钙离子载体，蛋白合成抑制剂，紫外线、X 射线、佛波酯，过氧化氢等。NFκB 激活的关键步骤是其抑制分子 IκB 的降解。

在体内实验表明：①诱导剂介导的 NFκB 的活化与 IκBα 的磷酸化及随后的降解有关。伴随着胞浆内 IκBα 的丢失，胞浆中 NFκB 开始向核内转移并在核中集聚。抗氧化剂或某些蛋白磷酸化抑制剂可阻止 IκBα 的降解和核 NFκB 的出现。研究表明游离的 IκBα 是相当不稳定的，因此认为 IκBα 的磷酸化是导致其与 NFκB 解离并最终导致 IκBα 蛋白水解的原因。近年来的实验又提出了新的解释。一系列实验表明 IκBα 的高度磷酸化可与 NFκB 一同发生免疫沉淀，这说明诱导的磷酸化并不引起 IκBα 与 NFrB 解离。②对一类叫做肽醛的蛋白酶抑制剂的实验证实，这些化合物阻止 IκBα 的降解及核中 NFκB 的激活，但并没有阻止 IκBα 的磷酸化。另外，这些研究得出一个重要的结论，即肽醛的靶目标蛋白酶体与信号传递介导的 IκBα 的降解有关。

是什么机制使得 IκBα 降解呢？磷酸化可促进降解的证据表明 IκBα 的磷酸化是降解所必需的。IκBα N 末端附近的 2 个丝氨酸 Ser32 和 Ser36 的突变阻止了诱导的磷酸化及降解。磷酸肽图表明这 2 种丝氨酸在各种 NFκB 活化因子的作用下可诱导磷酸化，进一步地泛素化，而 Ser32 和 Ser36 的突变可抑制这种诱导性的泛素化。上述刺激因子通过不同的信号途径，首先磷酸化 IκBα 蛋白 32 位和 36 位丝氨酸残基，进而诱导 21 位和 22 位赖氨酸泛素化。磷酸化和泛素化的 IκBα 迅速被蛋白酶体识别、降解。IκB 与 NFκB 解离后，NFκB 迅速发生核转移，与特定基因启动子上特定序列结合，从而启动基因的转录。IκBα 蛋白 32 位和 36 位丝氨酸定点突变（用苏氨酸或丙氨酸替代），可降低刺激因子所介导的 IκBα 磷酸化和降解，提示 IκBα 的磷酸化有一丝氨酸特异性激酶参与。

（2）NF–κB 与 IκB 的相互作用：当 NFκB 激活时，胞浆中的 IκBα 水平可在一定时间后逐渐恢复。IκBα 的这种重现是因为诱导了 IκBα–mRNA 的表达及其蛋白合成，因此推测 NFκB 的活化可能引起了 IκBα 基因（MAD–3）的转录。进一步研究发现，MAD–3 基因上有 6 个 NFκB 结合位点，NFκB 进入胞核后与这些位点结合，从而上调 MAD–3 的表达及 IκBα 蛋白的合成。重新合成的 IκBα 与胞浆中 NFκB 结合，抑制后者核转位，也可进入核内，与 NFκB 结合，促进 NFκB 与 DNA 解离，并以 NFκB/IκBα 多聚体形式返回胞浆。由此可见，IκBα 是 NFκB 的抑制分子，其基因 MAD–3 又是 NFκB 活化后的靶基因，NFκB 活化进入胞核后，与 MAD–3 启动子结合上调 IκBα 的表达，表达的 IκBα 反过来抑制 NFκB 的活化，从而形成负反馈调节。

与 IκBα 不同的是，NFκB 的活化不上调 IκBβ，Thompson 报道内毒素攻击成熟 B 细胞，其胞内 IκBumRNA 水平于 LPS 攻击后 4h 和 12h 显著增强，而 IκBβmRNA 表达不明显。研究发现，IκBβ 的半衰期较长。因此，人们推测，IκBα 响应急性信号刺激，与基因的瞬时表达有关，而 IκBβ 则响应持续信号的刺激，与基因的长期表达相关。

3. NFκB 的生物学功能

NFκB 是一种有多向性调节作用的蛋白质，主要参与调节与机体免疫、炎症反应、细胞黏附、细胞增殖分化及抗凋亡等有关的基因转录，也是细胞应激反应的重要调控分子。

NFκB 进入核内后，与其靶基因中启动子或增强子的 κB 基序"GGGRNNYYCC"结合从而诱导许多因子的转录，包括细胞因子：TNF，IFNβ，IL–1β，IL–2 和 IL–6 等；趋化因子：IL–8，巨噬细胞趋化性肽；黏附分子：E–选择素，ICAM–1，VCAM–1；急性反应期蛋白：C–反应蛋白，补体 Bf–C3，α11–酸性糖蛋白；生长因子：IL–3，CM–CSF，G–CSF，M–CSF；免疫受体：免疫球蛋白 κ 轻链、I 类主要组织相容性复合物、T 细胞受体 β 链；炎性酶：诱导型一氧化氮合酶（iNOS）、I 型环氧酶、12–脂氧酶、磷脂酶 AZ；转录因子：IκBα，p105，p100，c–Rel，Bel–3。NFκB 与凋亡关系十分密切，NFκB 能刺激 IL–1β 转化酶蛋白酶、c–mye、TNFα 基因的表达，从而引起细胞凋亡。但是又有大量的证据表明，NFκB 有抗凋亡作用，例如，NFκB relA 基因敲除小鼠因大面积肝细胞死亡导致了胚胎致死，NFκB 通过激活抗凋亡基因 TRAF1，TRAF2，C–IAP1，C–IAP2 阻断半胱天冬酶（caspase）8 的激活，从而介导细胞存活。其原因可能是不同的 NFκB 组成介导不同的信号，导致细胞生或死，也可能 NFκB 引起凋亡或抗凋亡依赖于细胞类型或外界刺激激活的信号途径是同时还是不同时进行。

4. NFκB 在全身性炎症反应综合征的作用

全身性炎症反应综合征（systemic inflammatory responsesyndrome，SIRS）是由感染、烧伤、创伤、手术、胰腺炎以及缺血–再灌注等多种因素引起的一种全身性炎症反应。从某种意义上讲，SIRS 就是一种以过量炎性介质产生为特征的过度应激反应，其中细胞应激的表现神经内分泌反应更为突出。在这个反应中 NFκB 是中枢环节，扮演着其极重要的作用。

大量的文献显示，在 SIRS 中，中性白细胞炎症反应首先表现为大量细胞因子、化学因子、内皮性白细胞黏附分子以及各种酶类，如诱导型 NO 合成酶(iNOS)、环氧化酶(COX-2)的产生，而它们的生成均是被核转录因子 NFκB 所调控。

另外，SIRS 时，机体产生多种细胞因子和炎症介质。其中内毒素/脂多糖(LPS)是主要诱导因素，它与宿主免疫系统相互作用后激发细胞因子的分泌。在细胞因子中，TNFα 可能起核心作用，诱发 IL-1、IL-6、IL-8 以及继发性炎症介质的产生，因此激发炎症连锁反应。众多细胞因子相互作用形成"网络"，有的起上调作用，有的起下调作用，导致"瀑布效应"，加重细胞的损伤。炎症反应一经启动，就难以控制。而 NFκB 广泛存在于机体各种细胞的胞浆中，是许多促炎细胞因子、炎症介质、黏附分子和急性期反应蛋白高表达所必需的转录因子，在急性炎症发生、发展中起着相当重要的调控作用。

尽管目前尚不确定阻止 NFκB 活化是否直接影响宿主的防御功能，但是通过阻止 NFκB 活化，抑制中性白细胞炎症反应，能减少过多的细胞因子生成和器官损伤。正是因为 NFκB 可调控众多炎症介质的产生，故人们试图在 SIRS 中抑制 NFκB 活化，来阻止反应细胞内 TNFα、IL-1β 或内毒素等多种炎症介质的产生和相互诱导。在实验室中，人们运用抗 TNF 抗体、可溶性 TNF 受体、IL-1 受体拮抗剂、抗内毒素抗体和可溶性 CD14 等抗细胞因子疗法治疗 SIRS，间接地限制 NFκB 的活化，阻止 TNFα、IL-1 和内毒素等的产生，据说可起到一定程度的防止炎症发展，预防 MODS 的发生的作用。抗氧化剂、蛋白酶抑制剂、皮质激素应用、诱导内毒素耐受和 NFκB 诱导激酶(NIK)、IκB 激酶(IKK)抑制剂能直接抑制 NFκB 活化，也可降低炎症反应。

5. NFκB 在应激耐受中的作用

电离辐射作为应激原可引起多种细胞核因子转移，如 NFκB、CRGB、SP1 的结合活性在辐照后有明显增加。用 X 线照射小鼠全身，在胸腺及脾免疫细胞核蛋白提取物中，也检测到激活的 NFκB、CREB 及 AP-1。电离辐射后，激活的 NFκB 可促进免疫活性细胞中相关细胞因子的转录表达，增加机体应激能力，并同时启动 DNA 损伤修复系统中某些蛋白的转录表达，有利于 DNA 修复，细胞再生存活，从而减少辐射损伤。

抑制 NFκB 的活性可增加人恶性神经胶质瘤细胞的放射敏感性，将表达 IκBα 的质粒转染到胶质瘤细胞中，经 X 线照射后，未转染的对照细胞 NFκB 明显上升，转染细胞 NFκB 无明显变化。但高表达 IκBα 转染细胞辐射存活率明显降低，表明抑制 NFκB 活性可使细胞对放射线的敏感性增加。

(五)应激活化蛋白激酶

细胞应激反应的信号转导过程是从细胞膜到细胞质再到细胞核的顺序，完成这种信号转导过程涉及众多功能分子，主要有细胞外信号调节激酶(extracellularsignal regulated protein kinase，ERK)、丝裂原活化蛋白激酶(MAPK)、c-Jun 氨基末端激酶(c-

Jun aminoterminal kinase，JNK)和 p38，等等。这些激酶与应激反应密切相关，又被称为应激活化蛋白激酶(stress activated protein kinase，SAPK)。应激活化蛋白激酶在细胞对外界多种刺激因素起反应而产生的生物效应中起重要作用。

1. MAPK 激活及作用

MAPK 位于胞浆中，分子量为 40~46kD。在常见的细胞外刺激信号中，生长因子和细胞因子是通过激活相应受体的酪氨酸激酶，激活 MAPK；而多肽类物质如血管紧张素 II、血栓素、前列腺素 H_2 等则是通过结合于 G 蛋白偶联受体，借助 Ca^{2+} 和 DAG 等第二信使或通过激活离子通道，而激活 MAPK；细胞内 cAMP 水平也可影响 MAPK 的激活。MAPK 信号转导通路采用高度保守的三级激酶级联传递信号，即细胞外刺激通过某些环节使丝裂原活化蛋白激酶的激酶(MAP kinase kinase kinases，MKKK)激活，转而激活丝裂原活化蛋白激酶(MAP kinase kinases，MKK)；然后通过对苏氨酸(threonine，T)和酪氨酸(tyrosine，Y)双位点磷酸化激活 MAPK。

细胞外刺激作用于细胞使 MAPK 激活，激活的 MAPK 作用于多种底物如 AP-1、c-myc、c-jun 等转录因子和 fos、myc、myb、erbA 和 egr 等癌基因，使其磷酸化，由此启动一系列胞核和胞浆反应的发生，引起基因表达水平的改变，调节多种细胞生理及病理过程。

2. ERK 信号通路及作用

在哺乳类动物细胞中，与 ERK 相关的细胞内信号转导途径被认为是经典 MAPK 信号转导途径。研究证实，受体酪氨酸激酶、G 蛋白耦联受体和部分细胞因子受体均可激活 ERK 信号转导途径，如生长因子与细胞膜上的特异受体结合，可使受体形成二聚体，二聚化的受体使其自身酪氨酸激酶被激活，受体上磷酸化的酪氨酸又与位于胞膜上的生长因子受体结合蛋白 2(Grb2)的 SH2 结构域相结合，而 Grb2 的 SH2 结构域则同时与鸟苷酸交换因子(son of sevenless，SOS)结合，后者使小分子鸟苷酸结合蛋白 Ras 的 GDP 解离而结合 GTP，从而激活 Ras；激活的 Ras 进一步与丝/苏氨酸蛋白激酶Raf-1 的氨基端结合使 Raf-1 激活；Raf-1 可磷酸化 MEKI/MEK2 上的 2 个调节性丝氨酸，从而激活 MEKs。MEKs 为双特异性激酶，可以使丝/苏氨酸和酪氨酸发生磷酸化，最终高度选择性地激活 ERK1 和 ERK2(即 p44 MAPK 和 p42 MAPK)。

ERKs 的主要作用是接受上游的级联反应信号，转位进入细胞核。因此，ERKs 不仅可以磷酸化胞浆蛋白，而且可以磷酸化一些核内的转录因子如 c-fos、c-jun、Elk-1、c-myc 和 ATF2 等；另外，ERK 还可以磷酸化 ERKs 通路的上游蛋白如神经生长因子受体(nerve growth factor receptor，NGFR)、SOS、Raf-1、MEK 等，进而对该通路进行自身的负反馈调节。

3. JNK/SAPK 信号通路

c-Jun 氨基末端激酶(JNK)又被称为应激活化蛋白激酶(SAPK)，是哺乳类细胞中 MAPK 的亚类。目前已克隆了 10 个 JNK 异构体，它们分别由 JNK1、JNK2 和 JNK3 基因编码。JNK/SAPK 信号通路可被应激原刺激(如紫外线、热休克、高渗刺激及蛋白合成抑制剂等)、细胞因子(TNF - α, IL - 1)、生长因子及某些 G 蛋白偶联的受体激活。外界刺激可通过 Ras 依赖或非 Ras 依赖的 2 条途径激活 JNK, 小分子 G 蛋白 Ras 超家族的成员之一 Rho 可能也是 JNK 激活的上游信号, Rho 蛋白 Rac 及 cdc42 的作用可能是与 p21 激活的丝/苏氨酸激酶 PAK 结合, 使其自身磷酸化而被激活, 而活化的 MAPK 进一步使 JNK 激活。已有研究证实, 双特异性激酶 JNKKinase(JNKK)是 JNK/SAPK 的上游激活物, JNKK 的上游激活物为 MEKK。JNK/SAPK 接受上游信号被激活后, 可以进一步使核内的转录因子 c - jun 氨基末端 63 及 73 位的丝氨酸残基磷酸化, 进而激活 c - jun 而增强其转录活性。c - jun 氨基末端的磷酸化还可以促进 c - jun/c - fos 异二聚体及 c - jun 同二聚体的形成, 这些转录因子可以结合到许多基因启动子区 AP - 1 位点, 增加特定基因的转录活性。此外, JNK/SAPK 激活后还可以使转录因子 Elk - 1 和 ATF2 发生磷酸化, 并使其转录活性增强。

4. p38 信号通路

p38 也是 MAPKs 的亚类之一, 其性质与 JNK 相似, 同属应激激活的蛋白激酶。目前已发现 p38MAPK 有 5 个异构体, 分别为 p38α(p38)、p38β1、p38β2、p38γ、p388。其分布具有组织特异性。研究证实, p38MAPK 通路的激活剂与 JNK 通路相似。一些能够激活 JNK 的促炎因子(TNFα, IL - 1)、应激刺激(UV、H_2O_2、热休克、高渗与蛋白合成抑制剂)也可激活 p38。此外, p38 还可被脂多糖及 G^+ 细菌细胞壁成分所激活。

第四节 创伤应激不良和应激损伤

应激是机体的一种非特异性防御反应, 适度(或良性)的应激在创伤的发生发展中有着重要的防御作用。同时应激反应对机体的作用也有"双刃剑"的作用。应激反应低下或不足或应激反应过度均会加重组织损伤, 这统称为劣性应激或应激不良。

1. 应激反应不良的类型

(1)应激反应低下: 应激反应低下是指在应激原的刺激下, 机体应有的各种反应不发生或反应水平很低, 使机体得不到应有的保护。动物实验证明, 如切除双侧肾上腺后, 极小的有害刺激就可以导致动物死亡, 动物几乎不能适应任何应激反应。这种情况常常发生在年老体弱、严重营养不良以及一些特殊的疾病, 如艾迪生病等神经内分泌功能原发性减退的状况。对这些病人及时补充相应的激素是十分重要的。

(2)应激反应过度: 这是最主要的应激反应不良形式。包括 2 个方面, 一是高强度的应激反应; 二是长时间的持续应激。前者也可以称急性应激不良, 后者常称为慢性应激不良。由于许多疾病都与应激不良有关, 因此习惯上只称应激起主要致病作用的疾病为应激性疾病, 对不起直接作用的疾病如高血压、溃疡性结肠炎等则称为应激相关疾病。

2. 应激不良的表现

过度应激的表现类似于应激时多种功能变化, 只是程度更为强烈, 持续时间更长。

过度应激时，中枢的表现可由兴奋或抑制变为焦虑、抑郁、食欲减退、性欲减退，等等，严重的会出现自杀倾向。相应的检查会发现 CRH 长时间持续在高水平。稍后期的表现则主要是 GC 长时间持续增加带来的表现。特别是慢性应激这些表现更为突出，如免疫反应、炎性反应受抑，胸腺及淋巴结缩小，多种炎性介质、细胞因子生成受抑。在病人表现为抵抗力低，易并发感染，还可出现性功能减退、月经失调等。血脂、血糖升高，并出现胰岛素抵抗，这种情况经常出现在严重的创伤和烧伤病人，在手术后也可能出现。应激反应是否过度可以通过检测血浆或尿中的糖皮质激素及其代谢物的水平来加以判断。

强烈应激的早期，心率增快，耗氧量增加，可导致心肌缺血，使部分病人出现心绞痛等症状。有些病人在强烈的应激时会出现心室纤颤，导致猝死。内脏血管长时间强烈收缩可以引起胃肠黏膜糜烂、溃疡、出血。持续的应激可引起血压升高。血液流变学也会发生改变，表现为血小板数目增多，白细胞及纤维蛋白升高，使血液黏度增加，促进血栓形成。伤口愈合缓慢也是慢性应激的一个重要表现。

3. 几种主要的应激性疾病和功能障碍

(1)应激性溃疡：这是发生在严重创伤后的一种较为常见的并发症，一般在创伤后数小时发生，有人认为发生率可高达 80%，主要表现为胃及十二指肠黏膜的糜烂、溃疡、出血，其病变常常较表浅，少数可较深，甚至穿孔。如溃疡侵犯大血管，可以引起大出血。溃疡的机制同黏膜血管收缩导致缺血，CG 抑制胃黏膜的合成和分泌，使黏膜合成蛋白质减少，分解增加，细胞更新减弱，使黏膜屏障能力降低有关。同时，酸中毒使黏膜细胞中 HCO_3^- 减少而不能有效中和 H^+ 的侵蚀和肠液、胰液返流以及大量自由基产生也可以有一定作用。

(2)应激性心肌病和应激性猝死：严重创伤应激后有时会发生心肌损伤甚至猝死，在强烈的精神应激时也可以出现。其机理有以下 2 个方面。

1)严重缺血、缺氧导致的心肌损伤：死亡病人的病理检查可以发现广泛性的心肌坏死和出血，肌原纤维过度收缩形成收缩带，线粒体钙化及变性等。程度较轻的病人可有缺血性心肌损伤的表现，如心电图及酶谱的相应改变。

2)心室颤动：其机理与应激激活中枢神经系统中某些特别通路、交感神经兴奋使室颤阈值下降、冠状动脉痉挛、心脏负荷升高和出现功能性缺氧有关。

(3)应激与免疫功能抑制：应激时机体非特异性免疫是增强的，只有在机体应激过度时，免疫功能才会抑制。表现为，NK 细胞活性下降，植物血凝素 A(PHA)、刀豆素 A(ConA)引起的淋巴细胞增殖反应减弱，对病毒、细菌抗原的抗体生成反应降低。循环血中 T、B、Th、Tg(Tc)淋巴细胞、NK 细胞的数目和百分率都可能减少。免疫抑制的主要机制是 GC 的作用，使淋巴细胞有丝分裂和 DNA 生成受抑，其中 T 细胞最为敏感；损伤浆细胞，阻碍免疫球蛋白合成和分泌，抑制巨噬细胞对抗原的吞噬处理；抑制 NK 细胞的杀伤活性。另外儿茶酚胺也在免疫抑制中起重要作用。近年来，创伤应激引起的免疫功能改变及其对创伤发生发展的影响已引起了创伤和免疫学家的重视，使创伤免疫学这一研究的分支雏形基本形成。

（4）应激与内分泌障碍：应激可引起神经－内分泌功能的广泛变化，急性应激时，其临床表现尚不明显，而持续应激则与多种内分泌功能紊乱有关。

1）生长缓慢：慢性应激可引起儿童生长发育延迟。所谓的心理社会呆小状态或心因性侏儒，就是由于长时间的不良性心理应激而出现的生长缓慢、青春期延迟并伴有行为异常的一类疾病。这些病儿常常出现在失去双亲或家庭关系紧张的环境中。极少数也可由慢性疾病和创伤引起。

相应的检查可以发现病人生长素（GH）分泌减少，靶组织对胰岛素样生长因子（IGF－1）出现抵抗。这与急性应激时 GH 是升高的不同，其原因可能与 GC 使靶组织对 IGF－1 产生抵抗，CRH 诱导生长抑素增多有关。另外，慢性应激时甲状腺又受到多种因素的抑制，如 HPA 轴、生长抑素、GC 等，使甲状腺素分泌不足，而且 GC 还可抑制甲状腺素 T_3 向活性更高的 T_4 转化。这些都可能是生长发育缓慢的原因。

2）性腺轴异常：急性和慢性应激均可引起性腺轴的紊乱。急性应激引起哺乳期妇女的突然断乳，生育期妇女的突然绝经；慢性应激引起的性欲减退、月经紊乱或停经等都是性腺轴障碍的表现。前者在一些突发事件的精神打击下可以见到，后者则常见于一些高强度训练的人员。

性腺轴异常主要与 HPA 轴中的多个环节抑制 LH、睾丸激素或雌激素有关，同时与靶组织（性腺）对性激素产生抵抗也有关系。

除上述应激性疾病外，应激性高血压、应激性糖尿病也是严重创伤应激容易出现的并发症。这些并发症对预后也有重要的影响。

除躯体性疾病外，应激时心理与精神障碍也占有很大的比重，并且越来越受到人们的重视，一般认为应激的心理反应可分为认知功能的改变、情绪反应和社会行为反应 3 个方面，突出的应激性心理疾病是创伤后应激障碍，这在下节中单独介绍。

第五节　创伤后应激障碍

一、定义

创伤后应激障碍（posttaumatic stress disorder，PTSD），又叫精神创伤性应激障碍（psychotraumaticstress disorder）或延迟性心因性反应（delayed psychogenic reaction），国内也有人称之为创伤后压力症候群，1980 年被美国精神病学会（APA）出版的《精神性疾病诊断与统计手册》统一为创伤后应激障碍，简称 PTSD。它是指受到严重精神或机械创伤后而引起延迟出现或长期持续存在的一系列精神障碍。PTSD 通常在创伤事件发生 3 个月后出现（在这之前出现的被称为急性应激障碍），但也可能在事发后数个月至数年间延迟发作（delay onset），战争、恶性交通事故、地震、凶杀场面、离婚、被抢劫或被强暴是其常见原因。

PTSD 虽然是一种以精神障碍为主的疾病，但因为应激是其明确原因，因此不同于一般的精神病。近年来由于在战后平民及参战军人中的发病率越来越高，治疗效果不佳,严重影响了创伤救治,特别是急救成功后的康复效果,使其不仅在国外引起了充分的重视,在国内也逐步得到了创伤救治相关医务工作者的重视。

二、流行情况

以前 PTSD 主要发生在男性身上,主要是经历战争的士兵,所以曾经称为"炮壳震惊"(shell shock),后来又称其为"战争疲劳"(battle fatigue)。现在的研究表明,包括儿童在内的每个人都有发生 PTSD 的可能性,而且女性是男性发生的 2 倍。也许这正是女性遭受性或身体上的攻击较多的表现。

经历过灾难性事件的人患 PTSD 的情况,从 3% ~ 58% 不等。这是由于各种创伤事件的严重程度不一。战俘、犯罪受害者和长期遭受身体虐待、性虐待或政治折磨的受害者中,PTSD 的发病概率比较高。最近美国的调查数字表明,7.8% 的人一生中曾患有 PTSD,11.3% 的女性一生中患过 PTSD。越战退伍军人中 PTSD 的比例达到退伍军人总数的 15%,而他们一生中患 PTSD 的比例更是高达 30.9%(男性)和 26.5%(女性)。因而这已成为战争后严重的社会问题。

国内关于 PTSD 的流行病学数据,还没有比较大样本的调查。

三、PTSD 发病的机制

PTSD 的发病机制目前了解得还不多,由于缺少合适的动物模型,现有的结果也只能给予一些提示。不过创伤应激对中枢神经系统和内分泌系统的影响所起的作用了解得还是比较多的。目前最为缺少的是对应激引起的行为异常机制的了解,特别是创伤记忆荒谬本质的了解。

有研究表明从生物学角度看,PTSD 患者最大的变化是神经 - 内分泌改变。HPA 轴功能调控紊乱是一个重要的机制:儿茶酚胺激活应激反应,特别是脑内相关功能使注意力集中;内啡肽的释放,使机体面临危险时忘记疼痛,集中注意力。有学者认为二者的释放与受扰症出现有关。如在脑内的去甲肾上腺素和其他神经递质(如谷氨酸盐)反复出现或延迟出现作用,可使中枢神经系统发生变化,特别是边缘系统的神经纤维敏感性增加,以至后来在非紧急情况下被释放出来的少量的去甲肾上腺素就可能引发紧急动员反应,其强度和最初的创伤事件发生时的反应强度一样剧烈。这种敏感性的增强被称为致敏。生活中许多好的或坏的事情都能引起小量 NE 释放,因此受害人经常出现有害的感情反应,影响其生活。

在形态学上,PTSD 患者存在一定程度的海马、杏仁核、海马旁结构、Broca 区等改变,同时这些区域也可检测到相应的功能改变。这些为 PTSD 的出现提供了病理学基础。

四、PTSD 的临床表现与诊断

PTSD 的症状轻重不一,主要表现为以下的 3 大类症状。

1. 受扰症状

患有 PTSD 的病人会反复持续性地出现这种症状。它是一种强烈的记忆，患者会感到自己又再次经历那可怕的事件，或者只要一合上眼睛仿佛就能看到当时的场面。这就是"回闪"，也称创伤的再体验。这种创伤事件会经常在受过创伤的孩子脑中重演。

再体验还会以噩梦的形式出现。对于儿童来说，极痛苦的梦经常会演变为梦魇，梦中有怪物威胁自己或他人。

有时，这种再体验会无缘无故地突然发作，对情绪产生很大的冲击。使人变得沮丧、恐惧和暴躁。

2. 逃避症状

患有 PTSD 的病人通常不愿与家人、同事和朋友进行亲密接触。他会变得麻木，缺乏感情，并且还经常对别人特别是最亲近的人说他们不能理解自己的感受。

患有 PTSD 的病人还会避免接触到能够使其回忆起创伤事件的环境，因为这样会导致病情恶化。例如，战后的退伍老兵一看到穿着军装的人很可能会出现强烈的反应。

患有 PTSD 的病人常常对人生中其他有意义的事情兴趣显著减退，情感封闭，感觉前途渺茫。儿童则会在对待未来人生的态度上有很大的改变，如有的孩子不想成家立业等。

3. 高警觉症状

PTSD 的病人似乎让人感觉他们总处于创伤事件的威胁当中，对许多小的细节事件都引起比较强烈的反应。他们易怒，难以集中精力而且容易被大的声音所震惊。进一步还表现为入睡困难或失眠等。有时，他们会产生极度恐慌，就像当时受到创伤的状况一样，例如，出虚汗、呼吸紧张、心跳加快。另外，还可能会出现呕吐和眩晕。很多创伤儿童会有胃疼和头疼的反应。

PTSD 严重时可以影响患者的基本社交、工作和生活能力；部分患者除认知功能受损外，还可并发情感性障碍（如重症忧郁症、精神忧郁症、躁狂症等）、焦虑性神经症、药物滥用等其他类型的精神疾患。

PTSD 可分为急性期、慢性期和迁延期。如果受到重大打击的受害人在 48h 到 4 周内出现上述 3 类症状和额外的症状，如主观感觉麻木或情感分裂、对周围环境意识减少、现实感丧失、人格解体及健忘等，则可诊断为创伤应激障碍。1 个月以后出现上述症状，持续时间在 3 个月内，为急性 PTSD；3 个月或 3 个月以上，症状才出现并持续的，则为慢性 PTSD；迁延发作型 PTSD 指的是这些症状第一次发作至少在创伤应激后 6 个月出现。

五、PTSD 的干预与治疗

创伤后应激障碍的治疗方法有多种，大体可以分为心理治疗和药物治疗。抗抑郁剂、情绪稳定剂和治疗焦虑的药物可以减轻抑郁、回闪、极度激动和睡眠不良等症状。它们与心理疗法相结合会产生显著的疗效。及早治疗，患者恢复的能力也就越快。适当的治疗对于慢性创伤后情绪紊乱也有一定的疗效。

1. 非药物治疗

(1)暴露疗法：帮助患者面对痛苦的记忆和感觉，疏导并缓解患者的痛苦。

(2)认知疗法：帮助患者找出使他们痛苦的问题实质，恢复其自信心，并帮助其康复。

(3)生物反馈治疗：通过传感器把所采集到的内脏器官活动信息处理放大，及时转换成人们所熟悉的视觉或听觉信号，并加以显示。通过学习和训练，学会在一定范围内对内脏器官活动(如心率、血压、皮温及肌电等)的随意控制，校正偏离正常范围的内脏器官活动，恢复内环境的稳态，从而达到防治 PTSD 的目的。

其他非药物治疗方法还有很多，如对于团体性的创伤可以进行团体疏泄治疗；对于儿童可以进行催眠或游戏治疗；非慢性 PTSD 可以进行 EMDR(眼动脱敏再加工)；训练个体学会一些自我焦虑管理方法也是很好的选择。

2. 药物治疗

药物治疗的目的是减少核心症状，恢复好心情，降低残疾程度，提高生活质量。

目前常用的 2 类药物为：①选择性 5 羟色胺再摄取抑制剂，如舍曲林和帕罗西汀能减轻 PTSD 的 3 大症状。对 PTSD 伴随症状，如压抑、惊恐、强迫症有整体效果，能减少相关症状如自杀倾向、易犯罪、易冲动等。此类药疗效确切，副作用少，只是帕罗西汀目前还只在少数国家上市销售。②传统抗抑郁药。如三环类抗抑郁剂(TCAs)、单胺氧化酶抑制剂。这些药治疗效果有限，且副作用大，使用较少。

一般而言，大约有 50% 的患者在 3 个月之内复原(APA)，另有文献指出，约有 30% 的患者可以完全康复，40% 的患者持续有轻微症状，20% 的患者有较严重的症状，10% 的患者的症状持续不会改善甚至更恶化(Kaplan & Sodock)。

第六节 创伤应激不良及损伤的防治原则

应激反应的启动机制，特别是最早的中枢神经反应是如何启动的目前了解很少，精神应激更是所知不多。而精神应激常常与原因明确的应激如创伤、感染引起的反应混合在一起使此问题更加复杂。因此预防治疗上也就无特定的方法。目前对应激的治疗是从生理和心理 2 方面进行的。

应激早期以对应生理应激出现的各种问题采取措施为主，而后期特别是慢性应激则是以心理治疗占重要地位。

预防和治疗的首要的措施是预防和消除应激原，创伤应激既有不可知的一面，也有可预防的一面。如手术，特别是大手术前采取神经封闭剂和结合麻醉可有效地抑制应激反应，特别是局麻结合神经封闭对手术后器官功能损害和死亡率的降低均有显著的作用，因此应尽量采取局部麻醉结合神经封闭进行手术。对创伤合并感染者应及时去除感染灶，对精神压抑者应给予疏导。

　　对已引起明显应激损伤的应激反应可采用药物治疗。一般是对症处理，如用肾上腺素阻滞剂抑制儿茶酚胺引起的各种不良反应，如降低心率，防止心肌损伤。应用组胺受体阻滞剂，防止和治疗应激性溃疡。用左旋咪唑、胸腺素调节免疫功能抑制等。

第九章

创伤并发症

严重创伤后可发生一系列的全身并发症，是机体遭受创伤打击致内环境稳定失衡的结果。这些并发症可在受伤的当时即发生，如休克，但一般多发生在伤后短时间内。全身性并发症往往直接威胁到病人的生命，其危险性并不亚于严重创伤本身。创伤医务人员在抢救创伤病人的同时，尤其不要忽略了创伤并发症的危害。

第一节 创伤性休克

创伤性休克主要是由于各种严重创伤后机体大量失血、失液、感染等导致神经体液失调、心排血量及有效循环血量不足、微循环血液灌注量明显下降，使组织和器官缺血、缺氧，发生多器官功能紊乱、代谢障碍等病理生理变化的一种综合征。

休克时细胞的损害，特别是细胞内分子生物学的改变，目前认为是休克始动因素直接或间接引起的，各器官微循环的障碍只是这些变化的结果。此外，值得提出的是过去诊断休克和休克复苏时主要是以血压降低为主要指标，近年来发现休克早期或复苏后，由于机体代偿，血压可以正常，或稍升高，但此时内脏微循环由于代偿可能仍处于缺血状态，特别是作为机体"细菌库"的小肠缺血时，后果尤为重要。因为肠屏障功能可因缺血而降低，细菌或其产物有可能由肠内入血。此时如满足于血压的恢复则机体的病情有可能进一步发展，这是目前学者们认为导致休克进一步恶化，甚至导致多器官功能不全综合征而死亡的原因之一，也是医生们容易忽略之处。因此在临床上，目前特别注意消化道内 pH 的改变，除血压、心排血量及尿量等血流动力学指标外，还须注意这些方面的改变。

一、病因与分类

1. 创伤失血性休克

多见于机体重要的实质脏器损伤如肝、脾破裂，或大血管的损伤，如腔静脉、腹主动脉、肠系膜血管及四肢大血管等引起的大量失血。但对严重休克病人若无肉眼可见的失血时，应考虑到有无四肢、骨盆骨折或胸腹部脏器伤，尤其应注意有无因骨盆骨折造成的腹膜后巨大血肿。

2. 烧伤休克

烧伤总面积达 30% 以上或Ⅲ度烧伤面积达 15% 以上，由于烧伤部位组织充血、水肿、大量体液丧失及渗出，从而导致循环血量的急剧下降。烧伤后 6~8h 体液丧失最快，8~24h 达高峰。因此烧伤面积越大，体液丧失速度也越快，烧伤休克发生也越早。

3. 感染性休克

是创伤感染后的严重并发症，也是创伤外科较多见和治疗较困难的一类休克。主要因内源性或外源性的细菌和细菌毒素进入血液循环导致败血症或菌血症，常见的致病菌为大肠杆菌、绿脓杆菌、变形杆菌等革兰阴性菌和金黄色葡萄球菌以及产气夹膜杆菌等。根据感染性休克的血流动力学改变特点又分为高动力型（又称高排低阻型）和低动力型（又称低排高阻型），前者心排出量正常或增高，外周血管扩张，阻力降低，有血流分布异常和动静脉短路开放增加，细胞代谢障碍和能量生成不足，由于病人皮肤比较温暖干燥，故又称暖休克；后者由于大量毛细血管渗出导致血容量和心排出量减少，外周血管收缩，微循环淤滞，病人皮肤湿冷，又称冷休克。

4. 复合伤休克

复合伤是指 2 种或 2 种以上的致伤因素同时作用于机体而导致的休克，所造成的创伤比较复杂而严重。临床表现以及临床过程有以下特点：①休克发生率高。这与创伤重、出血多或烧伤重等因素有关。②容易并发感染且程度较为严重。③容易发生器官功能障碍。如急性呼吸衰竭、心力衰竭、肾功能衰竭等。④病死率较高。在伤后当日主要因为大出血、窒息或休克，稍后多因休克或多器官功能障碍综合征（MODS）。

二、病理生理

（一）细胞代谢障碍

1. 供氧不足、糖酵解加强

休克时微循环严重障碍，组织低灌流和细胞缺氧，细胞内最早发生的代谢变化是从优先利用脂肪酸转向优先利用葡萄糖供能。由于缺氧，糖有氧化受阻，使 ATP 生成显著减少，无氧酵解增强，乳酸显著增多。

2. 能量不足、钠泵失灵、钠和水内流

无氧情况下，糖酵解供能远比有氧时经三羧酸循环供能少。1 分子葡萄糖经酵解只产生 2 个 ATP，而经三羧酸循环可产生 36 个 ATP。ATP 不足，细胞膜上的钠泵（Na^+－K^+ATP 酶）运转失灵，因而细胞内 Na^+ 增多，而细胞外 K^+ 增多，从而导致细胞水肿和高钾血症。

3. 酸中毒

缺氧时糖酵解加强，丙酮酸不能氧化，转变为乳酸，同时肝也不能充分摄取乳酸转变为葡萄糖而形成高乳酸血症。此外由于灌流障碍、CO_2 不能及时清除也加重了酸中毒。

(二)重要器官功能衰竭

1. 肾功能衰竭

各种类型休克常伴发急性肾功能衰竭，称为休克肾（shock kidney）。临床表现为少尿，同时伴有氮质血症、高钾及代谢性酸中毒。第二次世界大战期间，休克肾已成为休克病人主要的死因。近年来由于休克治疗方法的进步和透析疗法的运用，病死率有所降低，但由于发病机制尚未完全阐明，仍然是威胁休克病人的主要并发症。

休克由于肾灌流不足，很容易发生少尿和氮质血症。最初没有发生肾小管坏死时，恢复肾灌流后，肾功能立刻恢复，称为功能性肾功能衰竭（function - al renal failure）或肾前性功能衰竭（prerenal failure）；休克持续时间较长，严重的肾缺血或肾毒素可引起急性肾小管坏死（acute tubular necrosis，ATN），即使恢复肾灌流后，肾功能不可能立刻逆转，只有在肾小管上皮修复再生后，肾功能才能恢复，称为器质性肾功能衰竭（parenchymal renal failure）。

2. 急性呼吸功能衰竭

严重休克病人晚期，在脉搏、血压和尿量平稳以后，常发生急性呼吸衰竭。尸检时见肺重量增加，呈褐红色，有充血、水肿、血栓形成及肺不张，可有肺出血和胸膜出血，透明膜形成等重要病理变化，这些病变称为休克肺（shocklung），均属于急性呼吸窘迫综合征（acuterespiratorydistress syndrome，ARDS）。休克肺约占休克死亡人数的1/3。发生机制与休克动因通过补体 - 白细胞 - 氧自由基损伤呼吸膜（毛细血管内皮和肺泡上皮）等多因素有关。

上述休克肺的病理变化可影响肺的通气功能，妨碍气体弥散，改变肺泡通气和血流的比例，引起进行性低氧血症和呼吸困难，从而导致急性呼吸衰竭甚至死亡。

3. 心功能障碍

除了心源性休克伴有原发性心功能障碍以外，在其他类型休克早期，由于机体的代偿，冠状动脉流量能够维持，因此心泵功能一般无显著的影响。但是随着休克的发展，动脉血压进行性降低，使冠状动脉流量减少，从而心肌缺血缺氧，加上其他因素的影响，心泵功能发生障碍，有可能发生急性心力衰竭。休克持续时间越久，心力衰竭也越严重，并可产生心肌局灶性坏死和心内膜下出血。

休克时心功能障碍的发生机制：①冠状动脉血流量减少。由于休克时血压降低以及心率加快所引起的心室舒张期缩短，可使冠状动脉灌注量少和心肌供血不足，同时交感 - 肾上腺系统兴奋引起心率加快和心肌收缩加强，导致心肌耗氧量增加，更加重了心肌缺氧。②酸中毒和高血钾使心肌收缩性减弱。③NO、TNF - a 及 MDF 等使心肌收缩性减弱。④心肌血管内的 DIC 形成，使心肌受损。

4. 脑功能障碍

在休克早期，由于血液的重分布和脑循环的自身调节，保证了脑的血液供应。

当血压降低到 52.5mmHg（7kPa）以下或脑循环出现 DIC 时，脑的血液循环障碍加重，脑组织缺血缺氧，病人神志淡漠，甚至昏迷。缺氧可引起脑水肿，使脑功能障碍加重。

5. 肝和胃肠功能的改变

（1）肝功能的改变：休克时常有肝功能改变，其主要原因有低血压和有效循环血量减少可使肝动脉血液灌流量减少，从而引起肝细胞缺血缺氧，严重者可导致肝小叶中央部分肝细胞坏死；休克时由于腹腔内脏的血管收缩，致使门脉血流量急剧减少。肝约有一半以上血液来自门脉，故门脉血流量减少，也将加重肝细胞的缺血性损害；肝内微循环障碍和 DIC 形成，可引起肝细胞缺血缺氧；在肠道产生的毒性物质经门脉进入肝，加之肝本身毒性代谢产物的蓄积对肝细胞都有直接损害作用。肝功能障碍又可通过下列机制加重休克。

1）肝代谢障碍：肝对糖和乳酸的利用障碍，一方面可促使乳酸蓄积从而引起酸中毒；另一方面又不能为各重要脏器提供充足的葡萄糖。

2）蛋白质和凝血因子合成障碍：可引起低蛋白血症和出血。

3）肝的生物转化作用（解毒功能）减弱：可增加休克时感染与中毒的危险。

（2）胃肠功能的改变：休克早期有胃肠功能的改变。开始时是因微小血管痉挛而发生缺血，继而可转变为淤血，肠壁因而发生水肿甚至坏死。此外，胃肠的缺血缺氧，还可使消化液分泌抑制，胃肠运动减弱。有时可由于胃肠肽和黏蛋白对胃肠黏膜的保护作用减弱，而使胃肠黏膜糜烂形成应激性溃疡。

由于胃肠上述改变，可通过下列机制促使休克恶化：①肠道黏膜屏障功能减弱或破坏，致使肠道细菌毒素被吸收入血，加之肝的解毒功能减弱，故易引起机体内毒素血症或败血症；②胃肠微循环淤血，血管内液体外渗，加之胃肠黏膜糜烂坏死和 DIC 的形成都可导致胃肠道出血，从而使血容量进一步减少。

目前临床上非常重视胃肠道缺血引起的菌血症或内毒素血症，并认为这是各种原因导致的休克，最后均可导致败血症或败血症休克的原因，甚至多发性器官功能衰竭而死亡。如前所述，目前临床上判断病人是否复苏和评估休克预后时，除血压、心排血量及尿量外，胃肠道内 pH 的测定是一个非常重要的指标。

三、创伤性休克诊断

创伤性休克的诊断主要根据伤情、临床症状和血流动力学改变。一般在临床上识别休克的病人并无困难，但在病人较多，医护力量相对不足时，就需要善于熟练地应用简单而有效的检查判断方法来及时做出诊断，及时给予救治。临床上的简便诊断方法是：一看（看神志变化、皮肤色泽，表浅静脉、毛细血管充盈时间）；二摸（摸脉搏，摸肢体温度）；三测压（测血压）；四尿量（尿量每小时少于 30mL 即表示循环量不足）。

1. 病史

具有严重的外伤史，如交通事故、高处坠落、挤压、重物打击、火器伤等，还要注意了解机体组织破坏的严重程度，感染以及受伤时寒冷（或高温）、恐惧、疲乏、饥饿、脱水等不利因素，亦应考虑到病人的年龄及平时的健康状况，以此判断休克发生的可能性。

2. 创伤性休克的临床症状、体征和程度判断

（1）神志变化：烦躁不安，呼吸浅而快，主诉口渴等，是因血容量减少，中枢神经系统血流灌注量降低受到缺氧威胁的反应，多出现在伤后早期，血压已经降低到80mmHg（0.66kPa）水平时。随着休克程度的加重，收缩压降低至50mmHg（6.7kPa）左右时，神经细胞的反应性显著降低，神志由兴奋转为抑制，表现为目光黯淡、精神萎靡、表情淡漠、反应迟钝、意识模糊甚至昏迷，这时如不立即救治，常向不可逆性的方向发展。

在大量病人到来进行分类时，既要注重处于兴奋状态的休克病人给予及早治疗，对于淡漠而"安静"的病人更要避免遗漏。但不要把极度疲劳嗜睡的病人误诊作为昏迷的重度休克，要进一步摸脉搏、测血压等予以确诊。

（2）皮肤颜色和温度的改变：观察肤色常用的部位有面颊、口唇和甲床，由红润转为苍白是休克的一个重要体征，反映了周围小血管收缩，微循环血流量减少。如果口唇或甲床的颜色呈微发绀，或毛细血管充盈时间延迟至1min以上，是微循环的血流淤滞之征，意味着推动微循环血流的动力不足，应特别引起重视。有时四肢皮肤出现灰白斑，是小血管弥漫性收缩或痉挛的表现。肤色的改变往往出现在血压、脉搏变化之前，而恢复在后。此外，表浅静脉的萎陷也出现较早，与肤色改变同时存在。

肢端温度降低与肢端-躯体温差加大，是因为周围血管收缩、血流量减少所造成的。在休克程度较轻时，温度降低往往只限于手指及脚趾，如果四肢厥冷的范围扩延到肘部及膝部以上，表示休克已向深重的方向发展。简单的办法，可用手掌触摸比较。有条件时，可以同时测量肢体远端的温度与肛门的温度差，在温暖环境或无周围血管病的病人中，温差一般不超过3~4℃。

如果皮肤苍白和温度降低的同时并有出冷汗，是交感神经极度兴奋趋向衰竭的体征，是病情危重的表现。

（3）脉搏的变化。

1）脉率增快：出现较早，在动脉收缩压下降之前即出现，故可作为早期诊断休克的征象之一。休克病人的脉率增快常可超过120次/min。如果血压已近于正常，而脉搏仍快速，则提示血容量仍然不足。

2）脉搏细弱：在多数情况下出现。创伤休克时，脉搏细是中小动脉收缩，周围循环阻力增高的结果，与脉率增快一样，都是血容量不足，儿茶酚胺分泌增多的效应。血液浓缩也可使周围循环阻力增高而使脉搏细弱。当桡动脉不易摸清时，则应摸较大的颈总动脉或股动脉。当休克达到严重程度时，心排血量明显减少，加以中小动脉严重痉挛以致桡动脉摸不清，听血压时，仅能在低水平收缩压和舒张压之间听到一两次声音，甚至完全听不到。

3）脉搏过缓：脉搏细而慢，是心脏衰竭趋向停止的前奏，应予十分重视。也可能是用药不当的结果，例如，甲氧明（甲氧胺）一次注射量过大，可反射性地引起一过性

心动过缓。有时也偶见于神经源性休克。

4)心律失常：较少见。多见于心源性休克或其他类型休克已达到严重阶段，心肌遭受缺氧性损害或有灶性坏死时。实际上因为伤情变化和药物影响，几种脉搏和心律变化可能交替出现，诊断时应能纵观全过程，加以综合分析。

(4)动脉血压的变化：低血压是诊断休克的一个重要指标，但不是一个早期指标。在严重休克病人中，当血容量丢失 20% ~ 40%，收缩压低于 75mmHg(10kPa) 时，心排血量下降 50%，腹腔内动脉血量下降到 33%，肠系膜上动脉血量下降到 35%，胃和肠管(特别是胃黏膜)受到明显影响。当收缩压下降到 35mmHg(4.7kPa) 时，心、脑、肺等即受到严重的缺氧性影响。但有的组织如肌肉、皮肤则可耐受较低的收缩压(< 2.7kPa)。当收缩压下降时，常见舒张压随之升高，脉压缩小，这是由血容量减少后儿茶酚胺的效应，使小动脉收缩、周围阻力增加的结果。如果发现收缩压尚在正常水平，而脉压缩小，心率增快，就应考虑到潜在性休克的可能，应积极防治。一般收缩压下降至 80mmHg(0.66kPa) 以下，原有高血压者收缩压下降 20% 以上或较基础压低 30mmHg(4kPa)，脉压 < 30mmHg(4kPa)，并有组织灌注量减少表现者即可诊断为休克。

通常认为最低的有效收缩压为 60 ~ 70mmHg(0 ~ 9.3kPa)，治疗时一般要求收缩压至少维持在 80 ~ 90mmHg(0.66 ~ 12kPa)，脉压 > 30mmHg(4kPa)。

(5)尿重的变化：肾是休克发展过程中受神经内分泌反应影响较为显著的内脏之一。在严重创伤病人，可插入留置导尿管，观察每小时的尿量，对间接了解内脏灌注量、循环血量、肾血流量和肾小球滤过率的情况以及抗利尿激素的影响都有参考价值。

通常收缩压在 80mmHg(10.66kPa) 上下时，严重休克时可呈无尿(< 50mL/24h)。尿量的极度减少或无尿，说明肾小球滤过压低于 70mmHg(9.3kPa)，肾皮质的血流减少或肾小球滤过率降低。如动脉血压已正常而仍有少尿和尿比重降低，则要警惕急性肾功能衰竭的发生，这时输液量要适当控制以免过量。

四、创伤性休克监测

通过监测不但可了解休克病人病情变化和治疗反应，并为调整治疗方案提供客观依据。

(一)一般监测

1. 精神状态

是脑组织血液灌流和全身循环状况的反映。例如，病人神志清楚，对外界的刺激能正常反应，说明病人循环血量已基本补够；相反若病人表情淡漠、不安、谵妄或嗜睡，甚至昏迷，则反映大脑因血循环不良而发生障碍。

2. 皮肤温度、色泽

是体表灌流情况的标志。如病人的四肢温暖，皮肤干燥，轻压指甲或口唇时，局部暂时缺血呈苍白，松压后色泽迅速转为正常，表明末梢循环已恢复、休克好转；反之则说明休克情况仍存在。

3. 血压

维持稳定的血压在休克治疗中十分重要。但是，血压并不是反映休克程度最敏感的指标。例如，心排血量已有明显下降时，血压的下降常滞后约 40min；当心排血量尚未完全恢复时，血压可已趋正常。因此，在判断病情时，还应兼顾其他的参数进行综合分析。在观察血压情况时，还要强调应定时测量、比较。通常认为收缩压 <90mmHg（12kPa）、脉压 <20mmHg（2.7kPa）是休克存在的表现；血压回升、脉压增大则是休克好转的征象。

4. 脉率

脉率的变化多出现在血压变化之前。当血压还较低，但脉率已恢复且肢体温暖者，常表示休克趋向好转。临床上常用脉率（次/min）/收缩压（mmHg 或 kPa）来计算休克指数，帮助判定休克的有无及轻重。指数为 0.5 多表示无休克； >1.0 ~ 1.5 有休克； >2.0 为严重休克。据 Burri 研究，正常人的休克指数为 0.54 ±0.021，一般情况下为：①失血 10% ~ 20% 为 0.78 ±0.046；②失血 20% ~ 30% 为 0.99 ±0.17；③失血 30% ~ 40% 为 1.11 ±0.12；④失血 40% 以上为 1.38 ±0.16。

5. 尿量

尿量是反映肾血液灌注情况的有用指标。尿少通常是早期休克和休克复苏不完全的表现，应留置导尿管观察每小时尿量。尿量 <25mL/h、比重增加者表明仍存在肾血管收缩和供血量不足；血压正常但尿量仍少且比重偏低者，提示有急性肾功能衰竭可能。当尿量维持在 30mL/h 以上时，则休克已纠正。此外，创伤危重病人复苏时使用高渗溶液者可能产生明显的利尿作用；涉及神经垂体的颅脑损伤可出现尿崩现象；尿路损伤可导致少尿与无尿。在判断病情时应予注意。

(二)特殊监测

1. 中心静脉压(CVP)

对严重创伤休克，特别是严重的多发伤或休克经一般处理后反应较差，血压仍不能恢复正常可考虑进行 CVP 的测定，以了解血流动力状态。中心静脉插管的方法，一般以选择上腔静脉为好，必要时也可经股静脉、髂静脉插管到下腔静脉的横膈水平(但因受腹压影响，中心静脉压波动较大)。有条件时，也可采用锁骨下或颈静脉穿刺插管的方法。

CVP 代表了右心房或者胸腔段腔静脉内压力的变化，在反映全身血容量及心功能状况方面一般比动脉压要早。CVP 的正常值为 0.49 ~ 0.98kPa(5 ~ 10cmH_2O)。当 CVP <0.49kPa(5cmH_2O)时，表示血容量不足；高于 1.47kPa(15cmH_2O)时，则提示心功能不全、静脉血管床过度收缩或肺循环阻力增高；若 CVP 超过 1.96kPa(20cmH_2O)时，则表示存在充血性心力衰竭。临床实践中，通常进行连续测定，动态观察其变化趋势以准确反映右心前负荷的情况。

CVP 是由以下因素所制约的，是由以下几方面因素综合作用的结果：①血容量；②静脉血管张力；③右心室排血能力；④胸腔（心包）内压力；⑤静脉回心血量。尤其是静脉回心血量及右心室的排血能力两者间的动态关系最为重要，所以要连续监测。但不能把 CVP 理解为单纯地反映血容量多少的标志。

连续的 CVP 的监测观察，可以同时达到以下的目的：①估计休克状态；②衡量治疗的效果；③估计输液的限度；④估计右心功能；⑤便于输入高渗的或刺激性较强的液体（如氯化钾等）。某些血管活性药物，如肾上腺腺素、去甲肾上腺素等，均可影响 CVP 的数值，如对测量值发生怀疑时，应先停止这些药物。值得注意的是，由于 CVP 的高低决定右心房压和右心室的充盈压而不是左心房压，因此有时 CVP 即使尚未明显增高也可能已出现肺水肿。CVP 的零点，应以右心房为准，亦可以腋中线为其表面标志。CVP 的变化，可作为静脉回心血量及心脏耐受输液量的参考指标，但不能孤立地观察其变化，必须与动脉压及其他情况联系起来，进行综合分析判断（表 9-1）。

表 9-1 CVP、动脉压和尿量综合观察的意义

CVP 与动脉压的关系	尿量	说明的情况	处理方法
CVP 和动脉压都低	少	血容量不足	继续迅速补液
CVP 正常或偏低，动脉压正常	好转	血容量已接近补足	可减慢补液速度
CVP 正常，动脉压偏低	少	心功能欠佳或补液量不足	可进行冲击试验*
CVP 增高，动脉压偏低	少	右心排血功能下降，腔静脉血流受阻、心脏舒张受阻（如张力性气胸、心包填塞症）	纠酸、强心、限制输液量，去除受阻原因
CVP 增高，动脉压增高	正常	心功能好、输液过量	应用呋塞米，限制补液量

注：* 冲击试验，在 10min 内输液 200mL，观察 10min，若 CVP 增加不超过 0.49kPa（5cmH₂O），说明可耐受输液。如突然升高 0.49kPa（5cmH₂O）以上 10min 后仍不降低，说明心脏已不能耐受更多的输液。如果 CVP 明显增高，而动脉压无明显改变，应减少输液量并用强心剂及碱性药，待 CVP 下降，动脉压增高后，再继续补液，并可用利尿药。

2. 肺毛细血管楔压（PCWI）

应用 Swan-Ganz 飘浮导管可测得肺动脉压（PAP）和肺毛细血管楔压（PCWP），可反映肺静脉、左心房和左心室压。PAP 的正常值为 10~22mmHg（1.33~3kPa）；PCWP 的正常值为 6~15mmHg（0.8~2kPa），与左心房内压接近。PCWP 低于正常值反映血容量不足（较 CVP 敏感）；PCWP 增高常见于肺循环阻力增高，如肺水肿时。因此，临床上当发现 PCWP 增高时，即使 CVP 尚属正常，也应限制输液量以免发生或加重肺水肿。此外，还可在做 PC-WP 时获得血标本进行混合静脉血气分析，了解肺内动静脉分流或肺内通气/灌流比的变化情况。但必须指出，肺动脉导管技术是一项创伤性检查，有发生严重并发症的可能（发生率为 3%~5%），故应当严格掌握适应证。

3. 心排血量(CO)和心排血指数(CI)

CO 是心率和每搏量的乘积,可经 Swan-Ganz 导管应用热稀释法测出。成人 CO 的正常值为 4~6L/min;单位体表面积上的 CO 便称作 CI,正常值为 2.5~3.5L/(min·m²)。此外,还可按下列公式计算出总外周血管阻力(SVR)。

$$SVR = \frac{平均动脉压 - 中心静脉压}{心排血量} \times 80$$

正常值为 100~130(kPa·s/L)。

了解和检测上述各参数对于抢救休克时及时发现和调整异常的血流动力学有重要意义。通常在休克时,CO 值均较正常值有所降低,有的感染性休克时却可能高于正常值。因此在临床实践中,测定病人的 CO 值并结合正常值进行调整固然必要,但更重要的是结合具体病情确定一个在病理情况下既满足代谢需要,又不增加心血管负荷、对每个具体病人最适宜的 CO 值(这对治疗心源性休克尤其重要)。

适宜心排血量的确定,可用带有分光光度血氧计的改良式肺动脉导管,连续测定混合静脉血氧饱和度(SvO_2),来判断体内氧供应与氧消耗的比例。反映正常人体内氧供应与消耗之间达到平衡的 SvO_2 值是 0.75。SvO_2 值降低则反映氧供应不足,可因心排血量本身降低、血红蛋白浓度或动脉氧饱和度降低所致。此外,确定适宜的 CO 还可经动态地观察氧供应(DO_2)和氧消耗(VO_2)的关系来判断。先在原来的 CO 情况下通过强心、扩容措施,逐渐地提高 DO_2,观察 VO_2 的反应。当 VO_2 随 DO_2 而相应提高时,称作"氧供依赖性氧耗",反映 DO_2 不能满足机体代谢需要,提示应继续努力提高 CO 以免发生机体缺氧,直至 VO_2 不再随 DO_2 升高而增加为止。即使此时 CO 值仍低于正常值,也表明 DO_2 已满足机体代谢需要。DO_2 和 VO_2 的计算公式如下。

$$DO_2 = 1.34 \times SaO_2(动脉血氧饱和度) \times Hb(血红蛋白) \times CO \times 10$$
$$VO_2 = [CaO_2(动脉血氧含量) - CvO_2(静脉血氧含量)] \times CO \times 10$$
$$CaO_2 = 1.34 \times SaO_2 \times Hb$$
$$CvO_2 = 1.34 \times SvO_2 \times Hb$$

4. 动脉血气分析

动脉血氧分压(PaO_2)正常值为 80~100mmHg(10.66~13.33kPa),当降至 30mmHg(4kPa)时,组织便已处于无氧状态。动脉血二氧化碳分压($PaCO_2$)正常值为 36~44mmHg(4.8~5.86kPa)。休克时可因肺换气不足,出现体内二氧化碳聚积致 $PaCO_2$ 明显升高;相反,如病人原来并无肺部疾病,因过度换气可致 $PaCO_2$ 较低;若病人通气良好,但 $PaCO_2$ 仍超过 45~50mmHg(6~6.66kPa)时,常提示严重的肺泡功能不全;$PaCO_2$ 高于 60mmHg(8kPa),吸入纯氧仍无改善者则可能是 ARDS 的先兆。动脉血 pH 正常为 7.35~7.45。通过监测 pH、碱剩余(BE)、缓冲碱(BB)和标准重碳酸盐(SB)的动态变化有助于了解休克时酸碱平衡的情况。

5. 动脉血乳酸盐测定

休克病人组织灌注不足可引起无氧代谢和高乳酸血症,监测有助于估计休克及复苏的变化趋势。正常值为 $1 \sim 1.5mmol/L$，危重病人允许到 $2mmol/L$。此外，还可结合其他参数判断病情，例如，乳酸盐/丙酮酸盐（L/P）比值在无氧代谢时明显升高；正常比值约 10:1，高乳酸血症时 L/P 比值升高。

6. DIC 的检测

对疑有 DIC 的病人，应测定其血小板的数量和质量、凝血因子的消耗程度及反映纤溶活性的多项指标。当下列 5 项检查中出现 3 项以上异常，结合临床上有休克及微血管栓塞症状和出血倾向时，便可诊断 DIC。包括：①血小板计数低于 $80 \times 10^9/L$；②凝血酶原时间比对照组延长 3s 以上；③血浆凝血因子 I 低于 $1.5g/L$ 或呈进行性降低；④3P（血浆鱼精蛋白副凝）试验阳性；⑤血涂片中破碎红细胞超过 2% 等。

7. 胃黏膜内 pH（intramucosal pH，pHi）值监测

根据休克时胃肠道较早便处于缺血、缺氧状态，因而易于引起细菌移位、诱发脓毒症和 MODS，而全身血流动力学检测常不能反映缺血严重器官组织的实际情况。而测量胃黏膜 pHi，不但能反映该组织局部灌注和供氧的情况，也可能发现隐匿性休克，pHi 测定是用间接方法，先经鼻向胃内插入带半透膜囊腔的胃管，向囊腔注入 4mL 盐水，$30 \sim 90min$ 后测定该盐水中的 PCO_2；同时取动脉血，用血气机测出 HCO_3 和 PCO_2，然后将胃管内的盐水 PCO_2 与动脉血 HCO_2 值代入下列公式算出 pHi 值。

$$pHi = 6.1 + 10g（动脉 HCO_3/0.33 \times 胃囊生理盐水 PCO_2）$$

pHi 的正常范围为 $7.35 \sim 7.45$。

值得强调的是，在战时或发生自然灾害、重大事故时救治的是成批的创伤休克病人，要同时全面地、反复地进行多项检查往往是不可能的，只有凭借比较简单的方法，对休克的严重程度做出判断，及时采取有效的针对性治疗措施。

五、创伤性休克治疗

对于休克这个由不同原因引起、但有共同临床表现的综合征，应当针对引起休克的原因和休克不同发展阶段的重要生理紊乱采取相应的治疗。创伤性休克的救治原则为：①迅速查明和纠正导致休克发生的原因；②能够正确判断和较快纠正血流动力学及代谢功能紊乱；③有效维持和稳定重要脏器的生理功能，消除创伤的不利影响。具体治疗措施如下。

1. 一般紧急治疗

创伤制动，病人去枕取平卧或低斜坡卧位，稍抬高下肢，神志不清者头向后伸仰或转向一侧，如有心功能衰竭、肺水肿取半卧位；保持呼吸道通畅，吸氧流量 $5 \sim 6L/min$；现场救治时可用抗休克裤，以增加静脉回心血量；积极处理引起休克的原发伤，如四肢创伤的止血等，立即建立静脉输液通道；适当应用镇静和镇痛剂；最好能保持环境安静，保暖，夏季高温应降温、通风等。

2. 病因治疗

及时找出发生休克的原因，积极处理，创伤性休克最主要的原因是活动性大出血

和重要脏器损伤所致的生理功能紊乱，有时只有紧急手术才能使休克向好的方面转化，手术对病人固然是又一次打击，甚至可使休克加重，但如不去除病因，休克将继续恶化，故应果断采取手术治疗。如果内出血不严重，原则上宜在基本补足血容量，血压上升至 80～90mmHg(10.66～12kPa)时再进行手术。紧急手术的指征往往是根据有限的体征和检查数据迅速综合判断，绝对不能因为缺少某些诊断依据延误救治时机。

3. 补充血容量

有效血容量减少是休克发病的中心环节，所以补充血容量也是抗休克治疗的基本措施。休克输液疗法的目的为：补充体液量，特别是循环血量及功能性细胞外液量的恢复；改善体液的电解质及酸碱失衡状态，调整血细胞成分和量的成分组成；补给营养，以改善热量代谢，激发细胞活性，防止蛋白质崩解。

输液方法、输液量应根据受伤情况、临床表现、休克程度、尿量和各项化验指标等进行判断。

(1)静脉输液管道的建立：静脉穿刺或切开可同时进行，以利用快速输液和给药，必要时可于锁骨上或锁骨下进行静脉穿刺，这样既可提供输液治疗，又可连续测定 CVP，指导合理补充血容量。

(2)补充液体的选择：要求液体的电解质浓度与正常血浆相似，渗透压与渗透量与全血相似，液体分晶体和胶体液 2 类。

1)晶体液：常用的有平衡盐液、生理盐水及林格液等。

平衡盐液的电解质浓度、渗透压、缓冲碱浓度等与血浆相似，且对 H^+ 有缓冲作用，输入后能使血液稀释，降低血液黏稠度，改善微循环。因此，近年来均将平衡盐液作为抢救创伤与失血性休克的首选药物。实践证明休克早期快速输入平衡盐液 1000～2000mL，有时给 4000mL 也是安全的，但一定要注意心肺功能，并同时适当应用利尿药，如此方能有效遏制循环恶化，为输血赢得时间。平衡盐液补充大部分失血量后，血细胞比容可降至 0.23 上下，一般认为即使降至 0.15 也无大碍。

近年来对顽固性低血容量休克可辅助输入 3%～7.5% 氯化钠溶液，效果较好，其理论依据是：通过高溶液的渗透压作用，能吸出组织间隙和肿胀细胞内的水分从而起到扩容的效果；高渗液输入后可增加心肌收缩功能；可纠正红细胞外低钠；高钠还有增加碱储备和纠正酸中毒的作用；升压作用比高渗糖好。一般用 7.5% 氯化钠溶液 50mL 在 3～5min 内缓慢静脉注射。

2)胶体液：这类物质分子量大，现代研究证明，在维持血液渗透压方面，胶体液优于晶体液，1000mL 胶体液可扩容 700mL 并维持 24～30h，抗休克时可与全血及血浆合用，以减少用血量。

第一，羟乙基淀粉(706 代血浆)。分子量 60000～70000，价格低，性能稳，无毒，无抗原性，对凝血无影响，扩容作用好。维持时间较右旋糖酐长，输入 6% 羟乙基淀粉 4h 后在血中存留为 80%，24h 为 60%，以后很快由尿排出。此外，尚有国产卡泊三醇(403 代血浆)等，抗休克作用较好，副作用较小，一般成人在 24h 内以 1500～2000mL 为最大量。

第二，右旋糖酐。主要以右旋糖酐 40 为主，用于扩容，可维持 4h，抗休克用量在

1000mL 时，伤口渗血率在 10% 左右，如用量大于 1000mL，则有 30% 渗血率发生，最近也有报道可输到 1500mL，但大部分人认为仍以 1000mL 为妥。

近年来应用的右旋糖酐 10，分子量在 10000 左右，是一种新型安全有效的血浆扩容剂，能改善微循环，增加组织灌注，提高血压并有较强的利尿作用，可用于低血容量性休克，一般用量在 1500 ~ 2000mL。

第三，全血。具有携氧能力，对失血性休克是理想的扩容措施。但库存血保存期短，如用 ACD 溶液库存血，在 4 ~ 6℃条件下红细胞损坏率平均每天约 1%，血小板 2 ~ 4h 开始破坏，5d 全部破坏，血液偏酸性，K^+ 升高，携氧力降低，大量输入时常发生不凝血，所以对中等以上休克不宜全用库存血补充血容量，应输入一定量新鲜血液，有条件者则可根据病情输成分血。

对危重病人的输血易发生的错误是：输血量不足、不及时和速度不够快。因此，严重失血时，不但要有足够的血量，而且速度和时间均十分重要，紧急时早期输血 500mL 的价值胜于晚期的几千毫升，在 5min 内加压输进 200 ~ 300mL 较 1h 内输入 500mL 效果更优越，所以一般认为，失血性休克早期应毫不犹豫地输入全血，必要时可先给"O"型血。中等程度以上休克 500mL 全血用 4 ~ 5min 输完。必要时可加压，病人不能耐受速度过快的主要表现为寒战，减慢输液速度并保暖后多可缓解。

第四，血浆。含有清蛋白、各种球蛋白和电解质。由于清蛋白为高分子结构，故有很高的胶体渗透压，能扩充血容量，提高血压，而且含有多种抗体，可增强病人抵抗力。

(3)输液量的掌握：休克救治时，应首先快速输入平衡盐液或等渗盐水，同时抽血做血型交叉，重度休克在 10 ~ 30min 内输入 2000mL 左右液体以扩容，随即输入血浆增量剂，以加速恢复组织灌流。然后根据需要输入血浆或全血。胶体与电解质液的比例一般为 1:3 或 1:4。关于输液方法，Shirer 主张急救时首先输入平衡盐液 2000mL，小儿 70mL/kg，如反应良好，伤情稳定，表示失血量小于 20%，出血量少，不一定需要输血；如输血后无反应，或暂时好转后血压又下降，则表示失血量在 40% 以上或有严重内出血，应立即输入全血或手术止血。

无论如何，严重创伤引起的失血性休克，输液输血的同时必须对不同部位损伤的失血量做一充分估计(表 9 - 2)，这对补充血容量至关重要。

表 9 - 2 根据单侧闭合性骨折的部位对失血量的估计

骨折部位	失血量/mL
骨盆骨折	1500 ~ 2000
一侧髂骨骨折	500 ~ 1000
一侧股骨骨折	800 ~ 1200
一侧胫骨骨折	350 ~ 500
一侧肱骨骨折	200 ~ 500
一侧尺桡骨骨折	300
一侧肋骨骨折后	100 ~ 150

近代观点认为：失血量达全身血容量的 20%～30%，可输电解质、代血浆、清蛋白及红细胞悬液；失血量 > 全身血容量的 30%，除以上液体外，应输全血，以维持红细胞比容 > 0.35；失血量达血容量的 50%，除输血补液外，还应输浓缩人血白蛋白；失血量达血容量的 80%以上时，应加输新鲜冻干血浆和浓缩血小板。

4. 血管活性药物的应用

血容量补足以后，休克仍不见好转，有选用血管活性药物的指征，所选药物以既能提高心排血量，又可改善血管舒缩功能为原则。

休克早期不宜使用血管收缩剂，因为微血管已处于痉挛状态，如再给予血管收缩剂，可使毛细血管血流更加淤滞，加重组织缺血缺氧，使休克恶化，因此，只有在血压下降伴有明显冠状动脉和脑动脉血流不足，又不能及时补充血容量时，可短期适量应用，以保证心脑供血，然后尽快补充血容量。

（1）血管收缩剂：只要选用适当，严格掌握适应证、剂量及浓度，并尽早停药，可取得一定效果。

1）甲氧明（美速克新敏）及去甲肾上腺素：两药均可兴奋 α 受体，收缩血管，增加外周阻力，减少外周血流量，不能提高心排血量，故只能用于短时间提高血压，如麻醉药引起的急性血管扩张及血压骤降者可选用。甲氧明 10～20mg，im，1 次/0.5～2h，或 20mg 加入 5%葡萄糖注射液 100mL 内静滴。去甲肾上腺素用法同甲氧明，目前已少用。

2）间羟胺（阿拉明）：可通过交感神经末梢释放去甲肾上腺素影响心血管，对心脏可间接兴奋 β 受体增加心肌收缩，提高心排血量，对外周血管兴奋 α 受体，使小动脉收缩，增加外周阻力。升压作用较去甲肾上腺素弱，但缓慢而持久，可增加脑、肾及冠状动脉血流量。用法为 10～20mg，im，1 次/0.5～2h，或 10～40mg 加入 5%葡萄糖注射液内静滴，30 滴/min。

3）去甲肾上腺素：主要兴奋 α 受体，对 β 受体作用较弱，故对单纯外周血管收缩不足而非心功能不全所致的低血压效果较好。用药后明显增加外周血管阻力，心排血量不变或增加，能增加冠状动脉血流量，但可使肾血管流量显著减少，导致少尿，时间过久可发生肾功能衰竭，故低血容量休克时应用有危险，临床应用时要注意控制剂量及浓度，否则可减少心排血量并加重重要器官的缺血。一般以 1～5μg/min 静滴，维持血压不超过 100mmHg（13.33kPa）为限，同时严密观察尿流量，如尿量不增加，应减少剂量或加用阻滞 α 受体药物，如酚妥拉明扩张血管，改善肾血管血流量。

4）异丙肾上腺素：为 β 受体兴奋剂，能使心肌收缩力增强，增加心排血量，降低静脉压，改善微循环组织缺氧状态以纠正休克。由于其能兴奋心脏，扩张外周血管，故可使收缩压升高，舒张压下降，从而解除休克时的小血管痉挛，增加微循环血量，因此，适用于休克伴心排血量减少，外周阻力增加这一血流动力学改变。异丙肾上腺素主要扩张周围血管，对内脏血管扩张不明显，故对需要增加内脏血流的病人显得美中不足。其另一缺点是加快心率，易致心律失常。一般用 0.1%～0.2%浓度静滴，10～20 滴/min（约 0.2～0.4μg/min）。

5）多巴胺：特点是兴奋心肌 β 受体，增强心肌收缩力，提高心排血量，对心率影响不明显。大剂量 [20μg/(kg·min)] 则兴奋 α 受体而收缩血管；低浓度 [10μg/(kg·min)] 对肾脏及内脏血管具有选择性扩张作用，可提高肾小球滤过率，增加尿量及尿钠排泄。该药的突出特点是既增加动脉血压，又改善内脏血流量，而对加快心率的作用不像异丙肾上腺素和去甲肾上腺素明显，故实用价值较大，但有导致心律失常的潜在危险，对心肌缺血性心脏病病人应慎用。一般用 200mg 加入 250～500mL 生理盐水或平衡盐水、糖盐注射液中，使每毫升液体含多巴胺 0.8～0.4mg，滴注速度 <5μg/(kg·min) 时，可使肾血流量增加；>5μg/(kg·min) 时，使心肌收缩力增强，心排血量增加；若加至 20μg/(kg·min) 以上时，则兴奋 α 受体作用更明显，滴入速度由慢变快，可出现排尿增多及血压上升，如排尿量有减少趋势，则应减慢滴速，调整至尿量多，血压稳定为止。目前多倾向于以多巴胺为主，配合其他药物的联合应用，如静滴时加用东莨菪碱 0.3～0.9mg/min，间断注射。另外前列腺素 E 有扩血管作用，可与多巴胺联合应用。

6）多巴酚丁胺：也为 β 受体兴奋药物，作用与多巴胺相似，但较少引起心律失常，适用于心肌梗死或心脏手术后低排病人的治疗。用量为 2.5～10μg/(kg·min) 静滴。

（2）血管扩张药：此类药物主要是 α 受体阻滞剂，除能直接降低微血管前后阻力，增加微循环血流量，改善组织缺氧，中断恶性循环外，尚能降低心脏的前负荷和后负荷，改善心功能，增加心肌血液供应。但用药后由于血管床突然扩大，易致血压下降，因此应用前一定要补足血容量。

1）酚妥拉明：阻滞 α 受体，有对抗肾上腺素及去甲肾上腺素的功能，能降低血管阻力，增加周围血容量，扩张小动脉及毛细血管，改善微循环及心肌功能，增加心排血量。用法为 5mg 加入 5% 葡萄糖注射液中静滴，0.3μg/min；可与去甲肾上腺素合用，开始能使血压稍下降 10～30mmHg(1.33～4kPa)，以后持续上升，使血压稳定在 100mmHg(13.33kPa) 后减慢滴速。

2）苯氧苄胺（酚妥明）：α 受体阻滞药，使微血管前括约肌松弛，降低外周阻力达 90%，并间接兴奋 β 受体，提高心排血量，增加心脏指数 60%。一般用 1mg/kg 溶于 100～200mL 液体内在 1～2h 内滴完，用药过程中应密切观察，若 CVP 及血压同时下降，提示血容量不足，本药的效用在滴注后 10min 内出现，可维持 24h。

3）氯丙嗪：能阻断外周血管 α 受体，解除小动脉痉挛，据报道，休克病人伴 CVP 升高，平均动脉压在 70mmHg(9.3kPa) 以上时，应用小剂量 (0.1～0.2mg/kg) 氯丙嗪可使得中等度血流动力学改善。但对明显低血压病人或 CVP 低于 1.18kPa(12cmH_2O) 时，则不出现血流动力学改善。

4）硝普钠（亚硝基铁氰化合物）：为作用迅速的强效血管扩张药，直接松弛动、静脉血管平滑肌，降低外周阻力，并由此引起一系列血流动力学改变，使左心室舒张末压降低，故特别适用于心功能不全所致的休克，以减低心脏负荷及心肌耗氧量，进而改善心泵功能。为防止过度降压，应控制剂量及滴速，可用 25mg 溶于 250～500mL 液体中避光缓慢静滴，开始 5～10 滴/min，以后根据血压情况调节，停药 2～15min 后药理作用消失。

5. 激素的应用

激素对休克病人有一定保护作用，其机制可能为：稳定溶酶体膜；抑制水解酶的排出；抑制激肽的作用；防止线粒体嵴及其内部构造发生变化，抑制酸性磷酸酯酶对肺泡活性物质的分解；对血小板、多核白细胞及肺毛细血管具有保护作用；维持肺泡Ⅰ、Ⅱ型细胞功能，防止水分渗出；增强肠壁对内毒素的抵抗作用；激活网状内皮系统；改善组织代谢，促进ATP形成；增强血管活性药物的效用。

由于激素易引起感染扩散及体内水电解质紊乱，所以必须严格掌握适应证，只有在补足血容量，纠正酸中毒后，病人仍不见明显改善时方可应用，但用药时间宜短，病情控制后及早撤除。一般用氢化可的松 10～40mg/kg 或地塞米松 1～3mg/kg 加入液体静滴。

6. 纠正酸碱失衡

轻度休克的代谢性酸中毒经输注平衡盐液后多可恢复，重度休克必须应用碱性药物始能纠正，一般用5%碳酸氢钠注射液 2～4mL/kg 静滴。但应用碳酸氢钠后也易出现下列许多问题：①使氧合血红蛋白难以释氧；②细胞内酸中毒；③血清 K^+ 减少时，该药可使 H^+ 向红细胞内转移，导致红细胞内酸中毒；④大量输注碳酸氢钠使 pH 值升高后，易掩盖真正酸中毒的原因。因此，应在严密监测血 pH 值和血气分析情况下，本着酸碱适度的原则进行补碱。

7. 抗生素的应用

脓毒性休克和低血容量休克后期，都应给予大剂量广谱抗生素，根据细菌培养＋药敏试验采用有效抗生素或联合用药。若使用肾上腺皮质激素时，抗生素用量需加倍，但肾功能不全者应选用肾低毒性抗生素。

8. 心功能的维护

（1）使用洋地黄制剂的指征：①CVP 高而动脉压低；②经足够补液和应用血管扩张药后休克仍不能纠正。临床常用毛花苷 C（西地兰）0.2～0.4mg 加入 25% 葡萄糖注射液 20mL 中缓慢静脉注射。

（2）纠正心律失常：①纠正心肌缺氧、酸碱失衡及电解质紊乱（特别是酸中毒、高或低钾血症），保持呼吸道通畅，充分吸氧，补充血容量，改善微循环；②根据 EKG 诊断消除病因；③若心动过速，且经大量输液输血 CVP 升高而心排血量不足者，可考虑用少量洋地黄制剂以保护心脏。一般用毛花苷 C（西地兰），首次剂量 0.4mg，以后每 4～6h 补加 0.2～0.4mg，以达饱和量；④窦性心动过缓，心率慢于 40 次/min 以下时，可静脉注射山莨菪碱或异丙肾上腺素 5～10μg/min；⑤若液体负荷过度，经用 α 受体阻滞药或其他疗法无效时，可做动静脉插管行血液透析。

9. 肺功能的维护

（1）保持呼吸道通畅：清除分泌物，注意体位引流，吸入氧要湿化，避免液体过度负荷。

（2）吸氧：若动脉血氧分压（PaO_2）< 80mmHg（10.66kPa）时，须通过鼻管及面罩给氧。有进行性低氧血症、呼吸急促、发绀、意识障碍，且 PaO_2 < 50 ~ 60mmHg（6.66 ~ 8kPa），或动脉二氧化碳分压（$PaCO_2$）≥ 60mmHg（8kPa）时，应做机械呼吸，必要时维持 PaO_2 > 70mmHg（9.33kPa），增加吸氧浓度时，尽量避免 PaO_2 > 100mmHg（13.33kPa）。

10. 肾功能的维护

肾功能的维护措施有：①休克病人皆应留置尿管，记录每小时尿量；②纠正低血容量及低血压，改善肾血流量；③应用血管活性药物时注意对肾血流量的影响；④若心排血量正常、血压正常而仍少尿时，可使用利尿药，仍不改善者按急性肾功能衰竭处理。

11. 其他疗法

（1）利尿：大量输液后，如尿量排出不多，24h 在 1000mL 以下，少于输液量 1/10 者，临床上休克一经纠正，输液输血速度即应减慢减少，并应及时使用利尿药。如果血压高达 140/90mmHg（18.66/12kPa）以上，则应紧急利尿，用呋塞米 40mg/h，使血压下降至 140/90mmHg（18.66/12kPa）以下，但强力利尿后又可能使血压下降，应注意监测。

（2）能量合剂：ATP 减少是休克时导致线粒体功能降低和免疫功能抑制的主要原因，通常外源给予 ATP 难以通过细胞膜，但休克时细胞膜通透性增强，给予 ATP 和 $MgCl_2$ 后，可被摄入肝细胞内，使休克存活率提高。一般常用能量合剂的形式给药，ATP 20mg，CoA 100U，细胞色素 C 15 ~ 30mg，加入 5% ~ 10% 葡萄糖注射液 500mL 中静滴（细胞色素 C 应做过敏试验）。

（3）葡萄糖：休克晚期血糖值明显下降，主要是因休克时的乏氧代谢，葡萄糖氧化不全，能量不足导致葡萄糖的低利用率和消耗增加所致，严重休克病人静脉注射高渗糖可明显改善心肌功能。将葡萄糖、氯化钾、胰岛素联合组成极化液（GIK 液），可增强葡萄糖的氧化作用，保护细胞膜，促进细胞功能恢复，血压可明显回升，有利于休克好转。一般用 10% 葡萄糖液 100mL + 胰岛素 4U + 10% 氯化钾液 3mL 静滴。

（4）对某些体液因子的对策：①库血中从多形核白细胞逸出或释出溶酶体酶，所以其含量显著升高，休克时输入库血，可加重溶酶体酶的不利作用，须加注意。②溶酶体释放的蛋白溶解酶，在休克发生上起着重要作用，应予防止。临床使用抗蛋白酶肽 50 ~ 100U/d，共用 3d，可提高休克病人的生存率，因该药不仅对休克时产生的蛋白分解酶和激肽有抑制作用，而且还有抗纤溶、抗凝固和抑制心肌抑制因子的作用。③为了对抗休克时心肌抑制因子对心肌的不利影响，有人建议使用大量激素和前列腺素 E。④为了对抗组胺的有害作用，可使用组胺拮抗药。⑤抑肽酶的应用。抑肽酶为多肽类物质，是强有力的激肽释放酶抑制剂，同时也抑制胰单白酶、糜蛋白酶和纤溶酶，对 Hageman 因子也有抑制作用。

基于上述作用，除了影响血流动力、凝血和纤溶外，主要通过对激肽系统的作用，以影响毛细血管壁的通透性，减少溶酶体酶的释放，心肌抑制因子的生成以及肺损害因素的形成等。其用量为首次 50 万 U，以后每 6h 20 万 ~ 30 万 U，总量可用至 500 万 U。

12. 休克完全纠正

休克完全纠正的指征为：①神志完全清醒；②四肢温暖，唇甲转红；③尿量 > 30mL/h；④中心静脉压 0.588 ~ 1.18kPa（6 ~ 12cmH$_2$O），颈外静脉饱满；⑤血压、脉搏正常，脉压差 ≥ 30mmHg（4kPa）。

第二节　创伤后成人呼吸窘迫综合征

创伤后成人呼吸窘迫综合征（ARDS）是严重创伤后常见的并发症之一。临床主要表现为呼吸频数，进行性呼吸窘迫，低氧血症，给氧治疗不易纠正，肺顺应性降低，两肺有弥漫性肺泡浸润，但以肺毛细血管楔压正常为特征的急性进行性呼吸衰竭。

一、病因

1. 休克

严重创伤病人由于大量失血造成低血容量，可致心排血量降低，同时也造成肺血流量减少，引起肺细胞损伤，并使肺对毒性物质更加敏感，兼之休克后体循环中的微血栓不断进入肺循环，阻塞肺血管床，影响气体交换。全身低灌注和低氧血症后产生的毒性物质可导致支气管及肺血管收缩，毛细血管通透性增加，引起肺间质充血与水肿，如此恶性循环而诱发 ARDS。

2. 氧中毒

呼吸衰竭时，常用高浓度氧治疗，但长期使用反而造成肺损害，100% 氧气吸入 6h，即可产生无症状的急性支气管炎。决定氧中毒的主要因素是吸入氧的压力和吸氧时间，吸入氧压力越大，时间越长，氧对机体的毒害也越大。

3. 脂肪栓塞

骨折后大的脂肪滴进入肺循环阻塞肺小动脉并使之扩张，小脂肪滴则弥散于许多微血管内造成广泛性微循环栓塞。同时中性脂肪在脂酶作用下，分解成游离脂肪酸，引起肺部炎症反应，使肺间质水肿，影响肺泡气体交换。

4. 液体超荷

在严重创伤，尤其是胸廓和肺部损伤时，由于应激反应降低，大量输入液体可导致肺水肿。血管渗透性改变是造成肺水肿的重要因素。如果使血管渗透性增加，液体超负荷所致的肺血管内压升高，可使漏出至肺间质的液体超过淋巴管引流的能力。

5. 颅脑损伤

严重颅脑损伤后常发生 ARDS。早期有严重的低氧血症并低碳酸血症，晚期则为明显的低氧血症并代谢性和呼吸性酸中毒。颅脑损伤后颅内压急剧上升，可以反射性地导致总末梢阻力升至极高水平，血压也反应性增高，进而造成左心室劳损并左心房扩张，如左心房压超过肺动脉压则发生肺水肿。同时，严重颅脑损伤后肺组织的栓塞，也引起肺部许多变化，两者的相互协同则诱发 ARDS。

6. 感染

创伤早期很少发生 ARDS，大多在创伤后多天或数星期后发生，此时病人必然有继发感染，感染后造成肺损害的机制可概括为 2 点：①凝血机制障碍并释放出大量具有血管活性和支气管收缩物质；②直接损害肺毛细血管内皮细胞，增加血管通透性。在感染所造成的 ARDS 中，DIC 有重要作用。

7. 误吸

误吸已被认为是引起 ARDS 的原因之一，尤其是吸入大量酸性胃内容物时可引起肺的化学性肺炎及肺部感染，导致呼吸衰竭。

8. 呼吸机使用不当

呼吸机本身不致造成肺损害，造成肺损害的原因主要为使用不当，如管道不能消毒引起交叉感染；吸入气体湿化不足使支气管内分泌物干燥、黏稠、堵塞气道；吸入氧浓度过高，时间过长，导致氧中毒等均可诱发 ARDS。

二、诊断

1. 临床表现

(1)痛史：有创伤、休克、严重感染、大手术及过量输血、输液者。

(2)呼吸困难：病人原无肺部疾患，经过上述病史过程后出现急性进行性呼吸困难（窘迫），呈现自发性、持续性过度通气，呼吸极度费力或浅速无效。早期肺部体检可无异常发现，有时可听到干性啰音或哮鸣音；后期则呈肺实变体征，呼吸音低和湿性啰音。

(3)低氧血症：发绀为缺氧的最常见体征；在中枢神经系统则表现为烦躁不安，精神恍惚，甚或谵妄，抽搐，昏迷；在循环系统则表现为心动过速，血压暂时性升高，亦可引起低血压，心律失常等改变。

2. 肺部 X 线检查

(1)早期：可基本正常，或呈轻度水肿改变，表现为肺纹理增粗，边缘模糊。

(2)中后期：出现斑片状乃至融合成片的团状阴影，直至两肺广泛实变，在大片阴影和广泛实变中可见支气管相。但胸片所显示的异常要比病理改变晚 12~36h。

3. 实验室检查及肺功能测定

实验室检查及肺功能测定是确定诊断、分析病情、指导治疗和估计预后的重要依据。临床对 ARDS 的发生、发展及转归必须从 4 个方面进行动态监测，即通气功能、肺循环力学，换气功能及血气分析。

4. ARDS 的临床分级

根据 Moore 的意见将 ARDS 的病程分为以下 4 期。

(1)第一期(创伤早期)：此期由于创伤、大手术、大出血或严重感染而输入大量液体，持续过度通气，可造成低碳酸血症和碱中毒。反应不良的病人，虽经过度通气也不能纠正低氧血症，由于组织的低灌注状态，病人仍可能有轻度的乳酸血症。

（2）第二期（表面稳定期，间歇期）：指的是循环稳定而呼吸困难加重。第一期与第二期之间的血压、心排血量、组织灌注、肾功能均可维持正常。这段时间可能是 6h，也可能是 5～6d，而后开始出现呼吸功能不全的症状。由胸部创伤引起的支气管痉挛或肺血管痉挛导致的 ARDS，出现的时间可能就在创伤发生之后。此期心排血量可增加，血压可升高，但突出症状是过度换气，低碳酸血症超过第一期，PaO_2 降低，$A-aDO_2$ 升高，吸入纯氧不能改善，肺内分流可加大至 10%～20%，听诊肺部无特殊，X 线拍片可正常，有时可见肺内网状渗出。再晚期则见双肺内有边缘模糊的片状阴影，其病理基础是弥漫性肺泡浸润，不易与典型的心源性肺水肿或弥漫性肺炎相鉴别。若处理得当，仍可恢复。

（3）第三期（进行性肺功能不全期）：由于肺顺应性的降低和肺内右至左分流的增加，在临床上出现了"四高"，高潮气量、高气道压、高碳酸血症、高右至左分流；"两低"，低氧血症、低肺顺应性；"一困难"，呼吸困难加重与发绀逐步加深，吸入纯氧亦无改善。两肺可有湿性啰音及干鸣，血中乳酸蓄积。此期如能及时行气管内插管并采用 PEEP 模式行机械呼吸，可望逐渐好转而被挽救。X 线胸片可见广泛浸润及大片阴影。因肺内分流率高达 30%～50%，故病死率甚高。

（4）第四期（终末期）：此期可持续数小时，病死率甚高，有明显的低氧血症、高碳酸血症和严重的高乳酸性酸中毒，血 pH 值下降，甚至降至 7.1 以下，肺泡出现 2 种类型的病理改变，一种灌流尚好，但无换气；另一种有换气，但无灌流。常伴有肺部感染和肺实变，病人周身循环恶化，心律失常，皮肤呈花斑样，最终心脏停搏。

5. 创伤后 ARDS 发生指数公式

吴恒义等推荐使用创伤后 ARDS 发生指数公式，认为有利于早期诊断及掌握病情发展趋势，现介绍如下。

$$I = PF - (N + T + F + M + X)$$

式中，I 为发生指数；PF 为呼吸指数 PaO_2/FiO_2 之值（PaO_2 用 kPa）；N 为中枢神经系统损伤，有严重颅脑损伤或高位脊髓损伤者计 10 分；T 为胸部创伤，一侧肺挫伤者计 10 分，双侧加倍；F 为骨折，一处长骨干骨折或肋骨骨折、骨盆粉碎性骨折计 1 分，多处骨折按骨折数目计分，连枷胸一处计 3 分；M 为大量输液，无论晶体还是胶体液每升均计 1 分，全血每升计 3 分（12h 以内）；X 为 X 线胸片，有一侧肺挫伤、感染或 ARDS 征象者计 10 分，双侧加倍，无者计 0 分。按伤情把有关因素用数值表示，再计算 I 值，I 值越大，发生 ARDS 的可能性越小。动态观察过程中若 I 值逐渐增加，则示病情好转，发生 ARDS 的概率降低。本公式计分合理，准确性高，重点突出，数值运算简便，易记忆，特别是连续动态观察对早期处理有指导意义，统计认为 I 值 < −1 时 ARDS 发生率在 90% 以上。

6. 鉴别诊断

ARDS 须与心源性或其他原因引起的肺水肿相鉴别（表 9 − 3）。

表 9 – 3　ARDS 与心源性肺水肿的鉴别

项目	ARDS	心源性肺水肿
病史	创伤、休克、烧伤、感染、中毒等	心脏病
呼吸困难类型	急性进行性吸气性呼吸困难加重	混合型呼吸困难
痰性状	非泡沫性	泡沫状血痰
啰音	开始双肺侧部逐步弥散较广泛	多集中于肺底部之湿啰音
胸片	早期无异常	肺阴影与临床症状同时出现
强心利尿反应	差	好
吸氧	无明显改善	有明显改善
组织学变化	弥漫性透明膜形成 多发性小灶性肺泡不张 肺小血管纤维素性血栓阻塞	罕见透明膜形成 少见 少见

三、治疗

创伤后 ARDS 是一种严重并发症，病死率高，至晚期虽然使用呼气末正压呼吸（PEEP）进行加压通气治疗，也难以挽救生命。故临床处理 ARDS 的原则主要包括治疗基础疾病，去除诱发因素，维持组织充分氧合，保持体液平衡，改善微循环，维护心功能，加强营养支持和防治继发感染、消化道出血和弥漫性血管内凝血等并发症。因此对创伤病人必须处理好以下几点关系。

抗休克与 ARDS 的关系：失血性休克必须尽快纠正，以免长时间休克使细胞持续低灌注而发生细胞变性坏死，从而减少粒细胞等释放的氧自由基、白介素 – Ⅱ、TNF 等有害介质直接损害肺脏及其他脏器，同时，休克时大量输入库血，破碎的血液成分也易沉积至肺毛细血管而形成微血栓，使肺顺应性下降，输液量的监测可通过漂浮动脉导管来决定。

原发伤与 ARDS 的关系：分清孰轻孰重，优先处理危及生命的部位伤，若两者均较重，则应在机械呼吸纠正低氧血症的同时处理原发伤，原发伤的有效处理也明显减少了发生 ARDS 的诱因。

氧的输送和摄取与 ARDS 的关系：ARDS 的主要死因是顽固性低氧血症和大量有害介质损害各脏器最终导致 MODS，治疗的关键是在充分给氧的同时提高氧溶解度，通过辅助氧合，维持组织充分的氧供应，支持受损肺的恢复。

ARDS 与并发症的关系：ARDS 时全身抵抗能力明显降低，应有针对性地给予全身支持及辅助治疗，保护网状内皮系统功能，调理免疫系统。

（一）纠正低氧血症

ARDS 一经确诊，即应在氧疗的同时采取措施，防止肺泡不张，如果鼻导管或面罩给氧后仍不能维持必要的氧交换时，则宜及时经鼻气管插管或气管切开进行机械通气。

1. 氧疗

可迅速纠正缺氧，是抢救的关键，大多数病人需用高浓度氧吸入，但为了防止氧中毒，仍应严格控制氧浓度，使 PaO_2 维持在 $60 \sim 65mmHg(8 \sim 8.66kPa)$ 的较低安全水平，若高浓度吸氧或加压给氧后 $PaO_2 < 50mmHg(6.66kPa)$，说明存在大量生理性静动脉分流，则应使用机械呼吸。

2. 机械通气

ARDS 病人多有意识丧失，迫切需要机械通气，此时机械通气必须采用高浓度氧；大潮气量；高气道压力以除去无效腔与分流，同时克服肺部增强的僵硬度。如使用得当，可获得良好效果。

（1）机械通气的优点：机械通气的主要目的之一就是使肺泡最佳扩张以逆转肺泡萎陷，通气/灌注比例得以调整；同时保证足够的通气量，以供气体交换，减少呼吸运动能量消耗，改善循环功能。

（2）机械通气的指征：ARDS 时应用机械通气的主要适应证是低氧血症。当 $FiO_2 > 0.5$，$SaO_2 < 90\%$，$PaO_2 < 60mmHg(8kPa)$ 时为施行机械通气的绝对指征。此外，对提高 FiO_2 后其 PaO_2 升高不显著提示肺内具有大量分流存在，或 PaO_2 有所升高，但呼吸功能明显增加的病人，亦为施行机械通气的相对指征。以下几点为其具体指征。

1）极度呼吸困难：呼吸不规则，副呼吸肌活跃，呼吸频率≥35 次/min。

2）循环功能衰竭：微循环障碍，低心排血量综合征，四肢厥冷与发绀。

3）中枢神经系统抑制：烦躁不安或昏迷。

4）肺活量：肺活量≤10 ~ 15mL/kg，呼吸性酸中毒，pH 值≤7.3，$PaDO_2$≥6.4kPa（吸空气）或≥26.67kPa（吸 100% 氧气），$PaCO_2$≥6.4kPa，呼气压≤2.46kPa，QS/QT≥15%（肺内分流），VD/VT≥0.6。

（3）机械通气方式的选择与实施：目前大多认为 ARDS 病人采用定容呼吸器进行通气为妥。即不管肺顺应性的改变如何，吸气时均送入一定的潮气量，机械通气初期呼吸器有关参数的调节如潮气量为 12 ~ 15mL/kg，FiO_2 为 1.0，呼吸频率则根据病人具体情况予以相应的调整。通气初期各项参数宜较一般为高，经通气动脉血气有效值获得后，各项参数则可适当调低。必须指出，短期吸入纯氧不会导致肺损伤，相反，如初期即用较低的 FiO_2，甚至可带来不必要的低氧血症的危险。

1）呼气终末正压呼吸（PEEP）：ARDS 病人使用通常的间歇正压呼吸往往收效不大。在 $P(A-1)O_2 > 300mmHg(40kPa)$，$FiO_2 = 1.0(30min)$，QS/QT > 15% 时，应考虑使用 PEFP。也是 ARDS 的标准机械通气疗法。PFFP 可使呼气时呼吸道内保持正压，因而可防止小气道与肺泡的早期关闭并可使部分关闭的小气道与肺泡得以重新充气，纠正 V/Q 失调，以减少肺内分流，达到改善氧合作用的目的。此外，对于具有 ARDS 高危因子的病人亦可用 PFEP 以预防 ARDS 的发生。吸入氧浓度与 PaO_2 的关系还取决于肺内分流的程度。肺内分流加大，PaO_2 上升不明显。当分流量为 20% 时，吸入 100% 纯氧，PaO_2 只能达到 260mmHg(34.7kPa) 左右；当分流量为 30% 时，吸入 100% 纯氧，PaO_2 仅达 100mmHg（13.3kPa）；而当分流量为 50％ 时，吸入纯氧几乎不能改变原来的低氧血症。因此应用 PEFP 在减少肺内分流，提高 PaO_2 方面具有十分重要的意义。PFEP 改善氧合作用的机制主要还反映在应用 PEEP 后功能残气量的增加，这是由于 PEEP 可使张开的肺泡容量增加和陷闭的肺泡复张之故。因 ARDS 病人肺顺应性减退，造成肺容量和功能残气的降低，后者可减少至闭合容量以下，故当正常潮气量呼吸时便会发生气体内陷，因此应用 PEEP 后功能残气量的增加必须超过闭合容量，否则将不能收到应有的疗效。另外，PEEP 还可通过提高平均气道压力并使气体容易通过含有水肿液肺泡的弥散屏障，使肺泡内氧分压（PAO_2）升高，进而提高 PaO_2。必须指出，PEEP 目前还不能降低 ARDS 的发生率和病死率，但可延长存活时间，故 PEEP 可视为一种支持疗法，仅提供在不引起毒性作用 FiO_2 的情况下发挥适当的氧合作用。

2）高频通气（Hieh – frequency ventilation，HFV）：HFV 是以高速率和低潮气量，使气道内在低压力的情况下力求获得足够的气体交换，并减少气压伤和循环系统受影响的一种人工通气方法。尤其是使用 PEEP 存在禁忌证时。此种通气方式具有高频（60～120 次/min）、低容量和低平均气道压力、低潮气量等特点。

HFV 应用于 ARDS 具有以下优点：①通过非生理性振荡扩散方式达到满意肺泡通气，改善通气灌流比，使塌陷肺泡复张；②无人机对抗和不同步问题，病人舒适；③不影响静脉回流；④无气管插管周围漏气之虑，因而气管内插管可不必有气囊充胀；⑤可同时负压吸痰，时间不必严格限制。HFV 的种类繁多，包括高频正压通气、高频射流通气和高频振荡通气。ARDS 病人多采用前两种方法进行治疗。临床实践表明，HFV 对潮气量大量损失，如支气管胸膜瘘或气管食管瘘的病人其疗效优于一般的常规机械通气，并认为 ARDS 病人施行 HFV 亦具有良好的效果。然而，亦有报道认为高频通气对大多数 ARDS 病人并无特殊的优越性。因此，其疗效还需更多的实践研究予以证明。

3）间歇性正压呼吸（IPPB）：适用于肺顺应性无明显改变的病人，正压可用 1.96kPa（20cmH_2O）。

4）持续性正压呼吸（CPPB）：适用于呼吸困难综合征的病人，因为他们的肺泡表面张力增加，肺泡的萎陷压超过肺泡内呼气末压，若只用间歇正压，呼气时气道压降为零，因而肺泡萎陷，影响气体交换，若用持续正压，不但可阻止肺泡萎陷，且可使塌陷的肺泡复张，功能残气量增加，肺内分流减少，进而减轻肺水肿及肺充血，有利于气体交换及纠正低氧血症。

5）体外膜氧合器（Fxtracorporeal membrane oxygenation，ECMO）治疗：ECMO 是一种不经肺而由体外循环进行有效的气体交换，从而避免因人工机械通气引起的气压伤和吸入大量高浓度氧的一项新技术。然而，临床实践证明，应用 ECMO 治疗呼吸衰竭病人，虽然气体交换有所改善，但其存活率并不比应用一般常规疗法为高。而且可出现进行性广泛肺纤维化，进而发生顽固性呼吸衰竭。最近一个多中心协作临床研究表明，ECMO 对 ARDS 病人并无特效，42 例 ARDS 使用 ECMO，仅 4 例存活，对照组 48 例用常规治疗 4 例存活。因此该疗法并不能改善预后，是否适用于 ARDS 病人的治疗还有待进一步商榷。

3. 气道内分泌物的清除

机械通气时必须注意清除气道内分泌物，一般以 0.9% 生理盐水 0.5~5mL 自气管插管或导臂内滴入，然后将气道内分泌物吸出，每日数次。然而当吸引分泌物时，常可导致功能残气量的减少，肺泡陷闭和低氧血症的发生。为了避免此种不良现象，于吸引分泌物前后可吸入纯氧并过度通气，以及每次吸引时间应少于 10~15s 为度。对于采用较高压力的 PEEP 病人，常不能耐受因吸痰而短时间停止 PEEP，故必须在气管插管接头和吸痰臂周围密封的情况下进行吸引分泌物，这样便无须因吸痰而停用人工通气。

(二)防治肺水肿

1. 控制补液、维持体液平衡

ARDS 病人常有低血压和低尿量，补液理所当然，但应防止过度水化，一般应维持负水平衡 2~3d，使用胶体或晶体液一直有争论。但更应注意补液量，输液量应控制在 2000mL 以内，ARDS 病人的肺内水滞留可能是 PAWP 升高、血浆胶体渗透压降低、肺毛细血管内皮和肺泡上皮通透性增加等因素单一作用或综合作用的结果，所以补充液体时，最好在血流动力学及胶体渗透压监测下进行。

如 PAWP 正常 [< 8~12mmHg(1.06~1.6kPa)]，血浆胶体渗透压也正常 [<25mmHg(3.33kPa)]，输液量应限制在使 PAWP 保持在正常范围内，可给晶体液。

如 PAWP 升高 [>18mmHg(2.4kPa)]，血浆胶体渗透压正常，应使用洋地黄类药物改善左心功能，使 PAWP 正常后，才适量补液，可给晶体液。

如 PAWP 正常，血浆胶体渗透压降低，须补液时，应给胶体液为主。

如 PAWP 正常，血浆胶体渗透压正常，但有肺水肿症状与体征时，应严格限制补液，因为最大的可能是肺毛细血管内皮和肺泡上皮通透性增加的结果，直接的确诊依据是病人咳出的肺水肿液与血浆胶体渗透压接近。

2. 利尿药的应用

如果肺泡 - 毛细血管膜通透性增加，肺水肿开始发生，给予利尿药可以排出过多的水分。渗透性增加的病人，一旦肺水肿形成，还没有依据说明强烈利尿药能将水肿消退，这种情况不同于心源性肺水肿，后者利尿药极有帮助。早期 ARDS 病人的过度水化或有心力衰竭时，利尿药可有帮助，如循环血容量不足时应禁用，否则会加剧血流动力学的恶化，尤其是 PEEP 时。

(三)其他疗法

1. 肾上腺皮质激素

在 ARDS 中，是否采用激素治疗尚有争论。虽然动物实验研究结果较为一致地认为创伤早期产生的肺损伤，或造成肺损伤之前应用皮质激素是有效的，但对人来说仍不太清楚，多数学者认为给药越早，效果越好，特别是损伤因素持续起较长时间作用时，例如，当持久感染时补体的激活。而 ARDS 的后期应用皮质激素无意义，反而可能损伤宿主对感染的防卫机制，将更加有害。

肾上腺皮质激素用于某些广泛肺损伤的病人，其作用机制可能为：①刺激肺泡Ⅱ型细胞产生表面活性物质，保持肺泡稳定性，提高肺顺应性，改善生理分流，纠正低氧血症；②减轻肺泡水肿，加速肺水肿吸收；③缓解支气管痉挛；④减轻脂肪栓塞或吸入性肺炎的局部反应；⑤防止白细胞附着于肺毛细血管床，稳定溶酶体膜，保护肺组织；⑥阻断 α 受体，减轻血管收缩，改善微循环；⑦抑制粒细胞释放的氧自由基；⑧抑制后期的肺纤维化，一般用甲基泼尼松龙的效果较好，最大用量为 30mg/kg，也可用氢化可的松，最大用量为 150mg/kg；地塞米松无效。每 12～24h 给 1 次，连用 2～3d 达到目的后可骤停。

2. 抗凝治疗

当 ARDS 的病因为 DIC 和脂肪栓塞综合征时，可应用小剂量肝素治疗。有人主张在 ARDS 时可常规应用肝素，认为肝素能进入肺泡Ⅱ型细胞，刺激Ⅱ型细胞释放肺泡表面活性物质，使肺泡表面张力和肺顺应性增加，并与 5－羟色胺、组胺、透明质酸酶、缓激肽等结合，减少此类活性物质释放，同时能缓解毛细血管痉挛，降低血管阻力，改善肺功能，一般用肝素 1 万 U 与庆大霉素 8 万 U 进行气管内滴入，可维持 14d。

3. 纠正低蛋白血症

在急性肺功能不全病人，特别是严重创伤后病人，常常有低蛋白血症。为提高血浆胶体渗透压，促进肺间质水分的回吸收，应输入一定量的人血白蛋白，一般在 ARDS 的低氧血症基本得以纠正 $[PaO_2 > 70mmHg(9.33kPa)]$ 后，即可开始静脉输入浓缩蛋白制剂，由于此种肺间质水肿液中含有多量蛋白，单靠利尿剂常难以奏效，每日给 100～200g 人血白蛋白，有利于肺间质水分排出。最好先给人血白蛋白，半小时后再给利尿药。近年来也有人认为，在肺毛细血管通透性增高的情况下，输入的胶体或白蛋白可进入肺间质内，反而有利于肺纤维化，并使间质内水肿不易消除。临床应根据具体情况及实验室检查结果酌情使用。

4. 血管扩张药的应用

主要为莨菪类药物的应用，使之解除肺的微循环障碍，减轻肺间质水肿，促进肺泡积液的再吸收，使肺泡功能再次恢复。肺组织本身除具有一般组织或器官的微循环外，还具有本身的特点，即低压、低阻、高流量。休克时肺毛细血管前后括约肌阻力较体循环为大，可达正常的 5 倍，因肺静脉有丰富的神经支配，当动脉丧失收缩能力而扩张时，肺静脉则处于收缩状态而形成"血池"，体液连续外渗至间质与肺泡，这就是周身微循环改善后，仍发生或不能纠正 ARDS 的原因。莨菪类药物是强而有力的 α 受体阻滞药，对休克发生的微循环障碍有特别效应，对肺微循环改善也是强而有力的，此外还有兴奋呼吸作用，进而改善肺吸氧能力，减轻支气管痉挛并增加通气效应。也可应用酚妥拉明、硝普钠等以减轻高压性肺水肿。应用血管扩张药时必须注意：①必须缓慢用药；②维持收缩压在 90mmHg(12kPa) 以上；③用药时补足体内血容量；④应用血流动力学指标监护。

5. 洋地黄类药物的应用

用于 ARDS 合并心力衰竭或因正压通气引起的心功能不全。

6. 呼吸兴奋剂

在严重缺氧及 CO_2 潴留时，可给呼吸兴奋剂，以提高潮气量，增加呼吸频率，刺激末梢化学感受器。防止吸氧引起的呼吸抑制。

7. 抗生素

除对全身感染有针对性应用外，即使原发病无感染，也应该应用预防性抗生素。

8. 支持疗法

ARDS 时应注意扶持免疫功能，如输注免疫球蛋白和刺激素(restim)、葡萄糖、多核苷酸等药物，以增强机体免疫能力，此外，能量代谢的支持亦十分重要，如输注 GIK、ATP – $MgCl_2$ 液等，必要时可输入支链氨基酸，以补给能量，改善体内生理环境，增强机体抵抗力。

第三节　创伤后凝血功能障碍

创伤，特别是严重多发性创伤，由于其多为高能量伤、出血多、休克重，导致伤后机体各项生理功能严重紊乱，表现为代谢性酸中毒、低体温和凝血功能障碍的"致死性三联征"，并发症发生率高，易继发严重感染、脓毒症、多器官功能障碍综合征。早期控制出血，尽快纠正凝血功能障碍是多发伤患者的急救重点之一，可显著提升患者救治成功率。

一、凝血障碍

凝血障碍(coagulopathy)是一种严重且难以处理的凝血功能紊乱现象。

1. 病因和发病机制

创伤失血病人的凝血障碍由多种因素造成。凝血障碍的发生部分是由于液体复苏所致的血液稀释，其后出现的低体温和酸中毒使得凝血障碍状态进一步加重。

创伤会打乱止血系统和纤溶系统之间的生理平衡，导致凝血状态的改变。继发于创伤后的组织因子的大量暴露使凝血因子大量活化，凝血级联反应不断加强，消耗了大量凝血因子，导致凝血障碍，还可能出现创伤后弥散性血管内凝血(disseminated intravascular coagulation，DIC)。

在创伤病人中使用大剂量血制品和晶胶溶液进行液体复苏是十分必要的，但若在出血未控制的早期即开始使用，可能会加重凝血障碍。在复苏时使用的液体包括晶体溶液、胶体溶液以及浓缩红细胞悬液，这些液体中都不含有凝血因子，导致病人的凝血状态改变。此外，大量液体复苏会引起血液稀释，加重体内的酸性环境，使得凝血障碍进一步恶化，导致持续的出血。

2. 症状

凝血障碍的主要表现为出血，以软组织、肌肉、负重关节出血为特征，甚至还可能出现 DIC。出血的同时会带走一部分热量，使体温进一步降低；同时，随着携氧红细胞的进一步流失，机体内的无氧代谢情况会更加严重，还会导致加重酸血症的状态。

凝血障碍一旦发生，很难纠正，有很高的死亡率。

二、出血

(一)出血的方式

心、血管腔中血液的外流逸出即为出血(hemorrhage)，各种原因均可造成出血，并发生于体内任何部位。其中创伤是最为主要的原因之一。尽管创伤治疗水平在不断提高，但由于不可控制出血导致的死亡率高达 30%～40%，通过早期处理不可控制出血是降低伤员早期死亡率的主要方法。因此，应尽早明确出血部位，通过各种止血方式减少出血量，同时抗休克，以恢复重要脏器和组织的灌注，维持血流动力学稳定，提高伤员的存活率。当血液积聚于体腔内时称为体腔积血，如胸腔积血、心包积血，体腔内可见血液或凝血块。发生于组织内的出血，量大时则形成血肿(hematoma)，如颅内脑血肿、皮下血肿等。皮肤、黏膜、浆膜的少量出血在局部形成瘀点(petechia)，较大的出血灶形成瘀斑(ecchymosis)。

出血多见于血管腔完整性的破坏，例如，破裂和通透性增加，导致腔内的血液外漏。出血的方式有以下 2 种。

1. 破裂性出血

破裂性出血乃由心脏或血管壁破裂所致。破裂可发生于心脏(如心壁瘤的破裂)，也可发生于动脉，其成因既可为动脉壁本身的病变(如主动脉瘤)，也可因动脉旁病变侵蚀动脉壁(如肺结核空洞对肺血管壁的破坏，肺癌、胃癌、子宫颈癌的癌组织侵蚀局部血管壁，胃和十二指肠慢性溃疡的溃疡底的血管被病变侵蚀)。静脉破裂性出血的原因除创伤外，较常见的是肝硬化时食管静脉曲张的破裂。毛细血管的破裂性出血发生于局部软组织的损伤。

2. 漏出性出血

这种出血是由于毛细血管后静脉、毛细血管以及毛细血管前动脉的血管壁通透性增高，血液通过扩大的内皮细胞间隙和受损的血管基底膜而漏出于管腔外。出血性素质所发生的自发性出血，即是漏出性出血。

(二)出血的原因

1. 原发性出血

(1)创伤：各种形式的外伤均可导致患者继发出血，例如，锐器伤引起的大血管破裂出血，虽然出血点明确，但是出血汹涌，短时间内即可导致失血性休克；而钝性伤引起的肝挫裂伤则较隐匿，早期难以确诊，容易漏诊。

1）出血种类：①动脉出血。血呈鲜红色，压力高，因此呈喷射状，血柱有力，随心脏搏动向外射出，发生在血管近心端的大血管破裂，短时间内可造成大量失血，易危及生命。②静脉出血。血呈暗红色，不间断、均匀、缓慢地向外流出，发生在血管远心端的静脉破裂，危险性较动脉出血小。③毛细血管出血。是很微小的血管出血，血液在整个创面外渗，创面上出现许多细小血滴，不易找到出血点，常能自己凝固，危险性很小。

2）出血部位：①外出血。血自创口流出，较易辨别。例如，皮肤挫裂伤、肢体动脉破裂等。②内出血。即在体腔和组织间隙的出血，只能根据临床表现及体征来诊断。如胸、腹部损伤后造成的血胸、血腹、腹膜后血肿等。

（2）血管病变。

1）动脉性：①动脉瘤（aneurysm）。是指由于血管先天性变异畸形，或者后天性高血压等原因，可以导致血管内膜损伤，动脉壁因局部病变（可因薄弱或结构破坏）而向外膨出，形成永久性的局限性扩张。严重时破裂出血。②主动脉夹层。当上述血管壁中血肿增大，内膜局部撕裂，受到强有力的血液冲击，内膜逐步剥离、扩展，在动脉内形成真、假两腔。可进一步加大内膜撕脱和血管壁的损伤。如果不进行恰当和及时的治疗，破裂的机会非常大，死亡率也非常高。

2）静脉性：①静脉曲张。形成的主要原因是由于先天性血管壁膜薄弱或长时间维持站立姿势，血液蓄积下肢，破坏静脉瓣膜而产生静脉压过高，是血管突出皮肤表面的症状。当血管压力较大时可发生破裂。②溃疡性静脉炎。当静脉长时间血运障碍，局部发生炎症反应，导致静脉壁的溃疡破裂。

3）肿瘤性：出血是恶性肿瘤的常见症状之一。某些恶性肿瘤在病程的一些阶段，还会出现大量的、不容易控制的出血。

主要病因如：①瘤组织浸润性生长，侵犯了肿瘤周围的毛细血管致使血管破裂出血；②由于生长过度，血供不足，营养不良，发生自身坏死溃破而出血；③放射治疗损伤了血管管壁，使血管壁纤维化，通透性增加，造成渗血和溢血；④放疗、化疗以后，骨髓造血功能受到抑制，血小板生成减少；或者放、化疗损害了肝功能，肝脏合成的凝血因子量减少，都会造成出血；⑤恶性肿瘤患者的血液处于高凝状态，要消耗掉大量的血小板和凝血物质，也会造成出血或加剧出血倾向。

2. 继发性出血

（1）应激性溃疡：应激性溃疡又称急性胃黏膜病变、急性出血性胃炎，是指机体在应激状态下胃和十二指肠出现急性糜烂和溃疡。一些严重疾病可导致应激性溃疡，呼吸衰竭、肝功能衰竭、肾功能衰竭、严重感染、低血容量休克、重度营养不良等，均可引起应激性溃疡。[①]

1）Curling 溃疡：严重烧伤引起的急性应激性溃疡又称为 Curling 溃疡。

---

① 严志龙. 应激性溃疡形成及防治的新进展[J]. 临床荟萃，1996，21：961－962.

2）Cushing 溃疡：对颅脑外伤、脑肿瘤或颅内神经外科手术后发生的应激性溃疡称为 Cushing 溃疡。

（2）凝血因子病：由于凝血因子消耗或稀释引起凝血功能障碍，导致机体出血不止，例如，弥散性血管内凝血（disseminated or diffuse intravascular coagulation，DIC），凝血因子Ⅷ（血友病 A）、Ⅸ（血友病 B）、von Willebrand 因子（von Willebrand 病）以及纤维蛋白原、凝血酶原、Ⅳ、Ⅴ、Ⅶ、Ⅹ、Ⅺ 等因子的先天性缺乏或肝实质疾患时凝血因子Ⅶ、Ⅸ、Ⅹ合成减少，DIC 时凝血因子消耗过多等，均有出血倾向。

（3）溶血：由于挤压综合征或者药物等原因引起的红细胞破坏，即溶血，可导致有效循环容量的锐减，又称血管内出血。在体外，如低渗溶液、机械性强力振荡、突然低温冷冻（-25 ~ -20℃）或突然化冻、过酸或过碱，以及酒精、乙醚、皂碱、胆碱盐等均可引起溶血。

（4）血管壁渗漏：多见于休克、缺血再灌注损伤；缺氧，使毛细血管内皮细胞变性；败血症（尤其是脑膜炎球菌败血症）、立克次体感染、流行性出血热、蛇毒、有机磷中毒等使毛细血管壁损伤；一些药物可引起变态反应性血管炎；维生素 C 缺乏可引起毛细血管基底膜破裂、毛细血管周胶原减少及内皮细胞连接处分开而致管壁通透性升高；过敏性紫癜时由于免疫复合物沉着于血管壁引起变态反应性血管炎。

（三）常见并发症

1. 失血性休克

由于损伤导致机体大量失血，有效循环血量减少，组织灌注不足所导致的细胞缺氧、代谢紊乱和功能受损的一种综合病症，有头昏、眼花、面色苍白、出冷汗、四肢发凉、呼吸急迫、口唇发绀、心慌等症状，甚至可陷入休克状态；脑缺血、缺氧重者表现为烦躁不安。失血性休克是创伤患者最为常见的并发症，据统计其发生率高达24.36%。大出血可引起血小板和凝血因子丢失，低体温和酸中毒导致血小板和凝血因子功能损害和酶活性降低，大量输液导致血液稀释等原因都会导致凝血功能障碍。

2. 致死性三联征（lethal triad）

低体温、酸中毒和凝血紊乱被称为"致死性三联征"。所有凝血因子都是酶活性物质，而酶的反应需要在适宜的温度下才能正常进行。创伤患者失血性休克时，不注意保温、外周血管收缩、输入大量低温液体和库血等，易导致创伤后机体低体温；而低温可减少凝血酶的生成、血小板血栓和纤维蛋白凝块的形成，同时促进血栓溶解，从而诱发凝血紊乱。组织灌注不足，无氧代谢产生大量乳酸。由于库血中含有枸橼酸盐，大量输注时使得血液 pH 降低，促进酸中毒和低钙血症产生。低温可加重酸中毒、促进凝血紊乱，酸中毒易导致凝血紊乱，三者间可相互促进，形成恶性循环。

（1）代谢性酸中毒：当血液中 pH 值 <7.25 时，机体处于持续低灌注状态，正常细胞利用葡萄糖的途径发生改变，无氧酵解将取代正常生理状态下的有氧代谢，导致体内乳酸堆积；因此血液中乳酸含量可反映多发伤患者酸中毒的严重程度。已有研究表明，血乳酸水平与病死率之间存在明显的相关性，24h 内乳酸清除者存活率100%，而

48h 内清除者存活率仅为 14%。若手术持续时间过长，患者将持续和反复出现组织低灌注与缺氧，导致机体内乳酸过度累积，病死率升高。

（2）低体温：由于失血、大量低温液体的灌注，体腔暴露使热量丢失增加，加之产热功能损害，手术时麻醉使周围血管收缩反应丧失，导致患者中心温度低于 35℃。若体温降低超过机体承受极限（低于 32℃ 达 90min 以上）时，其损伤是不可逆的，死亡将无法避免；低体温也会加重凝血机制紊乱。低体温程度与死亡率有密切关系，当中心体温从 34℃ 降至 32℃ 时，死亡率从 40% 升至几乎 100%。

（3）凝血障碍：酸中毒和低体温会引起凝血酶、血小板数量减少和功能损害，凝血因子 V、Ⅷ 合成减少；纤溶系统激活，纤维蛋白原裂解产物大量增加。大量液体复苏引起的血液稀释又进一步加重了凝血障碍，可继续发展成为难以控制的 DIC，严重危及患者生命。

3. 弥散性血管内凝血（DIC）

机体内许多组织和体液中都广泛存在纤溶酶原激活物。当病理性凝血酶的过度激活，致使弥漫性微血栓形成并继发性纤维蛋白溶解亢进，称为 DIC。缺氧、低体温、低血容量、脑损伤以及广泛肌肉损伤等均是引发 DIC 的危险因素。纤溶亢进所产生的大量纤维蛋白降解产物（FDP）是一种很强的抗凝物质，能干涉血块形成以及血小板的功能。

4. 组织损伤或细菌毒素性损害

组织损伤和细菌毒素通过产生组织因子和一系列炎性介质直接或间接地损伤血管内皮细胞，从而启动一系列凝血、纤溶系统，导致机体凝血功能发生障碍。由于创伤患者营养不良、分解代谢亢进，肝脏灌注不良而致使蛋白质合成减少、肝肾功能损害、维生素 K 等各种凝血因子合成原料的匮乏，致使凝血因子生成障碍，均会进一步加重创伤后的凝血功能障碍。

（四）院前急救措施

创伤患者有着 3 个死亡高峰。美国马里兰大学的休克创伤中心创始人考莱（R. Adams Cowlev）研究发现，第一次世界大战期间，如果伤者在 1h 内得到救治，死亡率为 10%，如果时间延长到伤后 8h，死亡率高达 75%。这一数据被引用并提出了著名的"黄金一小时（golden hour）"理念，被称为创伤抢救"黄金一小时"，即在创伤患者伤后 1h（死亡第二高峰前）内开展急救，可以显著地降低死亡率。

1. 控制出血

止血的方式有很多，应因地制宜，选择最为合适的方法来控制出血。

（1）一般包扎止血法：创口小的出血，局部可用生理盐水冲洗，然后盖上消毒纱布，用绷带缠紧后包扎即可。如头皮或毛发较多的部位，应剃去毛发，清洗，局部消毒，覆盖消毒敷料包扎止血。

（2）指压止血法：用拇指压住出血的血管上端（近心端），以压闭血管，阻断血流，采用此法时救护人员必须熟悉各部位血管出血的压迫点，此法只适用于紧急救护，压迫时间不可能太长。由于血管侧支循环太多，有时只能部分控制出血。常见的压迫止血如下。

1）面部出血：用拇指压迫下颌角处的面动脉，面部的大出血，往往需压住两侧才能止血。

2）颞部出血：用拇指在耳前约 1cm 处对着颧弓或颞骨用力加压，可将颞浅动脉压住。

3）颈部出血：在颈根部，气管外侧，摸到跳动的血管就是颈动脉，用大拇指放在跳动处向后、向内压向颈椎横突，可控制因颈动脉损伤所制的出血。

4）腋窝及肩部出血：在锁骨上凹处向下、向后摸到跳动的锁骨下动脉，用大拇指压住。

5）前臂出血：上臂肱二头肌内侧用手指压住肱动脉能止住前臂出血。

6）手掌、手背的出血：一手压在腕关节内侧，通常摸脉搏处即桡动脉部，另一手压在腕关节外侧尺动脉处可止血。

7）手指出血：把自己的手指压迫手指根部的两侧，可控制指动脉破裂止血。

8）大腿出血：在大腿根部中间处，稍屈大腿使肌肉松弛，用大拇指向后压住跳动的股动脉，或用手掌垂直压于其上都可以止血。

9）小腿出血：在腘窝外摸到跳动的腘动脉，用大拇指用力向后压迫即可止血。

10）脚部出血：用手紧握踝关节处压住胫动脉可以止血。

（3）填塞止血法：用消毒的急救包、棉垫或消毒纱布，填塞在创口内，再用纱布绷带、三角巾或四头带做适当包扎，松紧度以能达到止血的目的为宜。

（4）抬高肢体止血法：抬高出血的肢体为止血的临时应急措施，效果不可靠，尤其动脉出血，常不能达到止血目的。

（5）强屈关节止血法：在肢体关节屈曲处加垫子（纱布卷或棉垫卷）。如放在肘窝、腘窝处，然后用绷带把肢体弯曲起来，使用环形或 8 字形包扎。此法对伤员造成的痛苦较大，不宜首选。

（6）止血带止血法：一般适用于四肢较大的血管出血，采用加压包扎不能有效止血的情况下，才选用止血带。注意每小时放松 1 次，时间 30s 到 5min。

2. 紧急转运

创伤患者由于进行性出血需急诊手术止血，受伤与手术间隔时间越短，患者生存机会越大。有条件者，可在转运途中早期开始抗休克治疗。

三、凝血

正常的凝血功能是由血管、血小板和血液的凝固性来完成的，三者相互联系，协同作用，保持血液在血管内不断的循环流动，预防出血和血栓的形成。严重创伤的患者，由于损伤重、常合并休克，极易继发一系列的生理功能紊乱，出现有效循环血容量减少，外周血管收缩，血流速度减慢，导致低体温、酸中毒，早期可出现凝血功能的紊乱和障碍，晚期则常发生 DIC，往往合并 MODS，难治性凝血紊乱已成为创伤患者入院 24h 内可预防性死亡的主要原因。

1. 正常凝血机制

(1)凝血系统：包括血浆凝血因子、钙离子、血小板、内皮下胶质、组织因子等。主要为止血功能，并形成凝血酶，进一步加强血小板在止血过程中的功能，并促使纤维蛋白原转变成纤维蛋白，形成血凝块。

(2)抗凝系统：包括抗凝血酶Ⅲ（AT－Ⅲ）、蛋白C、肝素等。正常情况下罕有生理性抗凝物质过多。当机体对凝血因子产生特异性抗体时或者过度进行抗凝治疗时，会出现病理性抗凝物质增多，导致凝血功能障碍。

(3)纤溶系统：包括纤溶酶原、纤溶酶激活物等。可有效地阻止过度的血栓形成。纤溶酶原激活后成为纤溶酶，以分解纤维蛋白原和纤维蛋白成为纤维蛋白降解产物（FDP）。机体内亦存在着抗纤溶酶，以调节血浆中的纤溶酶水平。

2. 凝血途径

(1)内源性凝血途径：当血管壁损伤，内皮下组织暴露，血液中FXⅡ被内皮下胶原激活为FXⅡa；少量FXⅡa与高分子量肽原（HMWK）结合，使激肽释放酶原（PK）转变为激肽释放酶（K），K与HMWK可迅速反馈激活大量FXⅡ，FXⅡa则激活FxⅠ，FXⅠa与Ca^{25}激活FⅨ，FⅨ与Ca^{25}、FⅧa、PF3共同形成复合物，使FX激活为FXa。

(2)外源性凝血途径：是指参加的凝血因子并非全部存在于血液中，还有外来的凝血因子参与止血。这一过程是从组织因子暴露于血液而启动，到凝血因子X被激活的过程。当组织损伤后，释放组织因子，在钙离子的参与下，它与因子Ⅶ一起形成1:1复合物。因子Ⅶ与组织因子结合会很快被活化的因子X激活为Ⅶa，从而形成Ⅶa组织因子复合物。

3. 创伤性凝血病

(1)病因：创伤性凝血功能障碍的机制多为获得性凝血因子缺乏、血管壁受损、血小板功能不良、抗凝物质的缺乏或增多、纤溶系统的过度激活等一种或多种的凝血环节异常。主要原因有：血液稀释、凝血因子和血小板消耗、酸中毒、低钙血症、DIC、抗凝治疗、感染等。目前认为组织损伤、休克、血液稀释、低体温、酸中毒和炎性反应是创伤性凝血病的6个关键的启动因素。

(2)分类。

1)稀释性凝血病：严重创伤患者由于大量失血致使凝血因子丢失，后续治疗中不合理的补液和输注库存血进行复苏，会导致稀释性凝血病。同时血液高度稀释后可发生凝血速度减慢，加重凝血功能障碍。

2)消耗性凝血病：患者在凝血因子丢失的同时，机体内凝血系统不断序贯激活，血小板，凝血因子大量消耗，广泛性血管内微血栓形成，机体继发性纤溶增强，导致消耗性凝血病，严重时发生DIC。稀有血型非同型输血抢救时可因溶血导致消耗性凝血病。

3)血小板异常：大量失血导致血小板数量减少；红细胞比容<20%时血小板出现黏附性降低；体温<34℃时，血小板聚集发生障碍；低温时血小板合成促凝血素

（thromboxane）减少，以致血小板异常性凝血紊乱。

四、出血和凝血的监测

（一）出血的监测

患者到急诊就诊后，必须对出血程度进行初始评估，以明确患者发生凝血功能障碍的风险。

1. 临床监测

必须根据评分系统对创伤出血程度进行临床评估，特别是对休克的临床监测。

（1）一般监测：精神状态：神志清、反应好提示脑灌注足，当出现神志淡漠、头晕眼花或体位性晕厥时则提示循环血量不足。肢体温度色泽：反映体表灌注，温暖、干燥、指压松开迅速转红提示灌注好，反之提示休克。血压：代偿期可正常，收缩压 < 90mmHg（12kPa），脉压 < 20mmHg（2.66kPa）提示休克；血压回升脉压增大则是休克好转。血压下降是估计休克程度的主要指标。脉率：脉搏细速早于血压下降提示休克可能，血压回升之前出现脉搏清楚手足温暖则是休克好转。休克指数为脉率和收缩压的比值，正常值为 0.5，当超过 1 ~ 1.5 提示休克，> 2 时为严重休克。尿量 < 25mL/h，提示肾血管收缩或容量不足；尿量稳定在 30mL/h 以上则是休克纠正。

（2）特殊监测：包括中心静脉压（CVP），肺动脉楔压（PCWP），心排血量和心排血指数（CO/CI）等。中心静脉压（CVP）是休克监测中最常用的项目，其正常值为 5 ~ 10cmH$_2$O（0.98kPa），低血压时 CVP < 5cmH$_2$O（0.49kPa）提示血容量不足，CVP > 15cmH$_2$O（1.47kPa）提示心功能不全、肺血管过度收缩或肺循环阻力增加。肺动脉楔压（PCWP）正常值为 6 ~ 15mmHg（0.8 ~ 2kPa），其增高表示肺阻力增加；若 PCWP > 30mmHg（4kPa）则提示肺水肿。

2. 实验室监测

通过实验室的相关检查，了解机体失血的程度。

（1）血红蛋白（HCB）：推荐将血红蛋白维持在 7 ~ 9g/dL。血红蛋白的急性减少可能导致出血时间延长，再灌注恢复延迟。这可能与红细胞膜表面的弹性酶有关，其可激活凝血因子Ⅸ，启动凝血过程。

（2）红细胞比容（HCT）：红细胞比容测定是诊断创伤失血的一项基本检查。过去 10 年，红细胞比容对于严重创伤及隐性出血的诊断价值一直存在争议。输液及输红细胞等抢救措施可影响红细胞比容的结果是其主要缺点。连续测定红细胞比容，其下降趋势可反映活动性出血，但大量出血的患者连续测量红细胞比容可无变化。

（3）血乳酸：血乳酸测定是评估及监测出血及休克程度的敏感指标。从 20 世纪 60 年代开始，血清乳酸就作为出血性休克的诊断及预后指标。糖无氧代谢产生的乳酸是反映组织缺氧、灌注不足及失血性休克严重程度的间接指标。

（4）碱缺失：是评估及监测出血及休克程度的敏感指标。动脉血气分析测量碱缺失可间接评估组织灌注不足引起的酸中毒。尽管碱缺失及血清乳酸与休克及抢救存在很好的相关性，但对于严重创伤患者，二者之间未显示严密的相关性。因此，在评估创伤性休克时推荐对二者独立进行分析。预测大量输血可能性的综合评分，包括碱缺失及其他临床指标，还需进一步证实。

3. 辅助监测

（1）超声：对于不明原因失血性休克患者，需要立即对病情做进一步评估。对于不明原因失血性休克患者，需要紧急行创伤重点腹部超声（focused abdominal sonography in trauma，FAST）和（或）CT 检查，明确胸、腹腔及骨盆有无损害。怀疑躯干损伤的患者，尽早行 FAST 检查明确有无腹部游离液体。患者循环不稳定，FAST 提示腹腔内有大量液体，则需紧急外科手术止血治疗。明确诊断腹部钝性伤较困难，其是内出血的一个主要原因。在急诊 FAST 是一种快速无创诊断腹腔内游离液体的方法，FAST 探及腹腔内液体达到一定量是紧急手术的准确指征。

（2）CT：高能量创伤后血流动力学稳定的患者，怀疑有头部、胸部和腹部出血应进行 CT 检查，进一步明确诊断。急诊 CT 检查的准确性、安全性及有效性依赖于经验丰富急救人员的院前治疗及较短的运送时间，只有血流动力学稳定的患者才可考虑行 CT 检查。检查期间，应监测所有生命体征，各种抢救治疗继续进行。对于血流动力学不稳定的患者，超声、胸部及骨盆 X 线摄片等影像学检查可能有益。

（二）凝血功能的监测

评价凝血功能的监测指标繁多。若患者在伤前无凝血缺陷，伤后的凝血功能障碍主要同创伤后一系列的生理功能紊乱相关。

1. 临床监测

临床上凝血功能障碍会导致伤口的再出血，严重时继发 DIC 导致生命威胁。创伤患者体表应着重检查皮肤、黏膜、伤口的出血情况，是否存在广泛渗血，伤口的再出血；深部应观察胃肠道、泌尿道、鼻咽部的出血情况，有无黑便、血尿。全身情况应注意血压、脉搏、尿量的变化，评估休克程度。同时由于病因不同可合并各种并发症，有无神志变化、黄疸、血红蛋白尿、肾衰等。

2. 实验室监测

实验室检查中血小板计数、血浆纤维蛋白原是评价凝血功能的主要指标，临床出血多由于这两者相对缺乏或功能下降造成。其他检查有 APTT 和 PT，分别反映内源性凝血途径和外源性凝血途径，基本上代表了所有重要的凝血因子。而在凝血的各阶段均有相应的抗凝物质存在，其中以纤维蛋白降解产物最为重要。

（1）出血时间（BT）：测定皮肤受特定条件外伤后，出血自然停止所需要的时间。主要用于检查血小板疾病、血管与血小板之间功能的缺陷、某些凝血因子的缺陷。BT 延长可见于血小板数量异常和质量缺陷；某些凝血因子缺乏；药物影响。BT 缩短可见于某些严重的高凝状态和血栓形成。

（2）血小板计数（PLT）：血小板的数量、功能与止血、凝血机制密切相关。PLT 减少可见于血小板破坏增多、血小板消耗过多、DIC。PLT 增加可见于各种急性反应，急性大出血、急性溶血、感染等。

（3）凝血时间（CT）：指离体静脉血与体外异物表面接触后，体内内源性凝血系统被激活，最后生成纤维蛋白而使血液凝固的时间。CT 延长可见于获得性凝血因子缺乏、纤溶蛋白溶解活力增强、血液循环中存在抗凝物质，DIC 早期肝素治疗时等。CT 缩短可见于各种高凝状态，如促凝物质进入血液及凝血因子活性增高等情况。

（4）凝血酶原时间（PT）：是反映外源性凝血系统的筛选试验。PT 延长见于 V 因子与Ⅶ因子等获得性凝血因子缺乏或功能低下，纤溶亢进，使用抗凝药物。PT 缩短见于高凝状态。

（5）活化部分凝血活酶时间（APTT）：是反映内源性凝血系统的筛选试验。APTT 延长见于Ⅷ因子、Ⅸ因子血浆因子水平减低；严重的凝血酶原和纤维蛋白原缺乏；纤维蛋白溶解活力增强等。APTT 缩短见于高凝状态。

（6）血浆纤维蛋白原（Fg）：Fg 即凝血因子Ⅰ，参与凝血过程。Fg 升高常见于急性炎症、尿毒症、DIC 代偿期等。Fg 降低见于 DIC 消耗期等。

（7）抗凝血酶Ⅲ（AT-Ⅲ）：是凝血酶及因子Ⅻα、Ⅺα、Ⅸα、Ⅹα 等含丝氨酸的蛋白酶的抑制剂，可与凝血酶相结合，形成 AT-Ⅲ凝血酶复合物而使酶灭活。AT-Ⅲ减少见于肝脏疾病、多器官衰竭、DIC、血栓性疾病。AT-Ⅲ增高见于急性出血、口服抗凝药物。

（8）血浆鱼精蛋白副凝固试验（3P）：是检测可溶性纤维蛋白单体的试验。阳性见于 DIC 早期或中期、溶栓治疗期、血液高凝状态等。阴性见于正常人、DIC 晚期和原发性纤维蛋白溶解症。

（9）纤维蛋白降解产物（FDP）：FDP 是测定纤维蛋白溶解系统功能的试验。FDP 增高见于继发性纤维蛋白溶解功能亢进，高凝状态、DIC、溶栓治疗等；血管栓塞性疾病等。

（10）D-二聚体（DD）：主要反映纤维蛋白溶解功能。DD 增高或阳性见于继发性纤维蛋白溶解功能亢进，高凝状态、DIC、肾脏疾病、器官移植排斥反应、溶栓治疗等。

上述指标中，PLT、PT、APTT、FDP、3P 试验是诊断 DIC 的常用指标，但特异性都不高。DD 是诊断 DIC 最敏感、最可靠的分子标志物，DIC 时异常率高达 93.7%。床边凝血测试（near patient testing of coagulation）是一种凝血功能最新检测技术，可快速检测 PT、APTT、PLT 等，及时评估机体凝血状况，已成功用于手术期间大出血、体外循环。与传统实验室检测相比，其精确度以及准确性有待进一步改善。目前应用于临床的类型很多，如凝血弹性描记法（thromboelastography）、血小板功能检测仪等。

（三）凝血功能障碍的诊断

为了及时、准确掌握凝血功能状态，要求早期发现凝血功能障碍并积极开展治疗。首选床边凝血测试，其次是实验室检测 APTT、PT、国际标准化比值（INR）、Fg、TT、PLT 等。每间隔 4h、输血后或者血液替换量达到总血容量的 1/3 时应进行复查。若出现凝血紊乱表现，需进行 DIC 相关检查。高度怀疑凝血缺陷患者，应行凝血因子活性和含量测定、血小板计数和功能检测、血管病变相关因子检测等。监测体温和动脉血气，监测有无低温和酸中毒情况。血栓弹力图较常规指标能更敏感地检测凝血病，但成本较高。若排除肝素影响，结果满足下列任意 1 条或者以上时，结合病史和临床表现，即可诊断为凝血功能障碍：①APTT 为正常值的 1.5 倍；②PT 为正常值的 1.5 倍；③凝血因子活性＜25％；④Fg＜1g/L。

1. 床边凝血测试（near patient testing of coagulation，NPTC）

NPTC 是一种凝血功能最新检测技术，可快速检测 PT、APTT、PLT 等，及时评估机体凝血状况，已成功用于手术期间大出血、体外循环。但是与传统实验室检测相比，其精确度以及准确性有待进一步改善。目前应用于临床的类型很多，如凝血弹性描记法（thromboelastography）、血小板功能检测仪等。

（1）凝血弹性描记法：利用凝血弹性描记仪对全血标本的凝血功能进行全面的监测，在血液的凝固过程中，血液中的纤维蛋白细丝牵动垂悬于血液中的探针。产生切应力和弹力，切应力和弹力的变化经计算机软件产生相应的图形，经过对图像的分析可判断凝血状态的信息，包括凝血反应时间（R），凝血形成时间（K）、凝血形成血小板功能，快速而准确测定纤维蛋白溶解的活性；监测凝血因子不足；监测肝移植手术后凝血功能的恢复；各种手术过程中凝血功能紊乱及肝素的活性，对凝血功能障碍的治疗效果进行及时的评价。因此特别适应于手术过程中凝血功能的监测。

（2）血小板集聚仪：其工作原理主要有 2 种，即浊度法和电阻法。浊度法是在富含血小板血浆（PRP）中加入致聚剂，血小板发生聚集，血浆浊度变化，透光度增加，将血小板聚集仪这种浊度变化转换为电信号并记录，形成血小板聚集曲线。根据血小板聚集曲线可了解血小板聚集的程度和速度。电阻法（阻抗法）是根据电阻抗原理，通过放大、记录浸泡在全血样品中电极探针间的微小电流或阻抗的变化来测定全血样品血小板聚集性的方法。

2. 血栓弹力图（thrombo elasto gram，TEG）

TEG 是反映血液凝固动态变化（包括纤维蛋白的形成速度，溶解状态和凝状的坚固性，弹力度）的指标，因此影响血栓弹力图的因素主要有红细胞的聚集状态、红细胞的刚性、血凝的速度，纤维蛋白溶解系统活性的高低等。血栓弹力图的主要指标有以下几点。

（1）反应时间（γ）：表示被检样品中尚无纤维蛋白形成。

（2）凝固时间（κ）：表示被检样品中开始形成纤维蛋白，具有一定的坚固性。

（3）血栓弹力图中两侧曲线的最宽距离（ma）：表示血栓形成的最大幅度。

（4）血栓弹力图（ε）：表示血栓的弹性的大小。

（5）最大凝固时间（m）：表示凝固时间至最大振幅的时间。

目前血栓弹力图均用血栓弹力图仪进行检测。

五、院内救治

严重多发伤患者伤后生理恢复潜能濒临耗尽，若再施行创伤性的确定性手术或操作，患者会因生理潜能完全耗竭而在术中或术后死亡。所以需要采取损伤控制的方式来救治患者，损伤控制的目的就是通过早期有效地控制各种原发损伤，维持机体的内环境稳定，来挽救生命、控制污染，避免专科医师耽搁治疗时间和患者生理潜能的进行性耗竭，使得多发伤患者能安全、稳定地度过创伤急性反应期，为计划确定性手术赢得时间。因此早期预防、早期诊断、早期治疗是严重创伤患者预防和改善凝血功能障碍，降低死亡率的主要策略。

1. 损伤控制理论

损伤控制理论（damage control theorv，DCT）指外科用控制的方法，临时控制出血与继续污染，而不以确定性的手术进行解剖修复，同时进行控制性复苏，保证最低限度的组织灌注，避免过多、低温、无效的液体输入的一种应急分期手术原则。"损伤控制理论"有着双重含义：①控制原发创伤造成的出血和污染，延缓或阻止其发展；②控制手术及有创操作本身带来的损伤，稳定患者的病情，并为后续治疗创造机会。损伤控制是提高多发伤救治成功率和改善患者预后的关键，因此伤后发生"致死性三联征"前的一段时间被称为"新黄金一小时（new golden hour）"。

（1）损伤控制性手术（damage control operation，DCO）：多发伤患者的生理潜能往往已濒临耗尽，若再施行创伤性大的复杂手术，即使技术上能够完成，伤员也终会因生理潜能完全耗竭而死亡。因此，手术只应看成是整个复苏过程的一个环节，救治成功与否并不依赖手术恢复解剖关系，而取决于对严重内环境紊乱的全面快速纠正，不恰当的、机体无法承受的手术会加速患者的死亡。损伤控制性手术的原则是在创伤早期采用简便有效、损伤轻微的急救措施处理致命性创伤，维持伤者内环境稳定，度过创伤急性反应期，控制或纠正凝血病的临床意义大于输血支持疗法。其适应证为重度失血性休克、进行性出血及凝血功能障碍。其他适应证包括低体温、酸中毒、失去解剖结构无法手术的严重损伤、手术止血费时、腹腔外伴严重损伤。损伤控制手术减少对于患者的"二次打击"，并采取填塞、快速结扎等方式减少出血量，同时降低了输血量，降低大量输血传播的炎症介质和毒性物质的概率为尽快复苏提供较好的基础条件，能显著降低患者病死率。

（2）损伤控制性液体复苏（damage control resuscitation，DCR）：临床上，发现紧急控制出血，避免凝血障碍的重点是止血，而不是补液；收缩压超过 70mmHg（9.33kPa）以上，就可以维持重要脏器的血流灌注；积极、快速、大量的液体复苏，反而使出血量增加，组织供氧降低，加重内环境紊乱。损伤控制性液体复苏对血压的恢复要求较低，总输液量少，可以更快地完成术前准备和 TICU 的复苏。

1）血压：建议维持收缩压在 90mmHg（12kPa）左右，防止血压过高，引起已经闭塞的出血点再出血。为了维持组织氧合，创伤患者的传统治疗方法为早期积极补液，恢复血容量。然而，这种方法可能增加了伤口部位的流体静水压，使血栓不能在伤口部位附着，稀释了凝血因子及引起患者体温下降。损伤控制性液体复苏，即低容量液体复苏，可防止早期大量输液引起的不良反应，同时可在一定程度维持组织灌注，虽然血压低于正常，但短时间内已可充分发挥作用。由于充足的灌注压对于保证损伤的中枢神经组织氧合极其重要，故创伤性脑损伤或脊柱损伤患者，低容量复苏为禁忌证。另外，对于老年患者行允许的低血压应慎重，如患者有高血压病史，则为禁忌证。

2)液体种类：创伤出血患者的早期治疗，究竟使用何种液体目前仍有争议。目前的绝大多数研究还是支持以血浆、万汶等胶体为主要复苏液体，注重等比例的成分输血，避免单一输入浓缩红细胞，必要时还可输注血小板和冷沉淀，改善凝血功能。更严重的病例还可将温暖的全血作为复苏液体。最大限度地减少晶体液的输入，仅使用晶体液配制必要的急救药物或将其作为输血液制品期间保持管道通畅的过渡液。

3)复苏策略：失血达总血容量的30%才会有明显的低血容量表现，年轻体健的患者补充足够液体(晶体液或胶体液)就可以完全纠正其失血造成的血容量不足。全血或血浆不宜用作扩容剂。血容量补足之后，输血目的是提高血液的携氧能力，首选红细胞制品，晶体液或并用胶体液扩容，结合红细胞输注，也适用于大量输血。无器官器质性病变的患者，只要血容量正常，红细胞比容达0.20(血红蛋白 >60g/L)的贫血不会影响组织氧合。手术患者在血小板 $>50 \times 10^9/L$ 时，一般不会发生出血增多。血小板功能低下(如继发于术前阿司匹林治疗)对出血的影响比血小板计数更重要。只要纤维蛋白原浓度大于0.8g/L，即使凝血因子只有正常的30%，凝血功能仍可维持正常，即患者血液置换量达全身血液总量，实际上还会有1/3的凝血因子保留在体内，仍然有足够的凝血功能。

2. 病因治疗

除了对原发病的治疗，更需积极抢救。尤其是严重创伤患者常常因颅脑损伤、胸腹部闭合伤而死亡。所以，抢救和维持生命比纠正凝血功能障碍更重要。对出血部位明确的失血性休克，如初期抢救措施无效，则需紧急行手术止血。穿透性损伤出血部位可能很明确，需要手术止血的可能性更大。钝性伤患者损伤机制在一定程度上也有助于确定失血性休克患者是否需要外科手术止血。

(1)快速控制出血：控制出血在阻断"致命性三联征"方面具有举足轻重的意义，通过加压包扎、手术结扎或者电凝止血来封闭出血的血管或者创面。也可覆盖止血敷料，喷洒止血药物加快止血。局部或静脉应用止血药，促进止血，还可以通过介入治疗栓塞损伤的血管。对于骨盆环破裂、失血性休克患者需立即行骨盆环复位固定。当患者血流动力学不稳定，需尽早行血管造影栓塞治疗或外科手术止血，包括填塞压迫止血。

(2)预防"致死性三联征"：休克复苏过程中应采取保暖措施，监测动脉血气，及时纠正酸中毒、电解质紊乱，防止"致死性三联征"的恶性循环。

1)防治低体温：为了使患者达到或维持正常体温以预防低体温，在现场急救时就应重视控制和减少出血。其他措施包括：脱去潮湿的衣服，覆盖患者防止热量继续丧失，增加室温，通风复温，输液前预热，特殊病例使用体外复温设备。

2)处理酸中毒：纠正酸中毒要求维持组织的灌注，但液体复苏可能需要延迟直至出血被控制。临床上常用碳酸氢钠来纠正酸中毒，但给予碳酸氢钠后可以生产出二氧化碳，增加了呼吸负荷。此外，碳酸氢钠可以降低钙离子的浓度，不利于凝血以及心脏、血管的收缩。

3）预防凝血病：及时补充凝血因子，恰当使用止血药物。

（3）预防感染：术中严格清创，术后及时预防性使用抗生素，可以采取降阶梯治疗的方式，一旦确定病原菌种类和药敏，需更换为敏感药物。

（4）抗凝治疗：抗凝疗法是为了阻止血管内凝血的发生和进展，减少凝血物质的进一步消耗，减少微血栓的进一步蔓延和发展。若继发 DIC 时的治疗难度大，除替代治疗外，肝素早期、足量、合理应用尤为重要。若肝素过量时，可应用鱼精蛋白中和。

1）肝素：肝素为抗凝剂，主要通过和 AT－Ⅲ结合，使后者中和凝血酶的能力增强 1000 倍。常使用于 DIC 的高凝血期和消耗性低凝血期。可抑制因子Ⅹ、Ⅸ、Ⅺ、Ⅻ的激活。当持续性出血，经替代治疗后血小板和凝血因子不上升，证实存在纤维蛋白沉积时可应用肝素。当应用肝素治疗过量时，可应用鱼精蛋白中和肝素。

2）右旋糖酐：可抗血小板、白细胞聚集，并直接抗凝血酶。多用于急性 DIC 的治疗。低分子右旋糖酐可改善微循环，中分子右旋糖酐抗血小板聚集作用较强。

3）双嘧达莫：可抑制血小板的代谢，防止其聚集。

4）阿司匹林：通过抑制前列腺环化酶来抑制血小板的聚集和释放。

（5）替代治疗：正常血液中凝血物质的储备大于实际需求。创伤时由于大量凝血物质的消耗，才会造成体内血小板、纤维蛋白原及各种凝血因子的减少。由于创伤患者的凝血功能障碍通常是稀释性的凝血物质相对缺乏，要求患者复苏时不仅仅考虑到有效循环血容量足够，还要求有效凝血物质量的补充。在输注晶体液和代血浆的同时，常应用新鲜冰冻血浆、冷沉淀、浓缩血小板悬液，改善凝血功能。

1）红细胞（RBC）：可提高有效循环血容量，改善组织供氧，用于需要提高血液携氧能力，血容量基本正常或低血容量已被纠正的患者。低血容量患者可配晶体液或胶体液应用。血红蛋白含量（Hb）常作为输血的参考指标。Hb < 60g/L 时，往往需要输血。目前多采用成分输血，大量输注红细胞时易导致凝血紊乱，应及时补充血小板和凝血因子等特殊成分。红细胞适用于各种急性失血和慢性贫血。使用指征为血红蛋白 > 100g/L，可以不输、血红蛋白 < 70g/L，应考虑输、血红蛋白在 70 ~ 100g/L 之间，根据患者的贫血程度、心肺代偿功能、有无代谢率增高以及年龄等因素决定。

2）血小板（PLT）：主要功能是参与止血、血小板血栓的形成和血栓的回缩，用于患者血小板数量减少或功能异常伴有出血倾向或表现。其中，急性失血者，血小板计数值应维持在 50×10^9/L 以上；严重创伤和中枢神经系统损伤的患者，应在 100×10^9/L 以上。使用指征为血小板计数 > 100×10^9/L，可以不输；血小板计数 > 50×10^9/L，应考虑输注；血小板计数在 $(50 ~ 100) \times 10^9$/L 之间，应根据是否有自发性出血或伤口渗血决定。如术中出现不可控渗血，确定血小板功能低下，输血小板不受上述限制。

3）新鲜冷冻血浆（FFP）：含有全部正常水平的凝血因子（包括不稳定的凝血因子Ⅴ、Ⅷ），是治疗凝血物质绝对性缺乏的理想替代品，用于凝血因子缺乏的患者。不仅迅速改善凝血功能，还可以起到扩容、改善微循环的作用。PT 或 APTT 大于正常值的 1.5 倍时，应输入 FFP 纠正凝血紊乱，FFP 输入量 10 ~ 15mL/kg。特别适用于大面积烧伤、创伤。使用指征为 PT 或 APTT > 正常 1.5 倍，创面弥漫性渗血；患者急性大出血输入大量库存全血或浓缩红细胞后(出血量或输血量相当于患者自身血容量);病史或临床过程表现有先天性或获得性凝血功能障碍;紧急对抗华法林的抗凝血作用。

4)冷沉淀:含有丰富的FⅧ、vWF、纤维蛋白(原)等,可用于预防大量输血后的出血倾向。要求凝血因子活性至少在正常值的20%~30%,低于20%则容易发生出血。适用于甲型血友病、血管性血友病和纤维蛋白原缺乏症。

5)重组Ⅶ因子(rFⅦa):是目前用于治疗创伤、烧伤患者难治性凝血紊乱最重要的重组体蛋白,可以有效地治疗创伤后难治性凝血紊乱。当创伤患者出现难以控制的出血,其纤维蛋白原≥0.5g/L,PLT≥50×10^9/L,pH值≥7.2时,可以考虑使用rFⅦa,无效者可以重复使用。

6)凝血酶原复合物(PCC):仅在急诊拮抗口服维生素K依赖性抗凝剂的情况下,推荐使用凝血酶原复合体。但是PCC治疗有导致动静脉血栓或DIC的风险。

7)全血:目前临床上全血极少,但其疗效显著,用于急性大量血液丢失可能出现低血容量休克的患者,或患者存在持续活动性出血,估计失血量超过自身血容量的30%。

(6)预防及治疗DIC:首先是病因治疗、抗休克,纠正缺氧、酸中毒和电解质紊乱,改善微循环。抗凝治疗适用于DIC的高凝血期和消耗性低凝血期,低分子量肝素能预防和治疗创伤后血栓形成及DIC。DIC进入继发性纤溶期时,可使用氨甲苯酸(PAMBA)、氨甲苯酸、抑肽酶等改善纤溶亢进。当Fg<1g/L、PLT<50×10^9/L、AT-Ⅲ水平>80%时应及时进行替代治疗。上述治疗无效时,则应警惕纤溶亢进成为出血的主要原因,应进行抗纤溶治疗。由于绝大多数情况下DIC的发生都与组织因子途径启动有关,故阻断组织因子途径已成为防治DIC的新思路。

因凝血功能障碍早期诊断和治疗的预后好,而晚期发展为DIC以及进入"致死性三联征"时,常缺乏有效的治疗措施,预后差。要求我们积极处理原发伤、控制出血、休克复苏、预防低温、维持电解质酸碱平衡,运用损伤控制的方法避免机体生理紊乱的进一步加重,防治DIC。

3. 自体血回输

自体血回输是指患者体腔积血、手术中失血及术后引流血液,经血液回收装置收集后,进行一系列回收、抗凝、滤过、洗涤等处理,然后再回输给患者。可以充分利用术中的失血,减少对成分输血的需求,但是对于血液流出血管外超过6h,怀疑流出的血液被细菌、粪便、羊水或消毒液污染,可能含有癌细胞,发生严重溶血者,应禁止使用该技术。

第四节　创伤后急性肾功能衰竭

创伤后急性肾功能衰竭(acute renal failure,ARF)是严重创伤的危重合并症之一,约60%的ARF与创伤和手术有关。其特点是严重创伤后导致肾小球滤过率(GFR)突然降低,临床主要表现为少尿或无尿,出现血尿素氮和肌酐进行性升高,高钾血症,代谢性酸中毒，凝血机制失常和创面延迟愈合等。随着创伤救治水平的提高，创伤后ARF的发病率虽有下降，但病死率并无明显下降，仍维持在50%左右。

一、病因与分类

狭义的ARF是指各种病因所致的急性肾小管坏死；广义的ARF是指由多种病因导致肾功能急剧下降所引起的一组临床综合征。按照引起ARF的病因，将其分为3类：肾前性、肾后性和肾性。3种类型可通过病史、体征和相关辅助检查进行诊断和鉴别诊断。

1. 肾前性

由于脱水、创伤出血、休克等因素所致血容量减少，引起肾血流灌注不足，不能维持正常肾小球滤过率而出现少尿。早期阶段起始病变不在肾脏，尚无肾实质的损害，但如不及时处理，可发生肾脏的器质性损害。

2. 肾后性

是指由于双侧肾输尿管或孤立肾输尿管完全性梗阻所致肾功能急剧下降。常见原因有结石、盆腔肿瘤压迫输尿管等。及时解除梗阻则预后较好，若梗阻时间较久，将引起器质性损害而导致ARF。肾后性肾功能衰竭在战伤、创伤时少见。

3. 肾性

主要因肾实质的急性损害引起。急性肾小管坏死是其主要形式，约占3/4。肾缺血和中毒是其主要病因。肾缺血的原因：如大出血、感染性休克、血清过敏反应等；造成肾损害的肾毒性物质有氨基糖苷类抗生素，如庆大霉素、卡那霉素、链霉素；重金属如铋、汞、铅、砷等；其他药物如造影剂、阿昔洛韦、顺铂、两性霉素B；生物性毒素如蛇毒、鱼胆、蕈毒等；有机溶剂如四氯化碳、乙二醇、苯、酚等。有些因素既可造成肾缺血，又可引起肾中毒，如大面积深度烧伤、挤压综合征、感染性休克、溶血反应等。

二、发病机制

1. 肾缺血

是严重创伤后ARF的主要发病原因。可归纳为：①大量失血失液→有效循环血量↓→肾血流量↓→肾灌注压↓→肾血管收缩→肾小球滤过率（GFR）↓。当平均动脉压<80mmHg（10.66kPa）临界点时，肾小球滤过率伴随血压的下降而快速下降。因此，所有严重低血压都可能因低灌注而发生ARF。②创伤后交感神经兴奋→儿茶酚胺分泌↑或使用血管收缩剂不当→小动脉持续收缩→肾缺血。③严重创伤后，血管内皮细胞分泌内皮素等血管收缩物质→肾血管收缩→肾缺血。④内毒素血症时→损害肾血管内皮细胞→微血管内血栓形成→肾血管阻力↑→肾血流和肾小球滤过率↓。⑤血管内皮细胞损伤→释放黏附分子→粒细胞聚集→释放O_2→加重内皮细胞损伤。⑥血管内皮细胞肿胀→血流通过↓→肾缺血。在肾缺血24～48h后即使肾血流量恢复，肾功能也并不

能立即恢复。

2. 肾小管堵塞和肾小管上皮细胞变性坏死

严重挤压伤或溶血后产生的肌红蛋白、血红蛋白以及创伤后坏死脱落的黏膜、细胞碎片均可导致肾小管阻塞→阻塞近端小管内压力↑→肾小球滤过压↓→肾小球滤过率↓。这是创伤后 ARF 持续存在的主要因素。

创伤后肾脏持续缺血、缺氧可使肾小管细胞变性坏死，引起肾小管细胞坏死的机制是：肾小管细胞损伤后代谢障碍性钙内流，使细胞质内钙离子明显增加，激活了钙依赖性酶如一氧化氮合成酶、钙依赖性细胞溶解蛋白酶（calpajn）、磷酸解脂酶 A2（PLA2）等，导致肾小管低氧性损伤。另外，氧自由基及其他毒性物质也可直接损害肾小管，造成肾小管的变性坏死。

3. 缺血 - 再灌注损伤

肾缺血 - 再灌注将加重器官的损害。实质细胞的直接损伤，血管内中性粒细胞隔离及氧化物质和其他有害物质的释放，使肾实质损害加重。氧自由基的释放，使肾小管上皮细胞内膜发生脂质过氧化导致细胞功能障碍甚至死亡。其他如蛋白水解酶、血管活性物质、内皮素、血小板活化因子等均参与这一过程，再灌注损伤还可引起血管功能异常。

4. 毒素

造成 ARF 的毒素可分为外源毒素与内源毒素 2 大类。创伤后引起 ARF 的毒素多为内源毒素，如内毒素、肌红蛋白、血红蛋白、尿酸等，这些内源毒素导致肾血管收缩和肾缺血，同时在缺氧、酸中毒的基础上，发生肾小管损害。

三、临床表现

临床通常将创伤后 ARF 的病理过程分为 4 期，即血管痉挛期、少尿或无尿期、多尿期和恢复期。

1. 血管痉挛期

临床表现常不明显，或多被创伤出血、休克、严重感染等引起的症状所掩盖。

2. 少尿或无尿期

病程一般为 7 ~ 14d，临床统计平均为 11d，有时可长达 1 个月。严重创伤、失血性休克、挤压伤所致者的持续时间较中毒或内源毒素引起者为长。少尿期持续时间愈长，则预后愈差。24h 尿量少于 400mL 称为少尿，尿量不足 50mL 称为无尿或尿闭，完全无尿者罕见。

此期的并发症主要有如下几点。

（1）水中毒：体内水潴留引起稀释性低钠血症，细胞外液量明显增加，表现为组织水肿、头痛、嗜睡、躁动、精神错乱、谵妄，甚至昏迷等，严重者可发生心力衰竭、肺水肿、脑水肿而死亡。

（2）电解质紊乱：高钾血症是此期最严重和主要死亡原因，早期表现为烦躁、神志不清、反应迟钝、肢体软弱无力，进而面色苍白，四肢发冷，腱反射减退或消失，心跳缓慢，心律失常，直至心脏骤停。同时还可出现高镁血症、低钙血症、低氯血症及高磷血症等。

（3）酸碱平衡失调：主要为代谢性酸中毒，并可呈进行性加重，不易彻底纠正。酸中毒可影响中枢神经系统功能，引起软弱、嗜睡或昏迷；还可影响心脏功能等。

（4）氮质血症：蛋白质代谢产物（含氮物质）不能经肾排泄，而积聚于血中。严重创伤后蛋白质分解代谢增加，尤其在伴有严重感染、发热、糖类摄入减少时，血中尿素氮和肌酐可急剧升高，尿素氮上升 17.85mmol/（L·d），病死率约为 20%，若超过 25.0mmol/（L·d），病死率高达 50% ~ 70%。同时血内其他毒性物质如酚、胍等增加，形成尿毒症。临床主要症状是抑郁、厌食、恶心、呕吐、腹胀，有时易与肠麻痹或肠梗阻混淆，严重者可出现心包炎、胸膜炎，意识模糊，甚至昏迷等。

（5）感染：以呼吸道、泌尿系和伤口感染最多见，发生率为 30% ~ 70%，约有 1/3 的病人死于感染。这可能与机体免疫系统损害与营养不良有关，致病菌主要为金黄色葡萄球菌、革兰阴性菌和白色念珠菌等，后者可在舌与口腔黏膜上产生"尿毒症溃疡"。

（6）贫血及出血倾向：贫血可由创伤出血引起，另一方面某些代谢产物可抑制骨髓造血。由于大量输入库存血、血小板质量下降、多种凝血因子减少、毛细血管脆性增加或发生 DIC 等情况时，可出现出血倾向，表现为鼻出血，伤口持续渗血、胃肠道出血等，严重者可有颅内出血。

（7）其他：伤口愈合延迟、高血压等。

3. 多尿期

ARF 逆转的开始，每日尿量增至 2 ~ 3L，一般历时约 14d。多尿期开始的 1 周内，由于肾小管上皮细胞的浓缩功能尚未完全恢复，重吸收能力低，尿量虽有增加，但还不能排清每日的代谢产物，尿仍是低渗的，尿素氮、肌酐仍继续上升，4 ~ 7d 后开始下降。多尿期尿量增加有以下 3 种形式出现。

（1）突然增加：尿量突然增至 1500mL 以上，递增极快，甚至 24h 平均尿量可达 10000mL 以上。

（2）逐渐增加：尿量呈阶梯上升，24h 平均尿量增加 200 ~ 500mL，较多见。

（3）缓慢增加：尿量增加到 24h 500 ~ 700mL 后即不再增加，提示肾功能不可逆性损害，预后不良。

多尿期伴有大量的电解质丢失，造成水、电解质紊乱，出现低钠血症、低钾血症、低钙血症和低镁血症及脱水现象。此期病人临床表现为体重减轻，面容憔悴，软弱无力，血压低，脉压小，脉搏细快，并可有体位性晕厥，伤口愈合力差或手术后伤口易裂开。因病人体质虚弱，此期也易并发感染，主要是肺部和泌尿系统，特别是留置导尿管者。死亡的病例中约有 25% 死于此期。

4. 恢复期

肾功能逐渐恢复，尿量亦恢复至正常范围，氮质血症已基本消除，平均约 5 周左右。因蛋白质大量被消耗，此期病人表现消瘦，营养不良，贫血，面色苍白，乏力，稍动即感气短。需 3~6 个月后体质才能逐步恢复。部分肾脏破坏严重的病人，仍可遗留慢性肾功能不全症状。

四、实验室检查

1. 尿常规

尿中有少量蛋白和红细胞、白细胞，大量上皮细胞管型及其衍化产物 – 变性细胞管型和颗粒管型，并可见大量脱落的肾小管上皮细胞。尿比重在 1.015 以下，一般固定在 1.010 左右。但在发病起始阶段，由于脱水、出血等原因，或抗休克时应用右旋糖酐 – 40 或利尿剂，也可使尿比重增高。病情发展后再逐渐降低，固定。

2. 尿钠浓度

当肾实质损害时，肾小管重吸收功能障碍，尿钠浓度增高，大于 40mmol/L。

3. 尿渗量浓度

当肾实质损害有肾小管功能障碍时，尿渗量浓度接近血浆超滤液的渗量浓度，约 ≤400mmol/L。

4. 尿内尿素

少于 1g/100mL。

5. 1h 酚红排泄试验

小于 5%。

6. 内生肌酐清除率

小于 5mL/min。

7. 尿尿素/血尿素

小于 15:1，若比值为 5:1 时可确诊。

8. 尿肌酐/血肌酐

小于 20:1。

9. 血尿素氮与肌酐升高

两者比值常 ≥10:1。

10. 尿与血浆渗透压的比值

小于 1.4:1。

11. 血尿素氮

临床常以尿素氮增高量分为 3 个等级作为病情的估计，尿素氮正常值为 3.0~6.5mmol/L。

（1）轻型：每天尿素氮增高值 <5.36mmol/L。

（2）中型：每天尿素氮增高值在 5.36~10.71mmol/L。

（3）重型：每天尿素氮增高值＞10.71mmol/L。

12. 血液电解质检查

血钾直线上升，常≥6mmol/L，若＞10mmol/L时常致死亡；血钠常在正常范围或略低；血镁常增高1倍左右；血钙降低非常突出，可低于1mmol/L；血氯降低明显，通常在70～90mmol/L；重碳酸盐减少，二氧化碳结合力降低；硫酸盐上升很高，常数倍于正常值；磷酸较正常高2～3倍。

13. 自由水清除率（C_{H_2O}）

亦称净水清除率，用于早期ARF的诊断比较准确。一般用于反映肾小球功能。其变化早于尿素氮和肌酐改变2～3d。计算公式为：

$$C_{H_2O} = 尿量/h \times (1 - 尿毫渗量/血毫渗量)$$

C_{H_2O}正常值为 -30 ～ -110。肾功能损害时为 -30 ～ -20；严重损害时为 -15 ～ 0，C_{H_2O}越接近0说明肾功能损害越严重。C_{H_2O}的连续测定，可反映肾功能的变化程度。

14. 肾衰指数（RFI）

能基本说明肾小管的功能状态。计算公式为：

$$RFI = 尿钠/(尿肌酐/血肌酐)$$

RFI正常值≤1%。肾前性＜1%，肾性及肾后性≥2%，急性肾小管坏死者＞6%。

15. 滤过钠排泄分数（FE_{Na}）

能准确反映肾小管功能，对急性肾功能衰竭的诊断和病理转归均有重要意义。计算公式为：

$$FE_{Na} = (尿钠 \times 血肌酐)/(血钠 \times 尿肝酐) \times 100\%$$

FE_{Na}正常值为0.5%以下。肾前性肾功能衰竭为0.6%～1%；肾性、肾后性肾功能衰竭为2%或1%以上。肾前性氮质血症多≤1%；肾功能衰竭时常≥3%。

五、其他检查

1. X线检查

X线检查有：①腹部平片可区别肾前性或肾后性肾功能衰竭；②排泄性泌尿系造影、逆行肾盂造影；③X线胸片。

2. 肾区B超

ARF时肾体积增大。对某些肾脏实质性病变或梗阻性病变引起的少尿亦可做出鉴别诊断。

3. 放射性核素扫描

可见肾实质细胞摄取不良的小片状图像。

4. EKG检查

可提示血钾情况，当血钾达6.5～7.8mmol/L时，T波增高变尖；当血钾＞8mmol/L时，T波改变更明显，出现P－R间期延长或心房停搏，P波消失；当血钾更高时，出现 ST 段下移，QRS 波更加延长，心脏随时可停搏。

5. 肾活检

B 超引导穿刺，明确诊断和区分肾小球或急性肾小管坏死。

六、诊断与鉴别诊断

1. 仔细询问病史

对严重创伤，大面积烧伤、大手术病人，要仔细询问有无休克和休克持续的时间，是否输血或用过对肾脏有害的药物，既往有无肾脏疾病等。要注意排除肾后梗阻性疾病。

2. 临床表现

纠正了创伤休克、严重脱水等肾前因素，或是排除了肾盂以下尿路梗阻等肾后因素后，尿量仍不增加，即可诊断为少尿或无尿，应警惕 ARF 发生的可能性。

3. 密切观察尿的变化

不仅要观察 24h 尿量，更重要的是观察每小时尿量的变化趋势，如每小时尿量逐渐减少，少到 17mL 以下时即已进入少尿期，注意尿比重逐渐固定，尿常规的异常，尿钠增加及尿渗量降低等。

4. 血肌酐和尿素氮

血肌酐［升高超过 $88.4 \sim 176.8\mu mol/(L \cdot 24h)$］和尿素氮［升高超过 $3.6 \sim 10.7\mu mol/(L \cdot 24h)$］进行性升高是诊断 ARF 的可靠依据。

七、治疗

1. 创伤危重病人伴少尿

创伤危重病人伴少尿的处理步骤为：①持续导尿、记出入量。②查血细胞压积与血红蛋白，估计细胞外液量。③测中心静脉压。有条件者可测肺动脉楔压，视情况补充血容量。④连续监测血气分析变化，纠正酸中毒，若仍无改善，即转入下一步治疗。

2. 消除发病诱因

严重创伤病人首先要积极防治休克，补足有效血容量，以改善肾血流，同时解除被挤压部位组织的张力，早期彻底清创，避免毒素吸收，对肌肉和软组织挤压伤要彻底清除坏死组织，切开肌筋膜减张。对有血红蛋白尿或肌红蛋白尿病人，要及时纠正酸中毒，碱化尿液，应用利尿药。严重感染者应清除感染灶，防止扩散。输血时严防异型输血。及时发现 DIC 并积极治疗。

3. 积极处理肾前性少尿与氮质血症

早期处理十分重要，如能在肾前性氮质血症期补足血容量，尿量增加，肾功能常可恢复。否则可导致严重肾实质损害。

（1）应用利尿药的主要机制：①限制肾小管对水、钠的重吸收；②维持较高的肾小管内压和内流，防止肾小管梗阻；③高浓度的细胞外溶质可减轻肾小管细胞的渗透性肿胀，保护细胞膜离子泵；④增加肾内前列腺素合成或减少肾素分泌，抑制儿茶酚胺和加压素的缩血管作用，使肾血管扩张，改善肾脏血流动力学；⑤高溶质排泄及高尿流可抑制球管反馈，增加肾小球滤过率。以下是最常用的利尿药种类。

1）甘露醇：为渗透性利尿药，是肾血管痉挛期预防急性肾功能衰竭的较理想药物之一。首先可静脉注射25g，观察尿量，如2h后尿量多于500mL，说明有效，如无效可再给25g。应用甘露醇时必须确认病人尚处于肾前性氮质血症期，否则过多应用可导致蓄积，引起心力衰竭、肺水肿，甚至出现溶血和脑萎缩。

2）呋塞米：为强效利尿药。应用前必须充分估计细胞外液量和心功能，呋塞米的首次剂量为4mg/kg，如2h后尿量仍不增加，可加倍给药，如仍无效则不宜再用。如用药后尿量增加，可在第3~4h重复1次，以维持高尿流率。

应用利尿药无效者，最大的可能是给药过晚或不及时，所以必须强调利尿药要早期使用，肾实质一旦发生严重损害则不宜再用，否则不仅无益，还可能加重损害。

（2）解除肾血管痉挛：及时补充血容量后，如病人仍少尿，应考虑到肾血管痉挛或肾肿胀的因素，可使用血管扩张药和利尿药改善微循环，解除肾脏缺血缺氧。

1）罂粟碱：可解除肾血管，尤其是肾动脉痉挛。常用盐酸罂粟碱30mg，每2h肌注1次，连用24~48h，注意总剂量不宜超过270mg，否则可发生抽搐。

2）普鲁卡因：可解除肾血管痉挛，扩张肾小动脉，增加肾血流量。剂量为25mg/kg加入10%葡萄糖液500~1000mL中静滴，也可用0.25%普鲁卡因70mL行肾囊封闭。

3）氨茶碱：有扩张血管，增加肾血流量和减少肾小管对电解质再吸收而发生利尿作用，剂量为0.25g加入5%葡萄糖液20mL中静滴。

4）利尿合剂：可以扩张血管，解除痉挛，增加肾髓质血流量及肾小球滤过率。常用配方为普鲁卡因1g，氨茶碱0.25g，维生素C 1g，5%葡萄糖液500mL或甘露醇12.5g，双氢麦角碱0.3mg，肝素2mg，5%葡萄糖液500mL。

5）硬膜外麻醉：也可解除肾血管痉挛。

（3）补充能量：用高渗葡萄糖、ATP、肌苷等改善心肌功能，增加心排血量及组织灌流，保护肾脏。

（4）减少内毒素产生：①积极抗休克治疗，缩短缺血时间；②液体内增加维生素C和咖啡因；③彻底清创引流；④应用利尿药，促进毒素排泄；⑤短期应用肾上腺皮质激素；⑥应用前列腺素以增加血小板和白细胞内环磷酸腺苷含量，减少细胞损害。

4. 少尿期的治疗

（1）严格控制输液量：主要目的在于防止因体液过度负荷引发全身性水肿、急性肺水肿，心力衰竭等并发症。控制输液量的原则为量出为入，宁少勿多，调整平衡。可参考以下公式：

$$每日补液液量 = 显性失水量 + 非显性失水量 - 内生水量$$

显性失水包括前一日的尿量、粪便、呕吐物、引流物、渗出物等；非显性失水成人常温下每日不可见失水量约为600~800mL[15mL/（kg·d）]，发热、气管切开、出汗、高温时，应酌情增加，体温每升高1℃，增加液量100mL。内生水量每日约300～400mL[5mL/(kg·d)]，严重感染时为500～600mL。

监测指标：①若体重减轻0.3～0.5kg/d，提示入液量恰当；如体重不减轻或增加，提示入液量过多；若体重减轻超过1～2kg/d，提示入液量不足。②若血清钠＜130mmol/L，而又无失钠之依据，则为稀释性低钠血症，提示入液量过多；若血清钠＞145mmol/L，提示有入液量不足。③应维持血压近于正常水平，必要时监测CVP或PAWP，若显示升高，水肿加重，颈静脉怒张，提示入液量过多。

（2）纠正代谢性酸中毒：代谢性酸中毒可以通过加强营养、降低分解代谢、减少组织破坏、控制感染和恢复组织灌注来加以改善。用碱性药物纠正时应缓慢进行，以防发生碱中毒，蓄积中毒，高K^+血症；此外，过度的碱治疗还会降低血浆游离钙浓度并减少氧的解离而造成组织缺氧。根据血气分析和血pH改变情况，适当给予碳酸氢钠静脉滴注，或选用三羟甲基甲烷（THAM），可按7.28% 2～3mL/(kg·次)，以等量5%～10%葡萄糖液稀释后注入。必要时采取透析疗法可有效控制代谢性酸中毒。若酸中毒纠正后出现低钙血症，可静注10%葡萄糖酸钙纠正，并且能够对抗高镁血症的毒性作用。

（3）防治高血钾：创伤病人血清钾每天可增加0.7mmol/L，ARF时血清钾直线上升，有时可达8mmol/L，心脏随时有停搏于舒张期的危险。

故病程一旦进入少尿期即应采取以下措施：①限制含钾饮食及药物的摄入；②不用库存血；③积极清除坏死组织及血肿，控制感染，供给足够热量，以减少内源性蛋白质的分解而减少钾的释出；④防治血管内溶血；⑤治疗酸中毒，以减少钾从细胞内转移至细胞外；⑥如血尿素氮上升速率超过0.71mmol/(L·d)时，表示机体内呈现高度分解代谢状态，须特别注意高钾血症和酸中毒的发生。

若发生高钾血症，应及时采取如下措施：①应用钠环阳离子交换树脂，每克能置换0.85mmol钾离子，口服易在肠道凝结发生肠梗阻，故口服时可加用泻剂山梨醇，一般每次用15g＋山梨醇30mL，3次/d口服或用30g加入100～200mL山梨醇中做高位保留灌肠，每2～4h 1次，注意结肠手术者禁用；②使用钙剂，10%葡萄糖酸钙或氯化钙10～20mL，在EKG监测下缓慢静注，但曾用洋地黄制剂者忌用，以免加强洋地黄对心肌的毒性作用；③促进钾离子细胞内转入，50%葡萄糖溶液200～300mL，加胰岛素，静注，葡萄糖转化为糖原进入细胞的同时带进钾离子；④应用5%碳酸氢钠100～200mL缓慢静注或静滴，每克含Na^+12mmol，使pH值上升0.1，血钾下降0.6mmol/L，能暂时抢救致命的心律失常，但对水潴留过多和心肺功能不全者，应警惕肺水肿的发生，此外，还可用3%～5%氯化钠或11.2%乳酸钠溶液代替（1g氯化钠＝12mmol Na^+，1g乳酸钠＝9mmol Na^+）。

（4）雄激素：应用雄激素，使细胞内氮和钾延迟外逸，增加体内蛋白质合成。

（5）血钠和血钙：纠正血钠和血钙过低。

（6）高血压的处理：常由于体液过度负荷或血浆肾素持续上升，特别是肾实质及肾血管闭塞性疾病病人，如血压显著升高或出现高血压脑病、充血性心力衰竭，可持续静滴硝普钠以迅速控制血压而又不明显增加心脏负荷,开始可用每分钟 0.2μg/kg,以高浓度溶液滴入(15% 葡萄糖液 250mL 内加 50mg)。大剂量(每分钟 5μg/kg)应用时注意监测硫氰酸盐浓度。对同时有心肾功能不全者应避免应用氧苯甲噻二嗪(不像硝普钠那样可以扩张静脉并降低心脏前负荷)。对轻度高血压病人,用肼屈嗪 20~40mg 肌注或静滴即可奏效。

(7)早期合理选用血液净化疗法:近年来血液净化技术发展很快,除腹膜透析和血液透析外,还有单纯超滤或序贯超滤,连续性动静脉血液滤过(CAVH),连续性动静脉血液滤过和透析(CAVHD),连续性静脉与静脉血液滤过(CVVH),以及连续性静脉与静脉血液滤过和透析(CVVHD)等技术。透析疗法是 ARF 少尿期治疗中最有效的方法,特别是早期预防性透析效果更好,它能比较快地排出体内过多的水分、钾离子、酸根和尿素氮,纠正电解质失衡,增加碱储,使少尿期威胁生命的水滞留、高钾血症、代谢性酸中毒和尿毒症缓解,从而度过少尿期,恢复肾功能。由于透析技术的改进,并发症减少,因此多主张早期进行。透析治疗的指征可归纳为:①血钾 >6.5mmol/L;②血尿素氮 >35.7mmol/L,血肌酐 >350μmol/L;③出现严重代谢性酸中毒、水中毒,尿毒症症状加重。

(8)全身营养支持:目的是降低蛋白质的分解代谢,减缓尿素氮和肌酐的升高,减轻氮质血症、代谢性酸中毒和高钾血症。

具体方法为:①每日可供给 6694.4~7112.8kJ(1600~1700kcal)热量。热量的补充以糖类为主,每日提供葡萄糖 200g,可使内源性蛋白质分解代谢降至 20~30g/d。②胃肠道补充,给予优质低蛋白(如牛奶、蛋类、鱼肉等)和易消化饮食。③补给适量脂肪和充足维生素。④严格限制钠盐摄入,每日应 <20mmol。⑤禁止钾盐摄入。

(9)必需氨基酸(EAA)疗法:被认为是 ARF 病人提供最佳营养的物质,在少尿期病人,体内蛋白质的分解代谢每日约为 40g,相当于 6.4g 的氮,其主要代谢产物是尿素。EAA 疗法是利用尿素在肠道被细菌分解而产生氨,这些氨通过肠道被吸收至肝脏,在肝内合成非必需氨基酸,再与治疗时输入的 EAA 一起合成体内蛋白质,因而改善病人的营养状态,同时又使尿素降低而改善尿毒症症状,ARF 早期应用 EAA 疗法,可使尿素降低 50%,BUN 平均每日下降 1.7mmol/L,提高存活率,减少透析频率,加速肾损害修复。每日用 EAA 9~23g,静脉缓慢滴注。也有人将 EAA 加 30% 葡萄糖液,称为肾衰液,用于治疗 ARF,疗效较好。

(10)预防感染:应当贯彻于整个治疗过程的始终,包括隔离消毒;加强口腔护理;留置导尿管应严格无菌技术;有感染灶者应做细菌培养及药敏试验,选择敏感抗生素并防止应用对肾脏有不良反应的药物。

(11)胃肠道出血:ARF 时发生率为 22%~40%,可用西咪替丁 5mg/kg 静脉滴注,1 次/8h。

5. 多尿期的治疗

多尿期以丢失大量水及电解质为主要病理特征,尿量虽有增加,但肾功能仍未得到根本改善,血尿素氮和肌酐仍可增高,氮质血症可继续发展,有时仍需透析治疗。

因此，不能掉以轻心。

（1）补液原则：因病人体内潴留水分由尿排出，尿量可达 1500mL 以上，如根据尿量补液，可使多尿期延长；因此，要注意观察病人总的体液平衡情况，以保持不脱水为原则。临床主张补液量以尿量的 1/3 ~ 2/3 为宜，且补液速度不宜太快。

（2）低钾血症的治疗：进入多尿期后，极易发生低钾血症，注意监测血钾变化，一般尿量在 1500mL/d 者，可酌情口服钾剂；尿量超过 3000mL/d 者，静脉补钾 4 ~ 8g/d。此时病人消化功能已好转，可利用鲜橘汁、菜汤等食物补钾。

（3）营养补充：最好经胃肠道补充，并逐渐放宽对病人水和饮食的限制，以增进食欲，逐渐恢复正常饮食，但蛋白质的摄入仍须继续限制直至血尿素氮和血肌酐恢复正常。如贫血严重，可适量给予新鲜血液。

（4）防治感染：要注意积极地防治感染。

6. 恢复期的治疗

注意事项：①要注意休息与加强营养，定期检查肾功能。避免应用对肾有损害或副作用的药物。②尿比重和酚红排泄试验通常在 6 个月内恢复正常，但清除试验恢复正常可能要达 1 年之久，少数病人会遗有蛋白尿等肾功能损害症状。③恢复的肾有局灶性或弥漫性间质纤维样变。

7. 创伤后 ARF 治疗

创伤后 ARF 治疗时的注意事项：①创伤局部及感染严重者应彻底清创。②对挤压伤除常规处理外，应尽早给予碱性药物，防止肌红蛋白在肾小管的酸性条件下沉淀而形成色素管型，必要时应切开减张，清除坏死肌肉，有确切指征者可进行截肢手术。③创伤、组织感染坏死毒素吸收易致 ARF 不易恢复，应采取积极有效措施对因治疗。④ARF 病人麻醉的选择应尽量避免使用主要靠肾排泄的肌肉松弛剂。⑤严重 ARF 术后可能发生高钾血症或严重代谢性酸中毒，可先行血液透析为手术做准备。⑥ARF 病人的伤口愈合缓慢，术后缝线应保留较长时间。

第五节　创伤后感染

一、破伤风

破伤风（tetanus）是由破伤风杆菌侵入人体开放伤口内繁殖并分泌毒素，导致一系列临床症状和体征的一种特异性感染。

1. 病因与发病机制

破伤风杆菌是革兰阳性厌氧梭状芽孢杆菌，在自然界主要广泛存在于锈蚀金属物、灰尘、土壤及人畜的粪便中。破伤风常和创伤密切相关，多见于战时和平时的意外创伤，创伤伤口的污染率可高达 25% ~ 80%，但发病率只占污染者的 1% ~ 2%。破伤风杆菌经伤口侵入人体后只有在缺氧的环境条件下（如伤口外口较小，伤口内有坏死组织、血块充填、局部缺血等)才迅速生长繁殖，同时产生并释放大量外毒素，包括痉挛毒素和溶血毒素。本病中痉挛毒素是主要发病机制。

痉挛毒素是一种高度毒性蛋白，由单一多肽链构成，主要经血液循环和淋巴系统与血清球蛋白结合，到达脊髓前角灰质或脑干的运动神经核，使 α 运动神经元失去正常的抑制性，导致出现特征性的全身横纹肌发生阵发性痉挛和强直，运动不协调等。

2. 临床表现

(1)潜伏期：大多数为 5～14d，但亦有在伤后 1～2d 发病者。潜伏期越短者，预后越差。还有在伤后数月或数年因清除病灶或取出遗留体内多年的异物时才发病。

(2)前驱症状：主要表现有乏力、头晕、头痛、烦躁不安、咀嚼无力、微感下颌僵硬、张口不便、吞咽困难、咀嚼肌和颈项部肌肉紧张、肌肉牵拉感、反射亢进等，检查可发现肌肉紧张度增强，腱反射亢进，由于缺乏特异性，常不易引起注意。

(3)发作期：典型症状是在肌肉紧张性收缩(肌强直、发硬)的基础上，呈阵发性强烈痉挛。咀嚼肌最先受累，出现牙关紧闭，张口困难，以后累及肌肉的顺序为面部表情肌，颈、背、腹、四肢肌肉，最后为膈肌和肋间肌。由于面部表情肌群阵发性痉挛，病人出现"苦笑面容"。因项背肌群较腹侧肌肉有力，收缩时躯干被扭曲成弓，而四肢可呈强硬痉挛，由于屈肌比伸肌有力，故肢体呈现屈肘、屈膝和半握拳等形状，形成"角弓反张"或"侧弓反张"。膈肌和胸部肌肉痉挛时，可使呼吸极度困难或呼吸暂停，并有面唇青紫，大汗淋漓，心跳加快，流涎或呕吐白沫，牙齿摩擦有声，头频频后仰，手足抽搐不止等，表情十分痛苦。上述发作可因轻微刺激，如声、光、接触、饮水等而诱发。每次发作持续时间数秒至数分钟不等。但无论是发作还是缓解期，病人意识始终清楚。发作频繁者，常示病情严重。抽搐持续时间越长，间歇时间也越短，甚至可连续发作。强烈的肌痉挛，可使肌肉断裂，甚至骨折；膀胱痉挛可引起尿潴留；持续的呼吸肌和膈肌痉挛，可造成呼吸骤停。病人死亡原因多为窒息、心力衰竭或肺部并发症。

病程一般 3～4 周，如积极治疗，不发生特殊并发症，发作程度可逐步减轻，缓解期平均约 1 周。但肌紧张与反射亢进可继续一段时间；恢复期还可出现一些精神症状，如幻觉，言语和行动错乱等，但多能自行恢复。

少数病人可仅表现为受伤部位肌肉持续性强直的局部破伤风，可持续数周或数月不等，预后较好。另外还有头面部受伤后局限于头面部肌肉痉挛的头型(或脑型)破伤风，这种类型的病人可有面神经或第Ⅲ、Ⅳ、Ⅴ脑神经的瘫痪。但头型破伤风较为罕见。

3. 诊断

实验室检查因无特异性指标而难以诊断破伤风，脑脊液可为正常，伤口厌氧菌培养也难发现细菌。但破伤风的症状比较典型，诊断主要根据临床表现。凡有外伤史，不论伤口大小、深浅，如果伤后出现张口困难、肌紧张、反射亢进等，均应考虑到本病的可能性。

4. 鉴别诊断

（1）化脓脑膜炎：虽有"角弓反张"和颈项强直等症状，但无阵发性痉挛；有高热、剧烈头痛、喷射性呕吐、神志不清等症状，脑脊液检查有病理性改变。

（2）低钙性抽搐：主要为上肢抽搐，注射钙剂能有效缓解。实验室检查可发现缺钙的病因。

（3）狂犬病：有被疯狗、猫咬伤史，以吞咽肌抽搐为主，虽有流涎、吞咽困难等症状，但很少有牙关紧闭，恐水症为其独特临床表现。

5. 预防

（1）伤口处理。

1）开放性伤口必须彻底清创：严格遵循清创术的操作程序及注意事项；战伤及严重污染的伤口，清创时尽可能彻底清除异物，并用3%过氧化氢溶液反复冲洗，伤口不做Ⅰ期缝合。

2）对于小而深的伤口（如非贯通伤，刀刺伤等）：必须给予充分扩创，有效止血或去除血凝块，并注意向病人交代破伤风的有关症状，以便早期发现，及时治疗。

（2）主动免疫：注射破伤风类毒素，这种类毒素无毒性，也不会发生血清过敏反应，作用可靠。具体方法为前后共注射3次，每次0.5mL。第1次皮下注射后，间隔4~8周，再进行第2次皮下注射，即可获得"基础免疫力"。如在6~12个月后进行第3次注射可获得较稳定的免疫力。

（3）被动免疫：凡创伤病人，应尽早皮下注射破伤风抗毒素（TAT）1500U，注射前须做皮试，阳性者可采取脱敏注射。受伤超过12h，污染严重者，应加倍注射。如估计清创后发生破伤风可能性大者，3d后再注射TAT 1500U。凡体内异物摘除术后，均应常规注射TAT 1500U，以预防发生破伤风。人体破伤风免疫球蛋白药效较高，无过敏反应，在体内停留时间较长，有条件时可以使用。

6. 治疗

破伤风的治疗应采取积极的综合治疗措施，包括清除毒素来源、中和游离毒素、控制和解除痉挛、防止窒息和防治并发症等。

（1）加强护理：病人入院后，尽可能将病人置于单人暗室隔离，保持安静，避免光、声等刺激，避免骚扰病人。防止病人发作时掉床、骨折、咬伤舌等。已做气管切开的病人，要妥善固定好气管导管，防止滑脱，定时吸痰，还要预防发生褥疮。用过的敷料和换药用具等均应严格灭菌。治疗用药尽可能从静脉途径给予，避免反复肌注刺激痉挛发作。

（2）控制痉挛。

1）地西泮：能解除肌肉强直，镇静而不抑制呼吸，适用于症状较轻者。用10~20mg加入5%葡萄糖注射液500mL中静脉滴注，速度以达到解除痉挛、病人不抽搐即可。

2）水合氯醛和苯巴比妥钠交替使用：适用于症状较轻者。一般用10%水合氯醛

20～40mL 保留灌肠。苯巴比妥钠每次 0.1～0.2g，肌注。

3）冬眠疗法：适用于严重痉挛病人，可用冬眠 I 号（氯丙嗪、异丙嗪各 50mg、哌替啶 100mg 及 5% 葡萄糖液 250mL）或 II 号合剂静脉缓慢滴注。

4）硫喷妥钠：适用于严重痉挛和抽搐病人，但因该药有引起喉痉挛的副作用，故只有在气管切开时应用才比较安全，可用 2.5% 硫喷妥钠，每次 0.25～0.5g 加入 5% 葡萄糖注射液 500mL 中缓慢静滴。

5）肌肉松弛剂：如箭毒类药，解痉效果较好，但必须在气管切开、人工控制呼吸的条件下才可使用。

（3）防止窒息：本病一旦确诊，即应严密观察病情变化和呼吸功能，有呼吸困难、全身发绀表现者，立即给予吸氧等呼吸支持疗法。对抽搐频繁，药物不易控制的严重病人，应尽早进行气管切开，改善通气，经常清除呼吸道分泌物，清洁导管，吸入雾化气体和定期滴入抗生素溶液。

（4）中和毒素：毒素与神经细胞结合后，其作用不能被特异的抗毒素所中和。破伤风抗毒素（TAT）只能中和体内游离的毒素，而不能改善已经出现的症状。TAT 肌注 6h 后血中浓度开始逐渐上升，故治疗时仍应以静脉滴注为好，但静脉用药不能有效地透过血脑屏障，可采取蛛网膜下隙注射（鞘内注射）的方法，临床实践证明效果良好。鞘内注射一般用 TAT 5000～10000U，静脉滴注首次用 50000～70000U 加入 5% 葡萄糖注射液 1000mL 内缓慢静滴，以后再用 10000～30000U 静滴，连用 5～7d。若局部病灶不易彻底清创，感染不易控制时，可适当延长 TAT 的使用时间并加大用量，但需警惕血清反应的发生，必要时可同时给予肾上腺皮质激素预防。伤口周围可常规注射 TAT 1500U。

有条件者可用人体破伤风免疫球蛋白，用量为 3000～6000U，深部肌内注射。另用 1000U 在伤口的近心端部位注入，以后每天注射 500U，连续 5～6d。

（5）抗生素治疗：TAT 只能中和毒素，不能杀灭破伤风杆菌，因此治疗时必须配合抗生素，首选药物为青霉素，用量为 1000 万～2000 万 U，分次静脉滴注，可抑制破伤风杆菌。青霉素过敏者可选用其他有效抗生素，如林可霉素、氯霉素等。甲硝唑（灭滴灵）治疗厌氧菌感染效果明显，对破伤风杆菌也有效果，成人用量为 2g/d，分 4 次静滴，连用 5～6d。

（6）消除毒素来源：重新处理伤口，彻底清创，去除腐败坏死组织和缺乏生机的组织，伤口要充分敞开，并用 3% 过氧化氢溶液或 1:1000 高锰酸钾溶液反复冲洗与湿敷，术后每天多次更换敷料。对原发病灶已经愈合、无炎症表现者，一般不再做局部处理。

（7）全身支持疗法：由于病人不能进食，不断阵发性痉挛，出汗等，故每日消耗热量和丢失水分较多，应注意补充高糖类、高蛋白、高维生素，同时补充足够的水与电解质。注意纠正酸碱失衡，必要时可输入全血及血浆，因采用鼻饲易刺激诱发喉痉挛和频繁抽搐，必要时可采用胃肠道外全静脉营养。

二、气性坏疽

气性坏疽（gas gangrene）是由梭状芽孢杆菌引起的急性特异性软组织感染，多见于软组织严重开放性挫伤，若不经治疗，病死率可达100%，治疗后的病人，病死率在20%～40%。

1. 病因与发病机制

已知的梭状芽孢杆菌有多种，引起本病的主要有产气荚膜杆菌、水肿杆菌、腐败杆菌、溶组织杆菌等。感染发生时，往往不是单一细菌，而是几种细菌的混合。各种细菌又有其各自的生物学特性，根据细菌组合的主次，临床表现有所差别，有的以产气显著，有的以水肿为最明显。但仍以产气荚膜杆菌为最常见和最重要。这类细菌在人畜粪便与周围环境中，特别是土壤中广泛存在。故创伤后污染此菌的机会很多，但发病需具备缺氧环境，如污染严重的开放性创伤伴有血管损伤，挤压伤伴有深部肌肉损伤，上止血带时间过长或石膏包扎过紧，邻近肛周，会阴部的创伤，创伤清创不彻底即闭合伤口等，继发此类感染的概率较高。

这类细菌可产生多种有害于人体的外毒素与酶，外毒素中的α毒素是一致命的坏死性溶血毒素，能裂解卵磷脂，破坏红细胞、组织细胞和血管内皮细胞等多种细胞的细胞膜，导致溶血、组织坏死和增加血管通透性，产生恶性水肿；有的酶通过脱氮、脱氨、发酵的作用产生大量不溶性气体如硫化氢、氮等，积聚在组织间，有的酶能溶解组织蛋白，使组织细胞坏死，由于水气夹杂，急剧膨胀，局部张力迅速增加，皮肤表面可变得如"木板样"，筋膜下张力急剧增加，从而压迫微血管，进一步加重组织的缺血缺氧与失活，更有利于细菌的繁殖生长，形成恶性循环。这类细菌还可产生磷酸酯酶、透明质酸酶等，使细菌更易迅速扩散。病变一旦开始，可沿肌束或肌群向上下扩散，肌组织色泽呈砖红色，外观如熟肉状，失去弹性。如侵犯皮下组织，气肿、水肿与组织坏死可迅速沿筋膜扩散。活组织检查可发现大量革兰阳性粗短杆菌。

2. 临床表现

（1）外伤史：创伤后并发此病的时间最早为伤后8～10h，最迟为5～6d，通常在伤后1～4d。

（2）全身症状：临床特点是病情突然加重，烦躁不安，间有忧虑，恐惧或精神欣快感。皮肤口唇黏膜苍白，大汗淋漓，呼吸急促，脉快而无力，节律不整，体温逐步上升，可达39℃以上，体温与脉搏不成比例。随着感染发展，毒血症加重，可发生溶血性贫血、黄疸、血红蛋白尿，酸中毒等。病人表现严重贫血、面色灰白，体温高达41℃，进而昏迷。全身情况可在12～24h内全面迅速恶化，最终多脏器衰竭死亡。

（3）局部症状：早期感到伤肢沉重和疼痛，呈持续性加重，自觉"包扎过紧"，而后出现撕裂样剧烈疼痛，不能用止痛剂缓解。伤口周围水肿，张力增大，皮肤苍白发亮，指压留有白色压痕。伤口内有大量浆液性或浆液血性渗出液，其中可有气泡。后期肢体高度肿胀，因浅静脉回流发生障碍，皮肤表面出现大理石样斑纹，肢体发凉。因组织分解、液化、腐败和大量产气（硫化氢等），触诊肢体有捻发音（又称为握雪感）。但气体的出现不尽一致，有些出现早，有些出现晚，以产气荚膜杆菌为主者产气早而多，其他梭状芽孢杆菌为主者产气晚而少，伤口有恶臭。肌肉坏死后可自伤口内膨出，呈砖红色，无弹性，切割不收缩，无出血，进而转变为橄榄绿色，最后呈黑色腐肉。X线摄片见伤口肌群间隙内有积气阴影，可呈蜂房型、长条型、空腔型或混合型等透亮影像。

3. 实验室检查

检查内容为：①伤口渗出液涂片可发现大量革兰阳性染色粗短杆菌，白细胞和脓细胞很少。②血常规检查病人明显贫血，血红蛋白迅速下降，白细胞计数升高。③分泌物进行厌氧培养可明确诊断。但通常需 2～3d 才能有结果，无助于早期诊断。④尿常规可出现血红蛋白尿。

4. 诊断

因病情发展急剧，故临床重在早期诊断。早期诊断的重要依据是局部表现，主要有 3 项：①伤口周围有捻发音；②伤口渗出液涂片可见革兰阳性染色粗短杆菌；③X 线平片检查发现肌群内有积气阴影。

5. 鉴别诊断

(1)芽孢菌性蜂窝织炎：常与气性坏疽混合存在，单独感染时局限于皮下蜂窝组织，不侵犯肌肉，伤口周围也有捻发音，但症状较轻，皮肤很少变色，水肿也不严重。

(2)大肠杆菌蜂窝织炎：这是临床常见的伴有气体的伤口感染，也有明显高热及定向力障碍等全身毒血症症状，但病情发展缓慢，气体不易在组织间大量积聚，切开后可发现稀薄的浆液性脓液，无特殊臭味。革兰染色涂片检查可证实致病菌为革兰阴性菌。

(3)厌氧链球菌蜂窝织炎和厌氧链球菌蜂窝肌炎：常在伤后 3d 发生，伴肿胀、皮肤变化。虽有产气现象，但仅局限于皮下组织及筋膜层，不侵犯肌组织。全身中毒症状较轻，发展缓慢。清创时见肌肉组织健康。革兰染色涂片检查有助鉴别。

6. 预防

预防的关键是彻底清创，尽可能彻底清除异物、缺血和缺乏生机的组织，对深而不规则的伤口应充分扩创，充分敞开引流，避免无效腔存在。肌筋膜张力增加者应立即切开减张。对疑有气性坏疽的伤口，可用3% 过氧化氢溶液或 1:1000 高锰酸钾液反复冲洗、湿敷。

7. 治疗

气性坏疽一经发生，病情急剧恶化，可很快危及病人生命，故必须按急、危重症处理，切忌观察等待。

(1)手术治疗。

1)诊断一经确定：即使病人处于濒死状态，也应在抗休克的同时立即施行手术，任何药物都不能代替手术彻底扩创引流的有效性，最大限度地切除坏死组织、筋膜切开减张术是救治的关键。

2)术前准备：术前迅速静脉给予大量青霉素，首次 1000 万 U 以上，并用 0.2% 甲硝唑注射液静脉滴入(青霉素过敏者可给红霉素 1.5g)。迅速输血、输液以纠正水、电解质及酸碱平衡紊乱，手术准备时间应于30min内完成。

3）麻醉：手术宜采用全身麻醉，加用高浓度氧气支持。伤肢严禁用止血带。

4）手术方法：在感染处做广泛、多处的纵深切开，术中应充分显露探查，迅速彻底切除变色、不收缩、不出血的坏死肌肉，细菌扩散的范围常超出肉眼病变的范围，所以应整块切除肌肉，包括从起点到止点全部切除。如果感染仅限于某一筋膜腔，应彻底切除该筋膜腔的受累肌群。如整个肢体已广泛感染，应果断进行截肢以挽救病人生命。紧急情况下可采取快速斩断术，残端充分暴露，必要时进行残端皮肤纵行切开，以减少缺氧。

术后用大量3%过氧化氢溶液或1:1000高锰酸钾溶液反复冲洗创腔，伤口保持敞开，并用3%过氧化氢溶液纱布湿敷，每日更换数次，直至伤口感染完全控制为止。

（2）应用抗生素：术后继续大量应用青霉素，剂量为1000万U/d以上（青霉素过敏者可选用红霉素、四环素或氯霉素等），并配合0.2%甲硝唑注射液250mL，1次/6h。

（3）高压氧治疗：在3.039×10^5Pa（3个大气压下），梭状芽孢杆菌毒素的产生受到抑制，但对已经产生的毒素不起作用。吸入高浓度氧能抑制坏死组织中过氧化氢酶的作用，协助抗生素杀灭致病菌，且能极大限度地提高血氧分压和组织氧张力。因此可提高治愈率和减轻伤残率。但在使用高压氧治疗时必须注意：①彻底清创，是高压氧治疗的基础；②病人血容量应足够，无严重贫血时高压氧治疗才有效；③高压氧治疗期间仍须配合抗生素及支持疗法。

（4）支持疗法：包括输新鲜血，血浆；维持水、电解质及酸碱平衡；给予高热量、高蛋白、高维生素饮食；保护心、肺、肝、肾功能，要求每日尿量>1500mL，有利于毒素排出。并根据病人临床情况采取对症处理。

第六节　挤压综合征

挤压综合征（crush syndrome）是指人体肌肉丰富的部位，如四肢、臀部等受重物压、砸一段时间后，筋膜间隔内的肌肉缺血、变性、坏死，组织间隙出血、水肿，筋膜腔内压力升高。临床表现为受压部位肿胀，感觉迟钝，运动障碍，以及出现以肌红蛋白尿、代谢性酸中毒、高钾血症和急性肾功能衰竭等为特征的临床症候群，尽管近年来对挤压综合征的救治水平不断提高，但发生急性肾功能衰竭后的病死率仍高达40%～50%。

一、病因

1. 肢体受重压

由于地震、工程塌方、矿井事故及车祸等因素使肢体遭受重物压砸、掩埋或挤压。

2. 肢体严重创伤

暴力作用造成的肢体闭合性骨折、肌肉碾挫伤以及肌腱撕脱伤，如腓骨长肌、屈指浅肌、肱三头肌等。这类损伤在急诊处理时易被疏漏，只注意治疗骨折和软组织伤，而忽略对此严重并发症的观察和及时处理。

3. 肢体血管损伤

肢体主要动脉断裂致动脉供应区的肌组织缺血，细胞氧供丧失，发生变性、坏死。

4. 身体自压

多见于因昏迷、CO中毒，药物或酒精中毒等意识丧失的情况下，长时间侧卧位或仅保持一种睡姿，可以引起臀肌间隔挤压伤，亦可引起肢体的自压性损伤。

5. 医源性损伤

临床常见的有2种情况：①处理四肢伤时经验不足，处置不当，如加压包扎过紧，错误应用止血带或者用止血带时间过长；②治疗手段的并发症。常见有骨折脱位后石膏、小夹板固定，下肢牵引等，增加肢体外部的压力或皮肤的张力。充气性抗休克裤的研制与临床应用，提高了严重创伤合并低血容量性休克病人抢救的成活率，但若使用不当，亦可导致下肢的挤压伤。

二、发病机制

当肢体受到严重挤压或血供阻断时，肌肉及软组织的血液循环发生障碍，小血管内皮细胞因缺血受到不同程度的损害。当局部血供恢复时，缺血组织可因代谢反应、细胞破坏，释放大量血管活性物质，主要是组胺产物，使毛细血管扩张，血管内皮细胞的通透性增加，大量血浆样液体渗到血管外组织间隙，组织水肿，肢体肌间隔、骨间膜是坚韧而缺乏弹性的组织，其容积的伸展性很小，因而造成筋膜间隔内的压力升高。肢体肌肉、筋膜的损伤，小血管破裂，血栓形成，加重局部循环障碍，使筋膜腔内压力进一步升高。骨、肌筋膜腔内压力升高达一定程度，首先使小静脉回流受阻，毛细血管压增高，加速血管内液体的渗出。由于小动脉的动脉压较低，血流很快被阻断，此时，尽管肢体远端的大动脉搏动仍可触及，但深层肌肉已发生严重缺血。缺血→渗出→水肿→血流阻断→缺血的过程形成恶性循环，最终可因主要供血动脉受压，肢体组织缺血、挛缩、坏死。

肢体肌肉缺血时间对病情的发展有很大影响。肌肉在缺血后30min内，即可出现神经功能异常，缺血2～4h可以发生功能障碍，完全缺血6h，肌细胞出现坏死。因此，肌肉持续缺血6h以上，即使没有挤压损伤，也会出现缺血性损伤，肌肉缺血4～8h，即可出现明显的肌红蛋白尿，循环恢复3h后达最高峰，可持续12h，肢体若持续缺血12h以上，神经、肌肉发生不可逆性损伤。损伤的肌肉和坏死组织释放大量肌红蛋白、肌酸、肌酐、K^+、酸性代谢产物、血管活性物质和组织毒素等，从而产生一系列的病理生理变化。肌红蛋白分子量很小，只有血红蛋白的1/4，很容易被肾小球滤过，而在肾小管中凝集、沉淀，阻塞肾小管。肌红蛋白本身无毒性，产生肾毒性的条件为酸性尿。尿pH值<5.6时，肌红蛋白转化为高铁血红素，对肾血管和网状内皮系统产生毒性作用。一般认为，有害代谢物质，血管活性物质的释放，以及神经源性的作用，引

起肾血管痉挛，肾血流灌注不足，肾小管缺血、坏死，肾小管内原尿大量外漏，进入小管周围间质或重新吸收入血循环。由于肾小管失去浓缩能力，尿比重固定，钠重吸收减少，远曲小管的钠离子浓度升高，肾素释放，入球小动脉收缩，肾有效滤过率降低，出现氮质血症。

三、临床表现

1. 挤压伤的局部症状和体征

受挤压的肢体严重肿胀，并呈进行性加重，肢体疼痛剧烈，感觉及运动功能障碍。压榨伤者肢体高位皮肤可见压痕及皮下淤血。伤肢皮肤张力大，发亮，可有水疱形成，颜色由潮红逐渐转为片状红斑，坏死后呈暗褐色。触诊局部坚硬，压痛明显。但值得注意的是，有些伤员肢体解除挤压后，伤肢初期改变可能不明显，远端动脉搏动不仅不减弱，反而增强，肢体活动功能基本正常或稍有减弱，此时不能掉以轻心，对病情估计不足。一定要做详细、全面的检查，排除假象，充分估计受挤压的范围、时间，判断肢体的损伤程度，进行持续、细致的临床观察以免漏诊造成不良后果。有伤口的病人，一定要经常检视伤口情况，若有大量血性渗出及坏死组织块流出，即可确诊为挤压综合征。

2. 全身表现

挤压物较重，压力较大，或者挤压时间较长，解除挤压后，受挤压肢体明显肿胀，全身代谢紊乱。可以出现中毒症状，全身无力、紧张、食欲下降、恶心、呕吐、腹胀、腹痛。病人可能由于血容量突然减少，血压下降，收缩压 70 ~ 80mmHg（9.33 ~ 10.66kPa），心率快，脉细弱，体温偏低。随着病情的发展，出现意识障碍，有的躁动不安，意识恍惚，或者呈现兴奋状态；有的表情淡漠、少语，或者呈现嗜睡状态，严重者可致昏迷。皮肤潮凉、苍白，睑结膜呈贫血样，眼窝塌陷，口渴。末梢循环差，唇指（趾）发绀，甲床血流减缓。因为严重全身感染、尿毒症、全身多脏器衰竭，抢救不及时而死亡。

3. 肌红蛋白尿

这是诊断挤压综合征的重要诊断依据之一，也是区别挤压综合征急性肾功能衰竭与一般急性肾功能衰竭的标志。伤后早期出现深褐色或酱油色尿，一般在伤肢解压 12h 达到高峰，一般经过 24h 以后尿色可逐渐转清，但仍可再出现。因此，凡疑有挤压综合征的病人应反复多次进行肌红蛋白尿定性检查。部分病人同时伴有肾区胀痛。肌红蛋白尿的病人不一定都发生急性肾功能衰竭，但若肌红蛋白尿严重，持续时间长，发生急性肾功能衰竭的机会就多。临床亦有出现短暂肌红蛋白尿后即发生急性肾功能衰竭者。因此，临床对严重挤压伤病人早期应密切观察小便情况，可留置导尿管，观察每小时尿量，尿的颜色、渗透压、pH 值等。

4. 尿量

早期尿量明显减少，每天尿量少于 400mL 为少尿，少于 50mL 为无尿。尿比重升高，尿液呈酸性。如果没有并发严重高钾血症、氮质血症或其他严重并发症，约1周后进入多尿期，尿比重下降。挤压部位发生感染、坏疽，或者并发全身感染时，已进入多尿期的病人又可复转到少尿期，或者不出现多尿期。部分病人即便进入多尿期，也可因严重全身感染、尿毒症、MODS而死亡。

5. 高钾血症

血钾浓度 >5.6mmol/L。高钾血症是少尿期病人突然死亡的常见原因。组织损伤、感染，细胞破坏，大量K^+释放入血，代谢性酸中毒K^+由细胞内逸出，肾功能障碍钾排出受阻等，都可致血钾迅速升高。

临床高钾血症可出现神志淡漠，肢体感觉异常。血中K^+浓度升高引起神经-肌肉系统的兴奋性改变，当肌细胞处于极化或者除极状态时，不能产生动作电位，出现神经-肌肉系统反应功能障碍，主要表现为肌无力和肌麻痹，通常只累及外周神经和躯干、肢体肌肉。高钾血症一般都出现室性心律不齐。严重高钾血症可因血钾突然升高而造成心脏停搏。最初心电图的心前导联出现高尖的T波，继而R波振幅降低，QRS波增宽，P-R间期延长，P波降低或消失。随着病情发展，QRST融合，形成典型的高钾血正弦波形。

6. 氮质血症

挤压伤、挤压综合征时体内蛋白质分解增加，肾功能障碍时，蛋白质的代谢产物不能经肾脏排出，潴留于血液中产生全身中毒症状。病人出现厌食、恶心、呕吐、头晕、烦躁，严重者意识障碍、抽搐、昏迷。尿素氮升高的程度并不与临床症状的严重性一致。然而，血中尿素氮升高的速度越快，病人病死率越高。

7. 代谢性酸中毒

组织因缺氧、乏氧代谢、细胞破坏等而致酸性产物增加，肾小管排酸功能障碍，出现代谢性酸中毒。血中pH值<7.35，BE、SB下降，PCO_2正常或稍降低。病人意识淡漠，疲乏，嗜睡，呼吸深而快，心率加快，腱反射减弱或消失。代谢性酸中毒还可以加重水电解质紊乱，影响机体正常代谢和生理功能，加重挤压综合征的临床症状和体征。

8. 高血磷、低血钙

肾功能障碍时，磷不能经肾脏排除，60% ~80%的磷转经肠道排出。肠道内磷和钙结合成难溶性磷酸钙，影响钙的吸收，出现低钙血症，临床表现为肌肉抽搐。低钙血症加重高血钾对心肌的毒性作用。

挤压综合征急性肾功能衰竭时，还可以合并消化道出血，ARDS，最终并发MODS，往往因抢救无效致死。因此，应充分认识到挤压伤、挤压综合征病情变化快，对机体损伤严重，治疗复杂，病死率高的特点。密切观察病情变化，及时做出诊断，是防治挤压综合征及其并发症、降低病死率的基本条件。

四、临床诊断

1. 病史

病人有躯干、四肢受重物挤压或压砸伤，以及其他可能导致肢体缺血的因素；或四肢骨折的不恰当固定、止血带使用不当和抗休克裤使用失当等病史。细致地了解病史，对挤压综合征的分析和早期诊断十分重要，尤其在发生自然灾害、重大事故时救治的是成批的创伤病人，往往容易侧重对多发伤的救治，忽略对挤压伤、挤压综合征病情的观察和诊治，为此可能招致严重后果。

2. 临床表现

根据上述挤压伤综合征特有的症状与体征。

3. 实验室检查

(1)尿比重：连续监测，若<1.018是急性肾功能衰竭的重要诊断标志。

(2)尿常规：尿液呈棕褐色或酱油色，内含红细胞、血红蛋白、肌红蛋白、色素颗粒管型，尿潜血试验阳性。特别是肌红蛋白尿阳性者即可确诊为挤压综合征。

(3)血清酶升高：由于大量肌肉坏死而导致肌细胞内的酶大量释放，谷草转氨酶可达2000U以上，肌酸磷酸激酶(CPK)高达50万U以上。血中这些酶含量的增长越快，反映肌肉缺血、坏死的程度越严重。

(4)血常规：用以估量失血、血浆成分丢失、贫血和少尿期水潴留的程度。

(5)血小板、出凝血时间：提示凝血、纤溶功能。

(6)血生化检验：包括血电解质钾、钠、氯、钙、磷，BUN，肌酸、肌酐。

(7)监测血磷、非蛋白氮、尿素氮与肌酐的比值：如果血磷/血非蛋白氮>0.05，则提示有肌肉损害，其比值>0.06则提示受压肌肉有隐匿性坏死，若血尿素氮/血清肌酐比值<10，亦有助于说明肌肉损害。

(8)其他：有关急性肾功能衰竭的一些化验检查可参阅急性肾功能衰竭。

4. 其他检查

(1)可进行动脉搏动描记图：或者血管造影，了解挤压伤肢体的血管反应和血流情况；B型超声图像显示肌肉厚度变化，有助于对肌肉损伤和反应程度的判断；肌电图检查，了解神经、肌肉的损伤情况和范围；肾脏B型超声检查，以协助了解肾脏情况。

(2)筋膜腔内组织压测定：筋膜腔内组织压>30mmHg(4kPa)，或者比舒张压低20~45mmHg(2.66~6kPa)，临床症状符合，可以诊断挤压伤。创伤休克时，较低的筋膜腔内压也可引起肌肉的灌注不良，肌肉缺血、坏死，发生挤压伤，临床应予注意。凡临床病史、症状、体征符合挤压伤、挤压综合征的诊断，而化验检查不支持时，应严密观察病情变化，连续测定筋膜腔内压。

(3)综合征的临床分型：肢体受压后伴有肌肉缺血坏死不一定都发生挤压综合征，只有肌肉缺血坏死达到一定程度时，才发生典型的临床症状。因此，临床按伤情轻重、筋膜间区肌群受累的程度和相应的化验检查结果的不同，将挤压综合征分为以下3级。

1）Ⅰ级：肌红蛋白尿试验阳性，CPK >1 万 U（正常值 130U），无急性肾功能衰竭等全身性反应，此时若不立即行筋膜间隔切开减张，病情则可能会迅速恶化。

2）Ⅱ级：肌红蛋白尿试验阳性，CPK >2 万 U，血肌酐及尿素氮升高，因有明显的血浆渗入组织间，有效血容量丢失，常出现低血压或休克，并有少尿。

3）Ⅲ级：肌红蛋白尿试验阳性，CPK 持续迅速上升，出现少尿或无尿、休克、代谢性酸中毒和高钾血症。

由此看出，Ⅰ～Ⅲ级的共有特征是均有肌红蛋白尿和 CPK 升高，因此两者是诊断早期挤压综合征的重要依据。Ⅰ级没有急性肾功能衰竭，严格地讲不能列入挤压综合征，所以有人把Ⅰ级称为筋膜间隔综合征，并将它和挤压综合征视为一个系列疾病的不同病理阶段。

五、治疗

挤压综合征的治疗，分为伤肢处理及全身治疗 2 部分。

1. 伤肢处理

（1）一般处理：对受到压砸或挤压时间较长的肢体，解除压迫后，不论有无骨折，均应暂时固定，减少活动，并严密观察有无筋膜间隔综合征发生。

（2）切开减张术：凡有明确病史，尿潜血或肌红蛋白尿试验阳性，无论其受伤时间长短，伤肢远端动脉搏动如何，只要有明显肿胀，剧烈疼痛，功能障碍，或符合诊断标准者，均应立即切开受累筋膜间隔，彻底减压，若有坏死肌肉者应一并切除，这是治疗挤压综合征的重要手段。筋膜间隔切开减张后，可以缓解间区压力，改善血液循环，打断病理改变中的恶性循环，防止肌肉神经等进一步因缺血而坏死。而且敞开伤口，随着大量组织液外渗，使组织代谢产物的一部分也随之排出，从而减轻对肾脏的毒性反应。切开减压必须充分，伤口广泛敞开，清除坏死肌肉，充分引流，并应用有效抗生素。

（3）施行截肢术的指征：①伤肢无血运或者严重血运障碍，肢体肌肉已经广泛坏死，肢体已无保留意义者；②伤肢肌肉缺血坏死后大量毒素快速进入全身，引起严重全身中毒症状，虽经减张及支持治疗但仍无好转且逐渐加重，不截肢难以挽救生命者；③伤肢肌肉大部分坏死，保留肢体也无功能，全身中毒反应明显者；④伤肢合并严重特殊感染，比如，气性坏疽等危及生命者。

2. 全身治疗

（1）补充血容量：对无明显出血，血细胞比容 >0.3 者，禁止输血，以减少钾离子及酸性物质摄入。

其具体可选用：①乳酸钠林格液或平衡盐液；②血浆、代血浆、右旋糖酐 -40 等。输液量为每 1% 受压面积输入胶体液 80～100mL，每受压 1h，补平衡盐液 3～4mL/kg，加 24h 需要量 1500mL，为伤后第 1d 补液量，以后视情调整。若已发生挤压综合征，则不能按上式补液，应控制入水量。

（2）碱化尿液和利尿：有肌红蛋白尿时，应及时给予碳酸氢钠、呋塞米和甘露醇，以碱化尿液和利尿，使尿中的酸性正铁血红素溶解度增加，有利于排出，预防肌红蛋白在肾小管沉积，保护肾功能并预防酸中毒。利尿能使肾血流量增加，尿液大量排出的同时也带出了大量毒素，一般用5%碳酸氢钠每天7mL/kg，20%甘露醇250mL，1次/6d。也可用利尿合剂或呋塞米，呋塞米可用冲击量，每次800～1000mg，即使不能逆转肾功能衰竭，也可缩短肾功能衰竭少尿期，一旦肾功能衰竭发生，可行透析疗法，此类肾功能衰竭多属于可逆性，透析后多可康复。

（3）止痛剂：适当给予有效的止痛剂。

（4）加强热量营养的支持：创伤后营养不良影响组织、器官损伤后修复，降低机体免疫反应。因此，热量和营养的补充是挤压伤、挤压综合征治疗的重要组成部分。正常人每日需要能量7531.2kJ（1800kcal），主要是葡萄糖供给。创伤后葡萄糖主要来源于蛋白质分解，能量需求往往增加100%～200%。常用的营养补充途径有胃肠道营养（口服、管饲）和静脉营养。胃肠道高价营养液（要素饮食）吸收好，为高热量、高氨基酸营养液，每日可供热量10460～12552kJ（2500～3000kcal）。静脉营养可由周围静脉输入葡萄糖、氨基酸和脂肪乳，或经腔静脉输水、电解质和高价营养物质。静脉营养液每日供氮0.2～0.24g/kg，热量167.36～188.28kJ/kg（40～45kcal/kg），氮、热比为1:627.6～836.8kJ（1:150～200kcal）。

（5）防治感染：全身感染及其并发症是挤压综合征死亡因素之一。局部组织感染，毒素吸收，组织细胞破坏加速，加重氮质血症和高血钾等急性肾功能衰竭的临床表现。治疗应保持伤口引流通畅，经常做伤口创面、血液的细菌学检查和药物敏感试验。选用敏感广谱抗生素，采取联合用药，大剂量，静脉途径给药的原则。但要避免使用对肾功能有较大影响的药物。

（6）预后：挤压伤、挤压综合征的预后取决于早期处理的效果，挤压伤早期及时减压，控制感染，创面延期、二期闭合或植皮覆盖，可完全恢复肢体功能，肢体持续缺血6h以上，肌肉变性坏死，纤维组织修复，出现挛缩，将影响肢体功能，2个月内，挛缩症状逐渐加重，此后稍有恢复，一般上肢伸肌浅层肌较屈肌深层肌恢复明显，神经亦可因缺血变性、坏死，或者瘢痕压迫，丧失功能。挤压伤早期肢体固定，恢复期可进行功能锻炼，促进功能恢复。观察半年至1年，不恢复者可考虑手术治疗，可分别采用肌腱松解延长术或肌腱转移，重建肌肉功能，根据可利用肌肉的情况，修复重要和基本的功能，关节挛缩可采用关节囊韧带松解术，挛缩肌剥离、前移，关节功能位融合术、成形术。近年采用显微血管、神经吻合，游离肌肉移植，取得满意疗效。

第七节　创伤后筋膜间隔综合征

创伤后筋膜间隔综合征（post - traumatic acute compartment syndrome，PACS）是指肢体创伤后发生在四肢特定的筋膜间隔内，以进行性血供障碍为特点的综合征。即由于各种原因造成筋膜间隔内容物的增加或间隔有效容积的缩小，使间隔内压力持续升高，血液供应明显减少或中断，造成神经、肌肉功能障碍乃至坏死的一种病理过程。

一、病因

1. 筋膜间隔有效容积缩小

(1)肢体挤压伤：当肢体遭受重物压砸并且持续时间较长时，由于压迫使筋膜间隔缩小，受压组织缺血，一旦压力解除，受压组织特别是肌肉组织将出现反应性出血、渗液及肿胀，使间隔内容物体积迅速增加，造成筋膜间隔内压力升高，发生 PACS。该病因实质上是间隔有效容积缩小与内容物体积增加双重因素作用的结果。

(2)筋膜缺损闭合失当：多数为医源性因素。常因手术过程中处理不当引起。

1)缝合过紧：选择性手术切开筋膜时不正确，或术中切去部分筋膜，结束时强张力缝合筋膜，使其容量缩小。

2)开放性损伤筋膜缺损：为达到分层缝合，关闭伤口的目的，勉强缝合筋膜，伤后组织水肿，使筋膜间隔内压力骤升，引起 PACS。

(3)外敷料包扎过紧：多为医源性因素引起，肢体骨折、外伤、手术后采用石膏、夹板外固定，或用棉垫、纱布、绷带等加缠包扎，由于使用不当，操作技术失误，观察不及时等原因，使包扎过紧，间隔容积缩小，压力升高，诱发 PACS。

(4)牵引失当：创伤后肢体严重肿胀病人，立即进行皮肤或骨骼牵引，造成筋膜间隔缩窄变小，内压增加而发病。

2. 筋膜间隔内容物体积增加

(1)肢体损伤后出血：骨折后骨髓腔大量渗血。骨膜滋养血管断裂出血、碎骨片刺伤周围血管出血以及严重砸伤、挤压伤、挫伤后持续不断地渗血和渗液等均可引起间隔内大量积血，如果筋膜间隔的完整结构未被破坏，积血无法排出，则势必增加了间隔内容物的体积，这是引起 PACS 的常见原因。

(2)筋膜间隔内毛细血管通透性增加：多为压砸伤解除后的缺血性肿胀反应、操练过度引起的肌肉疲劳损伤渗血渗液、创伤后组织细胞坏死产生的有害物质刺激、某些药物和毒素的强烈刺激，矫形手术过程中血管分支的大量结扎与过度牵扯血管主干引起的动脉痉挛等因素，直接或间接造成毛细血管通透性增加，大量体液渗漏至组织间隙，使间隔内容物体积大量增加，内压升高，诱发 PACS。

(3)毛细血管压增加：毛细血管压主要取决于全身血压、微循环血流量和阻力。由于剧烈运动，或肢体扭伤后主静脉干受压、栓塞，引起毛细血管微动脉扩张或后阻力增加，毛细血管压随之升高，体液加速外渗，筋膜间隔容积大量增加，内压升高，发生 PACS。

(4)输血、输液或注药外渗：在动脉和静脉输血输液时，因操作失当，固定不牢，观察不细，液体外漏于组织间隙，若漏至筋膜间隔内，即可造成压力升高，尤其是注射某些刺激性较大的药物外渗后，可造成毛细血管通透性增加，甚至引起组织变性与坏死，共同作用的结果使筋膜间隔内容物体积增加而诱发 PACS。

二、诊断

1. 临床表现

（1）疼痛：这是筋膜间隔综合征共有而最早的症状。疼痛发生的原因为筋膜间隔内压力升高后造成的组织缺血，尤其是对缺血极为敏感的感觉神经末梢受到刺激而引起。疼痛的特点为范围广泛，呈持续性，伴有深部胀痛感，渐呈针刺刀割样或进行性灼痛，或为走串样剧痛，严重病例常因剧烈疼痛而无法忍受。疼痛不因肢体固定或服用止痛剂而缓解。当筋膜间隔内压进一步升高，组织发生缺血变性后，神经功能即告丧失，此时肢体远端的疼痛可逐渐减轻乃至消失。

（2）肢体肿胀：表现为肢体严重肿胀，坚硬无弹性，皮肤常起水疱。肌肉坚硬似束条，严重者肌肉呈圆筒状僵硬，有人指出肌肉广泛紧张与坚硬是 PACS 早期的重要特征，而肢体失去弹性呈圆筒状僵硬为晚期肌肉变性坏死的必然特征。

（3）感觉异常：由于神经对缺血相当敏感，短时间缺血即会出现神经传导功能障碍，表现为受损神经支配区的皮肤感觉减退、消失或麻木。肢体肌肉也常因缺血而麻痹。皮肤感觉异常是紧随剧烈疼痛后出现的又一早期症状，但临床常因疼痛剧烈而忽视了皮肤感觉消失、过敏或麻木。故临床上凡怀疑 PACS 者，应全面检查受累肢体的深浅感觉。分辨觉消失、轻触觉减退或过敏，常是 PACS 的早期体征。

（4）压痛及牵扯痛：明显压痛是 PACS 的重要特点。受累肢体可呈广泛性压痛，肌腹处明显压痛及挤压痛是筋膜间隔内缺血的重要体征。病人常惧怕搬动与挤压患肢。至晚期因肌肉、神经干缺血性坏死，肢体压痛、感觉异常均可减轻或消失。

被动牵扯痛不仅是 PACS 发病的早期征象，而且也是 PACS 典型的临床表现，临床常随受累间隔的不同，被动牵扯伸肌或屈肌时出现十分敏感而广泛的剧烈疼痛，有时可有放射性剧痛，以至病人拒绝被动伸屈足趾或手指。

（5）肤色改变：PACS 的早期肢体末端潮红，皮温稍高；继而皮肤光亮菲薄，进一步发展则呈暗红色或紫暗色，皮温降低，有时可出现大理石样花斑纹并有水疱发生，最后皮肤呈皮革样改变。

（6）循环障碍：受累肢体末端早期微血管充盈基本正常，但动脉搏动减弱或消失，后期肢体末端可呈苍白或发绀，微血管充盈时间延长，动脉搏动消失。但无脉不是 PACS 的绝对指征，部分病人的肢体远端动脉搏动可能始终良好，这是因为肢体的某一间隔受累后，其他间隔情况良好或受累轻微，由于交通支的存在而使动脉搏动良好。

（7）功能障碍：主要因受累间隔内神经纤维和肌肉的缺血程度而定，早期可有肌力减退和功能障碍；晚期则发生肌肉坏死，纤维样变而造成手足畸形。

（8）全身症状：早期全身症状常不明显。多有体温升高，脉率加快，白细胞计数上升等表现，晚期则出现肌红蛋白尿，进而发展为挤压综合征。

2. PACS 的好发部位

PACS 在上肢好发于前臂掌侧及背侧筋膜间隔，下肢多发于胫后深间隔及胫前间隔，其次为胫后浅间隔。

3. 实验室检查

白细胞计数可升高，中性 0.80 左右，血沉加快，肌酐、尿素氮、血清钾、谷草转氨酶、乳酸脱氢酶、肌酸磷酸肌酶等视病情变化而异，即使升高也不能作为诊断依据，如果明显升高，并有肌红蛋白尿，尿常规发现蛋白及颗粒管型，临床上出现少尿、无尿、休克、高钾血症、酸中毒等症状者，应按挤压综合征处理。

4. 筋膜间隔压力测定

由于筋膜间隔压力增高是发生 PACS 的关键环节，因此，大多数学者推荐使用筋膜间隔压力测定作为明确诊断及手术切开减压的重要指标。有人测定，正常人休息时筋膜间隔内压力为 $0 \sim 4$ mmHg（$0 \sim 0.533$ kPa），站立时小腿前筋膜间隔内压力为 20mmHg（2.67kPa）以下。当小腿筋膜间隔内压力达到 30mmHg（4kPa）时，由于接近小动脉压力，故血流停止。所以，目前公认 30mmHg 是确诊 PACS 的临界点，超过此值，即应立即切开减压。

筋膜间隔压力测定的方法较多，目前常用的有 Whitside 针头血压计测定法、中心静脉压测定管测定法、持续灌注测定法等，可根据设备情况视情况而用。

5. 其他检查方法

（1）肌电图：PACS 发生后由于周围神经缺血性变性，因而可作为一种检查神经损害程度的手段。

（2）神经传导速度：可检查周围神经损伤情况。

（3）CT 扫描：CT 扫描方法简单、迅速、方便，无危险性，可用于明确诊断及确定缺血性肌肉坏死的定位，以利用手术减压及清除坏死肌肉，CT 扫描的效果下肢优于上肢，肢体的近端优于远端。

（4）多普勒超声检查：作为判断血管栓塞及疗效观察的依据。

（5）血流图测定：早期意义不大，晚期因间隔缺血，则显示血流量减少或断流，因此连续监测有助于对预后及治疗效果的判断。

6. PACS 的早期诊断及注意事项

（1）PACS 的诊断：PACS 的诊断贵在一个"早"字。

（2）对可能发生 PACS 的病人：应连续严密的观察。

（3）PACS 的检查：如发现与损伤不符的异常疼痛、感觉障碍、肌肉无力时，应对病人进行全面检查及连续观察，以便进一步确定诊断，及时处理。

检查项目包括：①受累肢体的每一条神经均应详细检查，尤其是两点分辨觉及触觉检查；②测定所有可能受累的肌肉；③对怀疑受累间隔应做被动牵扯试验及肌腹挤压试验；④连续检查各筋膜间隔皮肤紧张度及压痛；⑤测定筋膜间隔压力；⑥配合其他特殊检查。

（4）PACS 的早期诊断依据：①患肢挫伤或挤压时间较长；②广泛肿胀并剧烈疼痛；③触诊筋膜间隔坚硬，压痛明显；④患肢皮肤感觉异常，早期有束带感或蚁行感，渐至麻木、感觉迟钝、皮肤过敏；⑤严重的肌腹挤压痛及被动牵扯痛；⑥肢端皮温降低，颜色潮红、发绀或苍白；⑦远端动脉搏动减弱或消失；⑧足趾或手指运动功能丧失。

上述 8 条不一定同时存在，凡符合 3～4 个条件者即可诊断为骨筋膜间隔综合征。因以上②～⑤条为该证的早期表现，进一步发展则出现⑥～⑧条所述表现。所以有学者认为即使在远端动脉有搏动的情况下，也不能轻易排除筋膜间隔综合征。因为整个肢体各室不可能同时完全发生筋膜间隔综合征，且侧支循环引起的动脉搏动会形成假象，这种情况下予以严密观察尤为重要。

为了加深印象，有些学者把骨筋膜间隔综合征的主要症状与体征归纳为 5 个"P"：①由疼痛转为无痛（pain - painless）；②苍白（pallor）或发绀，或大理石花斑等；③感觉异常（paresthesia）；④肌肉瘫痪（paralysis）；⑤无脉（pulselessness）。其中①和③最重要，为早期的主要体征与症状，若 5 个"P"都出现，则治疗为时已晚。

三、治疗

骨筋膜间隔综合征的后果十分严重，轻则神经及肌肉坏死致肢体畸形及神经麻痹，而且恢复困难，严重者则发生肢体坏死。避免此种情况的唯一方法是早诊断、早治疗，如治疗及时，措施得当，则筋膜间隔内肌肉可免予坏死，神经功能可望恢复而保全肢体。

1. 一般治疗

急性筋膜间隔综合征发生时，体内产生大量毒性物质，导致代谢性酸中毒、高钾血症等，甚至发生急性肾功能衰竭。因此应配合支持疗法，包括输血、输液、纠正休克、酸中毒和高钾血症，预防和治疗肾功能衰竭，适当运用利尿药、广谱抗生素，切忌抬高患肢、局部热敷、红外线照射或按摩等，有外固定者，应立即予以解除。

2. 非手术疗法

近年来有人应用非手术疗法治疗早期筋膜间隔综合征，取得了一定疗效，但必须严格掌握适应证，并连续严密观察，一般在 3～4h 无效即应立即放弃保守治疗而行切开减压术。

（1）适应证：本疗法适用于伤后早期，肢体严重肿胀，剧烈疼痛，肢体远端牵扯痛，感觉障碍，脉搏搏动减弱或不能触及，微循环充盈时间正常或稍慢者。

（2）方法：①20% 甘露醇 250mL 快速静脉输入，中间用液体维持，2h 后再用 250mL 快速滴注，使其达到充分的利尿作用。利尿可以增加肾血流量，加速毒素排出，造成全身暂时性脱水状态，获得治疗或缓解筋膜间隔综合征的目的。②20% 甘露醇快速静脉滴注，同时肌注氢氯噻嗪 25mg，2h 后再输入甘露醇 250mL，有人曾运用此疗法治疗多例筋膜间隔综合征，用 Whitesedes 法测试筋膜间隔内压力均在 30～59mmHg（4～7.86kPa）之间，平均 40mmHg（5.33kPa），2 次治疗后症状均明显改善，肿胀消退，胫前和胫后动脉搏动均恢复，未遗留后遗症。

3. 手术治疗

手术切开是治疗筋膜间隔综合征的最有效手段，对可疑之症，宁可失之于切开过早，不可失之于延误观察。

（1）手术时机：由于筋膜间隔综合征发展迅速，后果严重，神经缺血超过8h即可造成永久性功能丧失，所以主张在发病后6~8h内立即行切开减张术，特殊病例最迟不得超过12h。

（2）手术指征：肢体严重肿胀与疼痛；筋膜间隔张力较大，肌肉压痛明显；被动牵扯肌肉时有广泛性疼痛；有或无神经功能障碍体征；筋膜间隔组织压测定≥30mmHg（4kPa）者。

（3）手术方法：主张采用局部麻醉，若需进行骨折内固定者则需行神经阻滞麻醉或连续硬膜外麻醉，严禁使用止血带。

一般选择受累筋膜间隔的长轴肿胀最严重且肌肉丰富部位做纵形切口或"S"形切口，筋膜切口与皮肤切口一致或略大，肌膜也应切开，以充分减压，切口位置：①上臂前侧沿肱二头肌长轴，背侧沿肱三头肌长轴；②前臂掌侧或背翻均取正中切口；③大腿前侧于股四头肌上，后侧于股二头肌的内侧，内侧于内收肌上，也可沿外侧纵切开；④小腿前侧沿胫前肌群，外侧在腓骨肌，后侧浅层经内侧切口于腓肠肌上，深层将腓肠肌与比目鱼肌向后牵开后做胫骨后内侧缘切开。

要求每个受累间隙均应打开，不可遗漏，要确认坏死肌肉情况，因肌肉有强大的再生能力，对怀疑者应观察暂不予切除，确已坏死者则彻底切除，术中要避开重要血管神经，止血必须充分，创面上裸露的重要血管神经和肌腱等要一期缝合，怀疑有血管扭伤者，可用温生理盐水纱布湿敷，观察肌肉颜色是否红润及渗血，若有重要血管神经损伤应及时处理。术后用盐水纱布覆盖肌肉表面13~15层，然后用大量纱垫包扎，使之起到虹吸作用，有利于渗出物的充分引流与排出。

（4）骨折固定：筋膜间隔切开减张后，骨折如何固定历来争议颇大。很多人认为骨折内固定的方式对患者恢复较好，分别进行钢针、钢板、髓内针等内固定，结果基本无感染或不愈合，功能也恢复良好。

骨折内固定的优点是：①骨折复位对合严密后减少了髓腔出血；②消除了骨折端的再移位趋势，减轻断端对组织的压迫；③简化治疗矛盾，便于后期治疗。但进行骨折内固定时必须要注意内固定的稳妥牢固，而且内固定物必须用有活力的软组织覆盖，有必要时，可暂辅以石膏托外的固定。

（5）伤口闭合：筋膜间隔切开减压是一个无菌手术，避免继发感染的主要方法是基本不更换敷料，以免污染引起继发感染，因此术后必须用大量纱布包扎，如3~5d敷料未湿透，则不更换，如有渗湿，则应在无菌条件下按术后覆盖原则覆盖。注意移除敷料时，紧靠肌肉层可不予移除，若术后4d肢体末端肿胀已完全消退，即可开始缝合伤口，一般先从两端开始，拉拢皮肤，中间不能闭合者处理如前。4d后再次打开，视消肿情况行二期缝合，仍有不能缝合的部位，若肉芽新鲜，可行植皮消灭创面或留待再次缝合。

筋膜切开发生感染的因素有2种：①更换敷料污染；②坏死组织未清除彻底。临床必须妥善预防。

第八节　创伤后脂肪栓塞综合征

创伤后脂肪栓塞综合征（fat embolism syndrom，FES）是严重创伤性休克、广泛软组织损伤，特别是多发性骨折后，骨髓腔内与其他组织的脂肪滴进入血循环栓塞于肺、脑、皮肤等器官而引起的以呼吸窘迫及中枢神经系统功能障碍为主要表现的综合征。

若伤情严重，休克时间长，发病率呈显著增高。根据创伤后死亡病例的尸解报告，脂肪栓塞率可高达 80% ~ 90%，而临床发病率仅为 7% 左右，若下肢与骨盆同时骨折者，其发病率可达 5% ~ 10%。男性多于女性，二者之比为 3:1。本病发病突然，进展迅速，病情危重，若诊断与治疗不及时，病死率可高达 10% ~ 15%。

一、病因

1. 骨折

多见于脂肪含量丰富的长骨干骨折，尤以股骨干骨折为主的多发性骨折的发生率最高。也可因骨折固定不良，整复方法粗暴，骨折端血肿压力增高，使骨髓腔内丰富的脂肪滴被挤压入损伤的小血管而进入血循环。休克时，由于局部静脉压低，脂肪滴更易进入血管内。开放性骨折由于血液外渗，局部张力低，FES 的发生率相对较低。因此，骨折后 FES 的发生与否与进入血循环的脂肪量有关。

2. 骨科手术

骨折手术并不增加脂肪栓塞的发生率，内固定手术是脂肪栓塞发生率下降的主要原因，这可能是内固定使骨折稳定，从而减少或阻止了脂肪颗粒的继续释放和游离。但也有在行髓内针固定和髋、膝关节置换术发生脂肪栓塞综合征的报道，这可能是内植物插入时因髓腔压力骤然升高，脂肪滴进入静脉所致。

3. 软组织损伤

多数由于手术或严重创伤广泛伤及含脂肪丰富的软组织，但此种原因引起的脂肪栓塞发生率远较骨折为低。

二、临床表现

1. 呼吸系统症状

病人呼吸急促，呼吸频率在 25 次/min 以上，咳嗽、咳痰（有时为血性痰）、胸闷、口唇发绀，听诊可闻及湿啰音。此类症状主要是由于脂肪栓子引起肺小动脉痉挛，肺泡血流灌注障碍所致。另外，游离脂肪酸的毒性作用以及创伤后组织释放血管活性物质导致肺间质水肿、出血和肺不张等，进一步加重了低氧血症。严重者可继发 ARDS。

2. 脑神经系统症状

取决于栓塞的程度和范围。可表现有头痛、烦躁不安、失眠、易怒、谵妄，甚至昏迷，重症病人可在数日内死亡。有的出现皮质盲、复视、去大脑强直、偏瘫，也可伴有呕吐、尿失禁及自主神经功能紊乱等症状。常在早期即出现病理性反射，脑脂栓呈弥漫性时，较少出现定位体征。因此，严重创伤或骨折病人若出现难以解释的脑神经症状即应考虑 FES。大部分病例的神经症状随低氧血症的纠正而好转，部分病人清醒后可有不同程度的失语、反应迟钝、精神异常等。

3. 出血点

FES 的病例中 50% ~60% 有出血点，是由皮肤小血管脂肪栓塞、血小板减少、毛细血管脆性增加引起。通常在伤后 24~48h 后出现，早者亦可在伤后 4~6h 内见到个别出血点，多分布在颈部、肩前、腋下、前胸和腹部等皮肤疏松部位，眼睑及结膜处也可出现。出血点小如针尖，大如粟粒，压之不消退，大部分成批出现，3~5d 即消失，少数呈一过性。出血处皮肤活检可见有脂肪栓子。

4. 心血管及血液系统表现

心率常在 100~120 次/min 以上，有时可达 140 次/min，而血压可在正常范围内。可能为肺动脉高压的反射作用和(或)冠状循环脂栓的结果。心电图显示心肌缺血和急性肺心病改变，主要表现为心动过速，心律失常，Ⅰ 导联 S 波加深，Ⅲ 导联 Q 波明显突起，T 波倒置，过渡区左移，并可出现右束支传导阻滞，尤其是伤后数日内系统观察 EKG 的变化对诊断有意义。另外，在无其他部位出血的情况下，而突然发生急剧的 Hb 下降，12h 内下降 40~50g/L 时，有临床诊断价值。

5. 发热

发热是 FES 的常见症状之一，体温在 38℃ 以上即有诊断意义，多发生于创伤后 48h 之内，几乎与脑症状同时出现。临床上凡是出现超出创伤反应和急性感染范围的不能解释的突然发热，往往提示有 FES 发生的可能。

6. 泌尿系统症状

肾脏栓塞可在尿内查出脂肪滴，由于脂肪的比重小，终末尿或导尿标本可靠性大，阳性出现早。严重的肾栓塞可引起急性肾功能衰竭。

三、临床类型

严重创伤或骨折后是否发生 FES 以及发生 FES 的严重程度，既有诸多影响因素，又有个体差异。因此，根据 FES 的临床表现，将其分为以下 3 种基本类型。

1. 典型型(完全型)

潜伏期为 12~24h，突然高热(体温 38~40℃)，伴有脉快、呼吸困难、皮肤出血点和神经系统症状，病情发展迅速，进而可发生抽搐或呼吸中枢抑制，甚至呼吸骤停，此型临床较易诊断。

2. 暴发型(急性型)

创伤后短时间清醒，不久发生精神错乱，头痛剧烈，烦躁不安，有的突然呼吸困难，高热并迅速进入昏迷状态，出现去大脑强直，眼球水平震颤后斜视，瞳孔不等大，小便失禁，双侧锥体束征，有的出现癫痫样发作或偏瘫等症状和体征。由于皮肤出血点表现不明显及肺部 X 线不典型，而常易与颅脑创伤相混淆。须注意此型会出现严重肺栓塞和急性右心衰竭，常在 1～3d 死亡，临床诊断困难，病死率高，往往要由尸体解剖证实。

3. 非典型型（不完全型）

潜伏期为 1～6d，可出现轻度发热，心动过速，呼吸略有增快等症状，或仅有轻至中度的低氧血症，大多数可自愈。此型临床最常见，但若处理不当，尤其是搬动或骨折固定不良，骨折整复方法粗暴时，可诱发为暴发型或典型型 FES。由于此类病人缺乏典型症状，极易被忽略。

在临床分类中，还将不完全型按病变部位又分为纯脑型、纯肺型、肺脑兼有型，但均少见。

四、诊断标准

1. 主要标准

诊断的主要标准为：①皮肤出血点；②呼吸系统症状。肺部 X 线片显示具有特征性的"暴风雪"样改变；③排除颅脑外伤的脑神经系统症状。

2. 次要标准

诊断的次要标准为：①动脉血氧张力呈进行性降低。若 <60mmHg(8kPa) 以下有临床诊断意义。②Hb < 100g/L。尤其是已排除体内有出血病灶者。若 12h 内下降 40～50g/L，更具诊断价值。

3. 参考标准

诊断的参考标准为：①脉搏达 100～120/min。②发热 38℃ 以上。③血小板减少。④尿脂肪滴阳性。正常尿液无脂肪滴，FES 时尿脂肪滴检出率可达 76%，主要发生在伤后 48h 内，应多次反复检查。⑤血沉增快。>70mm/h 以上才有诊断意义。⑥血清脂肪酶升高。据报道 50% 以上的病人创伤后有血脂肪酶上升的表现，自伤后 3～4d 开始；7～8d 达最高峰，因此 3～7d 内这种检查才有意义。⑦血中游离脂肪阳性。创伤病人血中游离脂肪滴发生升高，一般认为需脂肪滴直径在 10～20μm 以上才有诊断意义。

当有主要标准 2 项，或主要标准 1 项，次要标准和参考标准有 4 项以上时，均可确诊。无主要标准，只有次要标准 1 项及参考标准有 4 项以上时，应疑为隐性 FES。

五、其他检查

1. 眼底检查

检出率不高，须连续观察，如发现眼底血管内脂滴和有出血、渗血时，则有诊断意义。

2. 胸部 X 线片

肺部 X 线检查早期显示膈上升，肺门阴影呈白色扇形向外扩展，由于肺部呈间质性水肿和广泛肺泡型水肿，故全肺可呈均匀分布的网状斑点状阴影，肺纹理增粗，典型者可见 Kerley B 线、A 线及 C 线出现，肺野呈"暴风雪"样改变。晚期病变严重时则为弥漫性"毛玻璃样"阴影，乃肺泡浸润、肺水肿及肺部炎症的结果。有时 X 线片上还可见到右心影扩大。

3. 血凝块快速冷冻切片法检查

抽取病人静脉血 5mL，待血凝块收缩后，去除血清，将凝血块放于冷冻切片机上，分别在上、中、下 3 部分进行切片，厚度为 10～20μm，将制作的切片放置于玻片上，用 15% 福尔马林固定 15min，取出待干，经过 70% 乙醇后，用油红 O 染色 15min，苏木精染核 5～10s，清洗后甘油封固，镜检见到橘红色颗粒即为脂肪滴阳性，对早期诊断，特别是创伤后昏迷，而原因不能确定的病人极有价值。

六、鉴别诊断

1. ARDS

FES 是人 ARDS 的病因之一，当引起呼吸衰竭时，即可归纳为 ARDS。

2. 败血症

多见于开放性损伤后感染，不同于 FES 多见于闭合性骨折。败血症高热前常伴寒战，呈稽留热型，白细胞升高或降低，血培养可发现致病菌。FES 多为弛张热。

3. 颅脑外伤

有头部外伤史，可有典型的昏迷—清醒—再昏迷特征，第二次昏迷往往逐渐发生，而且有颅脑高压的表现，常有血压增高、心率缓慢、呼吸减慢，临终期才出现去大脑强直，腰椎穿刺、MRI、CT 等检查有阳性表现，昏迷期可以检查出局部神经体征。

七、治疗

总的原则是预防为主，如对骨折进行妥善固定，处理伤肢要轻柔，减少断端对组织的再损伤；骨折急需整复者，最好做切开复位内固定；积极抗休克治疗，补充有效血容量。一旦发生 FES，由于没有直接溶解脂肪栓子的药物，因此治疗主要采取生命支持，对症治疗，预防感染，提高血液乳化脂肪能力等措施。

1. 支持呼吸、纠正低氯血症

(1) 轻型 FFS：可用鼻管或面罩给氧，氧浓度保持在 40%～45% 较为有效，氧流量 5～8L/min，维持 PaO_2 在 70mmHg(9.33kPa) 即可，必要时可辅以间歇正压通气。治疗过程中应连续进行血气分析和肺部 X 线检查，如血氧不升高，可调整给氧量，并预防 CO_2 潴留，如仍不能奏效，有肺水肿出现时，即转入下一步治疗。

(2) 重型 FFS：可选用定容型呼吸机，频率在 12～18 次/min，潮气量 800～1000mL，气道压力 <26mmHg(3.47kPa)，FiO_2 0.4～0.6。如果 PaO_2 仍在 60mmHg(8kPa) 以下，应使用呼气末正压通气(PEEP)，PEEP 可从 4mmHg(0.53kPa) 开始，最

高可达 15mmHg(2kPa)，这是因为重病病人液体积存在肺泡内，使肺顺应性降低，A－aDO₂增大，当施行 PEEP 后，呼吸道处于正压状态，能使萎缩的肺泡重新开放，使在正压吸气时吹胀的肺泡在呼气末时不再关闭，因而增加了肺内滞留气量，提高了肺的顺应性，使氧输送恢复正常，提高换气效应，减少肺循环的血液分流，有利于制止或减轻肺水肿。

（3）气管切开：若机械通气需持续 4d 以上，则应进行气管切开，对重型病人应果断早期进行气管切开。

（4）高压氧治疗：通过呼吸纯氧，提高血氧张力，根据气体溶解定律，如果温度恒定，任何气体在血流中的溶解量与其分压成正比。因此，在高压氧的环境下吸氧，可大大提高血氧张力，增加血氧含量。在不同的氧压下，动脉血氧含量是不同的，在 2ATA 下呼吸纯氧，血浆中物理溶解氧增至 4.3%；在 2.5～3ATA 下呼吸纯氧，溶解氧提高到 5.4%～6.6%，比常压下呼吸空气时增高 17～20 倍，有利于氧从血液中向组织弥散。但高压氧治疗须视情况而定，而且个体间对高压氧的反应也有差别，临床应灵活掌握。

2. 保护脑功能

（1）头部降温：用冰帽或头颈部置冰袋降温，高热病人尤应如此。体温每降低 1℃，脑细胞代谢率可下降 6.7%，从而减轻脑缺氧状态和脑细胞损害。同时可采取人工冬眠 3～5d。

（2）脱水疗法：可以减轻脑水肿，改善颅内高压状态及脑部血液循环，一般用甘露醇 1.5～2g/kg 静滴，一般病人，可以每日 2 次。

3. 药物治疗

（1）肾上腺皮质激素：动脉血 PaO₂ < 60mmHg(8kPa)时必须应用激素，用药原则为早期用，大剂量，疗程短。可选用甲泼尼龙 125mg 首次静脉滴注，以后 80mg/6h，持续 3d，停药不需逐步减量。或静脉应用氢化可的松，第 1、第 2d 用量可达 500～1000mg，第 3d 用 300～500mg，连用 3d。在这类药物中地塞米松 20～150mg 加入 10% 葡萄糖液静脉滴注效果最好。

肾上腺皮质激素治疗 FES 的机制为：①对抗游离脂肪酸对肺实质细胞、毛细血管和肺泡膜的毒性刺激，有效降低肺部炎性反应；②可明显减少血中脂肪滴数量，直径变小，减轻肺小血管的机械性栓塞；③抑制透明质酸酶的活性，从而降低毛细血管壁的通透性，减少体液和细胞成分渗出于血管外；④稳定肺泡表面活性物质，改善气体交换，提高肺泡的氧弥散率，纠正低氧血症；⑤降低血小板聚集附着，阻止血小板在微血管内滞留；⑥抑制血管释放活性物质，减轻肺内血管和支气管痉挛，增加肺内换气与灌注比例。

应用激素后病情好转的表现：①症状较轻者，激素应用 6～8h 后，其动脉血氧张力即可上升，症状较重者，用药后 12～24h 血液氧合情况才能逐步改善，脉率减慢；②伤情较轻时用药 12～24h 后，肺部阴影可消除，伤情较重者则需 24～48h；③激素应用后 48～72h 其神经症状可基本消失。

（2）右旋糖酐 – 40：虽不具有溶解脂肪栓子的作用，但可以扩充血容量，降低血液黏稠度改善微循环，维持血管内膜的光滑完整性，防止微血栓形成。但对伴有心功能衰竭和肺水肿的病人应慎用。成人用量为 500～1000mL/d，分 2 次静脉滴注。

（3）极化液：10% 葡萄糖溶液 500mL + 胰岛素 12U + 10% 氯化钾 10mL 静滴，1 次/d可以促进脂肪代谢，减少脂肪栓塞的发生。

（4）抑肽酶：可以影响脂肪代谢，降低创伤后的一过性高脂血症，防止创伤后血管内出现的高凝状态，抑制骨折血肿内激肽释放和组织蛋白分解，减慢脂滴进入血液的速度，并有稳定血压的作用，首次剂量 20 万 U 或更大，以后给 8 万～12 万 U/d。连用 3～6d，可获良好效果。

（5）利尿药：早期应用 20% 甘露醇 250mL，与呋塞米 20～40mg 静滴，6h 交替使用。也可用依他尼酸 50mg 静滴。应用利尿药时要注意防治低钾血症，保持正常的心血管功能。利尿药应用有效的主要表现为 PaO_2 上升，肺部 X 线不良表现迅速改善。

（6）抗生素：用大剂量广谱抗生素防治创伤或肺部感染。

（7）其他药物：严重创伤后，可注射止痛剂和镇静剂以充分止痛镇静；心动过速时应用毛花苷 C（西地兰）；支气管痉挛时给予气管扩张药，如氨茶碱等；双嘧达莫（潘生丁）有抗血小板凝集，增加心排血量，扩张冠状血管和小动脉的作用，对心率和血压无影响。

第九节　创伤后多器官功能障碍综合征

多器官功能障碍综合征（multiple organ dysfunetion syndrome，MODS）是指机体遭受严重创伤、休克、感染、中毒、大面积烧伤、急诊大手术等急性损害 24h 之后同时或序贯出现 2 个或 2 个以上的系统或器官发生功能不全，即多个器官急性损伤，导致功能改变不能维持内环境稳定的临床综合征。以往称多脏器衰竭（MOF）。其原因复杂，防治困难，病死率高。根据文献报道，高危人群的发生率为 6%～7%，病死率在 70% 左右。目前国际公认 4 个或 4 个以上脏器衰竭病人的病死率仍高达 100%。

MODS 是现代外科学，特别是创伤外科学所面临的主要挑战之一。目前在外科 ICU 内，MODS 已居死因的首位，与此相关的失血性休克、DIC、脓毒血症等仍有较高的发生率，是最重要和最具威胁性的外科并发症。本病多发生于严重创伤、大手术、休克及严重感染后的第 4～5d，所涉及的系统或器官包括：心血管、呼吸、肾、肝、胃肠、代谢、凝血、免疫及中枢神经系统。虽然发生 MODS 的病因不同，但发生器官功能衰竭的顺序有较多相似性，肺常是最先累及的脏器，其次为肾、肝、消化道、中枢神经系统及心血管系统。

MODS 的发病机制非常复杂，目前认为与低灌注、内毒素、代谢障碍、免疫失调、介质、内分泌抑制、复苏治疗失当等因素有关。实质上，MODS 并非功能的完全丧失，而是功能障碍或功能不全。多年来人们在 MODS 的研究中付出了巨大的努力，对 MODS 的认识也不断得到深化。

一、病因

临床在抢救急诊危重病人中，经常面临着 MODS 的挑战，如严重感染的病人，经大剂量抗生素的应用，感染虽已控制，但却不能阻止病情恶化，最终出现 MODS；又如各种原因所致的休克状态，经抗休克措施，血压虽上升，但仍不能有效扭转休克状态；再如有些病人局部组织或器官的损伤、缺血和感染却导致远隔器官的损害，引起 MODS；还有的病人缺乏明确的感染病灶，在病程中仍发生了 MODS 等，近年来，人们对 MODS 的发病机制有了一些新的认识和进展，这对于指导临床的治疗有很重要的意义。

1. 全身性炎症反应综合征(systemic inflammatory response syndrom，SIRS)

感染因素(如脓毒症)及非感染因素(如多发性创伤、大面积烧伤、休克和坏死性胰腺炎等)均可诱发 SIRS。它是机体对外界刺激所产生的非特异性反应。MODS 的病理基础是炎症反应过度所造成的组织损伤。SIRS 和 MODS 实际上是反映同一事件的不同阶段，前者是指一个过程，后者则是指这个过程过度发展的结果，本质上仍是炎症反应。因此，从 SIRS 到 MODS 是一个连续的过程。SIRS 通过以下 3 个途径可引发 MODS。

(1)活化巨噬细胞产生促炎性细胞因子及介质：实验研究证明，持续 SIRS 的存在，可不停地刺激巨噬细胞产生促炎性细胞因子，如肿瘤坏死因子 $-\alpha$(TNF $-a$)、白细胞介素 -1(IL -1)、IL -6、IL -8 等。这些细胞因子又可诱导产生继发的炎性介质，如一氧化氮、花生四烯酸代谢产物、缓激肽、组胺等，随之激活中性粒细胞，参与组织损伤，最终导致 MODS。

(2)缺血 $-$ 再灌注损伤与微循环障碍：组织损伤后，随后出现缺血或再灌注损伤(第二次打击)，引发 MODS。在这种背景下微循环障碍可由 3 种互相重叠的机制引发，即组织细胞供氧不足(缺血)、缺血 $-$ 再灌注损伤生成有毒害作用的氧自由基，激活中性粒细胞与血管内皮细胞的黏附分子反应，最终导致 MODS。

(3)内毒素(LPS)血症：LPS 可以活化体液径路，如补体系统及凝血系统，以及活化细胞径路，如巨噬细胞及中性粒细胞等，诱发 SIRS，最终导致 MODS。上述三者既可独立发挥致病作用，也可二者或三者重叠发挥致病作用。

2. 肠屏障功能障碍

严重创(烧)伤、休克、缺血再灌注(IR)等应激状态下发生的脓毒症、多器官损害都与肠屏障功能(intestinal barrier function，IBF)障碍、肠内细菌和 LPS 易位所致的肠源性感染密切相关，是导致 MODS 的一个重要因素。肠道被认为是机体应激时的中心器官之一。

当上述因素引起组织灌注不良和较长时间肠腔内无营养底物时，具有吸收和屏障功能的肠黏膜上皮细胞表现为：①细胞萎缩。细胞紧密联结部分离、增宽及损害；②细胞功能特别是黏膜细胞功能受损或被抑制；③肠的渗透性增加；④细胞对 ATP 的利用显著降低；⑤肠黏膜具有高代谢与绒毛微血管结构的特性，因此对灌注不足特别敏感，低血容量纠正后，胃肠道血流量减少与内脏血管收缩仍将持续一段时间，可进一步加重损害；⑥高分解代谢状态时，局部产生的细胞因子与氧自由基导致肠黏膜损伤。这些因素促使 IBF 受损或障碍，肠内细菌繁殖失控，细菌和 LPS 从细胞旁通路侵入肠系膜淋巴结与门静脉循环，从而诱发 SIRS，最终发生 MODS。细菌易位与肠源性感染学说可以较好地解释一些病人没有感染但又死于脓毒症与 MODS 或 MOF 的临床现象。

3. 创伤感染

从创面菌群变化来看，革兰阴性杆菌感染率（60%）仍高于革兰阳性球菌（40%），并常有需氧菌与厌氧菌的混合感染。从近年来国内外的报道看，创伤感染常见病原菌依次为铜绿假单胞菌、大肠杆菌、变形杆菌、金黄色葡萄球菌及产气杆菌等，耐药菌株感染发生率也逐渐增多。此外，真菌感染（主要为白色念珠菌）及病毒感染（以巨细胞病毒和单纯疱疹病毒为主）的发生也有明显增加趋势。从感染途径看，内源性感染的严重性已引起人们的高度重视。这就是上面提到的肠屏障功能障碍致肠内细菌和 LPS 易位而引发全身感染。

革兰阴性杆菌感染及其内毒素造成的脓毒性休克（septic shock，SS）是临床最常见的。其对组织或器官造成损害的机制，目前认为是炎症介质连锁反应机制，分为以下 3 个阶段。

（1）启动阶段：革兰阴性杆菌感染时机体受到完整细菌及生长过程中释放的 LPS 的直接攻击，即使应用抗生素杀灭细菌，仍可释放大量 LPS，甚至血浆内和脑脊液中的 LPS 水平呈急剧上升。LPS 与内毒素结合蛋白（LPB）结合形成复合物，与吞噬细胞表面受体 CD_{14} 结合，激活吞噬细胞，导致大量炎症介质释放。LBP 与游离 LPS 结合形成的复合物，比 LPS 毒性更高，其刺激吞噬细胞释放 TNF_a 的能力是 LPS 单独刺激的 1000 倍。因此，LPS 是炎症连锁反应最常见、最重要的启动因素。

（2）细胞因子生成阶段：LPS‐LBP 复合物与 CD_{14} 结合后，激活吞噬细胞，释放多种细胞因子，如 TNFα、IL‐1 等。体外实验发现，LPS 刺激后，TNFα 基因转录效率增加 3 倍，RNA 稳定性明显增高，RNA 水平增加 100 倍，其翻译和释放则增加 10000 倍以上。

（3）炎症介质连锁反应阶段：TNFα 能迅速刺激其他炎症介质的释放，引起机体过度炎症反应或称瀑布样炎症反应（cascade），TNFα 是最早释放的在炎症反应中起关键作用的细胞因子。严重感染时炎症介质瀑布样连锁反应一旦被激活，连锁反应就会逐级放大，导致大量介质的激活，诱导组织细胞损害，最终发生 MODS。

4. 创伤后免疫功能障碍

近年来，随着人们对复苏理论的认识和创伤急救技术的提高，严重创伤（包括烧伤）的早期病死率已明显下降，而创伤治疗后期因感染直接导致死亡的病例则相对升高，约占治疗后期病死率的 70% ～ 80%。以后逐步认识到，创伤后免疫功能障碍是导致感染的主要原因。实际上，早在 20 世纪 70 年代人们就注意到，创伤后机体免疫反应受抑制的现象，包括白细胞趋化能力减退，吞噬杀菌功能降低，粒细胞呼吸爆发功能下降，单核‐巨噬细胞功能减退，B 淋巴细胞合成抗体水平和 T 淋巴细胞刺激转化受抑等。研究表明，创伤后免疫功能障碍的现象中，细胞介导的免疫反应抑制明显于体液免疫反应。

创伤后免疫功能障碍的可能机制有以下几点。

(1)应激激素：创伤后机体可分泌多种应激激素，肾上腺皮质激素是一种免疫抑制剂，创伤后体内肾上腺皮质激素水平明显升高，可使各种免疫细胞数量减少；T淋巴细胞对抗原的反应能力减弱，分化增殖能力降低；通过干扰淋巴毒素对靶细胞的作用，而降低T细胞的细胞毒作用；大剂量肾上腺皮质激素可抑制B淋巴细胞产生免疫球蛋白，并促进IgG抗体的分解代谢；它还可抑制单核巨噬细胞的功能，对中性粒细胞的趋化、吞噬、代谢激活及杀菌等功能有抑制作用。动物实验表明，伤后10min，血中肾上腺皮质激素水平是致伤前的4倍，伤后1h为5.7倍，伤后6h水平已有所下降，但仍为伤前的2.3倍。

(2)前列腺素(PG)：PG对免疫系统起着重要的调节作用，PG的负调节作用可能通过2条途径，一是激活、诱导抑制性T淋巴细胞；二是诱导产生有抑制作用的可溶性因子。在PGE_2的诱导下，小鼠脾细胞能产生2种抑制因子，分别称为PG诱导的T细胞抑制因子和$_\beta$T抑制因子，它们都能非特异性地抑制T细胞和B细胞对抗原刺激的增殖反应，机体创伤后PGE的分泌明显增加，这可能对免疫功能障碍的发生起重要作用。

(3)免疫抑制因子：1977年Hakim证实了在烧伤血清中存在着一组导致机体免疫受抑的物质，1981年Wolfe发现将烧伤小鼠免疫抑制性血清注入正常小鼠体内可在脾诱发出现免疫抑制性细胞。由此证明，血清中确实存在着诱导抑制性细胞功能增强，并导致细胞免疫功能障碍的物质。1986年Ozkan等成功地从烧伤血清中分离出一组免疫抑制物，这些物质具有4个基本特点，分子量介于4~10kD之间；为蛋白、多糖及脂类的复合物；其作用不为胰蛋白酶、DNA酶及RNA酶等失活，对酸(pH2.0)及热(56℃，30min)稳定；无细胞毒性作用。因此，免疫功能障碍是发生MODS的重要危险因素之一。

5. SIRS/CARS 失衡

1996年Bone针对感染或创伤时，导致机体免疫功能降低的内源性抗炎反应，提出了代偿性抗炎反应综合征(compensatory antiinflammatoryre - sponsesyndrome，CARS)的概念。CARS以机体免疫功能低下为特征，但临床难以判断。为了使CARS应用于临床，1997年Bone提出CARS的诊断标准，即外周血单核细胞表面HLA - DR的表达量低于30%，而且伴有炎症性细胞因子释放减少。同时，Bone指出，如果病人同时存在SIRS和CARS，则诊断为混合性炎症反应综合征(mixed antagonistic response syndrome，MARS)。CARS诊断标准有利于对炎症反应状态的判断，使SIRS/CARS失衡理论应用于临床。

SIRS/CARS失衡导致MODS的发展过程可分为以下3个阶段。

(1)局限性炎症反应阶段：局部损伤或感染导致炎症介质在组织局部释放，诱导炎症细胞向局部聚集，促进病原微生物清除和组织修复，对机体发挥保护作用。

(2)有限全身炎症反应阶段：少量炎症介质进入循环诱发SIRS，诱导巨噬细胞和血小板向局部聚集。同时，由于内源性抗炎介质释放增加导致CARS，使SIRS与CARS

处于平衡状态，炎症反应仍属生理性，目的在于增强局部防御作用。

（3）SIRS/CARS 失衡阶段：表现为两个极端，一是大量炎症介质释放入循环，刺激炎症介质瀑布样释放，而内源性抗炎症介质又不足以抵消其作用，导致 SIRS；二是内源性抗炎症介质释放过多而导致 CARS。SIRS/CARS 失衡的后果是炎症反应失控，使其由保护性作用转变为自身破坏性作用，不但损伤局部组织，同时打击远隔器官，导致 MODS。因此，恢复 SIRS 和 CARS 的动态平衡可能是 MODS 治疗的关键。

二、临床表现

MODS 的临床表现很复杂，在很大程度上取决于器官受累的范围及损伤是由一次打击还是由多次打击所致。MODS 临床表现的个体差异很大，一般情况下，MODS 的病程为 14～21d，并经历 4 个阶段，包括休克、复苏、高分解代谢状态和器官衰竭阶段。每个阶段都有其典型的临床特征，且发展速度极快，病人可能死于 MODS 的任一阶段（表9－4）。

表9－4 多器官功能障碍综合征的临床分期和特征

项目	第1阶段	第2阶段	第3阶段	第4阶段
一般情况	正常或轻度烦躁	急性病容烦躁	一般情况差	濒死感
循环系统	容量需要增加	高动力状态，容量依赖	休克，心排血量下降，水肿	血管活性药维持血压，水肿，SvO_2下降
呼吸系统	轻度呼吸性碱中毒	呼吸急促，呼吸性碱中毒，低氧血症	严重低氧血症，ARDS	高碳酸血症，气压伤
肾脏	少尿，利尿反应差	肌酐清除率下降，轻度氮质血症	氮质血症，有血透指征	少尿，血透时循环不稳定
胃肠道	胃肠胀气	不能耐受食物	肠梗阻、应激性溃疡	腹泻，缺血性肠炎
肝脏	正常或轻度胆汁淤积	高胆红素血症，PT延长	黄疸	转氨酶升高，严重黄疸
代谢	高血糖，胰岛素需要量增高	分解代谢，高血糖	代谢性酸中毒	骨骼肌萎缩，乳酸中毒
神经系统	意识模糊	嗜睡	昏迷	昏迷
血液系统	正常或轻度异常细胞增多或减少	血小板降低	凝血功能异常	不能纠正的凝血障碍

尽管 MODS 涉及面广，临床表现复杂，但 MODS 具有以下显著临床特征：①发生功能障碍的器官往往是直接损伤器官的远隔器官；②从原发损伤到发生器官功能障碍在时间上有一定的间隔；③高排低阻的高动力状态是循环系统的特征；④高氧输送和

氧利用障碍及内脏器官缺血缺氧，使氧供需矛盾尖锐；⑤持续高代谢状态和能源利用障碍。

三、MODS诊断

MODS的诊断应包括诱发因素＋SIRS＋多器官功能障碍，即：①存在严重创伤、休克、感染、延迟复苏以及大量坏死组织存留或凝血功能障碍等诱发MODS病史或病症；②存在SIRS、脓毒症或免疫功能障碍的表现及相应的临床症状；③存在2个以上系统或器官功能障碍。

1. SIRS的诊断标准

SIRS的主要临床特征是继发于各种严重打击后出现的持续高代谢、高动力循环状态以及过度的炎症反应。持续高代谢表现为高耗氧量、氧耗与氧输送依赖、通气量增加、高血糖、蛋白质分解增多、负氮平衡及高乳酸血症等；高动力循环状态表现为高心排血量，低外周血管阻力；过度炎症反应除全身炎症的临床表现外，还包括多种细胞因子及炎性介质的失控性释放。关于SIRS的临床诊断标准，AC－CP/SCCM在1991年芝加哥会议上已经提出，符合下列2项或2项以上者，临床诊断为全身炎性反应综合征。

(1)体温：>38℃或<36℃。

(2)心率：>90次/min。

(3)呼吸：呼吸频繁>20/min或$PaCO_2<32mmHg(4.26kPa)$。

(4)白细胞：外周血白细胞>$12×10^9/L$或<$4.0×10^9/L$或幼稚杆状核白细胞>10%。

我们根据近年来国内外的研究结果，再推荐有关SIRS的其他临床和实验室监测指标谨供参考。

高代谢指标：DO_2增高，VO增高，VO_2对DO_2依赖，高血糖，高乳酸，低蛋白血症负氮平衡，酮体比率增高，支链氨基酸/芳香族氨基酸下降。

高动力循环指标：高排低阻，胃肠pH下降。

全身炎症反应指标：急性期蛋白(如CRP)增高，内毒素增高，TNF、ILs、PGs、PAF、NO等增高。

2. MODS的诊断标准

目前任何一个MODS的诊断标准，均难以反映器官功能衰竭的全部病理生理内涵，也容易将MODS看作是功能障碍或功能衰竭器官的简单叠加，而忽视了MODS的病理机制以及器官之间互相作用的重要性。存在的这些问题还有赖于经过长期更全面、更深入的临床与实验研究来加以解决，最终达到统一诊断标准的目的。

以下诊断标准(表9-5)是有关研究工作者于1997年修正的Frv-MODS诊断标准。该标准结合国际常用的标准，几乎包括了所有可能累及的器官和系统，较为简捷明了，增加了临床的实用性。

表 9 – 5 MODS 诊断标准

系统和器官	诊断标准
循环系统	收缩压 <90mmHg(12kPa)，并持续 1h 以上，或需要药物支持才能使循环稳定
呼吸系统	急性起病，动脉血氧分压吸入氧浓度(PaO$_2$/TiO$_2$)≤200mmHg(26.66kPa)(无论有否应用 PFEP)，X 线正位胸片见双侧肺浸润，肺动脉嵌顿压 ≤18mmHg(2.4kPa)或无左房压力升高的证据
肾	血肌酐 >176.8μmol/L 伴有少尿或多尿，或需要血液净化治疗
肝	血胆红素 >34.2μmol/L，并伴有转氨酶升高，大于正常值 2 倍以上，或已出现肝昏迷
胃肠	上消化道出血，24h 出血量超过 400mL，或胃肠蠕动消失不能耐受食物，或出现消化道坏死或穿孔
血液	血小板 <50×10^9/L，或降低 25%，或出现 DIC
代谢	不能为机体提供所需的能量，糖耐量降低，需要用胰岛素，或出现骨骼肌萎缩、无力等表现
中枢神经系统	格拉斯哥昏迷评分 <7 分

四、MODS 评分标准

MODS 的计分法是定量、动态评价 MODS 病理生理过程的较理想手段，简捷准确是体现计分法标准是否实用的关键。通过每日做 MODS 评分，可对 MODS 的严重程度及动态变化进行较客观的评估。MODS 分数与病死率呈显著正相关(表 9 – 6、表 9 – 7)，对临床 MODS 的预后判断具有指导作用。创伤严重程度评分(ISS)和脓毒症严重程度评分(Elebute – stoner)也常作为评价器官衰竭和脓毒症严重程度，进行早期诊断的一种有用的方法。但由于评分的方法和标准差异较大，仍有待于进一步统一和完善。

表 9 – 6 MODS 计分法评估系统

器官或系统	器官评分				
	0	1	2	3	4
肺(PaO$_2$/FiO$_2$)	>300	226~300	151~225	76~150	≤75
肾(血清肌酐 1μmol/L)	≤100	101~200	201~350	351~500	>500
肝(血清胆红素，μmol/L)	≤20	21~60	61~120	121~240	>240
心脏(PAR*，mmHg)	≤10	10.1~15	15.1~20	20.1~30	>30
血液(血小板，×10^9/L)	>120	81~120	51~80	21~50	≤20
脑(格拉斯哥昏迷评分)**	15	13~14	10~12	7~9	≤6

注：*，PAR(pressure adjustedheart rate)，压力校正心率 – 心率×右房压(或中心静脉压)/平均动脉压。

　*＊，如应用镇静药或肌松药，除非存在神经功能障碍的证据，否则应视作正常计分。

　1mmHg = 0.133kPa。

表 9-7　MODS 评分与预计病死率

MODS 评分	预计病死率/%
0	2
9 ~ 12	25
13 ~ 16	50
17 ~ 20	75
>20	100

近年来，在实验室早期诊断 MODS 方面致力于寻找能反映器官功能障碍或提示器官损伤的有早期预警意义的指标，这些指标一般都是测定一些器官的标志酶或特定的代谢物质，以下是目前已提出的几种。

1. 诊断肺损伤的指标

血管紧张素转换酶和凝血因子Ⅶ相关抗原。

2. 反映心肌损伤的指标

心肌酶谱测定。

3. 反映肝功能的指标

前清蛋白和视黄醇结合蛋白、胆红素的亚成分、吲哚氰绿（IGG）清除试验、苯丙氨酸以及酮体比例。

4. 反映肠黏膜损伤的指标

双胺氧化酶（DAO）、D - 乳酸、乳果糖/甘露醇通透试验以及胃、肠黏膜内 pH 测定。

5. 与代谢有关的指标

白介素Ⅰ、3 - 甲基组氨酸、支链氨基酸与芳香族氨基酸的比值、组织氧供等。

6. 与过度炎症和免疫反应有关的指标

C_3 和 C_5、TNF、IL - 6、IL - 8、IL - 10、新蝶呤和 PGE_2 等。上述物质的检测和综合评定有助于 MODS 的早期诊断，但它们对于 MODS 的预警价值尚有待于大量 MODS 的病例来验证。

五、治疗

MODS 早期阶段的病理生理过程往往是可逆的，故特别强调早期治疗的重要性。尽管如此，一旦 MODS 发生，现有治疗方法仍很难奏效，病死率仍然很高。因此，临床应以预防 MODS 的发生作为理想的防治目标。

1. 高危病人的监测与评估

对严重创伤、大面积烧伤、严重感染及败血症、大手术后的病人，应严密监测体温、呼吸、心率、血压、尿量、电解质浓度、心电图、动脉血气、肝肾功能、凝血及纤溶系统指标等，及时观察病情发展。

维持有效血容量，保持电解质及酸碱平衡，纠正贫血及低蛋白血症、脱水或水肿等不利因素，给予合理的营养支持。避免各种临床失误，有条件者应监测 PAWP，以动态观察右房压、肺动脉楔压和心排血量，指导输液。

评估器官功能，详细检查与监测各脏器系统功能，对有可能发生功能衰竭的器官系统，给予积极的支持治疗，已经证明，酌情推迟择期手术和某些急诊手术的时间，同时有效地改善、加强或支持器官功能，可降低手术后 MODS 的发生率及病死率。

2. 控制原发病

控制好原发病是 MODS 治疗的关键。由于严重创伤、休克、感染、持续炎症状态是发生 MODS 的最常见和最重要的危险因素，所以应先予以控制和有针对性地处理。

(1)及时处理创伤及感染：创伤病人应彻底清创，正确判断和处理大伤口创面的邻界生机组织，必要时扩大清创，预防感染。凡疑有感染者，应及早应用 B 超、造影、CT 或放射性核素扫描等检查手段进行感染灶定位(如腹腔脓肿)，并及时彻底清除脓肿及坏死组织、通畅引流、控制感染，以阻断持续的炎症反应，从而减轻白细胞系统的激活。

(2)抗生素的应用：创伤病人清创术后应常规应用抗生素以预防感染。已发生感染者，强调根据细菌培养及药敏试验结果选择安全有效的敏感抗生素，尤其是选择对多种细菌有效的广谱抗生素。对提示有厌氧菌感染者应早期使用甲硝唑。

(3)选择性清洁肠道：可口服肠道不易吸收的抗生素，同时注意保持排便通畅，大便干燥时，可根据情况采取灌肠或口服泻剂，以减少肠道内细菌繁殖及毒素产生。

3. 休克复苏

(1)补充血容量：早期纠正微循环灌注不足是预防 MODS 的重要措施，至少要维持 $PaO_2 \geqslant 60mmHg(8kPa)$，血氧饱和度 $\geqslant 90\%$，适当补充胶体液可迅速恢复血容量，消除或控制末梢水肿，纠正酸中毒，但胶体液在预防 MODS 的优势尚未被完全证实，补液量仍起关键作用。

(2)血管活性药物：小剂量的盐酸多巴胺$[<2\mu g/(kg \cdot min)]$可以选择性地增加肾和肠系膜血流量；多巴酚丁胺有较好的正性肌力和扩张血管作用，可以增加心排血量及降低肺血管阻力，还可根据病情选用其他血管活性药物。

4. 器官功能的早期支持与调理

早期进行器官功能支持与调理是防治 MODS 的关键，其目的是为组织器官提供营养物质和能量，支持或改善组织器官的结构功能，防止细胞代谢紊乱，参与调控免疫功能，尽可能减少器官功能障碍的发生。

(1)呼吸支持：正常生理情况下，组织的氧耗量不决定于其氧供量。但在脓毒性反应、ARDS 和 MODS 时，氧耗量则与其氧供量密切相关。纠正组织缺氧的主要手段应包括增加全身氧输送、降低组织氧耗量、改善组织细胞利用氧的能力以及改善内脏器官血流灌注等。提高氧输送是改善组织缺氧最可行的手段之一，主要采取支持动脉氧合，支持心排血量及支持血液携氧能力的方法。根据近年来对创伤危重病人的研究证明，维持心排血指数 ≥4.5L/(min·m^2)，氧传递在 600mL/(min·m^2)，氧消耗在 170mL/(min·m^2)，可望提高 MODS 生存率。一旦发生呼吸功能衰竭，应及早行气管内插管或气管切开，辅以人工呼吸。可根据情况采用持续气道正压通气(CPAP)、间歇指令通气(IMV)、间歇辅助通气(IAV)和高频通气(HFV)，从而避免人工通气对其他系统器官的功能损害。完全的人工通气建议采用呼气末正压通气(PEEP)、高频正压通气(HFPPV)及反转率通气(IRV)，完全机械控制通气的目的在于增加功能性残气量，纠正通气 - 血流比率失衡，使塌陷肺泡再次膨胀，提高动脉血氧饱和度。如呼吸衰竭仍不能改善，宜选用体外循环环膜式氧合法(ECMO)。

(2)循环支持：目的在于维持心脏前负荷及动脉压在正常范围。通过连续监测(CVP)及 PAWP 以了解循环功能状态，根据监测结果确定治疗方案，可输入新鲜血液、平衡盐液和胶体液。维持 CUP 0.784 ~ 0.98kPa(8 ~ 10cm H$_2$O)，PAWP 在 Hb120 ~ 130g/L。随后可输新鲜血浆。循环容量不足纠正后，心排血量未改善者，可用多巴胺静滴，以增加心肌收缩力，增加心排血量，改善肾和肠系膜的血流量；也可选用多巴酚丁胺，使心肌收缩力增强和心排血量增加。

(3)代谢与营养支持：代谢与营养的支持十分重要，特别是代谢支持的新概念指明了从代谢水平处理 MODS 的方向，虽然它不能从根本上治愈 MODS，但可为其恢复赢得时间。MODS 时机体处于高度应激状态，导致出现以高分解代谢为特征的代谢紊乱。治疗中不宜采用惯用的 TPN 方案，否则病情反而恶化，二氧化碳生成增加，呼吸通气负担加重；过多的葡萄糖输入可损害肝功能，甚至出现高渗性非酮症性昏迷。

代谢支持着重在支持器官的结构和功能，推进各种代谢通路，减少葡萄糖的负荷，增加脂肪和氨基酸的供应。葡萄糖供应控制在 <200g/d；蛋白质供应比常人高 1 倍，为 1.5 ~ 2.5g/kg；40% ~ 50% 的热量主要由脂肪提供，非蛋白质热量 <146.44kJ/(kg·d)[35kcal/(kg·d)]，非蛋白质热量与氮的比例为 418.4kJ:1g(100kcal:1g)。可加用谷氨酰胺以支持肠细胞，加入精氨酸以支持免疫系统。所用的氨基酸比例也应注意，因为在 MODS 时芳香族氨基酸(AAA)不能被肝利用以合成蛋白质，可用支链氨基酸(BCAA)代替，45% BCAA 氨基酸混合液可取得改善营养的良好效果。如血尿素氮或肌酐增加，只要尿量不少，不是限制蛋白摄入的充分理由。同时适量补充微量元素和维生素。输液时须加强临床观察，防止出血倾向和心力衰竭等并发症的发生。

近年来主张营养支持时应首选肠内营养(enteral nutrition，EN)，EN 有利于预防肠黏膜萎缩，保护肠黏膜屏障功能，食物中的某些营养素(谷氨酰胺等)可直接被黏膜细胞利用，有利于其代谢和增生。EN 无严重并发症，也是其明显的优点。肠内营养的适应证是：①胃肠功能正常，但营养物质摄入不足或不能摄入者。如昏迷病人(脑外伤等)、大面积烧伤、复杂的大手术后及危重病症(非胃肠道疾病)等。这类病人胃肠道功能基本正常，应尽量采用肠内营养支持。②胃肠道功能不良者。例如，消化道瘘、短肠综合征等。消化道瘘者所用的 EN 制剂以肽类为主，对消化液分泌的刺激作用可减轻。营养液最好能输至瘘口的远端肠道，或采取措施将肠外瘘的瘘口暂时封住。若 EN 溶液输入后使肠瘘引流大量增加，则得不偿失，应调整措施，或改用肠外营养。急性坏死性胰腺炎的病程很长，在病情稳定后(约发病后 3~4 周)，可经空肠造口术放置的瘘管输入 EN 制剂。由于营养液不经过十二指肠，因此不会刺激胰液分泌而使病情加重。EN 的应用可避免肠外营养所致的并发症，可防止肠屏障功能损害及细菌移位的发生；③胃肠功能基本正常但伴其他脏器功能不良者，例如，糖尿病或肝、肾功能衰竭者。原则上，只要胃肠功能基本正常，这类病人仍然属于 EN 的适应证。EN 引起糖尿病人的糖代谢紊乱的程度比肠外营养轻，容易控制。EN 用于肝、肾衰竭者，虽对肝肾功能影响较小，但因这类病人往往伴有不同程度的胃肠功能不良，对肠内营养的耐受性较差，因此以减量使用为宜。

关于使用拮抗分解激素和刺激合成激素为主要内容的代谢调理方法，可以改善人体对疾病的反应，抑制分解激素的作用而达到保存蛋白质的目的，已证实重组人体生长激素可改进代谢亢进病人的节氮反应，生长抑素可以显著减少净蛋白丢失，拮抗细胞因子的药物也已用于控制和减轻高分解代谢的治疗。但确切的疗效还有待于临床证实。

(4)肾支持：维持有效的循环血量、心排血量、肾血流量和尿量。并注意监测肾功能、尿量、尿成分(尤其是尿钠浓度)等。血容量补足后，早期给予利尿药。创伤后少尿或无尿的病人，早期使用透析疗法，预防尿毒症的发生。同时注意避免使用各种可能损害肾功能的药物。

(5)肝支持：无特异性方法。维持有效循环有助于预防肝细胞损伤和维持正常肝功能，合理的营养支持可为肝脏提供维持其功能所需要的基质。

(6)胃黏膜支持：采取持续胃肠减压防止胃扩张或肠胀气；用抗酸剂来维持胃液的 pH 值≥4.0，有预防应激性溃疡出血或穿孔的作用，也可预防性地应用西咪替丁以抑制胃酸分泌；出现应激性溃疡出血或穿孔时，须外科手术治疗，不宜等待。

(7)免疫功能支持：早期进行免疫支持是预防 MODS 的有效措施，主要为加强营养、促进免疫蛋白合成及实施综合性免疫治疗，包括接种卡介苗、短小棒状杆菌菌苗、使用左旋咪唑、转移因子、胸腺素、干扰素、补充免疫球蛋白等。

5. 抗凝治疗

DIC 是 MODS 最严重的征象，早期采取有效措施预防其发生具有特殊的重要性。小剂量肝素(每天 1 万 U)皮下注射，不但可以防止凝血因子的消耗和微血栓的形成，还能阻止病情发展。对已发生血栓的治疗则须采用较大常规剂量的肝素，还可酌情补充凝血因子，使用右旋糖酐 -40 等。

6. 抗炎性介质治疗

是根据细胞因子等介质在 MODS 发生中的作用所采用的减少其有害影响的方法，针对炎性介质释放及其生物效应的治疗包括 2 个方面：①消除炎性介质释放的诱因；②阻断炎性介质释放后的影响。前者包括积极有效地清创引流和合理使用抗生素；后者主要使用各种拮抗药和抑制药。

（1）抗内毒素：可以降低革兰阴性菌脓毒症病人的病死率，使用抗体中和内毒素后可以减少炎症反应的损害。多黏菌素结合纤维（PMX - F）治疗犬内毒素性休克效果良好，半乳糖有直接对抗内毒素的作用，抗脂多糖抗体可迅速降低血浆内毒素浓度，并已应用于临床。

（2）抑制和阻断介质：重组人体抗体（肿瘤坏死因子抗体）对革兰阳性和阴性菌感染，或伴有巨噬细胞活跃的非细菌性炎症均有作用，但必须在发生损害之前或发生时即刻应用。另一种方法是阻断靶细胞的受体，不使之与相应的细胞因子结合，如应用IL - 1 受体拮抗药先与 IL - 1 受体结合，可以达到上述目的。TNF 单克隆抗体和布洛芬（Ibuprofen）、吲哚美辛（Indometacin）等非类固醇类抗炎药物已用于治疗 ARDS。已酮可可碱能拮抗包括 TNF 在内的一些介质。抗脂多糖单克隆抗体和庆大霉素均能在感染的早期抑制血循环中 TNF 的活性。

（3）作用于效应器的治疗：嗜中性白细胞氧化剂、蛋白酶或黄嘌呤氧化酶生成剂均可防止或限制嗜中性白细胞与内皮细胞的相互作用，CD Ⅱ/18 可以防止嗜中性白细胞的黏附。抗 E - LAM - 1 或抗 ICAM - 1 抗体可作用于内皮细胞。环氧化酶阻滞药、钙通道拮抗药以及多种免疫协调剂等尚在试用中。

（4）抗氧化剂和氧自由基消除剂：黄嘌呤氧化酶（XO）抑制剂在临床上已用于治疗ARDS，为抗休克和再灌注损伤后 MODS 的治疗开创了新的途径。二甲基亚砜、甘露醇、过氧化氢酶、谷胱甘肽、β - 胡萝卜素、维生素 C、维生素 E、过氧化物歧化酶（SOD）和别嘌醇等均能防止或减轻组织的再灌注损伤，其中对后两者的应用已积累了不少经验。

虽然抗炎性介质治疗的各种方法已开始应用于临床，但仍存在着许多问题。尽管如此，根据脓毒综合征生物学知识的归纳和应用阻断疗法在脓毒性反应中涉及的特殊介质的各种药物的临床及试验结果证明，介质疗法产生期望的生物学效应是可能的，也为治疗 MODS 开创了新途径。

第十章

●●●●●●

创伤后的组织修复与再生

第一节　创伤修复与组织再生概述

一、概述

自从人类开始漫长的进化过程，创伤与创伤修复就伴随而来。而生产力的发展，特别是近代工业社会的进步，生产形式的多样化，致伤原因的增加，导致创伤发生的数量与形式都明显增加，甚至变得更为复杂和严重。创伤修复的水平也伴随科技的发展不断进步。从最早自发性的、潜意识下的促愈，到寻找到真正有助修复的材料与方法，特别是分子生物学的迅速发展、高新技术的应用和学科间的相互渗透，创伤修复的研究已从单纯对伤后形态学、病理学、生化变化的研究发展到细胞、分子活动及基因水平改变的研究。

创伤后的组织修复是生物进化过程中机体所获得的一种自我保护机制，在损伤因子的刺激下，机体调动一切可能的手段，使损伤组织得以修复。[1] 创伤修复的整个过程由细胞、细胞因子、细胞外基质等共同参与完成，并在机体网络信号的调控下呈现高度的有序性、完整性。它涉及发育、遗传、细胞生物学、分子生物学、生物材料学和临床医学等多学科的综合性研究领域。随着相关学科领域研究方法与思路的不断拓展与完善及研究成果的不断涌现，促进了创伤修复与组织再生领域的发展，其研究重点也从单纯追求愈合速度逐渐转变为重视愈合质量，并更加重视功能的恢复与组织的重建。

组织再生的研究历史悠久而漫长。自 16 世纪开始有人比较系统地从事这方面的探索。最早是瑞士科学家 Abraham Trembley 研究水螅被切成片状后的再生过程。之后研究了包括蝾螈以及斑马鱼（zebrafish）在内的多种动物。20 世纪 80 年代以来，科学技术的发展和现代高新技术在生物医学领域的应用，不仅给再生医学注入了新的活力，同时也对再生医学的发展提出了更新更高的要求，即人类要真正实现高等动物受创后组

---

① 刘毅. 国内创伤修复与组织再生领域的研究进展[J]. 中国美容医学，2007，16(1)：5-7.

织结构和功能的完全修复和再生。组织再生的生物学基础是修复细胞增殖、分化与有序的调控。目前在人类实现组织和器官再生的三大要素中，修复细胞、修复环境以及调控因素与手段等均还存在大量没有解决的科学问题，严重阻碍了再生医学的发展。

二、基本概念

组织修复或创伤愈合是指外伤或其他疾病过程造成组织缺损（伤口、创面等）后，局部组织通过增生或再生方式来进行修补的一系列复杂的病理生理过程，本质上它是生物在长期进化过程中所获得的一种保护与更新方式的具体表现。[①] 目前在创伤领域，组织修复与愈合是一个混用的名字，并无人刻意将其区分。但从内容上来讲，愈合强调组织修复（愈合）发生时自身一系列的病理生理过程，而修复的含义则更广些，除这些基本的病理生理过程外，还包括许多在处理创面过程中的人工技巧等，如对缺损创面采用手术方式修补的方式方法等。尽管不同组织遭受创伤后都有各自的修复特征与规律，但软组织特别是体表软组织创伤后的修复过程与规律则最具代表性，是目前人们研究最多的一类组织修复形式。在整个创伤修复的理论体系中涉及许多概念，下面我们就一些基本概念做简单介绍。

1. 创伤（trauma）

经典的创伤概念是指机体遭受机械力的打击后造成的局部组织破坏和可能发生的全身反应。它包括挤压伤、切割伤、火器伤以及烧伤等。近年来，随着人口老龄化以及以糖尿病为首的代谢性疾病的不断增加，由疾病导致的创面也日益增多。因此，从现代来看，这些由疾病并发症所致的创面也当归入创伤之列。

2. 创面愈合（wound healing）

创面愈合概念主要强调机体自身参与组织修复的能动过程。它是指由于致伤因子的作用造成组织缺失后，局部组织通过再生（regeneration）、修复（repair）、重建（reconstruction），进行修补的一系列病理生理过程。创面愈合本质上是机体对各种有害因素作用所致的组织细胞损伤的一种固有的防御性适应性反应。这种再生修复表现在丧失组织结构的恢复上，也能不同程度地恢复其功能。丢失的组织细胞的修复可以是原来组织细胞的"完全复原"，也称之为"再生（regeneration）"；也可以是由非特异性的结缔组织增生来替代原有的组织细胞，形成"不完全复原"，又称之为"修复（Repair）"，不过，这2种不同的结果，其过程却是相同的。

3. 修复（repair）

由于外伤或其他疾病过程造成组织缺损后，由机体局部组织通过增生或再生等方式主动修复创面或通过人工干预影响创面修复作用的一系列病理生理学过程，如通过手术技巧转移皮瓣来修复创面等。因此，该概念既包括了生物体自身的愈合过程，同时也包括了人为因素对创伤愈合的影响。修复分为2种：由周围同种细胞来修复的称

---

① 付小兵. 软组织创伤修复[J]. 人民军医，1997，40（1）：15-16.

再生；由纤维结缔组织来修复的称为纤维修复。

修复"失控"是一个有待进一步明确的学术概念。从理论上讲，生物体生长、发育以及修复是一有序的生物学过程，组织受损后受创局部创面均应达到解剖与功能的完全康复。但在人体出生后这一目标往往难以达到。目前我们把由于某种原因导致创面经久不愈(难以愈合)或修复过度形成增生性瘢痕或瘢痕疙瘩的修复结局称之为修复"失控"。

4. 炎性浸润(inflammatorv infiliration)

一旦组织损伤，愈合的启动阶段即开始，创面愈合的第一阶段就是局部炎症反应，由多种炎症介质介导。炎性细胞和炎症介质引起的炎症反应不仅为清除坏死组织和异物所必需，而且同时启动和调控创面修复。炎症反应表现为血管通透性增加，血液中中性粒细胞、单核巨噬细胞、淋巴细胞等炎性细胞在趋化因子作用下游走至创面。组织损伤激活 Hagcmen 因子(XII因子)启动外源性凝血，血小板 α 颗粒释放血小板衍化生长因子(PDGF)吸引中性粒细胞和单核细胞向创面部位迁移，这一趋化过程是由 PDGF 通过前列腺素类物质 PGI$_2$ 和 PGF$_2$ 所致，这些前列腺素类物质也是一种强烈的血管舒张剂造成局部充血。补体 C3 和 C5 被活化，C3a 和 C5a 增加血管通透性和刺激肥大细胞、嗜碱性细胞释放组胺，C3a 和 C5a 又是重要的中性粒细胞趋化因子。早期炎症反应启动创面愈合，但持续、过度的炎症反应有害，中性粒细胞释放损害组织的蛋白酶、活性氧和 OH 补体形成攻击复合物膜。中性粒细胞介导的损伤可引起组织进行性损害，导致创面加深。

5. 肉芽组织(granulation)

"肉芽"一词由 Theodor Billroth 于 1985 年提出，依据是其外表呈鲜红色、玻璃样透明的颗粒状。肉芽组织也被称为"暂时的、原始的组织或器官"，指由毛细血管、成纤维细胞以及细胞外基质等构成的幼稚结缔组织。肉眼观察呈鲜红色、颗粒状、富于血管、质地柔软，触之易出血。它是严重创伤或溃疡创面组织修复的主要成分。镜下可见大量由内皮细胞增生形成的实性细胞索及扩张的毛细血管，向创面垂直生长，并以小动脉为轴心，在周围形成袢状弯曲的毛细血管网。在毛细血管周围有许多新生的成纤维细胞，此外常有大量渗出液及炎性细胞。炎性细胞中常以巨噬细胞为主，也有多少不等的中性粒细胞及淋巴细胞。巨噬细胞能分泌 PDGF、FGF、TGFβ、IL-1 及 TNF，加上创面凝血时血小板释放的 PDGF，进一步刺激成纤维细胞及毛细血管增生。巨噬细胞及中性粒细胞能吞噬细菌及组织碎片，这些细胞破坏后释放出各种蛋白水解酶，能分解坏死组织及纤维蛋白，肉芽组织中毛细血管内皮细胞亦有吞噬能力，并有强的纤维蛋白溶解作用。肉芽组织中一些成纤维细胞的细胞质中含有肌细丝，有收缩功能，因此应称为肌成纤维细胞(myofibroblasw)。肌成纤维细胞产生基质及胶原。早期基质较多，以后则胶原越来越多。肉芽组织在组织损伤修复过程中有以下重要作用：①抗感染保护创面；②填补创口及其他组织缺损；③机化或包裹坏死、血栓、炎性渗出物及其他异物。机化(organization)是指由新生的肉芽组织吸收并取代各种失活组织或其他异物的过程。最后肉芽组织成熟，转变为纤维瘢痕组织。包裹（encapsulation）是一种不完全的机化，即在失活组织或异物不能完全被机化时，在其周围增生的肉芽组织成熟为纤维结缔组织形成包膜，将其与正常组织隔离开。

6. 伤口收缩（wound contraction）

在受创后 2~3d，伤口边缘的皮肤和皮下组织向伤口的中心移动，使伤口不断缩小，这种伤口收缩一般持续 14d 左右，这种收缩的意义在于可不断缩小创面。伤口收缩是由于伤口边缘增生得到肌成纤维细胞不断牵拉而引起，而与胶原纤维的合成无关，因为伤口收缩的时间正好是肌成纤维细胞的增生时间。但不同的伤口部位、伤口大小和形状可引起伤口收缩程度的不同，据试验研究，伤口收缩最大可使伤口缩小 80%。同时，机体分泌的 5 羟色胺、血管紧张素和去甲肾上腺素能促进伤口的收缩，而糖皮质激素和平滑肌收缩拮抗剂则能抑制伤口的收缩，抑制胶原的合成对伤口收缩没有影响。此期植皮可使伤口收缩停止。

7. 瘢痕与挛缩（contracture）

瘢痕组织（scar tissue）的形成是肉芽组织逐渐纤维化的过程。此时网状纤维及胶原纤维越来越多，网状纤维胶原化，胶原纤维变粗，与此同时成纤维细胞越来越少，少量剩下者转变为纤维细胞；间质中液体逐渐被吸收，中性粒细胞、巨噬细胞、淋巴细胞和浆细胞先后消失；毛细血管闭合、退化、消失，留下很少的小动脉及小静脉。[①] 这样，肉芽组织转变成主要由胶原纤维组成的血管稀少的瘢痕组织，肉眼呈白色，质地坚韧。瘢痕形成宣告修复完成，然而瘢痕本身仍在缓慢变化，如常发生玻璃样变，有的瘢痕则发生挛缩，这种现象不同于创口的早期收缩，它是瘢痕后期因水分显著减少所引起的体积变小，有人认为也与肌成纤维细胞持续增生以至瘢痕中有过多的肌成纤维细胞有关。由于瘢痕坚韧又缺乏弹性，加上瘢痕收缩可引起器官变形及功能障碍，如在消化道、泌尿道等腔室器官中引起管腔狭窄，在关节附近则引起运动障碍；一般情况下，瘢痕中的胶原还会逐渐被分解、吸收，以至改建，因此瘢痕会缓慢地变小变软；但偶尔也有的瘢痕胶原形成过多，成为大而不规则的隆起硬块，称为瘢痕疙瘩（keloid）。

挛缩（contracture）是大的伤口内组织丢失的过程，而且正常组织内迁移减少。从成纤维细胞转变形成的肌成纤维细胞，具有平滑肌细胞及成纤维细胞 2 种的特性。其表现为形成黏结（由于有肌动球蛋白）并挛缩，肌纤维中发现有收缩性的蛋白。挛缩开始于第 5d。在肉芽发生与上皮形成的结合中，能够彻底封闭伤口。如果组织损失太大，收缩（挛缩）关闭缺损，伤口呈慢性开放或单独由上皮组织覆盖。这样修复后发生挛缩的伤口，需要外科手术处理，以减轻挛缩、缺损。

8. 再上皮化（reepithelialization）

上皮的形成主要是经过伤口上皮细胞移行，保护脱水及防止感染。上皮细胞经有

---

① 高振，刘伟. 白介素 -1 与纤维化[J]. 感染炎症修复，2004，5(4)：179 -181.

丝分裂增生并开始从伤口缘向伤口的中心移行。受损伤以后的 12h 内，伤口损失的皮肤就开始上皮形成。24h 后缝合的伤口具有牢固的防渗功能。深部伤口在上皮覆盖移行前要求有胶原蛋白形成及肉芽组织形成。上皮细胞以自身的分类向前移动，直至像一张纸似的上皮覆盖着伤口。毛囊上皮同样，如果伤口中心有滤泡出现，上皮围绕滤泡再生长并形成粉红色上皮细胞岛，上皮细胞岛又相互移行，与其他上皮组织相结合后停止有丝分裂。当伤口被上皮覆盖后可防止液体再丢失及细菌入侵，新生而完整的上皮有良好的保护功能。

9. 组织重塑（remodeling）

伤后约 21d 开始。在这期中，成纤维细胞数减少，而胶原蛋白继续黏着，改变了模型，形成瘢痕，表现成熟体征明显，瘢痕变成猩红色约 4 个月，然后逐渐褪去红色，最后变成银白色。在再塑形期前，产生大量的胶原蛋白，并不断增加纤维强度直至充分稳固。在这点上，瘢痕继续通过增加胶原蛋白分子之间的交叉来再塑形而增大强度。成纤维细胞迁移并重新组合。当伤口内液体丢失时，不断压缩胶原蛋白并黏着缩紧，因而使伤口更牢固。

10. 增生性瘢痕（hyperplastic scar）

也称肥厚性瘢痕，多发于损伤深度仅及真皮的创伤。增生性瘢痕与正常瘢痕的病理组织差别仅在于瘢痕深部胶原纤维的增厚，表现为排列不规则，或呈波澜形，或缠绕成绳索状。增生性瘢痕多发生于深度烧伤的创面愈合后。在 Ⅲ 度烧伤创面植皮后在皮片四周缝合处也常见网状增殖性瘢痕。另外，最常见的是任何切口经缝合后的切口瘢痕也属于这一种。增生瘢痕表现为突出表面，外形不规则，高低不平，潮红充血，质实韧，有灼痛及瘙痒感。增生过度的瘢痕高出创面，但仍仅限于创面局部。在瘢痕生成后的 2 年时间中会有较明显的萎缩和变淡现象。

11. 瘢痕疙瘩（keloid）

指增生过度的瘢痕超出创区本身而向周围皮肤扩展，多见于胸部和四肢，以有色人种（尤其黑色与黄色人种）发生率较高。皮肤瘢痕在愈合过程中持续增生并且向周围扩散，似脚足或者蝴蝶形状，质硬，时伴有疼痛感，这些伤疤通常便称为瘢痕疙瘩。瘢痕疙瘩常见于前胸、肩胛、耳垂以及上臂，且以女性发病率为高。那些容易出现瘢痕疙瘩的人的体质称为瘢痕体质。瘢痕疙瘩中的血管周围常见一些肥大细胞，故有人认为，由于持续局部炎症及低氧，促进肥大细胞分泌多种生长因子，使肉芽组织过度生长，因而形成瘢痕疙瘩。目前研究发现，瘢痕疙瘩的病因及发病机制还与诸多因素相关。其中有细胞因子综合作用和细胞外基质胶原代谢障碍，核转录因子 NFκB 信号传导通路在皮肤生理中的作用，家族遗传性因素等。唯有对瘢痕疙瘩的发病机制有更明确的认识，才可能为临床瘢痕疙瘩的治疗提供依据，带来突破。

12. 慢性创面（chronic wound）

俗称溃疡（ulcer），国际伤口愈合学会对于慢性创面的定义为无法通过正常有序而及时的修复达到解剖和功能上完整状态的创面。① 这些创面常延迟愈合甚至不愈合，存在特定病因，如糖尿病、缺血、压力等。临床上，慢性创面指各种原因形成的创面经1~3个月（时间并非完全绝对）以上治疗未能愈合，也无愈合倾向者。它涵盖创面大小、病因、个体一般健康状况等多种因素。

13. 生长因子（growth factor，GF）

指广泛存在于生物体内的，对生物的生长、发育具有调节作用的多肽或蛋白质，如与创伤修复和组织再生密切相关的表皮细胞生长因子（epidermal growth factor，EGF）、成纤维细胞生长因子（fibroblast growth factor，FGF）以及血小板源性生长因子（platelet derived growthfactor，PDGF）等。生长因子是近30年来医学和分子生物学研究的一个重要领域，也是现代医学研究中具有里程碑意义的重大收获之一，1986年生物学家蒙塔尔奇尼和生物化学家科恩就因研究神经生长因子（nerve growth factor，NGF）而获得诺贝尔医学和生理学奖。至今发现的能促进细胞生长分化的生长因子约有50种。在细胞表面有大量生长因子（GF）的受体。GF受体的本质是糖蛋白或单纯的膜蛋白，分子量在130000~170000Da，其组成一般分3部分：①细胞外部的配体亲和部位；②细胞内部的酪氨酸激酶结合部位；③细胞膜的连接部位。各种生长因子与其相应受体结合后可能通过下述3种方式发生作用。

（1）GF细胞内移行：GF与受体结合后，细胞将之内吞，形成受体粒（receptosome），对细胞核发生作用而引起效应。

（2）酪氨酸磷酸化：GF与受体结合后直接引起此过程而发生效应。

（3）通过第二信使cAMP和cGMP的介导作用：GF与受体结合后，使cAMP等的浓度提高而引起效应。

14. 细胞因子（cytokine）

细胞因子为一组激素样的调节分子，人体内含量极微，在皮克水平即可发挥作用，主要以自分泌和旁分泌的方式作用于局部，即作用于分泌细胞自身或邻近的组织细胞。过去按其来源分为淋巴因子和单核细胞因子，近年来研究发现不少细胞因子可由不同类型的细胞（免疫细胞和非免疫细胞）产生。为避免混淆，如今更多地用细胞因子（cytokine）这一名称。细胞因子是通过与靶细胞上相应的受体结合把信号传送到细胞内，进而产生生物学效应的。许多细胞因子可作用于同一靶细胞，介导相同或相似的作用，而同一种细胞因子又可作用于不同的靶细胞，产生不同的效应。比如，白细胞介素-1（IL-1）除了可以调节免疫系统外，还可以作用于下丘脑-垂体-肾上腺轴（HPA）的不同位点，产生神经内分泌效应。不同的细胞因子之间形成网络，相互调节产生和发挥效应。细胞因子除了受免疫系统的调控外，同时还受神经内分泌系统的调节。细胞因子大体可分成干扰素（IFN）、白介素（IL）、集落刺激因子（CSF）、肿瘤坏死因子（TNF）和转化生长因子（TGF）5组。

---

① 姜玉峰，付小兵. 体表慢性难愈合创面的研究进展[J]. 感染炎症修复，2011，12（1）：59-61.

15. 再生(regeneration)

再生是生物体的整体或器官受外力作用发生创伤而部分丢失,在剩余部分的基础上又生长出与丢失部分在形态与功能上相同的结构的修复过程。再生可分为生理性再生及病理性再生。生理性再生是指在生理过程中,有些细胞、组织不断老化、消耗,由新生的同种细胞不断补充,始终保持着原有的结构和功能,维持着机体的完整与稳定。例如,表皮的表层角化细胞经常脱落,而表皮的基底细胞不断地增生、分化,予以补充;消化道黏膜上皮1~2d就更新1次;子宫内膜周期性脱落,又由基底部细胞增生加以恢复;红细胞平均寿命为120d,白细胞的寿命长短不一,短的如中性粒细胞,只存活1~3d,因此不断地从淋巴造血器官输出大量新生的细胞进行补充。病理状态下细胞、组织缺损后发生的再生,称为病理性再生。

16. 再生医学(regenerative medicine,RM)

是指利用生物学及工程学的理论方法,促进机体自我修复与再生,或构建新的组织与器官,以修复、再生和替代受损的组织和器官的医学技术。这一技术领域涵盖了干细胞技术、组织工程等多项现代生物工程技术,力图从各个层面寻求组织和器官再生修复和功能重建的可能性。而且它的内涵还在不断扩大,包括细胞和细胞因子治疗、基因治疗、微生态治疗等。其核心内容与最终目标是再生出一个与受损前一样的组织和器官。

三、创面发生的流行病学

体表慢性难愈合创面(俗称溃疡),也叫慢性伤口或慢性创面,可以由很多原因形成。国际创伤愈合学会对于慢性伤口的定义为:无法通过正常有序而及时的修复过程达到解剖和功能上的完整状态,常常是二期愈合的伤口。临床上多指各种原因形成的创面经1个月以上治疗未能愈合,也无愈合倾向者,它有赖于伤口大小、病因、个体一般健康状况等多种因素。它们多发生于糖尿病、创伤、静脉曲张、血管硬化、截瘫长期卧床等严重慢性和急性损伤的患者,其治疗费用非常昂贵,全球用于伤口护理的费用每年高达130亿~150亿美元,具有发病机制复杂、病程长、涉及学科多、治疗难度大以及治疗费用高等特点。随着人口老龄化进程加快,这个数字也将有所增加。

美欧等发达国家对于慢性难愈合创面的研究起步较早,形成原因主要为糖尿病足、压疮及下肢静脉性溃疡,并证实慢性难愈合创面类疾病不仅占用了大量的医疗资源,还带来了沉重的经济、社会负担。据统计,在英国大约糖尿病患者中的6%会发生足溃疡,糖尿病足花费巨大,并且造成的发病率、死亡率明显增加,生活质量明显下降。每名糖尿病足患者每年造成的花费约1451英镑,每年英国为糖尿病足的总花费大约1700万英镑。

在波兰,Ⅰ型糖尿病患者中糖尿病足的发生率为2.2%,Ⅱ型为0.5%。据估计英国每年因糖尿病足所引起的截肢在(5.7~20.5)/10万人。另外,每年超过150万住院患者会出现压疮,从而增加了住院费用和时间。在法国,压疮发病率为6.4%。在德国，压疮发病率为21.1%，住院患者（24.6%）发生率高于休养院（13.9%）。在加拿大，压疮发病率为26.3%，其中成人为29.2%，儿童为13.1%。在美国，住院儿童患者中压疮的发生率为4.0%。澳大利亚社区研究中，压疮发生率为0.11%，男女比例为1:1.9，其中45%发生在居家行动不便的人群。在一些特定人群中，压疮有更高的发病率，如机械性通气患者的风险高于20%，儿科监护病房发病率为27%。在美国的神经监护病房为12.4%。在土耳其，压疮发病率为1.6%，大部分发生在重症监护病房。全球下肢静脉功能不全的发病率为0.86%，其中0.48%会发生溃疡，但是意大利的研究认为其中只有22%可以确定为静脉性疾病引起。在西欧，静脉性下肢溃疡发病率为1%~1.5%，总花费占年度卫生总预算的1%。瑞典研究发现，静脉性溃疡较前明显降低23%，静脉功能不全仍是主要原因。

发达与发展中国家体表慢性难愈合创面的流行病学存在较大差异，并且不同原因所致的慢性难愈合创面在发生部位、年龄以及人群方面也有所不同。在非洲的马拉维，最常见的是继发于创伤及恶性肿瘤之后的感染性慢性创面，考虑与艾滋病流行相关。在印度，糖尿病足溃疡最常见于40岁以上人群。麻风病是造成体表不愈合创面的最主要原因，常见于下肢。

1. 中国体表慢性难愈合创面的主要病因学变化

1998年付小兵等首次完成了中国的关于体表慢性难愈合创面流行病学研究，通过对不同地区15家医院的30000余例患者的调查发现：体表慢性难愈合创面占外科住院患者的1.5%~3%，发生原因主要为创伤感染（67.48%）、压迫性溃疡（9.2%）、静脉性溃疡（6.54%）、糖尿病溃疡（4.91%）和其他因素（11.86%）。在发生人群方面，由创伤所致的体表慢性难愈合创面以20~50岁的中青年为主，糖尿病、压迫性和静脉性溃疡以60岁以上的老年人为主。

该研究不仅对中国的体表慢性难愈合创面的预防和治疗意义重大，而且对其他发展中国家同类研究也有很好的指导作用。经过几十年的发展，中国无论经济还是社会结构以及人口构成上都出现了一系列的巨大变化，疾病谱随着人们生活水平的提高和生活模式的改变发生了相应的改变，由此也必将影响到与人口老龄化高度相关的体表慢性难愈合创面的发病。为此，在2009年，付小兵等在充分考虑地域代表性的前提下，在全国范围内选择了17家三级甲等医院，完成了一项更具代表性的、横断性、回顾性流行病学研究。通过研究发现，体表慢性难愈合创面患者占据总体住院患者的1.7%，糖尿病、压疮等老年疾病相关并发症已经成为造成体表慢性难愈合创面的最主要致病原因，其中糖尿病足由1998年的不足5%上升为35%，而创伤加上感染导致的创面则由1998年的67.48%下降为28%左右。美欧等发达国家对于慢性难愈合创面的研究起步较早，其主要形成原因为糖尿病足、压疮及下肢静脉性溃疡，表明目前中国体表慢性难愈合创面的发病特点与西方发达国家的状况是一致的。在此项研究中发现，超过1/3的慢性难愈合创面患者是因糖尿病造成的，特别是在40~60岁和60~80岁2个年龄段，分别占29.4%和49.0%。

近来的一项来自英国和美国的研究表明糖尿病性溃疡已成为一个巨大的健康问题，

高达 95% 的糖尿病患者存在很高的风险出现下肢并发症，如糖尿病足溃疡。这提示我们，应对存在足溃疡风险的糖尿病患者加强早期发现，并给予早期教育和预防，积极给予干预措施以避免出现截肢甚至死亡。这个结果也从另一个方面反映出我国人口中糖尿病患者的快速增长。多项全国和地区性研究均表明：糖尿病已成为一个巨大的公共卫生问题，在中国已成为一个严重的社会、经济负担。根据研究，超过 9000 万的中国成年人患有糖尿病，还有将近 1.5 亿人有可能成为糖尿病患者，这意味着每 10 个中国人里就会有 1 个糖尿病患者。国外资料显示约 15% 的糖尿病患者在其一生中会发生足溃疡，如果照此推测，那么中国将会出现 1000 多万的糖尿病足溃疡患者。根据统计，由于各种原因所致的创伤的发病率没有明显的变化。由此可以发现糖尿病已经代替创伤成为造成体表慢性难愈合创面的首要原因，也提示人们加快对糖尿病足防治研究的紧迫性。研究还发现体表慢性难愈合创面患者年龄的分布有了明显的改变。现在高龄患者占据了明显较大的比例，最高发病年龄段位于 40~60 岁和 60~80 岁。离退休人员成为主要的发病患者群，一项全美关于压迫性溃疡的调查研究发现，73% 的此类患者发生在 65 岁以上老人，发病特点同发达国家的报道一致。体表慢性难愈合创面的发病呈现老龄化趋势，这些变化与近来中国人口老龄化有关。来自国家统计局的关于第 5 次全国人口普查资料显示，中国已经成为世界上老年人口最多的国家。2020 年，超过 23% 的城市人口年龄超过 65 岁，这将对中国医疗和社会保障体系造成巨大的挑战。这提示我们，健康生活方式及糖尿病等老年相关疾病的防治有利于降低慢性伤口的发病率。

2. 体表慢性难愈合创面病原微生物学特征

造成体表慢性难愈合创面延期愈合甚至不愈合的诸多因素中，一个重要因素就是创面的微生物负荷。由于此类患者创面存在时间较长，并发高龄、免疫功能低下或抑制等原因，往往存在使病原微生物易于定植的微环境，造成创面常常存在数量巨大且种类繁多的病原微生物。还因为此类创面有大量的渗出、坏死组织、焦痂，并有较大面积的暴露，有的还有深部感染间隙和窦道，这就形成适合多种微生物（包括需氧菌、厌氧菌、真菌）生长的创面微环境。我们通过对 1488201 个病例进行研究，发现符合标准的 2513 例体表慢性难愈合创面患者，其中 1853 个病案无记录，660 例患者记录可进行分析，144 个记录显示培养结果为阴性，4 个记录无法进行分类。可以发现只有大约 1/3 的体表慢性难愈合创面患者进行了细菌培养检查，而相对于本研究记录中高达 77.8% 的患者使用抗生素治疗，进行细菌培养检查的患者明显偏少，这提示在临床中应重视并加强创面的细菌培养率以及规范抗生素的使用。对所有阳性病案进行分析发现：革兰阴性杆菌 36 种，347 株；革兰阳性球菌 17 种，265 株；革兰阳性杆菌 5 种，7 株；革兰阴性球菌 1 种，4 株；真菌 7 种，42 株；共计可分类阳性记录 66 种，665 株。金黄色葡萄球菌（不含耐甲氧西林金黄色葡萄球菌）是最常见致病菌，其次为铜绿假单胞菌、大肠埃希菌、凝固酶阴性葡萄球菌。革兰阳性杆菌、革兰阴性球菌少见。白色念珠菌为最常见真菌。本研究中有 473 个患者创面细菌培养检测到 1 种细菌，有 55 个患者创面细菌培养检测到 2 种细菌，检测到 3 种细菌的 12 个患者，检测到 4 种细菌的

5个患者，检测到5种细菌的2个患者，单种致病菌感染是最常见的。这提示我们对创面病原微生物的抗感染治疗，重要的是提高创面细菌培养率，从而给予针对性强的抗生素或其他方式治疗，可以避免抗生素的联用，以降低抗生素滥用造成的耐药性。对其进行深入分析后，得出了体表慢性难愈合创面感染病原微生物种类繁多、特征复杂，目前在创面治疗中对病原微生物的检测还存在不足，抗感染治疗过程中应加强并重视对创面的细菌培养的科学论断，为临床中合理选择抗生素及避免抗生素的联用及滥用，降低抗生素滥用造成的耐药性，以及抗生素过度使用而导致的医药费用的额外增加提供了科学的理论依据。

3. 体表慢性难愈合创面卫生经济学特点

医疗花费在一个国家的卫生经济领域是一个重要的影响因素。在一定程度上对于慢性难愈合创面患者的治疗预后起着决定性作用。通过对比研究发现，虽然我国自费比例明显下降（58.9%，12.3%），患者个人治疗负担有所减轻，但相对于全国卫生事业发展统计公报中公布的8.9 d和8.6 d，本研究中体表慢性难愈合创面平均住院日为21 d（中位数；P25，P75：12，40），增加了长达13 d的住院日。男性因糖尿病造成的慢性难愈合创面的住院日最长（中位时长为31 d；P25，P75：19，52.3）（$P < 0.01$）。每名患者的平均花费为12227.0元人民币（1798.1美元）（中位数；P25，P75：6801.7，26794.4），相对于城乡居民次均住院医疗费用4123元（中位数为1600元），其中城市7606元（中位数为3375元）、农村2649元（中位数为1100元），每次住院的间接费用（主要包括交通、陪护等费用）平均为360元（其中：城市514元，农村294元），以及全国人均卫生费用854.4元和984元的水平相比，可以看到体表慢性难愈合创面所造成沉重卫生经济负担。令人遗憾的是截至出院日，却只有53.5%的患者创面达到完全愈合，这充分说明了此类疾病处理的复杂性、困难性。另外对医疗费用的分布进行分析发现，在换药、敷料和护理等与创面治疗相关的花费极其有限，护理费用只有4%，药物费用占到总体费用的38%。医疗费用分布不均衡性、不合理性可能与国家相关政策有关，需要及时进行合理的、适合此类疾病临床特点的调整，才能有效地提高治愈率。

通过上述研究可以发现，随着中国社会和经济的快速发展、人口老龄化程度的加重、生活模式的改变及与之伴随的疾病谱的改变，糖尿病在中国已成为造成体表慢性难愈合创面的首要原因。体表慢性难愈合创面治疗困难、花费巨大，严重占用医疗资源，已经成为社会和家庭的重要负担。老年人群中慢性伤口的发病率呈现上升趋势，这些特征变化已趋向于同发达国家的状况的一致。由于高龄及糖尿病基础疾病的存在，使得对于这些伤口的处理显得尤为困难。相对于其他的发达国家，中国巨大的老龄人口意味着其对于医疗服务和社会经济都是一个更为严峻的挑战。国家需要制定慢性伤口的早期预防、早期发现和早期治疗的整体计划来应对，并进一步改进全民医疗保障系统，通过防治老年相关性疾病，以有效降低体表慢性难愈合创面的发病。在治疗过程中，有必要加强新技术的应用来促进愈合率的提高，这需要医疗政策的调整来支持。

第二节 创伤修复与组织再生的基本病理生理过程

传统上人们在描述组织修复的过程时仍局限在病理学领域。尽管在创面愈合的分期上不同学者有不同的区分方法，但一般来讲比较公认的分期法仍习惯将创伤愈合的基本病理生理过程大致分成创伤后炎症反应期、肉芽组织增生和再上皮化和组织重塑期3个阶段，当然它们之间并无截然的分界线，既相互联系，又各具特征。

一、炎症反应期

创伤后的炎症反应期从时间上来讲，主要发生于伤后即刻至48h。在创伤发生最初几分钟内，损伤区域的血管经过短时间的收缩后，受损血管内开始有血栓形成。局部未闭合的小血管扩张。血小板与受损伤的血管内皮和暴露的胶原相互作用形成栓子堵塞破损血管。补体系统被激活并激发一系列炎症反应，其中包括：局部血凝系统、纤维蛋白溶解系统和血管舒缓素系统。创伤局部出现纤维蛋白的沉积和溶解，并且释放诸多炎症介质，尤其是缓激肽、自由基、过氧化氢和组织胺。在此期间，炎性反应产生的各种介质，增加了血管的渗透性，使正常的血管腔内的液体、蛋白及酶经血管壁漏入细胞外间隙引起局部水肿、发红。此时的炎症细胞浸润以中性粒细胞为主，3d后巨噬细胞成为创伤区域执行免疫功能的优势细胞。

在炎症过程中，一方面单核细胞、肥大细胞等炎症细胞在伤口附近吞噬、清除细菌等有害物质，同时释放炎症因子和生长因子相互协调作用以促进受损的组织修复和愈合；另一方面则是血管通透性的增加，由于血管内皮完整性的破坏和通透性改变，大量富含蛋白质的液体渗出到血管外，形成炎性水肿，局部组织水肿可稀释毒素，减轻毒素对局部的损伤作用，为局部浸润的白细胞带来营养物质并运走代谢产物；渗出物中所含的抗体和补体有利于消灭病原体，为伤口愈合创造有利条件。如果炎症反应过于强烈，如并发感染等，细胞或体液免疫反应所引起细胞和组织变性坏死，血管通透性的增加，包括大量中性粒细胞和富含蛋白质的液体渗出到血管外，引起的组织水肿和化脓性溶解破坏，延迟伤口愈合。因此，炎症反应对于伤口的愈合是一把双刃剑，适当的炎症反应有利于伤口愈合，而过于强烈的炎症反应及渗出则对伤口愈合不利。

研究表明，炎症反应期的本质与核心是生长因子和细胞因子的调控及其结果。组织受伤后，出血与凝血等过程中释放出的PDGF、FGF、TGFβ等多种生长因子以及IL、TNFα等细胞因子，在炎症反应期发挥如下作用：①作为趋化剂。趋化中性粒细胞、巨噬细胞等向创面集聚。一方面释放多种蛋白水解酶，以溶解消化坏死组织；另一方面这些炎性细胞本身又释放出新的生长因子/细胞因子，进一步调控创面炎症反应过程。②趋化与直接刺激成纤维细胞、血管内皮细胞分裂，增殖，为后期修复提供基础。

需要指出的是，在此阶段炎症细胞的聚集和大量的局部渗出可以发挥如下作用：①聚集的白细胞能吞噬和清除异物与细胞碎片；②局部渗出物能稀释存在于局部的毒素与刺激物；③血浆中的抗体能特异性中和毒素；④渗出的纤维蛋白凝固后形成局部屏障；⑤激活的巨噬细胞等不仅释放多种生长因子，能进一步调控炎症反应。同时也影响后期肉芽组织中胶原的形成。总之，这一阶段的变化是为后期的修复做准备。

1. 免疫应答

机体出现伤口后的急性炎症反应期，伤口附近收缩的小动脉在组胺、5 羟色胺、激肽等血管活性物质的作用下扩张，使伤口血液灌注增加，局部新陈代谢加强，以帮助有害物质的清除；同时伤口使神经末梢暴露，大量炎性介质如缓激肽等的释放刺激伤口，引起局部疼痛；另一方面，细胞吞噬和免疫反应贯穿整个过程，炎症期间血小板的裂解除了起凝血与止血作用外，还生成血小板活性因子（PAF）及血小板源生长因子（PDGF），这些细胞因子具有粒细胞和巨噬细胞趋化作用，促使这些免疫细胞向伤口聚集，吞噬细胞移入伤口后识别异物，然后向异物移动、黏附，最后伸出伪足将异物包裹、吞噬，吞噬体与溶酶体形成吞噬溶酶体，最后将异物消化，此过程称为伤口的首次清洁。白细胞的移行约持续 3d，直到伤口"清洁"，适当的炎症反应是有利于伤口愈合的，但炎症期若有感染发生，炎症反应强烈，则白细胞持续移动，吞噬活动也随之加强，使炎症期延长，伤口延迟愈合。

末梢血白细胞计数增加是炎症反应的另一典型表现，特别在细菌感染所引起的炎症时更是如此。白细胞计数增加主要是由于 IL-1、TNFα 所引起白细胞从骨髓贮存库释放加速，而且相对不成熟的杆状核中性粒细胞比例增加，此现象称为"核左移"。因此目前国内外大部分研究均选择特定的细胞因子，如 IL-6、IL-8、TNFα 等作为反映炎症程度的指标。控制炎症反应程度对伤口愈合快慢起到至关重要的影响，因此预防感染和抗炎在促进伤口愈合的过程中显得尤为重要。

2. 血管通透性

在伤口促发的炎症反应中，炎症细胞释放大量炎性介质和氧化产物，这些物质的积聚可以导致血管内皮细胞功能异常，主要表现为：内皮细胞通透性增加、黏附分子表达异常、内皮细胞与炎症细胞黏附增加以及血管调节障碍，导致局部炎症性水肿。一定程度的局部炎症有助于伤口愈合，但是血液中过多的水和蛋白渗出所引起过度组织水肿，将会导致伤口延迟愈合。因此，在促进伤口愈合的研究中，血管通透性是值得关注的重点之一。

血管通透性增加主要由 2 个途径介导：穿细胞途径和旁细胞途径。穿细胞途径是通过"囊泡-空泡细胞器"（VVOs）来实现物质的运转。VVOs 是一串葡萄糖状的未包裹囊泡，由内皮质膜内化形成多种小泡，再由囊泡-空泡融合构成，它由 3 层单位膜包围，彼此之间和内皮质膜之间由小孔连通，大分子示踪物质（铁蛋白、辣根过氧化酶等）通过 VVOs 可以迅速地从微静脉渗出到血管外。用连续高度超薄切片、透射电镜、三维重构等技术，在高热、高压、血管内皮生长因子（VEGF）等作用下形成急性炎症状态，发现内皮细胞有穿细胞的开口，这些开口并非位于内皮间，而是位于内皮本身细胞的周边部位，可能就是细胞内囊泡融合成的穿细胞通道，从而使血管通透性增加。此外炎性介质（TNFα）引起穿细胞通道形成过程中，同时还会使内皮细胞骨架收缩，胞质变薄，促进通道开口形成，这也是增加穿细胞途径通透性的一个因素。血管通透性增加的另一途径为旁细胞途径，它是血管通透性增高和大分子物质透出的重要途径。

有研究表明，当内皮细胞受到各种内源性或外源性刺激时，内皮细胞受外源性信号途径影响，使细胞间连接打开，形成内皮细胞间的裂隙，导致通透性增加。神经肽中的SP可引起气管血管通透性增加，其机制是通过旁细胞途径完成。正常微静脉内皮间连接部有 $1～2\mu m$ 的重叠，没有裂隙，而炎症时（注射SP后1min）18%内皮细胞连接部位出现裂隙，表明炎症反应破坏了内皮细胞的紧密连接，通过旁细胞途径使得血管通透性增加。血管内皮细胞间连接的完整性和紧密程度直接影响着血管的通透性。维持其紧密程度的结构依靠血管内皮间连接及其相关蛋白，包括内皮细胞-细胞之间的紧密连接和黏附连接，以及内皮细胞基底膜之间的黏附连接。其中黏附连接的血管内皮钙黏附蛋白（VE-cadherin）是血管内皮细胞黏附连接的主要结构蛋白，其本质是1个跨膜蛋白，其细胞外 N′ 端与相邻细胞 VE-cadherin 的 N′ 端相互连接，使 VE-cadherin 在细胞间的结合处聚集成簇，从而使内皮细胞紧密黏附在一起，构成一个选择性的半透膜，在血液与组织之间形成屏障，控制着血管壁两侧的物质交换。当发生炎症反应时，在炎症介质的作用下，其功能和结构发生改变时，可引起黏附连接解离，细胞间缝隙加大，从而导致血管通透性升高。在炎症反应中，炎性细胞及炎性介质通过不同途径最终均导致 VE-Cadherin 复合体的解体，造成内皮细胞间连接的分解而增加内皮通透性。

二、肉芽组织增生期

约在伤后第3d，随着炎症反应的消退和组织修复细胞的逐渐增生，创面出现以肉芽组织增生和表皮细胞增生移行为主的病理生理过程。此时组织形态学的特征为毛细血管胚芽形成和成纤维细胞增生，并产生大量的细胞外基质，称为肉芽组织。

增生期肉芽组织的生长是伤口修复、愈合过程中的关键环节，新生肉芽组织质量直接影响着伤口的修复、愈合程度及其预后。肉芽组织由成纤维细胞、内皮细胞和新生毛细血管共同构成，它的形成可填充和修复伤口的组织缺损，有利于伤口的抗感染和吸收、清除坏死组织，同时还可使得肉芽组织的伤口发生收缩，有利于伤口愈合，并为上皮爬行创造必要条件。肉芽组织的生长速度、生长量与伤口的愈合速度成正比。而肉芽组织的生长又与伤口血管化程度密切相关，血管生成活性增强，则肉芽组织易生长，反之若血管生成活性降低，肉芽组织不易生长，伤口则不易愈合。因此肉芽组织的生长很大程度上由血管化决定。

新生的毛细血管主要以"发芽"方式形成。首先，多种生长因子作用于创面底部或邻近处与"休眠"状态的血管内皮细胞（特别是静脉的血管内皮细胞），使其"活化"并生成毛细血管胚芽，在形成毛细血管胚芽后呈袢状长入创区，最后相互联结形成毛细血管网。毛细血管以每日 $0.1～0.6mm$ 的速度增长，其方向大都垂直于创面，由于肉芽组织中没有神经，故无感觉。但是这些新生血管的基底膜不完整，且非常脆弱，容易渗漏。毛细血管内皮细胞分泌一种胶原酶，它可以降解成纤维细胞分泌的胶原，便于毛细血管内皮细胞移动。以这种方式形成的毛细血管将来可以参与大血管的形成或停止发挥功能进而蜕变消失。

血管生成是指从周围已经存在的成熟血管芽生出新的微血管过程，它开始于伤口形成后18~24h，第5d达到高峰，在伤口修复过程中发挥了重要作用。微血管主要由内衬的内皮细胞和外围的周细胞组成，血管生成涉及这2种细胞的分化、增殖、迁移和共同作用等重要过程。已有的研究认为，血管生成是在缺氧等情况下促血管生成因子与抑制因子的平衡打破后启动，首先是内皮细胞激活形成血管生成表型；基质金属蛋白酶激活降解基底膜、细胞外基质，从而使内皮细胞迁移成为可能，进一步内皮细胞发生增殖、迁移，形成新生血管芽；此后血管芽在血流的冲击下出现管腔，同时招募间质中的周细胞黏附于新生血管，完成新生血管塑形。血管生成是创伤修复的重要环节，多种细胞和调控因子等参与了此过程。

小鼠皮肤切割伤模型研究显示，新生肉芽组织中的血管生成以5d时最为明显，对新生微血管密度的测定与该病理学观察结果一致。当损伤后伤口发生出血、坏死及炎症反应，导致局部促血管生成因子增加，如 VEGF、PDGF、TGFβ、bFGF 等，刺激损伤周围组织的血管芽生长和血管构成细胞的前体细胞转化，启动血管生成过程。同时，间质中的间充质干细胞激活转化为成纤维细胞、肌成纤维细胞等，共同在损伤伤口形成肉芽组织，达到修复伤口的目的。

在参与促进伤口血管化及伤口愈合的过程中，VEGF 起到极其重要的作用，它是目前发现的作用最强的促血管生成细胞生长因子。VEGF 能促进细胞的增殖和移行、血管内皮的生长和伤口血管化，增强血管通透性，提高葡萄糖转入内皮细胞的能力，从而使血管形成期细胞所需的高能量得到相应补充，从多个方面促进伤口的愈合。免疫组化方法证实在大鼠伤口形成后第1d，伤口附近的中性粒细胞开始表达 VEGF，伤后第3~7d，巨噬细胞、成纤维细胞和内皮细胞中均可检测到 VEGF，并且其在伤口组织的表达要远远高于周围正常组织。同时，RT-PCR 检测出在伤后第1d，VEGF 的表达要远高于第3d 和第7d，证实 VEGF 的表达主要是在伤口愈合早期由炎症细胞产生。因此，伤口形成早期促 VGF 表达被认为是促进伤口愈合的一条重要途径。VEGF 被广泛认定为促血管生成的物质，随后又发现，除促血管生成作用外，它还具有促有丝分裂功能的活性氧特性，近年大量研究指出，VEGF 的表达与内源性 H_2O_2 和 VEGF 信号因子的生成关系密切，这些新发现为临床上开发促进血管生成的药物和治疗手段提供了大量新的理论依据。

另外一种对血管内皮促进作用较强的生长因子是 bFGF，它也是一种多功能细胞因子，具有强烈的促进细胞分裂和血管生长的作用，在组织修复过程中其生物学功能包括：促进毛细血管新生及毛细血管结构的重建；促进内皮细胞、成纤维细胞、平滑肌细胞等的生长和增殖等。在炎症反应期，bFGF 刺激成纤维细胞和内皮细胞趋向性迁移，启动纤维组织的形成和血管化。在肉芽组织形成阶段，bFGF 激活成纤维细胞向伤口边缘迁移、增殖并合成新的细胞间质（胶原等），还诱导毛细血管内皮细胞迁移和增殖，形成血管芽，并使新血管向创伤区域基质伸延，为局部细胞提供营养，改善局部代谢产物的排泄，从而为促进伤口愈合创造条件。实验证实，bFGF 能加速上皮细胞的增殖，促进伤口的愈合。bFGF 在体内及体外均能促进血管形成，并与 VEGF 有协同作用，通过调节 VFGF 的基因表达来上调 VEGF 的产生，进而影响血管生成。

细胞外基质主要由透明质酸、硫酸软骨素、胶原以及酸性黏多糖等组成，其主要成分来自成纤维细胞。成纤维细胞按一定模式产生以甘氨酸、羟脯氨酸、羟赖氨酸为基本成分的，以 3 条肽链互成螺旋状盘绕逐级聚合而形成的胶原纤维。胶原纤维有高度的韧性，使创口的抗张强度增加。胶原纤维的形成在第 14～21d 达到高峰。临床表现为瘢痕色淡红，稍隆起，常有痒痛，触之质硬韧。

肉芽组织形成的意义在于填充创面缺损，保护创面防止细菌感染，减少出血，机化血块坏死组织和其他异物，为新生上皮提供养料，为再上皮化创造进一步的条件。再上皮化过程一般来讲是与肉芽组织增生同步进行，主要由创缘或创面底部残存的表皮细胞（包括干细胞）增殖、分化和迁移来完成。在一系列调控因素的作用下，创面新出的表皮以"爬行"方式向创面中心爬行，最终覆盖创面。

三、再上皮化和组织重塑期

上皮细胞的增殖、分化和移行使伤口皮肤边缘新生上皮，直到覆盖整个伤口。而这一过程也是由多种细胞和调控因子的共同参与完成的，其中角质细胞生长因子（KGF）被广泛认为是作用较强、特异性较高的一种。KGF 作为一种上皮细胞特异性的生长因子，能够促进表皮细胞增殖、迁移和分化，与皮肤伤口愈合密切相关，可提高伤口愈合质量。皮肤伤口基底部位的成纤维细胞能够合成和释放 KGF，诱导伤口周围的表皮细胞增殖，并向伤口迁移。此外 KGF、胰岛素样生长因子 -1（IGF -1）和二者复合体 cDNA 还能够显著增加 IGF -1、KGF、FGF、VEGF 和 IV 型胶原的表达，加速新生血管形成，增强真皮和表皮再生，加速再上皮化，促进角质化细胞由伤口边缘向伤口基质移行。实验证实，成纤维细胞能够产生和释放 KGF，并通过 KGF 促进表皮细胞增殖和迁移，从而促进伤口的愈合。

KGF -2 则是另一种特异性较高的促上皮细胞增殖的生长因子，它的主要生理作用是承担间质细胞 - 上皮细胞之间的信号传递，促进角质细胞和上皮细胞的增殖，刺激伤口周围上皮细胞的再生、分化和迁移，从而促进伤口的愈合。同时它对成纤维细胞和内皮细胞无直接作用，可以减轻伤口愈合过程中的瘢痕组织的形成。实验证实 KGF -2 的特异性靶细胞为上皮细胞。

形成瘢痕的影响因素众多，如果创面缺损少、对合整齐、没有发生感染的创面（清洁的手术切口），伤后 2～3 周即可完成修复（愈合），此时的瘢痕不明显，对功能无影响。而对缺损大、对合不整齐或伴有感染的创面，常需要 4～5 周时间才能形成愈合，此时瘢痕形成较广，影响容貌，甚至造成功能障碍。瘢痕的形态学特征为大量的成纤维细胞与胶原纤维的沉积，其生化与分子生物学特征为成纤维细胞产生胶原代谢异常所致。有研究表明，异常瘢痕成纤维细胞中的 I、III 型胶原前体 mRNA 之比高达 22:1，而正常皮肤仅为 6:1，表明 I 型胶原前体 mRNA 转录选择性增强，而这种基因学的改变又与局部创面生长因子(TGF、TNF)、局部免疫(IgG、IgA、IgM)改变有关。瘢痕的形成与消退常取决于胶原纤维合成与分解代谢之间的平衡。在创面愈合初期或纤维增生期,由于合成作用占优势,局部的胶原纤维会不断增加。当合成与分解代谢平衡时,则瘢痕大小无变化。当胶原酶对胶原的分解与吸收占优势时,瘢痕会逐渐变软、缩小,其时间视瘢痕的大小而异,通常需数月之久。研究发现,在胚胎早期皮肤受损后为无瘢痕愈合,但胚胎发育后期以及出生后为瘢痕愈合。创面愈合的分子活动见图 10 - 1。

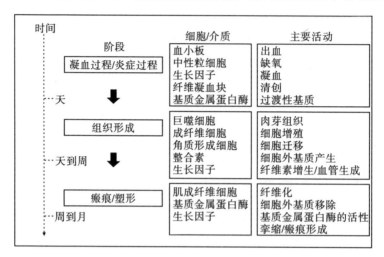

图 10 - 1 创面愈合的分子活动

第三节 影响创伤修复与组织再生的主要因素

创伤本身就是一个外界有害刺激通过局部作用影响整体功能的过程。创伤愈合,尤其是较大创伤的愈合,是动员全身的以神经 - 免疫 - 内分泌为主的一系列调控机制对损伤刺激进行反应的复杂过程。

一、局部因素

1. 细菌定植与感染

细菌生物膜是一些细菌附着并包埋于创面,与细胞外基质等形成的一种膜性结构。它由细菌及其产物、细胞外基质、坏死组织等共同组成。由于它是存在于细胞水平上的一种由多种成分构成的膜性结构,因而往往在研究中主要依靠荧光素染色等方法确定。了解这种膜性结构的特点,对于进一步了解细菌耐药性的产生以及在慢性难愈合创面发生中的作用十分重要。据研究,在急性创面细菌这种生物膜的形成和作用并不明显,仅仅有6%的创面可以检测到这种生物膜的存在,因此细菌不是延缓创面愈合的主要因素。但是当创面由急性转变为慢性时,这种生物膜则可以在60%以上的创面检测到,当细菌数量达到一定程度的时候,细菌生物膜就可能起到决定性作用。研究表明，在 93.5％ 的慢性难愈合创面可以检测出金黄色葡萄球菌感染，71.7 的慢性创面可以检测出粪肠球菌感染，52.2％ 的创面可以检测出绿脓杆菌，45.7％ 的创面可以检测出凝固酶阴性葡萄球菌感染，41.3％ 和 39.1％ 的创面可以分别检测出变形杆菌和厌氧菌感染。有时在创面由急性转为慢性的早期或某些单一因素形成的慢性创面，其细菌检出的种类可能比较单一，但在有细菌生物膜形成的创面，常见的是多种因素以及多种细菌混合感染，这可能就是为什么有的创面单一种类细菌的检出率比较高（最高可达到 90％ 以上），而在有生物膜形成的创面其检出率反而还比较低（60％ 左右）的原因。那么在慢性难愈合创面发生时细菌的生物膜是怎样形成的呢？一般认为是在创面由急性转变为慢性过程中创面受到污染，当这种污染细菌量 $< 10^5/g$ 组织时，细菌仅仅定植在创面而对创面愈合无延缓作用；但当细菌量 $> 10^5/g$ 组织时，特别是有多种细菌同时污染时，细菌便附着于创面并在创面繁殖形成克隆，之后将自己包埋于由坏死组织、细胞外基质等形成的多层基质中，形成保护层，类似于一种膜样结构，这个时候在临床上也会观察到创面红、肿、热、痛以及氧分压低等典型表现，这样细菌就能抵抗各种治疗措施的作用。实际上细菌的生物膜现象在其他感染，如胆管感染、中耳炎以及腹膜炎等都有存在。这种生物膜的建立使得这些细菌能逃逸抗生素对它们的杀灭作用。

伤口的轻度细菌污染，对创伤修复过程产生的影响较小。但战伤往往发生在较为恶劣的环境，难免发生污染，甚至感染。当伤口的细菌由污染转变为感染时，伤口内微生物在生命活动过程中和在破坏时分泌出来的外毒素，如金黄色葡萄球菌 α 毒素不仅引起红细胞及血小板的破坏，而且还促使小血管平滑肌收缩、痉挛，导致毛细血管血流阻滞和局部组织缺血坏死。葡萄球菌的杀白细胞素通过作用于靶细胞膜上的特异性受体而实现对中性粒细胞及巨噬细胞的溶细胞效应，使之溶解死亡并丧失吞噬细菌的能力。同时巨噬细胞破坏后，处理抗原及传递抗原信息的能力受到极大限制，故在葡萄球菌感染中，常不能建立有效的特异性免疫。同时能产生杀白细胞素的菌株具有抗吞噬能力，并在吞噬细胞中增殖，以致造成易感部位的反复感染。

大肠杆菌的毒素能溶解红细胞，导致细胞内铁离子的释放。铁离子一方面能助长大肠杆菌的生长而加重感染程度，另一方面在体外对人类白细胞及成纤维细胞也具有细胞毒作用，进一步使组织修复延缓。

绿脓杆菌对组织修复的影响与菌体外分泌的代谢产物有关。绿脓杆菌外毒素 A 不仅对巨噬细胞吞噬功能有明显的抑制作用（细胞毒作用），也使易感细胞蛋白质合成受阻。绿脓杆菌分泌的溶解弹性蛋白的酶即弹性蛋白酶，可使动脉血管弹性蛋白层发生溶解而导致坏死性血管炎。临床分离的菌株，约 85％ 出现弹性蛋白酶和蛋白酶阳性，动物肌内注射后可引起皮肤溶解和出血性坏死，滴入角膜可引起角膜溃疡和穿孔。

创伤感染后大量细菌外毒素、内毒素和蛋白水解酶的综合作用，并通过它们的细胞毒作用引起细胞因子的生物学效应及自由基损伤，造成组织水肿、出血、脓性分泌物数量增多，蛋白质由创面大量丧失和电解质急剧增加，化脓性伤口的肉芽组织中蛋白质大量水解，细菌大量侵入周围组织，使肉芽组织生长缓慢或因肉芽的过度增生严重影响上皮形成，影响了创伤修复的速度。

创面感染是影响伤口愈合最常见的原因，除了一般性的金黄色葡萄球菌、链球菌、大肠杆菌、绿脓杆菌感染外，还存在着结核杆菌及真菌感染的可能。

2. 异物

在影响创伤愈合的局部因素中，首当其冲的是创面或伤道内异物存留对修复的影响。通常较大的异物肉眼可以看见或通过 X 线透视发现，但毫米级以下的异物则肉眼很难发现。

异物对创面愈合的影响主要来自以下方面：①异物本身带有大量细菌，容易引起局部创面感染；②有些异物，如火药微粒、磷粒、铅粒等，本身具有一定的组织毒性，可对周围组织造成直接损伤；③异物刺激周围组织，加重急性炎症期的反应过程。因此，对外伤造成的创面，清创时应将异物尽量摘除。深部组织内的异物，如果不影响生理功能，也不必勉强摘取，以免造成较大的组织损伤。紧邻神经、血管外侧的锐性异物一般均应及时摘除。游离的较大骨碎片手术时应尽量复位，较小而失去生机的骨碎片亦应摘除。手术时，结扎线和缝合线也是异物，保留得越短、越少则越好，以减轻局部炎症反应。

3. 血肿和无效腔

血肿和无效腔都有增加感染的趋势，将直接或间接影响创伤愈合。无污染的手术切口，在关闭切口时应彻底止血，分层缝合不留无效腔。对有污染的伤口，清创时应尽可能少用结扎的方法止血，电灼或压迫止血应列为首选。关闭切口时应放置引流条，视情况在伤后 48～72h 取出。如果局部形成血肿，将对创周的正常组织产生压迫，影响创缘血液供应，轻者延迟愈合，重者造成组织坏死。

4. 局部血流供应

局部动脉血供应不足或静脉回流障碍均可导致氧气和营养物质供应下降，肉芽组织营养不良，生长迟缓，妨碍愈合。伤口周围局部缺血既有全身性原因也有局部因素。局部因素中既有血管本身因素的影响，也有血管外组织出血水肿压迫血管壁造成的缺血。战地救护中，由于时间、条件等限制，加压包扎、夹板固定等手段常被使用。由于疏忽可能会导致局部组织的缺血。

在致伤因子作用下，局部出现不同程度的细胞和组织损伤，启动了炎症过程，微动脉出现一过性的挛缩，时间约数秒至数分钟不等，紧接着出现血流动力学和流变学改变的 3 个时相：高流动相→低流动相→血流淤滞相。如果损伤因子过于强烈或持久，则低流动相延长，血浆外渗增多，血液黏度增加，血流淤滞。另外，白细胞自血管游出，在损伤区大量聚集，吞噬坏死组织和异物，氧耗量显著增加，代谢活动增强，导致损伤区血液供应的相对不足。伤口周围组织内出血、水肿、张力增加，压迫血管，也是伤口周围组织缺血的另一主要原因。创伤修复必须要有充分的血流，一方面是向创伤区提供充足的氧和必要的营养物质，另一方面要将局部产生的毒性产物、代谢废物、细菌和异物运出创伤区。另外，伤口缝合（特别是连续缝合）时张力要适度，缝合时张力过大，加之术后切口出血、水肿势必压迫血管，造成供血不全，影响切口愈合。

引起局部血液供应不足的机械性原因主要是局部压力、摩擦力以及剪切力增加，如伤口包扎或缝合过紧，压疮的形成等。局部血管的炎症而导致的血栓形成或小动脉硬化而致的血管变窄，如下肢静脉溃疡和糖尿病足溃疡。此外，吸烟也会导致血液循环系统功能障碍，这主要表现在以下 2 个方面：①尼古丁作用于小动脉管壁的平滑肌，使小动脉收缩，血流减慢；②吸入的一氧化碳会竞争性与血红蛋白结合，从而使血液携氧能力下降，影响伤口组织的氧供给。

二、全身因素

整体功能的健康状况对创面愈合起到重要作用，包括创伤状态下的心理应激反应、慢性疾病导致的营养缺乏，甚至严重贫血或遭受放射性损伤导致的组织溃疡。总之，在创伤后，心理、神经、内分泌、免疫功能紊乱对修复的不利影响超过常规状态，一直是人们关注的重点。

(一)心理

创伤本身是一种严重的心理生理应激，加之患者对治疗措施以及预后情况等有关问题缺乏合理认识，因此外伤患者普遍存在焦虑、恐惧、抑郁等负性心理状态，而焦虑具有信号功能性的作用，它向个体发出危险信号，当这种信号出现在意识中时，人们就能采取有效措施对付危险，或者逃避，或者设法消除它。当焦虑产生时，人的自主神经系统被激活，心血管系统活动加强，肾上腺的分泌增加，表现为心跳加速、发冷或发热、呼吸急促，同时伴有紧张、担心、害怕等体验，此类负性心理状态均会使机体的免疫系统功能受损，从而间接地影响伤口愈合。相反，积极的心态则可促进人体的正常免疫反应，体内神经－内分泌调节轴保持一个良性循环，各种激素如催产素、神经脑垂体激素、肾上腺素、皮质醇等对创面愈合起到调节作用的各类激素均维持一个合理的浓度，使机体保持一个稳定高效的代谢内环境，有利于伤口的愈合。

心理对创面愈合的影响包括应激，以及应对方式、丰富情感、复杂环境和社会的支持。研究集中在愈合过程中催产素、神经脑垂体激素、肾上腺素、皮质醇、淋巴细胞再分配等几方面。英国医学研究人员最近发现，接受手术的患者如果用笔把他们内心的感受写下来，可以有效加速伤口的愈合。这是因为患者内心压抑的情感发泄后，人体免疫系统功能会得到迅速增强，这种方法既经济又有效。英国医疗科研人员要求接受临床试验的 36 名患者中的 18 人把自己最不愉快的经历写下来，另外 18 名患者写日常琐事。两组人员每天都要写 20min，连续 3d。2 周后，检查这些患者伤口时发现，写出自己内心情感的那组患者伤口愈合速度较快。情绪的发泄和调整对伤口愈合有直接影响。

细胞分子生物学的飞速发展，使人们对生命现象获得了前所未有的认识，对心理应激发生的生物学基础有了一定的了解。心理应激原(psychological stressors)通过神经－免疫－内分泌(neuro－immuno－endocrine)的网络调节各种靶细胞功能和命运，影响包括创面愈合在内的许多生理病理过程。而神经－免疫－内分泌等学科交叉衍生出心理神经免疫学(psychoneuroimmunology，PNI)，将心理与中枢及周围神经系统内分泌和免疫系统结合在一起，拓宽了探讨行为/应激情况下机体生理和病理发生机制。总之，在心理应激条件下，机体所有的器官发生的变化（包括中枢神经系统功能的可塑性变化）都是以神经内分泌的改变为先导和基础的。

1. 心理应激与神经－内分泌在皮肤愈合中的角色

应激状态下，错综复杂的神经内分泌变化主要包括：肾素－血管紧张素系统（renin－angiotensin svstem，RAS）和下丘脑－垂体－肾上腺（hypothalamic－prtita－ry－adrenal，HPA）轴的激活，俗称应激系统。HPA轴和肾上腺儿茶酚胺维持能量的平衡，肾素－血管紧张素重新分配血流以保证重要器官的血供，来自高层皮质的视、味及躯体等的神经刺激和恐惧、悲伤、焦虑、矛盾、紧张心理变化以及激素、细胞因子等体液信号激活应激系统后，诱发机体产生一系列的行为和生理反应。在应激调节过程中，中枢和外周应激系统各自及相互间存在多层次作用位点，除HPA轴和蓝核/去甲肾上腺能－副交感2个重要的应激调节系统外，机体还存在其他应激部位和机制，如中枢的多巴胺能神经元和海马等结构及外周的生殖激素轴。生长激素轴、甲状腺轴和代谢反应等在应激反应中起重要的认知整合、神经激素和神经化学作用。为适应心理应激，中性粒细胞释放产生P物质（substance P，SP），并与从感觉神经来的其他炎症介质一起激活肥大细胞或者其他炎症细胞，参与炎症反应，其中皮质醇释放因子（corticosteroid re-lesing factor，CRF）和SP启动机体全身性的应激反应是通过激活神经内分泌通路，如交感神经系统、下丘脑－垂体轴和肾素血管紧张素系统完成的，它们释放应激激素（儿茶酚胺类、皮质醇类、生长激素、胰高血糖素和肾素等），皮肤及其附件都是主要应激介导子（促肾上腺皮质素释放激素、ACTH、皮质醇、儿茶酚胺、催乳素、P物质和神经生长因子）以及潜在应激反应免疫调节因子的重要靶器官，较之其他器官，皮肤更多地暴露在各种外源性和内源性应激原下，为研究周围和全身对应激（包括心理应激）的反应提供了理想的临床模型。

脑－皮肤联系和局部神经免疫内分泌环路既是皮肤功能及相关变化的病理生理基础，又是应激触发和加重的始动因素。为研究心理应激对创面愈合的影响，Detillion等行肾上腺切除术去除内源性皮质醇以观察孤立鼠创面愈合受心理应激的变化，结果发现，正向社会互动（positivesocial interaction）参与群居啮齿类动物，HPA轴的活性变化，能够促进创面愈合。Ebrecht对24位不吸烟的男性作了问卷调查，以确定患者的感觉焦虑、健康行为和个人因素，以及在活检前后2周清醒状态下其唾液皮质醇的含量，并对他们进行4.0mm的活检和高分辨率超声扫描，检测结果显示：愈合速度和感觉应激评分（perceived stress scale，PSS）、一般健康问卷（general health questionnaire，GHQ）呈负相关。

激活应激系统导致适应性的行为改变和身体变化除了与神经－内分泌系统密切相关外，最基本的应激激素（精皮质激素和儿茶酚胺类）也能影响主要的免疫功能，如抗原递呈作用。白细胞增殖和趋化、细胞因子和抗体的分泌，以及T辅助细胞（T helper，Th1）对Th2选择性的反应，应激激素抑制Th1/促炎症因子反应并诱导，Th2漂移，在某个局部完成免疫反应，它们可能增强促炎细胞因子产生并激活促肾上腺皮质激素－

肥大细胞－组胺轴，从而反馈应激系统，增强或减退免疫反应。

2. 心理应激与免疫系统在皮肤创面愈合中的角色

心理神经免疫学（psychoneuroimmunology，PNI）是近40年研究免疫和内分泌、中枢和周围神经系统的一门学科。已证明神经递质－激素－神经肽调节免疫细胞通过分泌大量的细胞因子与神经组织沟通。中枢神经和周围神经一个关键的作用就是维持细胞介导的（Th1）和体液（Th2）免疫反应，心理神经免疫学成为认识免疫系统之间联系的病理生理学基础，应激诱导免疫失调足以导致影响健康的后果，包括减少对疫苗的反应、延缓创面愈合，并增加严重感染的危险：慢性应激能增加周围系统中促炎细胞因子的产物，如Ⅱ－6。PNI是精神/大脑和免疫系统两者间密切相关的基础。

中枢神经和免疫系统的关系主要是通过神经细胞、内分泌细胞和免疫细胞分泌的化学信使完成的。心理性应激原（包括恐惧、悲伤、焦虑、矛盾、紧张等）能够使这个网络遭受破坏。早期的调查已经发现，精神压力会影响人体的免疫功能，应激在免疫系统中具有不可忽视的作用。情绪愤怒与皮质醇分泌、免疫功能和外科恢复的非适应改变有关联。假设外向性和内向性的情绪愤怒和不愤怒对照组与延缓愈合有关系，结果确实表现出人情绪愤怒与创面愈合密切相关。在急性应激中，内源性应激激素增强皮肤的免疫力是通过增加抗原入侵部位淋巴细胞运输和细胞因子基因表达实现的。由于免疫系统与创面愈合密切相关，阐明心理应激诱导增强皮肤免疫功能的机制在创面愈合研究中十分重要。Roy等的实验表明，心理应激能影响中性粒细胞的转录子，使基因编码的蛋白受影响，细胞周期停滞和炎症的基因组平衡遭受破坏。已有足够的证据表明，促炎细胞因子IL－1是在免疫和心理的激发下产生的，充当应激反应－神经内分泌中的重要角色。在应激条件下，阻断IL－1信号能够预防或者避免应激相关的神经病理和心理病理发生。在急性创面中，当女性处在高应激状态，创区内有2个关键细胞因子明显降低：IL－1和IL－8，说明创面愈合局部微环境中促炎因子的产生受心理应激的影响。

心理应激对免疫系统的调节是复杂的，因此对创面愈合的影响也显示出不同的结果。如Weinman的研究提示，外伤性体验能够导致免疫功能的上调是促进创面愈合的关键。Kiecolt－Glaser选定13名平均62.3岁的妇女作为家庭照顾者和13名60.4岁的妇女作对照组，她们的家庭收入相当，所有人员进行的创面活检显示，前者的伤口愈合明显延长（$P < 0.05$），周围血循环淋巴细胞所产生的IL－1mRNA明显减少，对脂多糖的刺激反应减弱，表现出心理应激在免疫系统中呈现负性作用。Rojas为证实应激增加创面感染的易感性，通过定量观察发现皮肤创面有活力细菌，结果发现，抑制应激（restraint stress，RST）使愈合能力迟延30%，条件致病菌比对照组增加，并具有统计学意义（$P < 0.05$）。进一步研究发现，RST诱导精皮质激素在细菌清除率机制中扮演重要角色，若使用精皮质激素受体拮抗剂RU486处理，将减少伤口条件致病菌（$P < 0.05$）。因此，应激损害创面愈合过程中的细菌清除率，导致条件致病菌感染的发生率明显增加与应激激素的表达有关，心理应激延迟创面愈合并降低免疫/炎症反应还表现对细菌清除率（bacterial clearance）的影响。总之，心理应激对免疫反应的复杂作用使创面愈合

的反应呈现多种变化模式。

皮肤的神经与中枢神经系统(包含心理)内分泌轴和免疫系统之间是一个完整的应激体系。要完整认识皮肤的各种生理和病理性功能,包括细胞生长、免疫、炎症和愈合等活动,必须对密集的感觉神经网络、复杂的中枢神经的调控(包括心理),多层面的周围释放传导递质,以及在众多皮肤的靶细胞上表达的具有活性的特异性受体有较为深刻的认识。

环境应激诱导生物和心理变化往往要通过一些信号蛋白来完成,特别是在 HPA 轴常常涉及蛋白激酶 A(protien kinase A,PKA)和蛋白激酶 C(protien kinase C,PKC)信号通路,它们所调节的重要基因包括糖皮质激素受体(glucocorticoid receptor,GR)。脑源性神经营养因子(brain derived neurotrophic factor,BDNF)和 trk – b 对这个系统还潜在对活性氧簇(Reactive oxygen species,ROS)有作用,并作用于细胞因子,最后控制 DNA 的调节,使这些基因的启动子区域发生甲基化。这也说明,环境应激原具有诱导长期的生物学变化的机制。另外,有人对应激信号传递的 2 条通路 JNK/SAPK 和 p38 通路进行了研究。这 2 条通路的核心分子分别是 c – Jun N 末端激酶(JNK)和 p38 激酶,又被称为应激活化蛋白激酶 1/2(stress activated protein kinase1/2,SAPK1/2)和 p38,均属于丝裂原活化蛋白激酶(mitogen activated protein kinase,MAPK),这类蛋白激酶分子介导细胞分裂、增殖、细胞凋亡等许多生化过程和生物效应,实现应激因素所导致的皮肤组织的创面愈合的生理、生化反应。杏仁核被认为是介导应激致海马功能变化的关键。Yang 证明,应激会立刻引起海马 CAI 区域和中枢杏仁核(central amygdale,CEA)、基底外杏仁核(basolateral amygdale,BLA)产生细胞外信号调节激酶(extracellular signal regulated kinase,ERK)的磷酸化,说明该信号通路被激活。

综上所述,对心理应激的研究已经获得了重要进展,心理应激牵涉到中枢神经系统 – 内分泌系统和免疫系统构成的复杂网络,当心理应激发生改变,打破此网络的平衡状态,将导致机体生理病理学的改变,特别是在皮肤损伤修复活动中,表现出组织愈合速度与结果的改变。但对"心理"如何变为"物质"的生理反应的详细机制,特别是应激状态下众多的神经内分泌物质的变化规律,应激信号的传导通路等问题还有许多未知。另外,这些物质变化的规律性与应激调控的关系所涉及的信号通路是在哪些层面上相互激活或相互抑制以保证机体调控的持续性及有效性,仍需进一步研究探讨。认识心理 – 神经 – 免疫 – 内分泌对皮肤的调节作用,有助于对加速皮肤组织修复的速度和改善皮肤愈合的质量提供新策略。

(二)营养

营养素和微量营养素在急慢性创伤修复过程中是极重要的成分。机体受创后,全身组织处于分解状态,并可持续一个相当长的时间,容易造成机体蛋白质缺乏。而整个修复过程都需要有足够热量、蛋白质供应,以及充足的维生素 A、维生素 B、维生素 C 及矿物质和微量元素,否则无法形成蛋白胶原纤维及肉芽组织。例如,严重的蛋白质缺乏,可造成低蛋白血症,严重影响机体正常代谢,延迟愈合。若含硫氨基酸(甲硫氨酸、胱氨酸)缺乏时,肉芽组织中黏多糖的硫化作用障碍,影响新生血管形成及胶原排布。糖类是白细胞的能量来源，在伤口愈合期，白细胞足够强的抗炎和吞噬活性是伤口纤维组织形成的前提条件，所以补充足够的碳水化合物对创伤愈合十分重要。脂肪是构成细胞膜的基本成分，严重创伤后细胞再生需要大量的脂肪供应。维生素 C 缺乏则影响体内羟化酶的作用，致使前胶原分子难以形成，从而影响了胶原纤维的形成。维生素 A 能部分逆转长期类固醇治疗患者伤口的不良反应。维生素 B_6 缺乏不利于胶原蛋白交联。维生素 B_2 和维生素 B_1 缺乏会导致与伤口愈合不良有关的综合征。在微量元素中，锌对创伤愈合有重要作用。手术后伤口愈合迟缓的患者，皮肤中锌的含量大多比愈合良好的患者低。已证明，手术刺激、外伤及烧伤患者尿中锌的排出量增加，补给锌能促进创伤愈合。此外，铜的缺乏也与伤口愈合不良有关。

营养不良还可导致机体基础代谢物合成不足，如患者存在贫血可导致血容量下降，组织发生低氧，动脉血氧分压下降进一步加重血管收缩反应，不利于组织修复和创伤愈合。严重的蛋白质缺乏，尤其是含硫氨基酸(甲硫氨酸、胱氨酸)缺乏时，肉芽组织及胶原形成不良，伤口愈合延缓。维生素中以维生素 C 对愈合最重要。这是由于 α 多肽链中的 2 个主要氨基酸——脯氨酸及赖氨酸，必须经羟化酶羟化，才能形成前胶原分子，而维生素 C 具有催化羟化酶的作用，因此维生素 C 缺乏时前胶原分子难以形成，从而影响了胶原纤维的形成。

严重创伤后低血容量休克或容量复苏不完全的患者，为保证心脑等生命器官功能，机体首先代偿性减少皮肤和软组织的血液供应。严重贫血的患者，氧供不能满足组织代谢旺盛的要求，这些因素都影响创伤愈合。容量复苏充分与否，可通过皮温、皮肤颜色、血压、脉率和尿量加以判定。贫血患者可以补充新鲜血液和吸氧。低血容量和贫血患者全身抵抗力较低，术后易于发生局部或全身感染，应予警惕。水、钠补充要适量，过量则容易造成血液稀释，影响创伤愈合。

众所周知，营养素(蛋白质、脂肪和碳水化合物)和微量营养素(维生素、矿物质和微量元素)在急慢性创伤修复过程中是极为重要的成分。

1. 碳水化合物

碳水化合物是创面愈合过程中的主要能量来源，在结构上表现为糖的单体或多体。当被人体摄入后，碳水化合物经消化酶的作用，多糖转化为单糖(主要是葡萄糖)，经糖酵解和三羧酸路径，最终分解为 CO_2 和 H_2O，并释放大量的 ATP，以供给机体能量。富含碳水化合物的食物主要包括米饭、面食、牛奶、冰激凌、甜品、水果、蔬菜等。众多碳水化合物中，葡萄糖占据主要地位，是生产用于血管和新组织生成的 ATP 的主要能量来源。葡萄糖在伤口愈合过程中的作用主要表现在为参与伤口修复的各种细胞提供能量、刺激纤维生长、刺激胶原的产生以形成新生组织、产生 ATP 满足细胞参与伤口修复时加快代谢所需的能量。葡萄糖作为 ATP 合成的来源还可以避免氨基酸和蛋白质的消耗。碳水化合物摄入不足导致的能量缺乏的机体反应为死亡率升高、低的人血白蛋白含量、肌肉组织比例下降(因为肌肉分解以提供能量)、创面难以愈合、过低的 BMI(body mass index, 身体质量指数)。而过多的能量摄入表现在肥胖及肥胖导致的供血不足引起的溃疡，增加感染机会，增加糖尿病的风险。

2. 蛋白质

异常蛋白质代谢和机体营养紊乱可能是妨碍创伤修复的重要方式。自发现蛋白质的检测技术和代谢测定方法以来，这一观点越来越受到肯定。低蛋白症对创伤修复的影响并不是直接由蛋白质缺乏而引起，而是由于血浆胶体渗透压降低和伴随的组织水肿影响有关，这也是创伤情况下修复延迟的主要原因。其他实验证实，慢性蛋白缺乏动物的血管生成、成纤维细胞增殖和胶原合成、沉积受到影响。但 Delnanv 的研究表明，手术后 3d，术前营养正常鼠，术后营养丧失，将出现负氮平衡，而在皮肤愈合过程中的羟脯氨酸含量无显著变化。正常的创伤修复过程中，伤口部位的蛋白合成一定增加，某些氨基酸缺乏或者不平衡对蛋白质的合成与修复有影响。

有实验证实，机体缺乏精氨酸，可致胶原蛋白沉积减少，切口愈合不良。给患者每天补充 17g 精氨酸，不仅可增加羟脯氨酸的沉积，促进切口愈合，提高免疫功能，而且还可在应激状态下保留更多的皮肤蛋白，以供切口愈合。精氨酸还可促进氮储备，减少蛋白质分解。补充精氨酸可直接加强胶原蛋白生成。因精氨酸可转化成鸟氨酸，鸟氨酸是脯氨酸的前体，后者是形成胶原蛋白所必需的。另一方面，精氨酸还可通过体液调节机制，促进切口愈合，促进胰岛素和生长激素分泌。切口愈合前 3d，补充精氨酸最有效。这主要是由于此时炎症细胞和成纤维细胞处于已活化状态。因此，对患有压疮的患者，尤其是可能发生蛋白质、能量营养不良危险性或已发生的患者，需立即采用足够能量和蛋白质进行营养干预，以满足患者额外增加的营养需求，除能量和蛋白质外，还应补充精氨酸和微量营养素，以保持切口的最佳愈合。

其他实验研究发现，蛋氨酸的甲基可以合成胆碱以预防脂肪肝，而且蛋氨酸的本身还可以转变为半胱氨酸参与解毒作用，防止肝脏中毒。赖氨酸与色氨酸的比例也很重要，通常认为，赖氨酸/色氨酸的比例以 6:1~7:1 为最好，可提高蛋白质的利用率。同时赖氨酸也是合成蛋白质时最重要的氨基酸。有人建议在补充氨基酸时，应考虑苏氨酸、丝氨酸、色氨酸、酪氨酸、组氨酸、谷氨酸、甘氨酸、丙氨酸、脯氨酸以及支链氨基酸。

谷氨酸是细胞质膜成分中最丰富的氨基酸之一，并且是快速增殖细胞，如成纤维细胞、淋巴细胞、上皮细胞、巨噬细胞等代谢能量的主要来源。血清中谷氨酸的浓度在受到严重手术、创伤、脓毒症后显著降低，而补充谷氨酸则有利于维持 NO 平衡和减少免疫抑制。谷氨酸在创面愈合早期的炎症反应的发生中发挥着关键作用。口服补充谷氨酸可以提高伤口张力和成熟胶原的水平。

3. 脂肪酸

对于手术或患有严重疾病的患者，脂肪酸被用作提供能量和促进伤口愈合与组织修复的重要营养支持。多不饱和脂肪酸（polyunsaturated fatty acids，PUFAs）不能在哺乳动物中合成，它包括 2 个家族，一个是 n-6（ω-6，存在于大豆油）家族，另一个是 n-3（ω-3，存在于鱼油）家族，鱼油的重要营养价值体现在 ω-3 脂肪酸，包括二十碳五烯酸（eicosapentaenoic acid，EPA）和二十二碳六烯酸（docosa hexaenoic acid，

DHA）。而 ω－3 脂肪酸对伤口愈合的作用还缺乏定论。有报道指出，ω－3 脂肪酸影响伤口促炎症细胞因子的生成、细胞代谢、基因表达和血管生成。ω－3 脂肪酸对机体真正的作用可能在于其提高机体的免疫能力，从而降低感染并发症的发生机会和提高患者的存活率。

4. 维生素

（1）维生素 C（抗坏血酸）：是一种具有 6 个碳原子的酸性多羟基化合物。它大量存在于各种新鲜蔬菜水果中。其分子中 2 位和 3 位碳原子的 2 个烯醇式羟基极易解离，释放出 H^+ 而被氧化成脱氢维生素 C。维生素 C 和脱氢维生素 C 在人体内形成可逆的氧化还原系统，此系统在生物氧化还原作用及细胞呼吸中起重要作用。维生素 C 参与氨基酸代谢、神经递质、胶原蛋白和组织细胞间质的合成；可降低毛细血管的通透性，加速血液凝固，刺激凝血功能；促进铁在肠内的吸收；促使血脂下降；促进伤口愈合；增加对感染的抵抗能力；参加解毒功能，并有抗组胺及阻止致癌物质生成的作用。早在 16 世纪民间已用橘子、柠檬来治疗维生素 C 缺乏病，后来人们从蔬菜和柠檬汁中分离出了结晶的维生素 C，并明确它的化学结构。1993 年，科学家成功地人工合成了维生素 C，由此维生素 C 治疗疾病开始了一个新的里程。

早在 1941 年，Cook 就研究过维生素 C 对伤口愈合的影响，又经过半个多世纪医生学者们的不懈努力，使维生素 C 在伤口愈合中的作用得到了肯定。对感染性伤口处理时使用的过氧化氢有较强的杀菌作用，但也会使氧自由基的产生增多，不管何种消毒药水，如过氧化氢、漂白类消毒水等对细胞均有毒害作用，会中断细胞的正常功能。而维生素 C 是自由基的清除剂，它还参与胶原蛋白的组织间质的合成，改善毛细血管的通透性，故有促进新鲜组织生成、减少渗出的作用。维生素 C 虽有抗感染作用，但不是很强，因而不能作为感染高峰期的主药使用，尤其是在感染性溃疡中必须配合应用抗感染药物。同时由于在患病期间患者身体的各项功能都处于劣势，故需根据患者不同病情采取一定的营养支持，进食高蛋白、高维生素、高热量易消化食品，或遵医嘱输入白蛋白、脂肪乳、氨基酸等增强机体抵抗力以利伤口愈合。缺乏维生素 C 者，伤口的愈合会停止在纤维增生期，伤口处成纤维细胞的数量正常，但不能产生足够数量的胶原蛋白。严重的维生素 C 缺乏病患者，不但新伤口不能愈合，而且陈旧的愈合瘢痕也会裂开，因为不断进行的胶原蛋白的溶解远远超过了新胶原的合成。维生素 C 不仅在伤口愈合中有作用，而且值得骨折患者注意的是，维生素 C 缺乏时可引起胶原纤维和细胞间黏合质及硫酸软骨的代谢障碍，使肉芽组织和血管壁不易新生，创伤修复延迟不易愈合，骨骼发育受影响。有学者研究表明治疗骨折伤口时，应增大维生素 C 的剂量，可以促进骨折的愈合。

（2）其他维生素。

1）维生素 A：是维持上皮生长的必需物质。损伤时，维生素 A 的需要量增加。维生素 A 能部分逆转长期类固醇治疗患者伤口难愈的不良反应。如果维生素 A 缺乏就会导致伤口愈合缓慢。

2）B 族维生素：所有 B 族维生素对切口愈合都很重要，是参与能量代谢的辅酶。

维生素 B_2 缺乏，会使创伤修复过程中上皮形成延迟，总胶原蛋白含量下降，切口愈合速率降低。B 族维生素缺乏时，分子内外交联，胶原蛋白成熟受损，切口的拉伸力下降。维生素 B_6 主要是参与氨基酸合成和分解的辅酶。缺乏时，对切口愈合的影响与维生素 B_2 缺乏类似。

3）维生素 D：Matsumoto 研究显示，$1-25(OH)_2$ 和维生素 D 诱导角质形成细胞的分化，并抑制该细胞的生长。Hosomi 则发现，$1-25(OH)_2D_3$ 对角质形成细胞的分化是通过维生素 D 受体完成，无论是离体还是在体都得到证实。PDGF 对创面愈合有十分重要的作用。它能够刺激成纤维细胞、肌细胞的增殖，促进胶原和细胞外基质的合成，且可以募集成纤维细胞、单核细胞和中性粒细胞。在表皮的角质形成细胞并没有 PDGF 的受体，有研究表明，$1-25(OH)_2D_3$ 能上调 PDGF，而且 $TGF\alpha$ 也会受到影响。

4）维生素 E：可以促进毛细血管即微小血管的增生，改善周围循环，其抗氧化作用对机体代谢有影响，可促进肉芽组织和皮肤的生长。

5. 微量元素

如锌和铜的缺乏，也与伤口愈合不良有关。锌缺乏与上皮化不良和慢性伤口不愈有关。

（1）锌：参与胶原蛋白合成，这是压疮切口愈合过程中非常重要的一步，故边缘性锌缺乏，被认为与切口愈合延迟有关。锌缺乏时，影响压疮和其他慢性切口的愈合。血浆锌浓度低于 $100\mu g/mL$ 时，与组织修复不全直接相关，可用替补疗法给这些患者补充锌。

（2）铁：是胶原蛋白合成过程中脯氨酸和赖氨酸羟基化所必需的辅助因子。由压疮导致的慢性炎症和感染会加重贫血，可通过补充铁和输血进行治疗。发生压疮后，机体对某些营养素，尤其是锌和铁的需要量增加。

（3）铜：参与胶原蛋白的成熟，对切口愈合有影响。一种含铜金属酶（赖氨酰氧化酶）催化胶原蛋白的赖氨酰残基氧化，以形成羟赖氨酰基团。这些基团通过细胞外胶原蛋白的交联作用，以增加瘢痕的强度。

（4）锰：许多酶发挥正常功能都需要锰的参与，包括赖氨酰半乳糖转化酶。该酶参与原骨胶原纤维的糖基化过程。锰还影响透明质酸、软骨素硫酸盐、肝素和其他黏多糖的生成，都是切口愈合过程中重要的因子。

（5）硒：是谷胱甘肽过氧化物酶的重要组分。可通过促进过氧化氢还原而保护细胞免受氧化损伤。当硒缺乏时，该酶活性降低，还可通过改变巨噬细胞和多核细胞功能而影响切口愈合。

（三）年龄

年龄是影响创伤愈合的主要全身因素，而其本身又涉及多重因素，如组织结构本身、应激、营养、免疫等。老年患者随年龄增长，机体调控能力降低，体内水分减少，各种代谢速率减慢。受到外界损伤刺激后，应激反应弱，免疫系统反应差，细胞移动、增生以及成熟等明显减慢，均可影响创伤愈合。尤其在受伤初期，炎症反应弱，各种细胞因子分泌不够，新生再造延迟，胶原蛋白纤维合成减少，皮肤变得干燥，导致伤口收缩缓慢。在组织增生期，由于各种组织细胞本身的再生能力减弱，如高龄人群成纤维细胞的分裂增殖周期较年轻人明显延长，加之血管老化使局部血供减少，致使局部新生细胞数量增长缓慢，胶原合成减慢，血管生产速度也明显降低，组织再生能力下降，创面愈合的过程显著延迟，甚至可能不愈合。而儿童和青年人代谢旺盛，细胞增殖、胶原合成和上皮再生时间均比老年人短，创伤愈合快。

1. 老化皮肤的生物学结构及相关功能特点

(1)表皮：作为皮肤最外层的组织，随着年龄的增长，角质细胞大小不均匀性增加，形态不规则，数量减少，细胞的体积增大，细胞间桥粒逐渐消失。因此，皮肤的乳头及相应突起变平，与真皮的连接松弛，导致皮肤屏障功能降低，水合能力下降，皮肤干燥。同时位于基底层的细胞绝对数量减少，造成细胞分裂、增殖活力的下降，更新速度变慢。

(2)真皮：真皮中有成纤维细胞、各类纤维(包括胶原纤维、弹力纤维和网状纤维)、基质和附属结构如汗腺、毛囊和皮脂腺等。随着年龄的增长，成纤维细胞的数量减少，亚细胞水平表现为细胞质变少，脂褐色颗粒增加，细胞的活力下降。弹力纤维和胶原纤维的数量减少，排列紊乱。细胞外基质的合成能力降低，胶原酶的活性增加，胶原的分解增加，导致真皮厚度变薄。

(3)血管与神经：随着年龄的增加，小血管开始退化，毛细血管襻逐渐消失、毛细血管的数量减少。神经结构发生退行性变，痛觉敏感值下降，对各种刺激的反应能力降低，造成组织再生能力变弱。

(4)皮肤附属物：由于老年人皮肤血管数量的减少，有活力的腺体变少，分泌细胞的功能紊乱，甚至纤维化，分泌量下降，对各类刺激的反应降低。皮肤是一个对性激素十分敏感的器官。因此，汗腺、皮脂腺均受性激素的调控。随着年龄的增长，激素分泌能力的降低，激素水平的下降，毛发变白、减少和变细。

(5)其他：真皮内的肥大细胞、郎格罕细胞与黑素细胞的数量随年龄增加逐渐下降，损伤后皮肤的炎症反应减弱，影响伤口的愈合进程。有实验显示，年龄增长造成的免疫功能失调是最主要的影响因素之一。

2. 衰老对愈合进程的影响

总体上讲，创面修复的目的是使受损组织复原，并保证其原有的完整性。健康人群中损伤后发生一系列可预见的活动，包括从血管中血液渗出，为基质的形成做准备。中性粒细胞和巨噬细胞出现，防止感染发生，同时去除坏死组织。随后基质、细胞内移，构成肉芽组织，受损组织随之进入调整期。在创面愈合的后期，成纤维细胞和内皮细胞侵入取代基质，基质牵张力和血管功能得以恢复。老年患者内皮细胞和成纤维细胞在增殖、迁移等方面的变化，以及细胞外基质分泌、合成方面的缺损使组织修复能力受到损害，导致伤口延迟愈合。很多损害是由基因表达变化引起的，发生衰老时，在转录起始水平 c-fos 表达下降。还有转录因子 NKκB、AP-1 和 Sp-1 等结合反应成分减少，进而几个生长相关基因随 E2F 转录家族成员的活性下降表达降低。同时组织中激素水平、丝裂原生长因子及这些因子的受体改变也是老年患者伤口延迟愈合的原因。

（1）炎症细胞的浸润：创伤后，老年患者伤口周围炎症细胞（包括单核、巨噬细胞、B 淋巴细胞）的浸润能力下降。由于炎症细胞在创面愈合过程中潜在而重要的作用，以上变化将会造成愈合的延迟。另外老年患者真皮内肥大细胞的数量下降，导致组胺的释放减少，毛细血管内皮细胞的迁移能力降低，也影响着愈合的速度。改变细胞黏附分子活性从而影响炎症过程是衰老患者伤口延迟愈合的另一机制。

（2）修复细胞的增殖与分化：动物进行切割伤的实验表明，年轻鼠的抗张能力明显强于老年鼠，这意味着伤后老年鼠间充质细胞向肌成纤维细胞转化的能力下降，影响了伤口的闭合时间。随着年龄的增加，成纤维细胞的数量和增殖活力降低，影响其产生和调节胶原的能力，是最终导致上述表现的关键因素。

（3）基质的合成与沉积：伤口愈合中重要的步骤就是伤口的收缩与缺损的充填，老年患者的胶原无论是数量还是质量均发生改变，导致充填欠佳、收缩减缓。同时老年患者胶原的陈列紊乱、弹力纤维直径与数量的减少造成张力变小，不仅造成伤口愈合受阻，也使愈合后的伤口容易裂开。

（4）再上皮化：由于老年动物基质金属蛋白酶－1，9 与基质金属蛋白酶抑制剂－1 的表达明显低于年轻动物的含量，导致角质形成细胞生物学行为发生改变，造成创面愈合过程中再上皮化的延迟。

3. 老年化其他改变对愈合的影响

（1）神经：皮肤中包含密集的感觉神经网络，而完整的神经系统是保证伤口愈合的必要条件。实验证实，初级传入感觉神经作为伤害性感受器对于启动炎症反应和组织的成功修复极其重要。伴随衰老的发生，这一系统部分丧失释放因子的功能，导致伤口延迟愈合。P 物质（substance P，SP）和降钙素基因相关肽（calcitonin gene related Peptide，CGRP）可以调节伤口的愈合，主要通过刺激表皮和血管内皮的增殖，影响血管生长，以及调节炎细胞浸润反应和组织细胞间的连接完成。研究表明，老年鼠创面局部使用外源性的感觉神经肽处理后，可促进伤口的愈合。总之，随着年龄的增长，感觉神经传入系统逐渐发生功能性紊乱是影响创伤愈合的炎症发生、血管生长，并最终延迟组织修复的重要原因。

（2）血管：创伤愈合时皮肤所需的血流几乎是正常时的 10 倍，由于老年患者血管的基底膜变薄，血流减少，表皮的微循环减少，老年患者的血流下降 35%，导致局部灌注的失败，不能满足创面愈合所需的氧及营养成分，也是伤口愈合欠佳的主要原因。

（3）激素：性激素是创面愈合中的另一个重要因素。给修复患者提供直接或间接激素的替代疗法，可以增加细胞增殖活动和细胞因子的产生，对伤后的炎症反应产生影响，增加基质的沉积，促进老年动物的上皮愈合。随年龄增长，更年期以后雌雄性激素水平发生改变，直接对内皮细胞和成纤维细胞表型造成影响，可以通过调节它们的黏附和增殖行为，对创面修复起作用。另外，有研究发现，男性患者炎症反应性改变明显有别于女性患者，造成急性伤口的延迟愈合。虽然还没有流行病学的调查资料，但有研究表明，雄性基因类型是老年患者创面难愈最主要的危险因素。性激素在机体的局部和体液免疫中均有重要作用，可能是其影响愈合的主要机制。

（4）生长因子：衰老的特点主要表现为细胞整体功能的降低，这种相对作用受生长因子调节。转化生长因子 β_1（transforming growth factor β_1，$TGF\beta_1$）在局部和系统中应用可增强创面的愈合，而且调节几类与修复相关细胞的功能，如基质产生和血管形成。愈合后期 $TGF\beta_1$ 起调节细胞分化、细胞外基质形成的作用。血管内皮生长因子（vascular endothelial growth factor，VEGF）是一种多肽，乃潜在的、特殊的丝裂原，对内皮细胞的增殖、迁移和内皮表面退缩（允许血管穿透）及活体的血管生成起促进作用，影响伤口愈合和组织再塑形。健康动物创面愈合的早期，成纤维细胞和淋巴细胞的 VEGF 强烈表达，伤后 1 周，其水平开始逐渐减少，老年动物生长因子的表达水平低于较年轻动物是衰老延迟愈合的原因之一。

三、其他因素

1. 全身性疾病

（1）代谢性疾病：糖尿病患者高血糖可抑制中性粒细胞功能，创面炎症反应弱，直接导致成纤维细胞生长和胶原合成减少，此类患者创面皮肤真皮乳头层的透明质酸也较正常减少，而胶原酶含量却显著增加，这一现象可影响愈合组织张力强度和胶原聚集。此外，糖尿病患者因血管病理改变，使血流灌注低下，组织缺氧，伤口感染的危险性增加。尿毒症患者伤口不易愈合，其主要机制可能在于全身性营养不良，伤口低血容量和氧供量不足，此外，高脂血症也能使伤口中成纤维细胞合成胶原功能有所降低。糖尿病患者易发生创伤感染。当血糖 >200mg/dL 时，白细胞吞噬细菌的功能受到抑制。因此，在创伤愈合过程中必须控制糖尿病患者的血糖水平。

另外，肥胖表现的脂肪组织的血液供应相对较少，而且，超量的脂肪组织会导致创面（一期缝合创面）的张力增加，这样会更加阻碍创面局部的血液循环。

（2）血液系统疾病：贫血是因为血液携氧能力下降，导致周围组织缺氧而影响创面的愈合。

（3）心血管类疾病：动脉粥样硬化、心力衰竭患者因血管功能发生改变，影响创面的供血不全和对局部感染的抵抗能力。另外，高血压、高血脂等因素均可影响创伤愈合过程。

（4）神经损伤类疾病：例如，麻风引起的溃疡不易愈合，是因为神经受累的缘故。自主神经的损伤，使局部血液供应发生变化，对再生的影响更为明显。

（5）恶性肿瘤：恶性肿瘤创面难以愈合的原因有肿瘤组织的快速生长与坏死、坏死组织易于感染、营养平衡破坏（负氮平衡）以及治疗时药物（化疗及放疗）的影响。

（6）其他：全身很多系统的疾患均可能影响创面愈合，如肝功能障碍等。

2. 特殊环境

（1）温度：1979 年，Lock 证实保持创面局部温度接近或者恒定在正常的 37℃ 时，细胞的有丝分裂速度增加108%。高于或低于这个温度都可能阻碍创面的愈合过程。

（2）湿度：1962年，Winter博士在动物（猪）实验中证实了创面在湿性环境下愈合速度要比干性环境快1倍。随后Hinman博士在人体创面上也得到了同样的结果。从而全新地认识了湿度在创面愈合中的作用。

（3）海拔：在高海拔缺氧条件下，细胞增殖受到抑制，从而推断在高海拔地区空气含氧稀薄造成机体相对缺氧，抑制皮下脂肪细胞增殖，从而影响或延迟创口愈合，也是导致术后切口脂肪液化或愈合不良的重要原因。

（4）电离辐射：大多数研究者认为，较大剂量的射线全身照射后，会使创伤的愈合过程延缓，发生急性放射病时，不同的时期又会呈现不同的影响。一般来讲，极期以前，影响不明显；极期时，创伤愈合过程明显迟延；恢复期以后，愈合过程又逐渐正常。

第四节　加速创伤修复与组织再生的主要措施和方法

皮肤是人体最大的器官，由表皮、真皮和皮下组织等构成，并含有附属器官（汗腺、皮脂腺、毛囊）以及血管、淋巴管、神经等。皮肤可避免机体内水分和电解质的丧失，保护机体免受外界环境中的辐射以及化学物质、细菌和病毒的直接危害，调节体内水分和其他物质的平衡，调节体温并感知外界信息的作用。然而，大面积暴露于外部环境的皮肤组织时刻可能受到损伤，其中烧伤、机械创伤以及慢性疾病导致的溃疡（如糖尿病）是造成皮肤缺损及功能丧失的主要原因。据世界卫生组织（WHO）估计，中国每年约有近百万烧伤患者。大面积烧伤、皮肤慢性溃疡、皮肤癌以及白癜风、糖尿病性溃疡、褥疮等可以通过皮肤移植来治疗的各种疾病都需要有足够的皮肤进行修复，需要进行皮肤移植的病例大约在30万以上。传统的皮肤修复材料包括敷料、异种皮移植、异体皮移植和自体皮移植等。迄今为止，自体皮移植仍然是临床治疗全层皮肤缺损最有效的方法。然而对于大面积烧伤患者，往往存在供皮部位不足的问题，需要经过多次移植才能治愈。因此开发出能有效促进创面愈合与皮肤组织再生的皮肤修复产品具有重要的意义。

一、基因工程蛋白药物

1. 发展历史

基因工程制药是随着生物技术革命而发展起来的。1980年，美国通过Bayh-Dole法案，授予科学家Herbert Boyer和Stanley Cohen基因克隆专利，这是现代生物制药产业发展的里程碑。人类基因治疗最早着眼于遗传病的治疗，1982年，第一个生物医药产品美国礼来公司的重组人胰岛素在美国上市销售，标志着生物制药业从此走入市场。1982年研制成功人工干扰素，基因制药从此走上了产业化道路。1990年，美国科学家成功治愈一例患有腺苷酸脱氨酶缺陷的4岁女孩。生物制药业有不同于传统制药业的特点：首先，生物制药具有"靶向治疗"作用；其次，生物制药有利于突破传统医药的专利保护到期等困境；再次，生物制药具有高技术、高投入、高风险、高收益特性；最后，生物制药产业链较长。这一系列的特点决定生物制药业在 21 世纪国民经济中的重要地位。目前基因治疗已扩大到肿瘤、心血管系统疾病、神经系统疾病等的治疗。将基因工程技术应用于创面愈合是近年来兴起的一门新技术。一般来讲，基因工程药物发展有以下 3 个阶段。

（1）第 1 阶段：是细菌基因工程，把药用蛋白基因导入大肠杆菌等细菌中，通过大肠杆菌等表达药用蛋白。

（2）第 2 阶段：是细胞基因工程，用哺乳动物的细胞代替细菌，生产第 2 代基因工程药物。

（3）第 3 阶段：是转基因动物，20 世纪 80 年代中期，可将所需药用蛋白基因导入动物受精卵内，使目的基因在哺乳动物身上稳定表达（转基因动物），获得药用蛋白、动物乳腺生物反应器。即利用乳腺分泌出的乳汁生产药物，产量高、易提纯；20 世纪 90 年代中后期，国际上用转基因牛、羊和猪等家畜生产贵重药用蛋白的成功实例有几十种，一些由转基因动物乳汁中分离的药物正进行临床试验中。

基因工程药物大致分为 10 类：基因重组细胞因子、基因重组激素、基因重组溶血栓药物、DNA 药物、基因工程抗体、基因工程血液代用品、反义核酸药物、基因工程重组蛋白药物、RNAi 基因治疗药物和 siRNA 基因治疗药物。

近年来，用于创伤修复与组织再生的基因工程药物研究也一直是创伤医学进展最为迅速和临床应用取得显著成效的领域之一。自 1982 年，第一个基因工程药物人胰岛素在美国上市，其他基因工程药物中与组织修复相关的主要有：重组人生长激素、重组人干扰素、重组肿瘤坏死因子（TNFr）、促红细胞生成素（EPO）、重组白细胞介素（rIL）、粒细胞集落刺激因子（G–CSF）、巨噬细胞集落刺激因子（M–CSF）、单核细胞集落刺激因子（GM–CSF）、组织型纤维蛋白酶原激活药（t–PA）等，先后被美国食品和药品管理局（FDA）批准上市。1989 年，我国科学家成功研制出具有我国自主知识产权的基因工程一类新药 α1b 干扰素，成为我国批准生产的第一个基因工程药物，也是到目前为止唯一一个由我国自主研制成功的拥有自主知识产权的基因工程一类新药。1991 年，国内出版了国际上第一部专门论述生长因子与组织修复的学术专著《生长因子与创伤修复》，对国内开展以生长因子为代表的从蛋白质和基因水平研究组织修复与再生，以及开展生长因子新药研发和产业化起到了引领作用。

在 20 世纪 90 年代，生产的碱性成纤维细胞生长因子是我国第一个采用基因工程技术生产的用于创伤修复的新药。基因工程技术成果涉及慢性难愈性创面愈合、内脏损伤修复以及皮肤损伤后、脑损伤后的功能性修复等，显著提高了临床创面愈合速度与质量。目前，已商品化用于创伤修复的基因工程药物包括 1999 年 4 月在国家 FDA 申请并批准的 EGF、FGF 等。特别是 1998 年付小兵等牵头在国际著名医学杂志《柳叶刀》发表了有关生长因子促进烧伤创面愈合的学术论文，充分证明了生长因子在促进组织修复与再生中的重要作用，显著扩大了中国在该领域的国际影响。

2. 作用机制

基因工程是指在体外条件下，人工将DNA分子"剪切"，并重新"拼接"形成一个新的杂合DNA分子，然后将其导入微生物或真核细胞内进行无性繁殖，使该基因在细胞中表达得到人类所需要的基因产物或改造、创造新的生物类型。其基本程序包括：①获得带有目的基因的DNA片段。为了获得带有目的基因的DNA片段，需要使用基因工程工具酶，它是进行基因工程操作必不可少的试剂，包括限制性核酸内切酶和核酸修饰酶。限制性核酸内切酶分为Ⅰ、Ⅱ、Ⅲ型，常用的是Ⅱ型限制性核酸内切酶，它只有限制作用，能在特异的位点识别和切割双链DNA。核酸修饰酶包括连接酶、聚合酶、碱性磷酸酶、甲基化酶等。②DNA片段与载体DNA的连接（体外重组）。载体是供插入目的基因并将其导入宿主细胞内表达和（或）复制的运载工具，常用的有质粒、噬菌体和病毒。

目的基因与载体的连接主要有3种方式：黏端DNA片段间的连接，平端DNA片段间的连接，以及黏端和平端DNA片段间的连接。

基因治疗从狭义的角度可理解为用具有正常功能的基因置换或增补患者体内缺陷的基因，从而达到治疗疾病的目的。但目前基因治疗的概念已超出这个范围，因此，可广义地理解为通过基因工程技术达到治疗疾病目的的方法，均可称之为基因治疗。人们希望通过基因工程技术影响组织修复的自然过程，缩短创面愈合时间，促进难愈性创面愈合，有效改善创面愈合后的功能及外观。

创面愈合这一复杂过程涉及时间上并存的4个环节：稳定的内环境、炎症反应、细胞增殖及重新塑型，涉及炎症细胞、修复细胞、细胞因子及细胞外基质的相互作用、相互调节。在整个修复阶段，生长因子的参与至关重要，它能够刺激血管内皮细胞、角质形成细胞及成纤维细胞的增殖分化，加速血管化和再上皮化。它是炎症细胞的有丝分裂原和趋化因子，而炎症细胞集聚的创面，有人认为是生长因子分散在细胞外基质中以及蛋白水解酶活性增强造成生长因子的不足。因此，在创面愈合过程中外源性地补充某些生长因子，以弥补内源性生长因子的不足，或通过外源性生长因子刺激内源性生长因子的活性，或上调因子受体的表达，以达到主动调控创面愈合的作用。1998年，国内珠海东大生物制药公司开发的基因重组牛碱性成纤维细胞生长因子（bFGF）获批准生产并应用于临床。周亮等研究将重组人EGF（rhEGF）用于浅Ⅱ度、深Ⅱ度、供皮区及残余创面，结果显示应用rhEGF组创面愈合时间明显缩短，与阴性对照组比较具有显著性差异（$P < 0.01$），不良反应轻微。另外，生长因子必须在深度烧伤创面溶痂后直接用于新鲜创面才能收到满意的疗效。

（1）目的基因选择：早期的目的基因主要有：类固醇硫酸酯酶、β半乳糖苷酶、腺苷脱氨酶等，但是由于促进创面愈合的效果不佳，逐渐被淘汰，现在目的基因的选择集中在各种生长因子（EGF，TGFβ，PDGF，IGF，HGF，VEGF等）、一氧化氮合酶（NOS）、表皮干细胞、纤维连接蛋白启动子、整合素等，但其中应用最多、意义最大、最常用的还是生长因子，它是一系列具有多种功能的活性肽类物质，由组织或血液产生并释放。通过自分泌或旁分泌形式作用于特定的靶细胞。

（2）基因转移技术：目的基因导入细胞，要么通过裸 DNA，要么通过载体（病毒和非病毒）来实现。裸 DNA 通常以质粒形式投递，该质粒携带的生长因子存在于胶原海绵中。相对于载体投递系统（特别是病毒载体），裸 DNA 是较经济和安全的。病毒载体包括腺病毒、反转录病毒、单纯疱疹病毒和腺伴随病毒等载体。非病毒载体是物理和化学方法，主要有微种、粒子介导的基因转移（基因枪技术）、阳离子脂质体等技术。一般来说，病毒载体比非病毒载体有更高的基因转移效率，然而，细胞毒性、免疫原性和遗传突变是其主要伴随的缺点，这可能限制病毒载体在创面基因治疗中的应用。非病毒载体的优点是对基因大小不限制、制备容易、重复性好、免疫原性和细胞毒性小；缺点是可能引出非特异性炎症反应，不稳定，对 DNA 聚集的易感性，最重要的缺点是可变、短暂而低的转移效率和基因表达。不过，它们的基因转移效率能够通过新的技术来提高。因此，可以预见非病毒载体将逐渐成为皮肤基因转移首选的工具。目前，病毒载体仍是占优的。

（3）调节系统：理想的调节系统是当外源性化学物质（配位体）投放时，调节基因能被激活，而配位体移除时，激活能结束。配位体应是无毒性的。基因开关不能被内源性细胞因子激活。早期的基因表达诱导系统是依靠内源性成分对外源性的信号或应激来实现的，这些诱导系统主要的问题是较低的特异性，因此调节效果不是很理想。然而通过使用非哺乳动物或变异的内源性控制成分，就能达到较高的特异性。到目前为止，诱导系统主要有四环素诱导系统、西罗莫司诱导系统、蜕皮激素诱导系统和 RU486/米非司酮诱导系统。它们共同的特征是每个系统都依赖一些调节转录因子活性的小分子的存在，小分子的转录激活活性能被药理学分子调控。

3. 当前的应用状况

创伤修复的过程，不仅是各种细胞增殖、分化、迁移、凋亡和消失的过程，同时也是一系列不同类型细胞、结构蛋白、生长因子和蛋白激酶等形成网络式交互作用的结果。现已证实，生长因子参与调控创伤修复的各个阶段，生长因子具有多功能性，同一细胞可产生多种生长因子，同一生长因子又有多种功能，相互之间的控制机制能确保创伤修复不致发生过度增生。涉及创伤修复的生长因子主要有表皮细胞生长因子（EGF）、成纤维细胞生长因子（FGF）、转化生长因子（TGFβ）、血管内皮细胞生长因子（VEGF）、血小板源性生长因子（PDGF）、肝细胞生长因子（HGF）等，它们在促进细胞的趋化、合成和增殖分化方面发挥着各自的作用。成纤维细胞是创伤修复的主要细胞，在创伤修复中，研究较多的是碱性 FGF（bFGF），它是体内广泛存在的一类活性多肽，具有促血管生成作用，调节血管壁细胞的生长及其他功能；趋化炎性细胞和组织修复细胞向创面聚集。EGF 可刺激表皮细胞和组织成纤维细胞分裂，并加强其他生长因子的合成和作用，加速创伤上皮化，从而显著促进表皮再生。EGF 对皮肤创伤修复表现为一定的量效依赖关系。

创面愈合加快 VEGF 通过其受体特异性作用于血管内皮细胞，强烈促进其增殖，促进血管形成，并有促进血管通透性的作用。多种细胞都具有分泌 VEGF 的功能，VEGF 产生后主要通过旁分泌或自分泌途径作用于血管生成，还可介导细胞的增殖和迁移。研究表明，许多细胞生长因子作为药物可以加速组织的修复和逆转不良修复状态。近年来，已有富含一些生长因子的药物应用于临床，以促进创伤愈合。并且含生长因子创伤敷料（GFD）也已成为医用敷料领域发展的新亮点。它不仅克服了传统敷料性能单一的缺点，而且生长因子的加入还使敷料增加了促进创面愈合、提高创面愈合效果的功效。有研究发现，在烧伤后早期使用 rhEGF 可使面部创面愈合速度明显加快，愈合率提高，同时能明显减少深度创面愈合后的瘢痕形成。将基因重组牛碱性成纤维细胞生长因子（bFGF）应用于肛周创面，对 109 例临床病例进行对照研究。结果显示，bF-GF 能改善局部微循环和组织营养状况，提高创面肉芽组织中蛋白含量及 DNA 的含量，促进成纤维细胞、成肌细胞增殖，增强局部创面的抗感染能力，使肉芽组织迅速生长，达到快速伤口愈合的目的。已经有大量临床资料表明，采用生长因子治疗的急性创面，其创面平均愈合时间比传统治疗方法提前愈合 3～4d，慢性难愈合创面的平均治愈率由以往的 84% 上升到 94%，提高 10 个百分点，效果非常显著。

然而创伤修复过程是多种生长因子协同作用并共同调节完成的复杂的生物学过程，单一生长因子的使用仅仅起到影响创面愈合某一阶段的作用，多种因子组合使用，才能使创伤恢复最佳，更符合创伤愈合的生物学过程。有研究将重组人表皮细胞生长因子联合碱性成纤维细胞生长因子对清创后的慢性难愈性创面局部喷涂，无菌纱布包扎。证实重组人表皮细胞生长因子联合碱性成纤维细胞生长因子能明显促进慢性难愈性创面愈合。但各种单一基因重组因子如何组合，组合种类、比例是多少，很难匹配合理。如转化生长因子（TGFβ）的过量分泌和表达，会导致增生性瘢痕或瘢痕疙瘩的出现。所以临床上使用富含生长因子的药物时间及使用量上仍没有统一的标准，有待进一步研究。

4. 存在的问题及未来展望

安全性是首先要考虑的，虽然现在非病毒载体技术的应用已经避免了病毒性载体引起的细胞毒性等缺点，但是其本身有可以造成局部的炎症反应等副作用，而且它们的转移效率需要提高。另外，外源性基因在创面基因表达调节上，虽然有几种基因调节系统，但是在时间和水平上还无法完全达到精确调控。考虑到这些缺陷，目前基因治疗创面大部分还是局限在动物实验阶段，较少应用于临床。经济实用性也是创面基因治疗需要解决的问题。体外分离、培养细胞，然后将目的基因导入，再回到创面上，需要花很长的时间。如果细胞培养过程缓慢，必将影响创面治疗效果。目前创面的基因治疗还多集中在多种生长因子的综合治疗，它比单一生长因子更有效，且可调节创面的微环境，能够最大限度地发挥它们的生物学效应。

基因工程药物是指采用现代生物技术（采用 DNA 重组技术或其他生物新技术），借助某些微生物、植物或动物来生产所需的药品。目前临床使用的基因工程药物的主要剂型均为溶液型注射剂和冻干粉针剂，因其为生物蛋白，体内极易被蛋白酶降解，故需反复注射给药，给临床带来了不方便。对基因工程药物进行剂型改造，现阶段普遍采用生物可降解高分子材料对药物进行包裹，以增强其稳定性并达到控释缓释的效果，另外还可将材料进行靶向性修饰而使药物具有靶向性。

二、现代敷料

（一）发展历史

远古时期，人类就认识到使用树叶、皮毛和石块等覆盖伤口意在保护创面。公元前3000年，埃及人曾用蜜、油脂和葡萄酒治疗伤口。这本质上属于一种感性认识，可能最初来源于一种动物的本能或模仿其他动物。这也是人类对创面敷料认识的最初阶段。在长期进化演变过程中，人类逐渐发现在创面上加某些植物粉末、泥浆、树枝分泌物等不仅对伤口有保护作用，同时还可促进创面的愈合。

在公元前1066年的周代，我国的"疡医"用祝药（外用）治疗创面。公元2世纪，由于科学的进步，人类又发明了一些新的敷料，如棉花、亚麻等。希腊学者Galen发现保持创面湿润很有必要，他用海绵和棉花样东西使创面湿润。我国古代医书《肘后方》也有用獾油及蜂蜜治疗创面的记载。唐代孙思邈在《备急千金方》中提出采用麻油、黄丹和蜡3味制成黑膏药处理伤口。《五十二病方》中记载用芫痍和猪油制成软膏敷治小腿烧伤，后相继有大量的外用膏药出现，其主要作用是保护伤口，同时还有清热消肿、解毒镇痛、去腐生肌、促进愈合的疗效。1793年，Whitrey发明了用棉花制成的棉花纤维敷料，由于生产工艺成熟、原料来源广泛、成本低廉、质地柔软、有一定吸附能力、价格合理和使用方便等优势，使这类创面敷料迅速进入大规模产业化阶段，广泛用于各类伤口的创面覆盖。19世纪，由于纺织机器的出现，敷料制作工艺和技术有了长足的进步，很多设想的敷料能得以实施并产业化。同时对消毒药的认识和应用，使得敷料的应用价值有了质的提高。Lister首先认识到化学制剂可以杀死细菌，从而阻止细菌的蔓延，他于1865年开始用碳酸浸泡绷带，发明了抗菌性绷带。Johnson受Lister的启发，成功制作出了防腐杀菌性医用敷料，使创面感染发生率大大下降。

1962年，伦敦大学的Winter博士在Nature杂志上发表著名论文，论证了湿润环境对创面的愈合作用，与用聚乙烯膜封闭猪断层皮肤缺损创面相比，暴露在空气中的创面再上皮化概率增加50%。随后的国内外大量临床实践和基础研究都支持这一概念。

20世纪80年代后，各类合成性敷料不断问世，这些新型敷料最主要的特点是能主动参与并影响创面愈合速度及愈合质量。

（二）作用机制

湿性愈合理论的主要作用机制包括以下几种。

1. 有利于坏死组织和纤维蛋白溶解

清除坏死组织是伤口愈合的第一步。湿性环境下，坏死组织被水合而释放出组织细胞自身的纤维蛋白溶酶以及其他蛋白溶解酶，这些蛋白溶解酶水解坏死组织，有利于吸收而达到清创效果，而且更为重要的是，在下肢静脉溃疡时，小血管周围常形成纤维鞘，阻碍血液与组织间的营养成分交换，而纤维蛋白溶酶则可以溶解该纤维鞘，使血液与组织间的营养交换恢复正常。另外，蛋白降解产物和纤维蛋白降解产物也是免疫细胞的趋化因子，能吸引免疫细胞向伤口移动，加速清创过程，又可促进生长因子分泌加速愈合进程。

2. 新型敷料能创造低氧环境与促进毛细血管生成

与传统观念相反，新近的研究发现相对低氧环境下，成纤维细胞生长速度最快，并刺激巨噬细胞释放多种生长因子，毛细血管受强刺激，使血管形成加速，肉芽组织形成明显增强，伤口愈合时间缩短。

3. 多种生长因子释放并上调其活性

创面渗出液体中成纤维细胞生长因子、表皮细胞生长因子以及血小板衍生生长因子等含量显著高于对照，并且这些渗出液本身也能促进离体培养的成纤维细胞、角质形成细胞和血管内皮细胞生长。

4. 新型敷料还可减轻疼痛与创面换药时的再损伤

传统敷料由于敷料纤维与创面新生组织、渗出物等粘连易导致创面疼痛和对修复创面的再损伤，而新型敷料在创面营造的湿性环境，能减少敷料与创面的粘连，防止创面神经末梢死亡和外露。

5. 减少感染

新型敷料减少创面发生感染的机会。

6. 湿性环境有利于细胞增殖分化和移行

细胞增殖分化以及酶活性的发挥都需要水作为介质。湿润的环境下能保持细胞核酶的活性，细胞移行速度加快均有助于伤口的愈合。

（三）当前的应用状况

随着对伤口愈合研究的不断深入，人们逐渐认识到使用敷料的目的远远不仅是为了覆盖创面，防止污染或感染，还必须能"主动"促进创面愈合。

通常传统敷料，如纱布、棉垫等是临床上常用的敷料，至今仍在各种类型的创伤中广泛应用，其具有保护创面、吸水性好、制作简单、价格便宜、可重复使用等优点。但也容易在愈合过程中发生与伤口的粘连，造成二次损伤。

近40年来国内外研制开发了多种暂时性创面覆盖敷料，它们就是新型敷料，也称现代敷料。有关新型敷料目前尚无确定的概念，通常是指那些在外形上有别于传统敷料（纱布），同时在功能上又能主动参与并影响创面愈合速度与质量的一类用于创面覆盖的物质，正逐渐、广泛应用于临床。目前临床使用的暂时性创面覆盖现代敷料主要包括天然生物敷料、合成敷料和组织工程类材料等。

1. 天然生物敷料

（1）哺乳动物皮肤和结缔组织类：天然动物敷料有自体皮、同种异体皮、异种皮、羊膜等。目前覆盖创面最理想的方法是移植自体皮，但是烧伤面积超过50%的大面积烧伤患者，自体皮源就显得严重不足。

1）同种异体皮：这是近几十年来被证实较为有效的皮肤代用品之一，是一种比较理想的创面覆盖物。它的主要来源是尸体皮，具有较佳的皮肤屏障功能。异体皮的透湿性、黏附性与自体皮肤相似，能阻止细菌入侵和阻止创面水、电解质、蛋白质及热量的丢失，且具有良好的止血和促进上皮化功能。1959年我国上海瑞金医院采用大张异体皮"开窗"，同时伴随移植邮票状自体皮等方法治疗大面积烧伤，这是自体异体皮的最初形式。但异体皮存在来源受限、保存条件要求高、抗原性、有占位性、病原微生物易感染等临床问题及伦理学问题。

2）异体皮：由于同种皮的来源极为有限，因此动物异种皮取代自体皮和异体皮移植的研究取得了一定的进展。尽管早在1880年，就有采用动物皮（羊皮移植）移植的历史。但真正将之作为一种暂时性生物敷料在烧伤创面上的应用是在1965年，Brember等首次报道成功运用猪皮治疗，其最大优点在于黏附性、通气性、胶原组织结构及其胶原含量等生物方面与人皮肤相似。猪皮敷料有促进生态组织的恢复及减轻疼痛、加速皮肤附件形成的作用。我国20世纪70年代初开始尝试猪皮应用于临床，猪皮移植后早期虽成活但不能建立血运，并阻碍自体皮扩展，且脱落较同种异体皮早，易出现感染，此外还有揭下猪皮时疼痛，干燥后发硬等缺陷。

3）羊膜：1910年，Davis开创了羊膜临床应用的先河，他首先用羊膜作为创面敷料用于皮肤移植。羊膜的优点有一定的抑菌作用，促进创面血管生长，减少局部创面水分蒸发及电解质丢失，应用于切痂创面可以使肉芽新鲜、创面细菌含量减少，有一定的抗血管生成与消炎效应，材料来源丰富且制作简单等。因为单层羊膜质脆、易裂、不耐压、低温保水性差等，临床上将其制成复层辐照羊膜或经戊二醛浸泡处理，无免疫原性，附着性和透气性也较好。

（2）其他生物类敷料。

1）壳聚糖敷料：甲壳素是由 N－乙酰－α－氨基－D－葡萄糖以 β－1，4糖苷键形式连接而成的直链状多糖，是仅次于纤维素的在自然界大量存在的天然多糖，可被溶菌酶降解；壳聚糖是甲壳素的脱乙酰产物。壳聚糖在创面上降解成 N－乙酰氨基葡萄糖，后者能够被表皮细胞吸收，是维持表皮细胞生长繁殖的必需物质。壳聚糖可以增加创面组织的网状结构，增加胶原合成，增强伤口抗拉强度，透气性强，能够激活巨噬细胞，促进创面伤口愈合。其免疫原性很弱，无毒性，具有良好的生物相容性和生物可降解性，还具有抗菌、止血、消炎、对渗出液吸收性好，以及促进组织再生和皮肤胶原纤维生长等优点。壳聚糖的原料来源丰富，价格低廉，容易加工成形，能有效地控制伤口感染，加速创面愈合。

2）藻酸盐类敷料：这类敷料是从海藻中提炼的柔软无纺织纤维。它的主要功能是吸收渗出液，形成凝胶，与渗液发生 Na^+/Ca^{2+} 交换。本品覆盖创面后与创面渗液接触，通过离子交换将不溶性藻酸钙变为可溶性藻酸钠，同时释放 Ca^{2+}，故具有止血功能，用于术后创口填塞起到良好的止血引流作用；吸收性能好，可吸收自身质量20倍的渗液量（为纱布的5~7倍）。吸收液体后膨胀成藻酸钠凝胶，在创面上形成柔软、潮湿、类似凝胶的半同体物质，使伤口同外界隔绝，形成一个密闭的无大气氧环境，加速新生微血管增生，对维持湿润环境、提高表皮细胞的再生能力、加快表皮细胞移动、促进创面愈合有重要意义。

藻酸盐敷料具有以下特点：①透气性良好。无毒、无刺激、无抗原性；②兼具机械压迫止血和促进凝血的功效；③减少创面水、盐与营养物质的丢失；④限制细菌在创面上生长繁殖；⑤使创面保持温润环境，有利于上皮生长；⑥携带和使用方便。其缺点在于有异味、无黏性、外观与创面感染脓性分泌物不易区分，易发硬引起创面再损伤。

3）蚕丝蛋白敷材料：丝素蛋白是由蚕茧缫丝脱胶得到的纤维状蛋白质，富含氨基酸，无毒性、无刺激性，具有生物可降解性。对细胞生长有促进作用且组织相容性好。主要优点为丝素蛋白，其来源于生物体，具有良好的细胞亲和性和组织亲和性；可被生物蛋白酶降解故易被机体吸收；疾病传播的风险小，生物安全性得到可靠保证；有多种方法解决高孔隙率下的成型问题。

2. 合成敷料

合成聚合物作为烧伤敷料的医用研究已有 40 多年的历史，随着科学技术的进步和现代工业的发展，特别是石化工业的快速崛起，以高分子材料为原料的合成敷料种类日益增多，代表性的有薄膜型、泡沫型、喷雾型和复合型。

（1）薄膜类合成敷料：该敷料是在生物医用薄膜的一面涂覆上压敏胶而形成。制作薄膜的材料大多是一些透明的弹性体，如聚乙烯、聚氨基甲酸乙酯、聚己酸内酯、聚四氟乙烯、硅氧烷弹性体等。薄膜类敷料一般分为 2 层，其内层亲水性材料可吸收创面渗液，外层材料则具有良好透气性和弹性敷料外观透明、通透性较好、便于创面动态观察的优点，可一定程度吸收创面的渗出液，但吸收饱和后易致膜下渗液的积聚，可能诱发病原体滋生或加重创面感染，因此不适用于渗出性和感染性创面。

（2）泡沫型合成敷料：其结构具有多孔性，对液体具有较大的吸收容量，对氧气和二氧化碳几乎能完全透过。合成原料有聚乙烯丁醛、聚氨基甲酸乙酯、聚氨酯、聚乙烯醇等。其对伤口渗出液的处理是靠海绵型的水蒸气转运和吸收机制来控制渗出物的，对创面具有良好的保护作用；由于透气性好、透水性佳，对创面渗出液有较强的吸收性；再者敷料轻，患者感觉舒适。不足之处为黏性差、敷料强度不高、易损坏；另一个缺点是敷料普遍不透明，难以观察创面情况；易受细菌污染、敷料孔隙大、创面肉芽组织易长入，更换敷料易造成脱膜困难。

（3）喷雾型合成敷料：将高分子聚合物和溶媒直接喷于创面，形成薄膜，使用方便，大多柔软透明，便于临床观察。因其有较好的屏障作用，适用于早期清创后的创面、浅Ⅱ度烧伤创面和供皮区，但喷雾膜易被创面渗液溶解，无抗感染作用，敷料保湿性差，故创面水分丢失多，不适用于大面积创面，且黏附性和抗张强度均较差。

（4）水凝胶类敷料：水凝胶类敷料是在可渗透的聚合物衬垫上使用水凝胶材料，可以形成水凝胶的天然高分子主要有胶原和明胶，透明质酸及其盐，纤维蛋白，藻酸盐和壳聚糖等。该类敷料含水量达 96%，可保持创面的湿润环境，与组织接触时可发生反复的水合作用，具有较好的保湿作用，它能与不规则平整的伤口紧密贴合，减少细菌侵入概率，但通气性较差。它对液体的处理方式就是吸收，吸收了渗出物的水凝胶不污染伤口，短期不必更换敷料，但大量吸收渗出物后引起敷料膨胀，导致敷料与伤口分离,给细菌的侵入提供了机会。水凝胶自身温度只有5℃,故有温和的冷却作用,可显著减少术后的疼痛和炎症。适用于皮肤擦伤、激光和化学损伤等表层伤口。

3. 组织工程类材料

组织工程类材料是构建一种支持细胞生长的三维支架,与角质形成细胞和(或)成纤维细胞进行体外复合培养,形成可用于创面覆盖与修复的皮肤等同物。其中支架材料为种子细胞提供了黏附、迁移、增生和分化的空间环境,在组织工程皮肤的构建中起着重要作用。组织工程皮肤支架材料包括人工合成组织工程皮肤支架材料(简称人工合成支架材料)和天然组织工程皮肤支架材料(简称天然支架材料)2大类。人工合成支架材料主要包括聚乳酸、聚乙醇酸、聚原酸酯、聚己内酯、聚氰基丙烯酸烷基酯及其共聚物等。人工合成支架材料始终无法模拟天然真皮的三维空间结构,其成分为人工合成,亲水性不够理想,缺乏细胞识别信号,与细胞间缺乏生物性相互作用,对细胞黏附力较弱。而天然支架材料来源于天然组织,来源丰富,制作较为简单,造价低廉,且在三维结构、组织亲和性、机械性能及生物降解性等方面显著优于人工合成支架材料。

(四)存在的问题及未来展望

创面敷料的发展非常迅速,并且逐渐呈现出功能化、多样化的发展趋势,以生物合成敷料为代表的新型敷料正逐步取代传统敷料的常规应用地位,有力地推动了世界医学的进步和发展。在现代科学技术发展的推动下,新型生物合成敷料的应用和研究必将取得更大的发展,也必将为世界和现代创伤修复理论与技术的发展做出重要贡献。新型敷料的产生与应用代表了创伤敷料领域的变革与发展,不仅对过去一些传统观点有理论和实践上的突破,同时也是整个社会发展、人民生活水平改善以及医疗水平提高对创面治疗提出的新要求。在欧美,新型敷料已在临床和患者家庭得以广泛应用,对糖尿病性溃疡、下肢动静脉疾病性溃疡、褥疮、烧伤创面以及其他一些创伤的修复起了积极作用,从治疗上来讲不仅大大加速了创面修复的进程,同时患者所花的医疗费用也呈逐渐下降趋势。

然而直到目前还没有任何一种敷料具备所有理想特点和适用于伤口创面的各个阶段,也没有任何方法或敷料适合所有的伤口。因此,使用新型敷料时,应严格遵循各类敷料的适应证,结合患者的个体情况、伤口类型、伤口进展阶段、皮肤状况,综合评估伤口,才能适应不同条件下创面的治疗需要。同时,严格无菌操作,加强营养,积极进行全身治疗,才能取得满意的治疗效果。在我国,新型敷料的引进和应用始于20世纪90年代初,并在全国各地获得迅速推广。但就目前应用情况来看,尚存在以下问题:对创面,特别是慢性难愈合创面治疗本身缺乏认识和了解;对新型敷料缺乏认识,特别是担心潮湿环境增加感染从而延缓创面修复的观念极大地妨碍了敷料的推广和应用。医用敷料不再仅限于保护创面,还应具有促进伤口愈合的功效,且针对不同伤口及伤口愈合的不同阶段都有相应的专门敷料,使用方便,减轻患者痛苦,在伤口愈合后不产生瘢痕组织。

未来理想创面敷料应具备以下特点：能保护创面，不与创面粘连，更换敷料时不会再次损伤创面；能为创面愈合提供一个良好的局部环境，主动促进创面愈合；无免疫抗原性，不引发排异反应和炎症；制作容易，储存消毒方便。另外，通过改性或复合的方法，改善现有材料的不足，增强其作为敷料的多种性能。在材料上负载各种药物和生长因子，有效控制药物释放，同时达到伤口愈合及治疗作用。从患者角度考虑，尽量减少换药次数，减轻换药带来的痛苦。为满足社会可持续发展，资源的可再生利用的需求，将会开发更多的新型的可降解的生物材料并应用于医用敷料。随着组织工程技术和皮肤组织工程学的发展，未来还将会开发出具有适当的三维多孔结构，为细胞的生长和繁殖提供营养和代谢环境，调节细胞的生长和排列，并最终降解达到组织永久性替代目的的组织工程化敷料。

三、负压吸引

负压创面治疗技术(negative pressure wound therapy，NPWT)是近十几年来提出并开展的新方法，它包括 1993 年德国外科医师 Fleischmann 等最先提出的封闭负压引流(vacuum sealing drainage，VSD)及 1997 年美国外科医师 Argenta 和 Morvkwas 首创的封闭负压辅助闭合(vacuum assisted closure，VAC)2 项关键技术。[①] 两者原理相同即封闭负压吸引，但是在选材、方法与适应证等方面存在差异。NPWT 通过将伤口使用特殊材料覆盖封闭并置于负压下一段时间，以达到促进清创和伤口愈合的治疗目的。主要应用于体表急性或慢性、感染性或非感染性伤口或溃疡，软组织大面积损伤、糖尿病足、战伤或外伤导致的组织缺损或脏器外露，乃至内脏器官炎症的包裹覆盖以及引流等。

1. 发展历史

早在 20 世纪 70 年代，苏联就有文献报道了应用负压治疗创面和伤口。1993 年，Fleischmann 等首次将负压应用于治疗四肢软组织创面感染，得到肯定效果。该方法很快被推荐到各种软组织缺损和感染的临床治疗中。后来，Morykwas 等研究发展了负压创面治疗技术，他们运用动物模型比较负压创面治疗技术与盐水纱布敷料对慢性伤口的疗效。结果显示，NPWT 治疗在增加创面局部血流量、促进成纤维细胞生长及降低创面细菌数量等方面显著优于对照组。1994 年，裘华德等引进德国 NPWT 应用于普通外科手术及感染创面的治疗。2000 年，陈绍宗及其团队对 NPWT 的作用机制进行了血流动力学及分子生物学方面的研究，并自行研制了密闭性敷料用于慢性难治性伤口的治疗，疗效显著。2006 年，他们又研究发现，NPWT 可以提高慢性创面创周组织中血小板衍化生长因子(PDGF)及转化生长因子 β(TGFβ)的表达，从而促进创面愈合。2003 年，VSD 技术就已经被德国和奥地利等国纳入创口治疗指南，在后续相应的修订后，应用范围不断得到拓展。2008 年，Landau 等报道了用负压处理受区后，可提高全层皮移植的着床效果。Canavese 等利用 NPWT 治疗脊柱侧凸术后所致深部感染，认为此技

① 陈银兵，黄金华. 负压创面治疗技术的研究进展[J]. 中国美容医学，2010，19(2)：285 - 287.

术是脊柱外科用来治疗创面易感染患者(尤其是有神经肌肉疾病的患者)有用的工具。Moues 等研究证实，负压封闭引流技术与传统湿润敷料包扎技术相比，能显著缩短伤口愈合时间。Fabian 等试验证明，负压引流与高氧治疗相比，能够促进伤口肉芽组织增生。Gouttefangeas 等研究发现伤口填充敷料上浸润的主要为粒细胞，而 CD4[+] 功能性 T 细胞在伤口清洁中可起到一定作用，而填充敷料则提供了很好的微环境。Eginton 等前瞻性随机研究表明，VSD 在早期能显著缩小糖尿病足伤口的宽度和深度，加速愈合。2009 年，Labanaris 等又研究发现 VSD 能促进伤口周围组织淋巴管网的增生。长期以来，VSD 技术已经从理论逐步走向实践，并在实践中不断取得理论研究的进展。

2. 作用机制

NPWT 的主要组成有：创面填充敷料、封闭半透膜、引流管路以及负压发生装置。创面填充敷料为泡沫或海绵材料，质地松软，内含大小不等的微泡孔隙，负责缓冲创面压力，保护新生肉芽，避免神经末梢受到刺激，吸附渗出液，并在负压持续作用下将引流物切割塑形，便于经管道引出。最常用材料为聚乙烯醇(polyvinyl alcohol)，是一种泡沫型合成敷料，泡沫微孔直径在 $0.2 \sim 1.0\text{mm}$，形同海绵，白色，无毒，组织相容性好，无免疫活性，柔软而有足够的强度，具有极好的吸附性和透水性，有多种规格可供选用，使用时可根据需要修剪。封闭半透膜覆盖于填充了敷料后的创面上，提供一个密封环境，能透过水蒸气但不透水，还能防止细菌入侵。常用的有美国 3M 公司生产的透明敷料，其成分为聚氨酯，是一种薄膜型合成敷料。引流管路负责将半透膜下密封环境中的渗出液引出，根据创面大小，放置一根或多根引流，有规律地包裹于填充敷料内部，末端引出接负压装置。管路为多孔结构，便于全方位引流，有一定的硬度，在负压下不易被吸扁塌陷，常用的为口径不一的硅胶管。负压发生装置是最主要的组成部分，发挥最主要的功能。在早期的研究中，伤口负压是通过一些传统的方法得到的，例如，中心负压吸引装置、外科真空瓶等。但是，这些方法有不便之处，例如，器械的移动、负压水平的控制和保持等。由于负压大小模式的设定甚为关键，所以推荐带刻度可调节式装置。在 1995 年，出现了一种真空辅助治疗仪，其能够克服上述问题。仪器的核心是一个微处理器真空控制单元，能够提供可控制的持续的或是间断的 $25 \sim 200\text{mmHg}(3.33 \sim 26.66\text{kPa})$ 的负压，最大限度地保证效果。缺点是机器体积较大，不便于移动，患者需在床边使用，只适用于卧床、伤口渗出严重的患者。后来又特别研发了便于携带的型号，供渗出较少、非卧床的患者使用。在早期的研究中并没有提出最佳的压力大小与负压模式概念。直到 1997 年，Morvkwas 等进行了一系列动物实验，着重研究了这个问题。研究以伤口血流情况和肉芽组织生长情况为切入点，通过激光多普勒技术来测量伤口周围的皮下组织和肌肉的血流情况，通过测量随时间伤口体积的减少量判断肉芽组织的生长情况。结果表明，当负压值为 125mmHg (16.66kPa) 时，伤口皮下组织和周围肌肉血流是基线值的 4 倍。而当负压值为 $400\text{mmHg}(53.32\text{kPa})$ 以上时，血流反被抑制。而肉芽组织的生长情况则是间断负压比持续负压更为有效。针对此，Philbeck 等提出了 2 种可能的解释。他们认为，当组织毛细血管的自我调节机制没被激活时，间断循环疗法能提供像组织本身一样的有节律的血液灌注。间断的刺激使细胞能够有时间休息并准备进入下一个循环。而持续的负压刺激将使细胞对刺激耐受从而导致刺激失效。对于污染或感染较重的伤口，也有学者认为应持续真空治疗48h，起到最初的净化作用后，再采用间断负压。

负压创面治疗技术的作用机制主要如下：

（1）促进血液循环：创面局部血运障碍或缺血是阻碍创面愈合的主要原因之一，因为创面修复过程中必需的氧和营养物质只有通过血流才能运输到创面，而局部产生的大部分毒性物质和代谢产物等也主要经血流输送出创面。Angelica等在对猪创面的研究中发现负压吸引使距伤口数厘米的毛细血管血流量增加，伤口处血流量增加又可使局部氧分压及乳酸水平增加，进而促进伤口的愈合。许龙顺等在使用激光多普勒连续测定猪创面负压前后2种血流量的动态变化中发现，8kPa负压时创面血流量明显升高；16kPa负压时其峰值接近基线血流量的4倍，持续负压30min后维持在基线水平的2倍左右；20kPa负压以上时血流量增加后很快降至基线水平；16kPa间歇性负压时血流量曲线呈规律的方形波状变化。Chen等在动物实验中应用负压吸引后，经多普勒激光检测，创面血流灌注明显增加。李靖等以兔耳背急性全层皮肤缺损创面为模型，研究NPWT对创面微形态及超微结构的影响结果也证实，NPWT治疗能显著提高创缘毛细血管数目，引起创面毛细血管管径增大血流加快，促进毛细血管和内皮细胞恢复正常的形态和结构，并刺激毛细血管出芽和内皮细胞增生，恢复基膜完整性，缩小内皮细胞间隙。李学拥等研究认为NPWT治疗时，创面组织存在双向受力和双向微小移位的现象，即创面在NPWT治疗后部分组织产生向外移位而部分组织产生向内移位，向内移位（受正压）的组织内的血液受到挤压加速向受负压的组织内流动，因而导致创面血液循环的加速。这对解释NPWT治疗促进创面血液循环具有重要意义。在临床试验中，Danciu等证实当给伤口提供负压时，血液流量增加，然后在高峰维持5~7min。

（2）减轻水肿：水肿是阻碍创面愈合的原因之一。组织肿胀后一方面加大了组织细胞间的距离，阻碍了细胞间的物质交换；另一方面压迫创伤局部的微血管，不利于组织灌注，创面缺血低氧，使创面得不到愈合所应有的营养物质，因而抑制了创面的愈合。而在负压作用下创面组织液吸引出体外，组织肿胀能消退。负压可以使细小动脉扩张、有丝分裂增加形成新的血管床；还可去除多余液体、减轻水肿，改善局部血液循环。吕小星等以兔耳背全层皮肤缺损的急性创面为模型，右耳创面用负压引流，为治疗组；左耳创面为对照组，结果提示：NPWT治疗可以有效地减轻创周水肿，降低血管通透性。Michael等通过对生理基础的研究指出，NPWT治疗有利于消除过多组织间液造成的压力梯度，使间质性压力降低，使毛细血管开放并流向创面组织。

（3）抑制细菌繁殖：长期以来，人们一直担心密闭的敷料下相对潮湿、温暖的环境利于细菌生长而引起创面感染，然而其结果并非如此。Weed等在动物研究中发现使用NPWT治疗后能明显减少细菌的数量，特别是G细菌数。Polykandriotis等创新性地将NPWT应用于9例手外伤者中，有效治疗和预防手部缺损创面感染，减轻局部的疼痛。王昌建等对其收治的肢体远端大面积软组织感染及缺损患者11例运用封闭疗法，结果显示均未发生感染。密闭敷料减少创面感染的主要机制可能与密闭敷料产生的密闭、潮湿环境更有利于机体免疫细胞功能发挥有关。Plikaitis 等在对猪皮肤感染伤口的实验中,对照组用传统的敷料更换伤口,实验组使用 NPWT 设备持续负压吸引伤口,每日对伤口活体组织进行细菌培养。结果在伤口感染后的 5d 内,用 NPWT 治疗的伤口的细菌数下降并保持较低水平(每克组织含 10^5 个微生物),而对照组在 5d 内细菌数达到高峰,在 11d 时才达到较低细菌水平。NPWT 治疗对污染的慢性创面的细菌清除有益于伤口的愈合过程。

(4)清除部分坏死组织:清创后创面仍可能存在大量的坏死组织,是影响创面愈合的病理性因素,负压封闭引流技术在引流创面渗液的同时能清除部分坏死组织,但创面局部体液变化的研究由于数据存在大量容易混淆因素,很难得到配对样本而进行精确的分析,然而仍有不少研究证明该技术能引流创面上影响创面愈合的各种炎性介质和酶,引流大量的毒素,创面局部的病理性影响因素可通过负压封闭引流技术后减少。

(5)减轻创伤后免疫抑制:创伤后可溶性炎症介质如炎症前期细胞因子的释放参与了免疫抑制,NPWT 治疗对创面液体的持续过度引流亦可使创面免疫反应受到抑制,因而此技术必须让白细胞浸润和接触创面以产生有效的免疫反应。NPWT 的聚乙烯泡沫与创面紧密接触从而使细胞可以浸润于泡沫内。Gouttefangeas 等发现应用 NPWT 治疗 1 周及 2 周后,浸润于泡沫上的主要细胞是粒细胞,另外还有单个核细胞包括巨噬细胞和少量的 T、B 细胞群以及自然杀伤细胞。泡沫上的功能性 $CD4^+$ 和 $CD8^+$ 淋巴细胞不同于患者的外周血 T 淋巴细胞亚群,其中的 $CD4^+T$ 细胞是受创面抗原影响、具有异源性表型和功能的细胞亚群。提示 T 淋巴细胞可能在创面净化方面起作用。此外,还提示聚乙烯泡沫可能提供了刺激 T 细胞介导免疫反应的有利环境。

(6)机械的牵拉作用:NPWT 可在医用泡沫 - 伤口界面形成一种剪切力,这种机械应力被认为有促进肉芽组织生长及血管生成的作用。此机械应力通过加速胞内信使调节蛋白的产生和更新以促进肉芽组织生成。大量研究表明,机械应力即剪切力有调节内皮细胞形态、功能以及基因表达的作用,在内皮细胞基因启动子中已找到了一种对剪切力敏感的顺式作用元件。局部剪切力还可促使血小板及内皮细胞产生血小板源性生长因子(PDGF),促使成纤维细胞、平滑肌细胞和单核细胞的增生和游走,并能促进胶质细胞增生。创面在 NPWT 治疗中有 2 个水平的变化:①创面的边缘和底部在负压作用下引起的组织移位;②创面的表面被吸到敷料的泡沫细孔而引起的微小变化。组织张力对组织的生长很重要,它是组织生长的基础。NPWT 治疗引起组织张力发生变化,从而促进细胞的增殖以及肉芽组织的形成。Penn 等认为,NPWT 治疗的机械力作用有利于清除伤口渗出物,渗出物的清除减轻了组织水肿,从而减少组织间压,增加局部血液流量。渗出物清除的同时也可清除影响伤口愈合的可溶性因子。负压封闭疗法通过负压对创缘形成自然物理牵拉力,促进成纤维细胞的分裂增殖,从而加速了创面的愈合。

(7)其他:随着研究的不断深入,众多学者试图从微观角度来探究 NPWT 起效的某些机制。Kilpadi 等以猪背创面为模型,观察负压封闭引流和 0.9% 氯化钠溶液纱布 2 种方法作用下,早期外周血中转化生长因子 β(TGFβ)、白细胞介素 -6(IL -6)、IL -8、

IL-10 的表达情况。治疗后 0~4h，实验组 IL-10 下调快于对照组，IL-6 下调慢于对照组，二者对 TGFβ、IL-8 的影响无差异。李跃军等以小家猪背侧皮肤缺损为模型进行研究，发现 NPWT 治疗既能上调急性创面伤口周围表皮角质形成细胞的尿激酶型纤溶酶激活剂(uPA)和尿激酶型纤溶酶激活剂受体(uPAR)的表达，使之迅速增殖迁移，又能通过抑制慢性创面 uPA 和 uPAR 表达来减少细胞外基质的降解。曹大勇等对其收治的 5 例慢性创面患者给予持续性 NPWT 治疗，采用免疫组化技术检测血管内皮生长因子(VEGF)，CD34 表达及其标记指数，微血管密度的变化，结果显示负压吸引前 VEGF 在创缘组织真皮浅层血管内皮细胞中偶见阳性表达，随 NPWT 治疗时间的延长，真皮细胞中血管内皮细胞、成纤维细胞出现 VEGF 阳性表达。CD34 在 NPWT 治疗后表达的微血管密度明显增强，从而推断 NPWT 能明显增强在创缘组织真皮浅层血管内皮细胞、成纤维细胞的增殖和微血管密度，促进慢性创面肉芽组织生长。

3. 当前的应用状况

(1)应用方法：常规消毒清创处理后，彻底止血，适当刮除创缘外侧皮肤 3~5cm 范围内的毛发，在确保符合适应证，无禁忌证的条件下方可使用负压封闭引流。根据创面大小，选择适宜尺寸的创面填充敷料和足够数量的引流管。将一薄层敷料填充于创面上，然后将引流管用敷料包裹后置于最佳引流位置(一般置于中央区，创面大时适当增加引流管数目)，然后再覆盖一薄层敷料。应尽量使用整块敷料，不主张裁剪成细小碎片状。酒精擦洗创周皮肤，去尽皮脂，干敷料擦干皮肤，然后将封闭半透膜覆盖于敷料上。边缘覆盖超过创缘皮肤 3~5cm，注意粘贴紧密，避免空鼓皱褶，引流管引出部位尤其要避免孔隙形成，可以使用系膜法固定。调整好负压源参数，将引流管接通负压源即可。操作完毕后，应告知患者及陪护人员注意保护引流系统，避免尖锐物体如针头、指甲、床棱等刺破封闭膜致引流失败，避免压迫、弯折引流管。注意观察引流液性状及量，根据情况调整负压参数。治疗周期结束，需要更换引流系统时，应先撤除负压，轻轻揭去封闭半透膜及外层填充敷料，移除引流管道，再揭除内层填充敷料。遇有敷料干结或与创面粘贴致密的情况，应用无菌盐水润湿后再予揭除。若创面巨大，更换势必造成较重的疼痛时，应在麻醉下实施操作。

目前该方法已广泛用于各类急慢性创面的处理并取得了较为满意的疗效。

(2)临床应用。

1)急性创面：NPWT 可用于皮肤急性创面，类型主要包括急性烧伤、创伤所致的皮肤缺损、供皮区创面以及外科手术切口等。根据世界卫生组织(WHO)发布的数据显示，世界上每年发生的手术例数约为 1.87 亿~2.81 亿。其中，有很多手术伤口因为解剖位置的特殊性或感染等因素往往愈合十分困难，如植皮创面、胸骨正中切口等。NPWT 技术适应证范围的扩大对促进上述难愈性创面的治疗具有积极影响，但仍需防范新的并发症的发生。另外，NPWT 可用于关节置换及关节切开复位后皮肤切口的管理，有利于防止局部水肿及血肿形成、防止感染风险、加速创面愈合等。NPWT 还可用于游离皮瓣供皮区创面的治疗，但是该疗法在促进创面愈合方面的优势相较于普通的加压包扎治疗效果并不明显。NPWT 技术在急性烧伤创面的应用尚处于探索阶段。Kamolz

等首次介绍了利用负压吸引技术治疗 7 例小面积深度烧伤患者的经验，发现负压技术可以减轻组织水肿，增加局部灌注，从而可以预防烧伤创面的进行性加深。Molnar 等报道了 1 例利用负压技术治疗单侧上肢小面积深度电弧烧伤的病例。在 2008 年汶川地震伤员的抢救工作中，也集中出现使用 VSD 获得成功的报道。

2）慢性创面：随着经济社会的发展和生活水平的提高，人类寿命不断延长。随着社会的老龄化不断推进，慢性创面的发病率不断上升。在 2003 年，全球糖尿病患者有 1.94 亿，约 15% 的糖尿病患者会发生下肢的溃疡。在美国每年用于糖尿病足的总耗费可达到 600 亿美元；下肢静脉性溃疡的医疗费用每人每年为 28800 美元。压疮的医疗费用每人每年为 70000 美元。常见的皮肤慢性创面主要包括糖尿病足溃疡（diabetes foot ulcer，DFU）、下肢静脉性溃疡、褥疮、深度烧伤残余创面、愈合不佳的各类手术切口、放射性溃疡等。

NPWT 是治疗慢性创面的有效方法之一，不但有利于创面面积的缩小，还有利于缩短创面愈合时间。NPWT 用于慢性创面的疗效评价常用创面完全愈合时间、创面大小改变情况及伤口床的准备情况来衡量。有人分析了关于 NPWT 的数百篇文献发现，NPWT 是治疗 DFU 的有效方法之一，可以提升创面愈合率、加速溃疡创面愈合以及降低截肢（趾）风险。数据显示，NPWF 可以将 DFU 创面愈合率提高 20%。曾丁等报道运用 NPWT 治疗 46 例难愈性创面患者的经验，其中深度烧伤残余创面 12 例，DFU9 例，愈合不佳的手术切口 5 例，褥疮 13 例，放射性溃疡 4 例，其他难愈创面 3 例。结果取得满意效果。

3）其他：断层皮片移植是创面治疗常用的方式。将断层皮移植联合 NPWT 治疗可以实现创面的一次性愈合，降低创面感染发生，缩短住院时间等。Blume 等的一项回顾性研究系统分析了十几年间 142 例患者接受刃厚皮移植创面联合 NPWT 治疗的效果，结果显示 NPWT 有利于提高移植皮片成活率，降低再次植皮的次数。在国内，李进等报道了 46 例大面积皮肤缺损患者接受刃厚皮片或中厚皮片移植联合 NPWT 持续负压吸引治疗，1 周左右去除负压敷料后，44 例患者植皮完全成活，2 例患者因伤口边缘少许坏死，积极换药后成活。

4. 存在的问题及未来展望

尽管已被证实该技术相对于传统创面治疗手段具有相对有效性和优越性，但仍缺乏关于该技术自身具体治疗的最佳模式的研究，如最佳负压的设置，如何选择合适的敷料更换时间间隔等。最近 Steiert 等认为对复杂创面的延期缝合、植皮或皮瓣转移前，如果采用早期 NPWT 治疗，那么创面闭合的时间把握就不必受 72h 这一固定时间的限制。这无疑又给这项新技术提供了新的发展思路。但与此同时，也应注意 VSD 技术在某些情况下并不适用，有可能导致肠瘘等风险，应严格掌握适用范围。任何创面处理技术或方式都有其局限性和不确定性，也有其绝对适应证和相对适应证。因 NPWT 应用不当引起的不良反应时有发生，如局部压疮，压力过高导致了创周水疱，厌氧菌感染，因扩创不彻底分泌物黏稠致引流不畅发生感染加重，甚至发生创面脓毒症、血栓形成等。鉴于此，一方面临床医师应严格掌握 NPWT 的适应证，针对不同创面选择合适的治疗技术，对患者病情预后及转归可能具有十分积极的意义；另一方面，加深对 NPWT 作用机制的研究和认识，是指导 NPWT 更合理利用的基础，同样意义重大。随着 NPWT 促伤口愈合原理的进一步阐明，NPWT 将会在临床上得到更广泛有效的应用。

四、光学方法

经棱镜片，可见光可折射出红色、橙色、黄色、绿色、蓝色、靛和紫色这 7 种颜色，波长范围在 350 ~ 770nm。不同波长的电磁波，颜色感觉不同。光的波段划分为：紫色 350 ~ 455nm；蓝靛色 455 ~ 492nm；绿色 492 ~ 577nm；黄色 577 ~ 597nm；橙色 597 ~ 622nm；红光 622 ~ 770nm。光不仅是一种电磁波还是一种粒子流，这就是光波具有波粒二重性。光量子学说认为，光的量子均具有一定能量，可引起热效应、光化学效应、细胞效应等。鉴于在产生细胞效应方面，单色光与激光差异无显著意义，后来人们将单色光效应和激光效应统一称为光生物调节作用(photobiomodulation)。

1. 发展历史

1977 年 Mester 等首先讨论红光用于慢性创面愈合的作用之后，关于红光的生物学研究便持续升温，20 世纪 80 年代以来 SCI 索引收录的研究论文中涉及体表光疗法伤口愈合的论文有多篇。随着半导体光源技术在功率和成本方面的突破，半导体光子治疗技术开始普遍进入临床。20 世纪 90 年代，美国航空航天局(NASA)在微重状态下，运用半导体光源治疗宇航员的各种创面、溃疡愈合、软组织损伤、免疫力低下等症状。

近些年，相关研究论文发表数量以及影响程度不断提升，分别发表在《科学》《美国科学院院刊》《美国生物化学杂志》和 J Am Coll Cardiol 等高端杂志上。Karu、Mester、Abergel 和 Reddy 等发表的经典论文均被多次引用。光生物调节作用正逐步得到科学界的重视，并在机制方面开展更为深入的研究。

2. 作用机制

红光可以对生物体产生光化学作用的光线，红光可直接作用于血管、淋巴管、神经末梢和皮下组织等而发挥着相应的治疗作用。近年来有关红光的临床研究正越来越多被人们认识和重视。应用红光照射糖尿病小鼠的实验研究中，Reddy 等发现 632nm 的红光可增强实验动物线粒体过氧化氢酶活性，提高细胞新陈代谢水平，使糖原蛋白生物合成增加，总胶原浓度明显升高，促进细胞合成和伤口愈合。另一些动物研究也表明，红光对于糖尿病大鼠创面愈合时的基因表达，对鼠源性的成骨细胞、骨骼肌细胞、人类上皮细胞、血管生成及线粒体的氧化代谢都有着积极的生物调节作用。

一般来说，外界信号对细胞功能的调节大都是通过对细胞内部的信号转导通路的启动实现的。红光(630nm)主要是通过光调作用起作用的。光调作用机制被认为是发生在线粒体水平上能量活化开关的机制，吸收的能量能活化细胞功能。其中，NO 与呼吸链的结合是能量开关的关键。细胞色素分子，尤其是在线粒体细胞膜上的细胞色素氧化酶是线粒体吸收光能的色基。红光通过促使 NO 与呼吸链上的细胞色素氧化酶解离，使细胞色素氧化酶与氧分子结合，引起线粒体细胞膜的分子结构发生变化，二磷酸腺苷(ADP)转变成三磷腺苷(ATP),这一过程使细胞电池(cell battery)获得充电为细胞活性提供足够的能量提高细胞代谢,促进蛋白质合成及能量代谢,使细胞功能发生变化,并调节了细胞的基因活性,使基因表达活性上调或下调,也使细胞的信号途径活化或减弱。刺激巨噬细胞释放细胞因子,使真皮乳头层胶原合成增加、细胞生长因子分泌增加、减少MMP-1(胶原酶)分泌和凋亡等,从而达到抗炎和促进修复的作用。

皮肤是人体最外层结构,是人体最大的器官,主要由表皮、真皮及皮下组织构成。皮肤既是神经系统的感觉器,又是效应器,主要有屏障、调节体温、感觉内外界刺激、代谢和免疫等功能。

皮肤包括血管及其相关细胞(内皮细胞、巨噬细胞、平滑肌细胞、粒细胞等)、表皮(黑色素细胞、角质形成细胞、朗罕细胞和Merkel细胞等)、真皮(肌成纤维细胞和成纤维细胞等)、皮肤附属结构(毛囊真皮乳头细胞和外根鞘细胞等)、神经系统(神经元等)及皮下脂肪层(脂肪细胞等)。皮肤连续性的损伤称为创面,创面愈合及修复受组织类型的影响,同时全身性因素也影响着创面的愈合:①营养不足影响胶原蛋白的合成;②糖尿病患者对创面血供及周围神经的影响;③激素。如糖皮质激素有抗炎作用,这可能会抑制胶原蛋白的合成,影响创面的愈合。故当皮肤遭受损伤形成创面后,愈合涉及多个序贯又相互交叉的病理生理过程,如炎症反应、细胞增殖、迁移、创面重塑等。各种生长因子、细胞、炎性介质、细胞外基质均参与了创面愈合过程,它们的相互作用形成了复杂的创面愈合调控关系,使创面愈合按时相规律有序地以可预见的生物学步骤进行组织学修复。从Mester提出红光用于慢性创面愈合的作用后,近几十年来不断有国内外学者报道红光可增加实验动物创面愈合组织抗拉强度、刺激伤口胶原产量的增加、加快皮肤伤口的愈合速度。Erdle等发现670nm LED红光促进SKH-1裸鼠切口损伤的创面愈合,然而无法促进在烧伤创面的愈合。这些数据可能为术后的创面修复提供帮助。并认为其可能的机制是通过照射使表皮细胞之间的连接以及胶原纤维的构成发生改变而提高皮肤伤口抗拉强度,促使伤口内巨噬细胞质中脂酶含量增加,同时促进上皮细胞、附件细胞和成纤维细胞的再生以及使这些细胞核内DNA含量增加;低能量激光照射增加上皮细胞之间桥粒连接,真皮内纤维细胞体积变小以及细胞周围的胶原纤维更加丰富,并提高实验动物伤口组织的Ⅰ型前胶原和Ⅲ型前胶原的mRNA水平,加强Ⅰ型前胶原和Ⅲ型前胶原分子的基因表达,从而促进皮肤伤口的愈合。

成肌细胞(myoblast)是在创伤后重建肌肉组织的前体细胞,Shefer等人的研究还发现低强度He-Ne激光($5305J/m^2$)通过PI3-K/Akt和Ras/Raf/ERK通路诱导骨骼肌成肌细胞表达转录调节蛋白。Schieke等人的研究表明,短波红外(IRA)(760~1400nm)诱导金属蛋白酶1的表达,不是通过热效应或热休克蛋白70的表达实现的,而是通过MAPK/ERK1/2的活化实现的。Whelan等人用DNA阵列技术研究了发光二极管红外光促进糖尿病小鼠伤口愈合的过程,发现表达整合素、层黏蛋白、隙缝连接蛋白和驱动蛋白超家族分子马达蛋白等的组织再生基因被上调。低强度激光照射(LPLI)已经发现能通过激活不同的信号通路促进细胞存活和增殖,雌激素受体(ERs,ERα,ERβ)是调节靶向基因表达、促进细胞增殖和抑制凋亡的配体激活的转录因子。研究发现 LPLI 通过配体依赖的形式影响 ERs 核内再分配和转录活性。研究表明 LPLI 介导的 ERs 的激活涉及 PI3 - K/Akt 信号通路，揭示了 PI3 - K/AKt 信号通路在 LPLI 介导的 ERs 激活中是必需的，首次说明 LPLI 依赖 P13 - K/AKt 的活性来介导配体依赖的 ERs 的核内再分配和转录活性，提供 LPLI 介导的转录因子激活的分子机制的直接依据。

在对伤口使用红外以及近红外激光治疗的系统影响的分析中发现，在治疗大鼠的皮肤伤口时，同时使用红光和近红外激光，能获得最好的效果。通过对营养充足或营养不良小鼠的皮肤创面给予波长为 $100 \sim 2000 nm$，能量密度为 $20 J/cm^2$ 或 $40 J/cm^2$ 的偏正光辐照，发现营养状况影响治疗的进度以及愈合组织的恢复质量，并且偏正光的使用对于生物调节有积极的影响。

无论是细胞水平还是在体水平的研究都表明，红光具有促进细胞生长和增殖、减轻炎症反应、改善血液循环、诱导胶原沉积等作用，但与此同时应该考虑的是红光的波长、能量参数以及辐照时长的选择，以及红光对于其他方面的生物学影响。

（1）炎症阶段：在皮肤愈合初期，感染的发生对于创面的修复影响是很大的，此外还有其他的因素，比如，创面异物存留、血供不足以及创伤的部位也是影响愈合的因素。

Medrado 等研究发现，波长 670nm 的红光可减轻大鼠创面水肿和炎细胞数量，但胶原与弹力纤维轻度上升，结果表明，红光治疗可减轻炎症反应，加快胶原沉积和成肌纤维细胞增殖，研究发现红光可以通过抑制前列腺 2 系统，如抑制环氧化酶，达到很好控制炎症的作用。Nicole 等发现 1072nm 的红外光用于皮肤感染 MRSA 有抗炎效果，不仅可以激活相关的炎症细胞因子表达，增强免疫功能，且促进其他生长因子（VEGF）参与伤口的愈合过程，这可能有利于改善容易激发感染和血供不良的创面，比如，糖尿病溃疡、压疮等。660nm 波长的低能量红光可刺激淋巴细胞分化增殖，促进创面的愈合。

实验证实，暴露于低强度 660nm 红光下，巨噬细胞会释放一系列细胞因子，刺激纤维原细胞增殖和生长因子合成，因而影响炎症过程、愈合和损伤修复，使之产生重要的生物效应及治疗效果，增加细胞新陈代谢，促进细胞合成，加强细胞新生，改善血液循环，增强白细胞的吞噬作用，从而达到镇痛的目的，有利于伤口愈合，促进毛发生长。在体实验发现在烧伤小鼠中单剂量红光（λ660nm）加速皮肤炎症期的修复，这与红光刺激血管新生和刺激白细胞生成有关。在大鼠皮肤创面愈合过程中发现使用 λ680nm + λ790nm 两种红光交替辐照创面，炎症消退时间明显缩短，新生血管更为丰富，胶原蛋白表达较其他组别更大多是成熟有序的排列。

Zhang 等用 DNA 芯片技术研究表明，红光可以调节基因表达，波长 628nm 红光可使 HS27 成纤维细胞中 111 个基因表达被调节，这些基因可以分成 10 个功能组，大多基因与细胞增殖与抑制凋亡有关，其中涉及 MAPK/p38 和血小板生长因子启动的信号通路，也包括抗氧化和线粒体代谢的相关基因，一些与抗氧化与线粒体能量代谢有关的基因也发生了变化，研究从基因水平提示红光治疗可能对加速创面愈合有利。

Stachon 等发现在培养人角膜基质细胞过程中使用 670nm 红光辐照后，发现光动力灭活瞬时激发角膜基质分泌 FGFb 及抑制 HGF 分泌(5h)，并在 24h 处理后抑制 KGF 的分泌。从短期时间来看，光动力灭活在体外对角膜基质分泌 VEGF、$TGF\beta_1$ 没有影响。随着微生物对抗生素抗药性的不断增强，光动力灭活可能成为一种潜在的治疗方案。同样 Ankri R. 发现在 480nm 处的蓝光用于治疗感染伤口效果显著，可能与黄素吸收此区域波段的能量有关，730nm 的红光被细胞色素氧化酶吸收，刺激细胞生长，促进伤口闭合。

（2）增殖阶段：这一时期主要分为 2 个阶段：上皮再生(epithelialisation)和肉芽组织形成(granulation)。

创伤性疾病与受损伤部位血管数量减少密切相关，创伤部位血管修复是一个复杂的生理过程，它是由许多细胞因子及生长因子通过直接或间接方式调节支配，其中血管内皮细胞生长因子(VEGF)是一种最直接的促进血管生成的多功能的细胞因子，其作用贯穿创伤组织再生修复的病理生理过程，同时 VEGF 是多种细胞因子诱导创伤血管生成的重要中介因子。实验表明，与对照组相比，红光照射后血管内皮细胞生长因子(VEGF)、血小板衍生生长因子(PDGF)、转化生长因子($TGF\beta_1$)分泌明显增加，且与红光照射剂量呈现一定剂量依赖关系，即随照射剂量增加而增强，进一步表明 PDGF、$TGF\beta_1$ 可以通过促进 VEGF 的分泌合成，间接加速创伤组织血管内皮细胞增殖，对血管生成和创伤修复至关重要。体外实验证明，人体碱性成纤维细胞生长因子(bFGF)本身既是强有力的血管生成刺激剂，又是细胞迁移和增殖的调节剂，bFGF 具有促进创伤部位血管生成和早期肉芽组织形成等多种生物学效应，同时 bFGF 又是成纤维细胞内皮细胞强大的促分裂原和趋化因子，对人体 VEGF 的表达有明显的促进作用，成纤维细胞是参与伤口上皮化和愈合的重要细胞，实验发现红光照射后 bFGF 与对照组相比分泌明显增加，并且红光照射剂量与 bFGF 分泌呈非线性关系，在照射剂量为 $30mW/cm^2$ 作用时较明显，表明红光照射加快创伤愈合与促进 bFGF 分泌增加密切相关。

在体实验同样发现在大鼠剖面愈合过程中使用红色 LED($\lambda700nm \pm 20nm$)和 $\lambda660nm$ 红色激光可显著增加血管生成。在使用低级别激光治疗与脂肪间充质干细胞联合使用亦可促进裸鼠创面愈合，研究发现创面细胞凋亡减少，生长因子增多，不仅有更多的新生血管形成还使得皮肤附属器重新生长出来。在大鼠舌头的创面愈合中发现使用 780nm 红外激光刺激后影响了 VFGF－A(165)mRNA 表达，缩短了愈合时间。近来的研究发现 635nm 波长的红光促进内皮细胞增殖，相应的 VEGF 浓度的降低；830nm 波长的红外光则引起 $TGF\beta$ 分泌减少。

缺铁会减少红血细胞及血红蛋白的生成，而伤口愈合过程涉及许多病理生理过程，其中有许多是依赖于氧的存在。研究 $\lambda660nm$ 激光和 $\lambda700nm$ 的发光二极管(LEI))对缺铁大鼠的皮肤伤口成纤维细胞增殖的影响中发现：LED 红光对贫血动物的成纤维细胞增殖有显著的积极调节的作用，而激光对非贫血者成纤维细胞的增殖更有效。红光可促进人脐静脉内皮细胞的增殖，研究提示，促进血管的形成或受损内皮细胞的修复可能是红光加速创面愈合的机制之一。

红光治疗还能提高线粒体产生细胞色素的效率，从而提高了产生 ATP 的效率。研究结果证明红光照射可促进机体细胞的分裂和组织的愈合。红光照射还能够显著缩短急性软组织损伤大鼠模型中急性炎症反应的持续时间，增强损伤局部促生长因子（IGF-1）的表达，加速骨骼肌的再生和修复。

Susana 发现，625~635nm 的 LED 红光能促进创面成纤维细胞生长以及加速胶原蛋白的合成。Hawkins 等研究发现，当用红光照射成纤维细胞和肌肉细胞时，其生长速度提高了 5 倍。Schindl 等研究发现，波长 670nm 红光可促进人脐静脉内皮细胞的增殖，研究提示，促进血管的形成或受损内皮细胞的修复可能是红光加速创面愈合的机制之一。有学者进行研究，发现进行高能红光治疗的患者，组织内表皮生长因子（EGF）的表达出现明显的上调，说明其能够对细胞起到增殖的作用，以加快创面愈合。

（3）塑形阶段：这一阶段时间较长，新生的肉芽组织和上皮细胞还需要进一步分裂分化、转型，使其成熟，才最后使创面得以完全愈合。胶原蛋白是形成纤维组织的主要成分，有促进伤口皮肤愈合的作用，Lam 等使用氦氖激光（λ=632.8nm）照射人皮肤成纤维细胞，使得胶原蛋白合成能力低下的成纤维细胞株的胶原蛋白合成能力显著提高（最高可达 36 倍）。在大鼠实验中发现，800nm 红光二极管激光照射后显著上调了胶原蛋白 I 和 IV，TGFβ 和 Smad2、3、4 的表达。激光照射后皮肤 p-Smad2 和 p-Smad3 水平也有提高。800nm 激光照射经 TGFβ/Smad 信号通路引发新胶原蛋白合成，改善皮肤结构和促进皮肤新的胶原蛋白表达。

Reddy 等研究发现，632.8nm 红光可明显增加糖尿病大鼠创面胶原的产生，促进结缔组织稳定，从而加速损伤组织的修复过程，伤口愈合强度、拉力、负重力和坚韧度比对照组明显提高，修复质量得到改善。

肥大细胞可诱导成纤维细胞的增殖和局部纤维的产生，685nm 红光处理没有增加小鼠纤维化率，但显著降低了自主的肥大细胞的浓度。红光（660nm）能穿透组织。采用红光局部治疗多种皮肤黏膜糜烂、溃疡创面及慢性皮肤病，能很快制止创面渗出，明显消肿，从而加快结痂和创面修复，减少瘢痕的增生，未见明显不良反应。成鹏等对红光照射大鼠溃疡创面的试验表明：红光照射后，上皮细胞及毛细血管增生明显，高倍视野下可见 9~12 个毛细血管结构，成纤维细胞丰富，排列整齐。推测是由于红光的综合性生物刺激效应。红光通过光量子的生物刺激作用提高创面内巨噬细胞功能，促进上皮细胞、成纤维细胞附件的再生，有利于创面的修复，并利用增生的毛细血管提供营养，从而加速创面愈合。舒彬等用圆形钻刀在兔耳腹面造成直径 6mm 的全层皮肤缺损创面，术后 21d 对其中的突出瘢痕进行 He-Ne 红外激光照射，结果发现，He-Ne 红外激光照射使瘢痕厚度变薄。低级别激光治疗波长 670nm 能有效地抑制体外成纤维细胞的增殖而不改变细胞活性，并对疤痕有确切的治疗效果。在波长为 700nm±20nm 的红光辐照下，大鼠成纤维细胞的增殖得到有效提高。

糖尿病的主要并发症是伤口愈合延迟，血液供应不畅，胶原蛋白的产生速度减缓。皮瓣术后的并发症大多数都与血液供应不足有关。Santos 等将糖尿病大鼠分为第 1 组（G1，糖尿病未经治疗的动物），第 2 组（G2，糖尿病动物照射波长 680nm），第 3 组

（G3，糖尿病动物照射波长 790nm）。结果发现急性炎症主要出现在第 3 组。第 2 组的慢性炎症更加明显，皮瓣大部分坏死。第 3 组的成纤维细胞数量较高，血管生成也更加明显。各组之间的统计分析表明 G1 和 G3 之间的急性炎症的水平显著性差异（$P = 0.04$）；G1 和 G2 之间组织坏死（$P = 0.04$）；G2 和 G3 慢性炎症性（$P = 0.04$），成纤维细胞增殖（$P = 0.05$）；G2 和 G3 之间的新生血管（$P = 0.04$）。说明不同的波长应用的范围不同，波长 790nm 近红外光能有效增加血管生成。I 型胶原是细胞外基质的主要成分，并在损伤修复过程中起着重要作用，研究表明波长 660nm 红光在体内外环境下对 I 型胶原的合成具有生物学刺激作用，糖尿病患者受损细胞的细胞迁移、存活、增殖胶原蛋白含量等指标均有所提升，离体实验表明 660nm 波长红光照射糖尿病患者受损成纤维细胞能够刺激 I 型胶原的合成。另外，有研究发现，抑制 IL - 6 的产生可以减轻瘢痕的形成，而红光治疗可以降低 IL - 6mRNA 表达水平，因此红光可以减轻瘢痕的形成。

3. 当前的应用状况

Schindl 等采用波长 632.8nm 红光治疗糖尿病足，发现照射后皮肤温度明显上升，红光照射不仅可改善患者创面血液循环，还可增强实验动物线粒体过氧化氢酶活性，提高细胞新陈代谢水平，使糖原、蛋白生物合成增加，促进细胞合成和伤口愈合。有人对外科手术后的 150 例患者按随机数字表法分为 2 组（$n = 75$），2 组切口的处理方法除红光照射外均相同，分为红光照射治疗组和单纯常规换药组，分别观察并记录 2 组患者术后 7d 的切口愈合情况。结果 2 组患者切口愈合差异有统计学意义（$P < 0.05$）。说明红光照射能促进切口愈合，且无明显不良反应。第三军医大学大坪医院创伤中心住院的创伤患者 88 例。纳入标准为病程 >1 个月；年龄 18～70 岁；创面类型包括创伤后创面、糖尿病足创面、静脉性溃疡和压疮；创面无活动性出血，无血管、神经、肌腱及骨组织裸露者；患者同意参加本试验，并签署知情同意书；未接受化疗、放疗等影响创面愈合的特殊治疗；无过敏史。排除标准为年龄 <18 岁或 >70 岁；严重的心、脑、肺、肝、肾功能不全；妊娠期或哺乳期女性；严重感染创面；活动性出血的创面；恶性溃疡创面、特异性感染创面（结核、真菌及破伤风）；≥2 个创面，创面周围有皮肤疾病；严重的低蛋白血症、使用皮质激素者及无法有效控制的糖尿病；研究者认为不宜参加本临床试验者。男 68 例，女 20 例；年龄 18～69（42.23 ± 13.36）岁；创伤后创面 48 例（54.55%），肛瘘术后创面 29 例（32.95%），慢性溃疡 7 例（7.95%），Ⅲ度压疮 4 例（4.55%）。选择深圳普门科技有限公司生产的 Carnation - 22 光子治疗仪，光输出功率 >2W，光斑直径 >120mm。治疗时根据照射部位取仰卧、侧卧或俯卧位，佩戴特制的防护护目镜；部位充分暴露；开启光子治疗仪，设置照射时间，调整治疗头高度为距离创面 15～20cm；调整照射角度，使光斑中心正对治疗部位中心，以光斑完全笼罩创面为宜，范围较大者分区照射。每次照射时间为 30min，每天 2 次，2 次照射间隔时间 60min 以上；治疗结束后检查创面情况，保持清洁，适当包扎。连续照射 1 周后进行效果评价。痊愈 31 例（35.23%），显效 20 例（22.73%），有效 19 例（21.59%），无效 18 例（20.45%），总有效率为 79.55%，且疼痛有所缓解。2013 年，Gupta 发现，波长为 635nm 和 810nm 对皮肤擦伤愈合是有促进作用的，810nm 波长能最大限度促进愈合，伤口面积显著减小，胶原积累增加，上皮化速度加快。与其他组相比，810nm 波长组通过免疫荧光染色发现，细胞角蛋白 - 14 表达增多。红光(635nm)和近红外光(810nm)表明伤口组织的生物反应取决于采用的波长大小，这可能与细胞色素 C 氧化酶及线粒体所吸收光谱有关。

4. 存在的问题及未来展望

综上所述，红光与皮肤创面愈合的关系密切，近年来有关红光的临床研究正越来越多被人们认识和重视，红光具有促进细胞生长和增殖，减轻炎症反应，改善血液循环，提高局部组织的营养及血氧供应，促进周围上皮增生，诱导胶原沉积等作用。然而至今有关红光生物物理的研究尚未成熟，红光对人体皮肤创面愈合等各方面的影响、临床应用及认识还不完善，远未找到一个成熟的规律。如红光透过人体时的吸收和光化学作用与光的波长、强度等的关系，辐照后各细胞间的作用影响，通过哪些已知通路进行调控，如何发现未知的通路并深入求证，这些问题的探索无疑将给绿色医学的发展带来前所未有的进展。

另外，在"湿性愈合"理论下，保持创面局部的湿润不形成结痂，接近生理状态下的湿性愈合环境就有利于肉芽组织的生长，有利于皮肤细胞的分裂从而促使伤口的完整愈合。随着人们对这个观点的进一步认识和研究，湿性愈合的优越性不断被证实，成为创面治疗的主流方法。因此，"弱激光疗法"的"冷光"作用显得更符合未来发展的要求，可能成为方向。

五、生物治疗方法

生物清创，又称蛆虫治疗(larval therapy，LT)，目前被认为对坏死组织清除效率仅次于手术清除，而且还有其他方法无可比拟的多种优点。因此 LT 目前在世界上使用越来越广泛。

1. 发展历史

早在 1829 年，拿破仑的军医就发现，寄生了蛆虫的伤口不易被感染，且愈合加快。第一次世界大战期间蛆虫成功用于治疗战争创伤。1931 年，美国的 Baer 首次报道了用蛆虫疗法成功地治疗 89 例顽固性骨髓炎患者的研究成果。随后，医疗界对蛆虫疗法的探究进入繁荣时期。然而随着抗生素的问世，到1950 年，这种治疗几乎消失于人们的视野中。随着耐药菌株的出现及人们对有效的非手术清创手段的需要，20 世纪末，LT 重新兴起。1988 年，LT 作为对现代军事及生存医学有益的方法而写入美军军医手册。美国 FDA 于 2004 年批准市场化的医用蛆虫用于临床。国内亦有用 LT 治疗难治性创面成功的报道。

2. 作用机制

LT 主要有 4 个方面的作用：清创、抗感染、加速愈合、阻止并清除生物被膜。

(1)清创作用：蛆虫清创伤口迅速而有效，不损伤健康组织。由于蛆虫是畏光的，它会自然地进入到外科手术难以达到的深部创面。国内王寿宇等报道了 6 例糖尿病足部溃疡，经外敷抗生素头孢哌酮和常规清创换药治疗无效的金黄色葡萄球菌感染患者，应用蛆虫清创，平均治疗 12d，溃疡创面坏死组织清除干净，有大量新鲜的肉芽组织生长，创面表面培养无细菌生长。蛆虫在进食时分泌很多消化酶，其中包括羧肽酶 A、羧肽酶 B、亮氨酸氨基肽酶、胶原酶和丝氨酸蛋白酶等。这些酶有很强的降解作用，在创面腐败组织的消化及有效的清除上具有重要意义。蛆虫在充满坏死组织碎片的创面内蠕动亦有助于对创面的清理。蛆虫拥有一对下颚，可刺入伤口组织，分解细胞膜，促进蛋白酶向内渗透，这些机制共同参与对创面的清理。

（2）抗感染作用：伤口的愈合，首先要控制感染。大多数创面是由多种细菌感染，包括需氧菌及厌氧菌，最常见的病原体是金黄色葡萄球菌，这种细菌对多种抗生素耐药，因此受到广泛关注。针对这种创面，临床上常使用广谱抗生素，但是，使用 LT 可以使感染更快地得到控制。患慢性溃疡患者在医院内可能出现交叉感染，这些病原体常表现耐药，病原体有葡萄球菌（MRSA）、铜绿假单胞菌等。Beasley 等报道，MRSA 感染的骶部褥疮的创面，传统治疗无效，使用 LT 治疗 5d，创面得到明显改善，坏死组织全部清除，检查无 MRSA 存在，且很快得以康复。

蛆虫抗感染包括如下机制：①由于活蛆置于创面上，其蠕动不断刺激创面产生浆液性渗出，蛆虫消化坏死组织后的排泄物及其自身的分泌物增加了创面的渗出，定植于创面的细菌被不断产生的渗出液机械冲洗，并由吸水性敷料吸附，随之被清除。②绿蝇幼虫的一种代谢产物氨，可改变创面的 pH 值，使其偏碱性，碱性环境不利于多种细菌繁殖。③绿蝇的幼虫肠道内有一种共生菌奇异变形杆菌，它们可产生一些物质如苯乙酸和苯乙醛，也具有抗菌活性。当细菌随坏死组织通过蛆虫消化道时被杀灭。Bex field A. 等对相对分子量在 500 ~ 10000Da 和 < 500Da 的蛆虫分泌物进行了分析，发现 < 500Da 的分泌物可抑制多种细菌生长，且可引起细菌形态学变化，包括 12 株 MRSA。2 组分泌物均可抑制包括金黄色葡萄球菌、大肠杆菌在内的多种细菌活性。Cerovsky 等在绿蝇蛆分泌物内分离出一种含有 40 个氨基酸残基，分子内有 3 个二硫键的多肽，将其命名为丽蝇防卫素，它存在于蝇蛆多种组织及器官中，是蛆虫主要的抗感染物质。

（3）促进溃疡愈合作用：经 LT 的创面，可见新鲜肉芽组织生成及创面愈合加快。蛆在这种创面，除可分解、消化坏死组织、灭菌外，还可通过在创面蠕动刺激正常组织修复。蛆虫分泌的尿囊素及碳酸氨可使创面 pH 值由酸性变为中性或弱碱性，从而可促进肉芽组织生长。绿蝇的肠道分泌物及血淋巴液均具有促进人的成纤维细胞增殖的作用，在适当表皮生长因子存在时，还可以使成纤维细胞生长。蛆的肠道分泌物可刺激成纤维细胞移动，诱导细胞变形，重塑细胞之间基质。

（4）阻止并清除生物被膜：细菌生物被膜（bacterialbio film，BF）是细菌产生多聚复合物基质将自身包绕，黏附于无活性物体或活体表面，形成有一定结构的细菌群体。BF 中细菌对抗菌药物高度耐药并可逃避宿主的免疫作用，导致感染迁延不愈。蛆虫分泌物能降低各种细菌生物被膜的形成，其降低效率最大可达 92%，这种作用是由多种不同的分子共同作用的结果，与蛆虫分泌物的抗菌作用无关，且对不同细菌的生物被膜的有效性不同。

3. 当前的应用状况

(1)蛆虫的选择：蝇类属于昆虫纲双翅目，约 12000 种。为全变态发育，生活史有卵、幼虫、蛹、成虫 4 期。临床 LT 就是将蝇的幼虫（俗称蛆）放置于创面。蛆的口器中有一对下颚，可使其紧密贴附于组织，并刮食组织。由于蝇卵被大量细菌污染，直接使用会引起感染，必须应用无菌蝇蛆。有一些种类的蝇的幼虫能侵袭创缘或体表黏膜，导致人类蝇蛆病，因此并非所有蝇类的幼虫均可使用。LT 中所用的"蛆"专指丝光丽蝇卵所孵化的幼虫，这种蝇的幼虫是严格腐生，不能消化健康的人体组织。

(2)无菌蝇蛆的制备：用 0.1% 氯化汞、25% 乙醇和 0.05% 盐酸浸泡蝇卵 5min，幼虫孵出后放置在无菌的环境中，用无菌的食物喂养即可得无菌蝇蛆，供临床使用。

幼虫虫体消毒法：将 3d 龄的幼虫分别放在 3.5% 甲醛生理盐水溶液中 5min；放入 2% 双氧水溶液中 3min；放入 5% 碘仿溶液中 3min；放入 5% 含氯的消毒液中 5min；放入 75% 乙醇中 3min 等。不影响蛆虫的活力。无菌蝇蛆的制备必须从蝇卵开始消毒，因为带菌蝇蛆消化道内的细菌极难清除。

(3)创面一般处理方法：蛆需要潮湿环境，对干燥的创面要用敷料覆盖数天。准备好后，将水凝胶敷料剪开一窗口，用以保护健康皮肤，露出创面。网眼纱布铺于无菌吸水敷料上，将蛆冲洗后置于网的中央，创面每平方厘米放置 5~10 条蛆虫，将网反转盖于创面，蛆虫在中央，用防水胶密封网的周缘。最后用有孔的吸水敷料覆盖，但必须有空气通入，否则蛆会因缺氧死亡。每日检查伤口，按需要更换吸水敷料，3d 后蛆已将腐烂组织吞食完毕，应予以除去。如伤口仍然有坏死组织，有感染的表现，可以再施行一次蛆虫清创治疗。

(4)LT 的适应证及优点：LT 可用于治疗各种常规治疗无效的慢性创面，如下肢溃疡、压力性溃疡（褥疮）、糖尿病溃疡和合并感染的外科创伤烧伤、肿瘤并发溃疡等。其优点包括有适用人群广泛，如门诊和住院患者、可行走的及卧床患者，包括并发症多、常规手术清创不能进行的患者。化脓性关节炎不是 LT 的适应证；清除坏死组织速度较快、干净，经 LT 后可使剩余的坏死组织手术清创更容易；对健康组织损伤小；与传统方法相比，显著降低截肢率；清除创面恶臭；不良反应少、安全；LT 效率高，花费小，尤其适用于贫困地区及广大发展中国家。

4. 存在的问题及未来展望

20 世纪 80 年代末开始，由于耐药菌株的大量出现，LT 再次兴起。进入 21 世纪，随着人口的老龄化，慢性创面如糖尿病足、褥疮等逐渐增多，人们需要更好的治疗方法，LT 以其独特的优势而受到人们的青睐。

但这种治疗具有不良反应及禁忌证。

(1)不良反应：外观不雅、缺乏美感仍是 LT 最大的不足，它使患者及医务人员产生焦虑感。袋装蛆克服了上述缺点。厚度仅 0.5mm 的聚乙烯醇水化海绵制成生物袋装蛆，膜具有多孔特性，液化的坏死组织可渗入生物袋内，为蛆虫提供营养，而蛆虫的分泌物也可透过膜进入创面起到清创、促进愈合及抗感染作用。袋装蛆的优点体现在患者及医务人员不再能看到蛆，克服了缺乏美感的缺点；放置、取出及更换位置方便；由于蛆虫不直接接触创面，故疼痛感改善；由于避免了蛆虫逃跑，放置时间可适当延长；特别是对骶部褥疮，由于敷料容易被大小便污染，致蛆虫逃跑，因此袋装蛆更适合使用；特殊部位如会阴部也可使用；可用于有凝血障碍、创面临近大血管或自然腔道、患者个人偏好等情况。但袋装蛆多数情况下不能完全覆盖创面，窦道内腐肉亦不能有效清除，因此它清创不及将蛆虫直接放入创面来得干净、彻底，且价格也较后者贵 40%。部分患者治疗过程中出现疼痛加剧、发痒、感冒样症状、发热等并发症，对症治疗一般可以缓解。行 LT 过程中，创面分泌物会增多，渗出多略带血性，曾有 LT 引起严重出血的报道。严重的不良反应或许包括脑病，丝光丽蝇幼虫可寄生于绵羊体内，一只羊体内可寄生 16000 只以上的蛆虫，这时羊可出现脑病，是因为大量的蛆虫在代谢过程中产生大量的氨进入羊体循环。虽然人类行 LT 尚未见此类报道，但若患者在治疗过程中出现意识改变，应密切观察病情，查血常规、血氨，请相关科室会诊和处理。

（2）禁忌证：①干燥的创面为相对禁忌证，但适当加水湿润后也可行生物性清创；②创面与体腔或重要脏器相通；③患者对异体蛋白，如鸡蛋、大豆蛋白、蛆等过敏；④创面有很深的窦道，不宜使用，因为彻底取出蛆虫成为困难；⑤创面临近大血管，或血管壁已经暴露在外，蛆虫可破坏损伤血管壁，导致大出血倾向；⑥有凝血功能障碍者；⑦没有获得患者或其家属知情同意者；⑧创面感染急性期，随时有可能截肢或威胁生命者。

随着 21 世纪新材料、新技术的发展，LT 的许多缺点得以克服，人们使用更加方便。目前全世界几十家实验室提供医用蛆供临床使用，使用 LT 的医疗机构遍布 30 多个国家，蛆虫分泌物研究方面也取得了长足的进展。因此，在未来这项生物疗法或许有一个辉煌灿烂的明天。

六、酶学方法

目前临床上最常用的清创方式仍是手术清创，其效果取决于手术医师的经验及肉眼对创面污染和坏死组织的判断。不彻底的清创是术后伤口感染的根源，反之，彻底的清创又常以牺牲邻近正常组织为代价，导致较大的组织缺损、愈合延迟甚至器官功能障碍。手术将不可避免地造成出血，且存在各种手术风险，因而在某些情况下（大面积烧伤的除痂、贯通伤复杂伤道的清创等）表现出一定的局限性。酶清创（enzymatic debridement）指采用某些具有蛋白水解作用的外源性酶类，将坏死或失活的组织分解清除，同时又不损害邻近正常组织，蛋白酶清创具有高度选择性，包括各种外源性的蛋白水解酶的清创。蛋白酶具有作用高效性、专一性的特点决定了其治疗疾病的针对性强、作用靶点明确，疗效突出，从而达到清创目的。目前主要应用于烧伤领域，在褥疮的处理及其他方面也有一定的作用。

1. 历史发展

1940 年，Glasser 首次报道了使用木瓜蛋白酶进行酶清创的方法。1969 年，Garrett 报道了使用枯草菌酶治疗皮肤烧伤的方法。随后，越来越多的学者开始将目光投向酶清创这一非手术清创方法，研究不同酶类的清创效果和安全性。目前常用的有胶原酶、木瓜酶、人纤溶酶、糜蛋白酶等。这些酶类外用于伤口，可发挥溶解不同坏死组织、抑菌、促进血管再生等作用。

2. 酶清创的作用机制

目前用于酶清创的蛋白酶种类较多，来源包括细菌及动、植物。枯草菌酶是一类由枯草杆菌滤液中得到的中性蛋白酶，在中性环境下具有最大酶学活性，可水解包括失活胶原在内的多种蛋白。胶原酶（collagenase）主要从溶组织梭状芽孢杆菌中得到，也有报道来源于鲨。胶原酶对温度敏感，在 pH 值 6~8 的环境中具有良好的酶学活性。该酶对胶原蛋白具有很强的水解作用，而对其他蛋白作用较小。菠萝蛋白酶（bromelain）提取于天然菠萝茎或未成熟果实，主要成分为一大类巯基蛋白酶，与其他组分如磷酸酯酶、糖苷酶、过氧化物酶等共同构成复杂混合物，具有分解蛋白的作用。木瓜蛋白酶（papain）取自番木瓜果实，最常见的形式是其与尿素的复合物。木瓜蛋白酶主要分解半胱氨酸残基，而尿素则被认为可以影响蛋白质的三维结构，从而增强木瓜蛋白酶的蛋白水解作用。研究证实二者的复合物确实较其单一形式具有更强的蛋白水解能力。另外，纤维蛋白溶酶和脱氧核糖核酸酶、胰蛋白酶、双链酶等也曾被用于酶清创。

3. 当前应用情况

（1）枯草菌酶：Garrett 于 1969 年使用枯草菌酶治疗皮肤烧伤。101 例烧伤面积在 3%~50% 的患者使用该酶处理创面，95 例获得有效清创。Garrett 认为，酶清创成功的关键在于保持痂皮的湿润环境，清创效果与治疗开始的时间密切相关。如烧伤在 48h 内开始酶清创，至伤后第 2 周即可进行植皮；而治疗开始时间在伤后 5~7d 者，清创效果不佳。另外，部分药物（消毒剂）可降低其酶学活性。治疗过程中未见明显的毒副作用，仅 3% 的患者出现局部烧灼感，持续时间在 10~60min。

Silverstein 等将不同的蛋白酶（枯草菌酶、菠萝蛋白酶和胶原酶）在体外分别作用于猪皮，通过检测羟脯氨酸的释放量评价这几种酶类的蛋白水解作用，发现枯草菌酶对除外胶原蛋白的其他蛋白的水解能力最强，对胶原蛋白的水解作用为胶原酶的 1/6。枯草菌酶作用所必需的湿润环境却有利于细菌生长，因而存在潜在的感染风险。Krizek 等观察到烧伤动物经枯草菌酶清创后迅速发生感染的现象，即使同时使用磺胺嘧啶银也不能有效防止感染的发生。Hummel 等在临床应用中发现，在烧伤面未形成干痂前使用枯草菌酶能达到较好的清创效果，但同时，在酶清创开始的 72h 内，患者血培养即呈阳性表现，因而认为枯草菌酶可导致感染。Harris 等对这一观点提出了质疑，他们的动物实验使用 20% 体表面积皮肤全层烧伤的兔模型，并用低毒力铜绿色假单胞菌对创面进行人为污染，然后采用包括枯草菌酶清创在内的不同方法进行治疗，发现所有实验动物血培养均为阳性，因此认为菌血症的发生与是否使用枯草菌酶清创并无直接关联。

Pennisi 等将 62 例联用枯草菌酶和磺胺嘧啶银治疗的患者与 50 例单用磺胺嘧啶银者进行了分析比较，发现前者的植皮时间较后者平均提前 5 ~ 6d，出院时间平均提前 17d，但两组间脓毒血症的发生率未予比较。Dimick 联用枯草菌酶和磺胺嘧啶银治疗烧伤患者 463 例，并与传统治疗方法进行了比较，结果显示前者的植皮时间早于后者 7d，住院时间少 21d，两组间菌血症的发生率无明显差异。枯草菌酶的使用导致部分患者出现局部烧灼痛，偶尔可造成一定量的出血。

酶清创是火器伤早期治疗的较好选择。Liu 等采用枯草菌酶对高速钢球致狗后肢软组织火器贯通伤进行清创，结果显示，酶清创组动物伤口愈合时间比抗生素治疗组提前 4 ~ 5d，比对照组提前 11d，差异显著，且未见正常组织损害。

（2）胶原酶：研究发现，胶原酶不仅作用于变性的胶原蛋白，还可催化分解连接于坏死组织与创面底部正常组织间尚未发生变性的胶原蛋白丝条，因而起到更加彻底的清创效果。从溶组织梭状芽孢杆菌不同菌株中获得的胶原酶具有不同的蛋白水解活性，实验显示，来自 H - 4 菌株的胶原酶有较强的清创作用。

Boxer 等将胶原酶软膏用于压疮和小腿慢性溃疡的清创，治疗时间从 1 ~ 14 周不等，62 处伤口中 58 处获得成功清创（94%），与对照组（13%）的比较证实了其清创作用。该研究中未见胶原酶过敏反应及其他的毒副作用，一些治疗时间较长的患者伤口周围有红斑出现，停药后随即消退。

Soroff 等就胶原酶对烧伤创面的作用，将其与磺胺嘧啶银进行了比较，发现胶原酶治疗组的清创时间和愈合时间均明显早于磺胺嘧啶银治疗组。仅 3 例胶原酶治疗的患者出现局部烧灼痛。Ozcan 等使用胶原酶软膏治疗儿童烧伤 78 例，与同期采用手术治疗者 41 例相比较，酶清创的方法明显减少了患儿输血量，同时缩短了住院时间。其中 17 例在治疗过程中发生感染而改用手术治疗。由于该研究没有采用随机方式分组，因而难以阐明二者疗效的优劣。含有金属离子（银、汞）的药物可抑制胶原酶的蛋白水解活性，影响其清创效果。

（3）菠萝蛋白酶：1985 年，Klein 报道了将菠萝蛋白酶用于酶清创的研究结果，与其他酶类相比，在体外湿度100%、温度37℃、无氧条件下，菠萝蛋白酶能更快地分解烧伤形成的焦痂。Levine 通过测定羟脯氨酸释放量的方法进一步证实了菠萝蛋白酶的体外清创作用。该酶在水剂及油乳剂中无活性，而在雪花膏剂型中可保持酶学活性。同时应用磺胺嘧啶银将抑制其活性，磺胺米隆则对其无抑制作用。美国的 3 所烧伤中心用菠萝蛋白酶治疗烧伤患者共 36 例，其中近半数病例在 24h 内完成清创，其余则需要手术处理，清创开始时间晚、之前使用过磺胺嘧啶银被认为是部分病例酶清创失败的原因。Rosenberg 等使用菠萝蛋白酶（商品名 Debridase）治疗深烧伤患者 130 例共 332 处创面。创面用湿敷料浸润 2 ~ 24h 后即开始酶清创治疗，每次治疗时间为 4h。其中 241 处创面（72.6%）1 次应用即完成清创，2 次应用者占 20.18%，使用 3 次和 4 次者分别仅为 3.61% 和 0.6%。第 1 次 4h 菠萝蛋白酶的使用获得成功清创。该研究中，79.2% 的病例出现发热。Rosenberg 等认为发热是烧伤后的常见并发症，是否与菠萝蛋白酶的使用有关尚不清楚。许多患者在治疗过程中有局部不适、烧灼感或疼痛，其中

12%的患者需要口服止痛药。以上症状通常在酶清创治疗30min内缓解。

在临床中，我们发现菠萝蛋白酶联合生肌橡皮纱条使用效果显著。生肌橡皮纱条不影响菠萝蛋白酶的活性，同时能发挥其祛腐生肌、抗菌消炎、养血活血、镇痛止血的作用。二者合用，既能加强化腐作用，又有利于感染的控制，进而加速创面愈合。但是，菠萝蛋白酶清创的分子生物学机制及菠萝蛋白酶联合生肌橡皮纱条化腐生肌的机制仍待深入探讨。

（4）木瓜蛋白酶：Falanga的临床随机试验显示，与胶原酶比较，术瓜蛋白酶-尿素能更有效地清除皮肤溃疡中的坏死物质。这可能是由于木瓜蛋白酶-尿素对集中于伤口表面的纤维蛋白和纤维结合蛋白有较强的水解能力，而胶原酶则主要作用于创面深部的胶原纤维和弹力纤维，因而使人们在临床上观察到前者的清创能力强于后者的现象。但木瓜蛋白酶-尿素导致伤口渗出较多，需要频繁更换敷料，同时引起局部疼痛。有报道称添加叶绿素可抑制红细胞凝集作用，从而减轻局部炎症反应和疼痛感。过氧化氢和含金属离子（铅、银、汞等）的药物能抑制其酶学活性。

（5）磷虾酶（krill enzymes）：这是一类提取于南极海洋中一种虾样甲壳类动物消化系统的酶类。Anheller等通过十二烷基硫酸钠聚丙烯酰胺梯度凝胶电泳和快速蛋白液相色谱法，发现该酶中具有类胰蛋白酶活性的主要成分为3种丝氨酸蛋白酶。体外实验显示该酶较牛胰蛋白酶具有更优的清创效果。磷虾酶与对照剂、木瓜蛋白酶以及纤维蛋白溶酶/脱氧核糖核酸酶的比较，显示磷虾酶在体外具有更强的蛋白水解能力。但是由于蛋白酶在体内的酶学活性将受到血浆及渗出液中抑制因子的影响，所以该结果并不能推知其实际清创能力。

（6）弧菌溶血素（vibriolysin）：弧菌溶血素是一种中性锌金属蛋白酶，分子量为34800Da，在20世纪90年代开始被应用于酶清创，目前文献报道不多。根据Durham等的研究，弧菌溶血素体外水解纤维蛋白和胶原蛋白的速度分别是枯草菌酶的5倍和2倍。在猪皮肤全层烧伤模型中，烧伤3d后开始局部使用弧菌溶血素，24h内可使95%以上的创面完成清创，周围新生肉芽和正常皮肤出血、红斑，显示该酶对邻近正常组织无明显损害作用。另外，弧菌溶血素可长期贮存，磺胺嘧啶银等抗菌药物对其活性无抑制。

为使蛋白酶发挥较理想的蛋白水解活性，达到有效的清创效果，保持伤口局部湿润是必需条件，但也为细菌繁殖提供了良好环境，必然导致潜在的感染风险。部分学者认为酶清创过程将引起白细胞及巨噬细胞功能抑制，从而降低机体免疫功能，导致感染易发。已有不少文献报道了酶清创过程中发生感染的现象。酶清创前有效的冲洗和消毒可以极大地减少伤口内细菌数量，降低感染的发生率。但应考虑到某些金属离子对蛋白酶活性的抑制作用，从而选择适合的消毒剂。在大面积应用时，应限制其使用面积，以防止在酶清创作用下，伤口内的细菌在短时间内大量进入血循环而导致脓毒血症。Garrett和Pennisi等均推荐每次使用面积不超过体表面积的15%。另外，渗出较多时应经常更换敷料，预防性使用抗生素也可起到积极作用。对于烧伤，由于干燥的焦痂表面将很大程度地阻碍酶剂向创面深部的渗透，影响其清创效力，所以应尽量在焦痂形成之前开始酶清创。若焦痂已经形成，可在其表面切开一些交错的纹路以便于酶剂的渗入。慢性软组织创面在酶清创前，应尽可能清除表面覆盖的渗出物或脓性分泌物，避免造成酶剂稀释或失活，同时确保其与创面充分接触。虽然酶清创被认为不会损伤正常组织和新生肉芽，但事实上其对伤口边缘及底部组织的刺激作用，使局部疼痛、烧灼感和红斑成为最常见的并发症。以上症状在通常情况下程度较轻，患者可耐受，但也有严重者甚至因此被迫中断治疗。为此，可在伤口周围组织涂抹氧化锌制剂等加以保护。必要时口服止痛药物，无须镇静治疗或麻醉。

4. 当前存在问题及未来酶清创的应用前景

蛋白酶清创安全、高效，而且对正常组织无腐蚀作用，在疮疡疾病的治疗中有着广阔的前景，符合我国医改简便廉验的政策。此外，我们发现不同的酶对清除坏死的皮肤、脂肪、肌膜筋膜、骨关节等具有选择性，开发系列去腐药物针对性地应用于各种创面，将提高临床治疗效果。酶学清创理论及理念，是对中医外科的传统治疗及药物的发展。

酶清创作为一种具有选择性的非手术清创方法，用于全身情况稳定的皮肤烧伤患者除痂、压疮等表浅的慢性软组织创面清创，疗效肯定，不损伤邻近正常组织，无出血、痛苦小，无明显全身及局部毒副作用，尤其适用于不适合手术清创的患者。目前虽有少量文献认为酶清创也可用于单纯软组织火器伤的治疗，但其疗效和安全性尚待进一步研究证实。随着对酶清创研究的深入，其适应证有拓宽的趋势。由于酶清创过程操作简单、无须专业外科医生实施，在未来战争或灾难等导致短时间内出现大量伤员的情况下，有望在一定程度上弥补传统清创术的不足。

七、干细胞技术

干细胞是一类具有高度自我更新和多向分化潜能的细胞，是构成机体所有功能细胞的种子细胞，在体外适宜的培养条件下可以增殖，进而分化为多种功能细胞及组织器官。皮肤组织的创伤修复及组织再生是整形烧伤及创伤外科中常见的问题及挑战，临床常用的修复方法存在着许多缺点，如治疗时间长，造成供区的额外损伤，大面积烧伤患者缺乏足够的自体皮肤等。干细胞研究及以其为基础的再生医学技术为创面的修复提供了新的途径和希望。

根据个体发育中干细胞出现的次序和发育潜能的不同，人们将干细胞分为胚胎干细胞和成体干细胞：①胚胎干细胞多取自胚胎，具有多能性，可以分化为内、中、外三个胚层中的任何一层，使用选择性培养液并加入生长因子时，胚胎干细胞可成功地分化成角质蛋白细胞，这些角质蛋白细胞可被继续培养形成复层上皮，但由于获取及培养难度大、数量少以及存在着伦理方面的制约，目前尚难以广泛研究和临床应用。②成体干细胞是存在于胎儿和成体不同组织内的多潜能干细胞，这些细胞具有自我复制能力，并能产生不同种类的具有特定表型和功能的成熟细胞的能力，能够维持机体功能的稳定，发挥生理性的细胞更新和修复组织损伤作用。成体干细胞的优点：获取相对容易；源于患者自身的成体干细胞在应用时不存在组织相容性的问题，避免了移植排斥反应和使用免疫抑制剂；理论上，成体干细胞致瘤风险很低，而且所受伦理学争议较少；成体干细胞还具有多向分化潜能。因此，人们对成体干细胞在临床治疗中的应用寄予很高的期望。

成体干细胞的应用研究是再生医学的一个重要组成部分，是很多疾病可供选择的治疗手段，同时又是一个多学科交叉的领域，需要分子和细胞生物学家、胚胎学家、病理学家、临床医生、生物工程师和伦理学家等的共同参与。随着对成体干细胞可塑性研究的不断深入和临床应用研究的不断扩展，成体干细胞最终走向临床应用的希望越来越大。

1. 发展历史

细胞治疗的历史：细胞是生命的基础，细胞健康是人体健康的根本，世界卫生组织（WHO）对疾病康复也做了新的定义："治愈疾病最根本的途径是修复细胞、改善细胞代谢、激活细胞功能。"由此可见，疾病康复的标准已经要求达到细胞康复的水平。因此，有科学家称："20 世纪是药物治疗的年代，21 世纪将是细胞治疗的年代。"细胞治疗又称活细胞治疗（live cell therapy），包括活细胞修复损伤组织/细胞。事实上，细胞治疗已有百年的历史，首次细胞治疗概念可追溯到 1493～1541 年，由菲律宾的 Auredus Paracelsus 提出；1912 年，德国的医师将细胞治疗首次应用于胸腺功能减退的小儿和甲状腺功能低下的患者；1990 年，Niehans 报道了 65000 例患者愿意接受该治疗技术。1970 年，Wolfram Kuhnu（Niehans 的副教授）在墨西哥的 Tijuana 开始应用细胞治疗癌症、Down's 综合征、Alzheimer's 疾病、艾滋病（AIDS）和其他各种疾病。1957～1980 年，世界各国已有注射异体或巨噬细胞后，引起严重的免疫排斥反应和死亡的病例报道。美国 FDA 已批准利用一种细胞治疗修复损伤的膝关节，其技术是取自体受累关节的正常软骨细胞，在实验室扩增培养 3～4 周，再注入损伤的膝关节。

成体干细胞的研究近几年发展很快，已有不少临床应用的报道。从脐带血中分离造血干细胞治疗血液病已取得成功。理论上，干细胞可以修补身体任何部位的组织缺损，可以利用胚胎干细胞或成体干细胞去提供因为遗传、恶性疾病和退变性疾病的细胞替代性治疗，可以预见，在组织修复和再生中，干细胞生物学将发展利用内源性的干细胞蛋白质和小分子治疗的新境界。与之相关的干细胞技术，称之为再生医疗技术，就是对于细胞进行分离、体外培养、定向诱导，甚至基因修饰等过程，在体外繁育出全新的、正常的甚至更年轻的细胞、组织或器官，并最终通过细胞组织或器官的移植实现对临床疾病的治疗。干细胞技术是生物技术领域最具有发展前景和后劲的前沿技术，由此人们可以用自身或他人的干细胞和干细胞衍生组织、器官替代病变或衰老的组织、器官，并可以广泛用于治疗传统医学方法难以医治的多种顽症，诸如白血病、老年性痴呆、帕金森病、糖尿病、卒中和脊柱损伤等一系列目前尚不能完全治愈的疾病。

当前我国细胞治疗中常用的细胞类型是成体来源的干细胞，如免疫细胞、骨髓干细胞（含脐血和脐带来源的干细胞）等。在临床应用的特点主要表现在一般是采用个体化治疗，至今还没有国家食品药品监督管理总局（SFDA）批准的、批量生产的上市产品。另外主要是某些难治性疾病中的一种选择，有的甚至是最后的选择。2005 年和 2010 年国内先后召开了"再生医学"香山科学会议，对以干细胞和组织工程为代表的先进技术应用于组织修复与再生的理论与实践进行了充分讨论。2 次会议以后先后出版了付小兵、王正国、吴祖泽主编的《再生医学：原理与实践》和《再生医学：基础与临床》2 部大型学术专著，对推动中国再生医学的发展起到了积极的推动和促进作用。根据细胞治疗研究进展可以按细胞治疗技术与细胞治疗药品分别进行管理。

2. 干细胞修复创面的机制

随着成体干细胞研究的深入，研究者观察到成体干细胞可以突破其"发育限制性"，跨系，甚至跨胚层分化为其他类型组织细胞。例如，骨髓来源的干细胞在特定环境中可向肝脏、胰腺、肌肉及神经细胞分化；肌肉、神经干细胞也可向造血细胞分化。人们称这种现象为"干细胞的可塑性"。关于成体干细胞可塑性仍然存在争议，其中成体干细胞异质性假说和细胞融合假说分别对于细胞的可塑性提出了质疑，并有相关的实验证据支持这种质疑。然而，关于成体干细胞的跨系，甚至跨胚层分化的能力，通过诱导成体干细胞得到各种我们所需要的细胞，用于各种疾病的治疗，这为成体干细胞治疗研究进一步加温，掀起了又一轮的热潮。

在皮肤，成体干细胞通过多种机制参与创面的修复。移入的间充质干细胞能够通过分化为角质形成细胞、内皮细胞和周细胞而直接参与伤口结构的重塑。许多实验研究表明，间充质干细胞在体内外可以分化为表皮细胞、成纤维细胞以及血管内皮细胞，这都为干细胞治疗皮肤创伤后缺损提供了理论支持。干细胞还可以分泌一系列的细胞因子、炎症趋化因子以及生长因子促进伤口愈合，包括血管内皮生长因子（VEGF）、碱性成纤维细胞生长因子（bFGF）、肝细胞生长因子（HGF）、胰岛素样生长因子（IGF）等。张弛等利用脐血干细胞修复糖尿病足的研究也证实干预后局部组织中 VEGF 增加，与既往研究结果一致。联合应用干细胞和细胞因子可以更有效地促进伤口愈合。如 Feng 等研究发现，VEGF 基因修饰的脂肪来源间充质干细胞在促进皮瓣成活方面比单独应用脂肪干细胞的效果更加明显。Song 等对脂肪来源干细胞进行基因修饰，发现基因修饰可促进干细胞对创面的修复作用。陈力莹等将 Wnt-1 用重组腺病毒基因导入技术导入人表皮干细胞内，发现 Wnt-1 基因具有诱使人表皮干细胞向腺样上皮细胞分化的倾向，从而为创面修复及组织再生提供了新的方法。最近的研究发现干细胞在体内可被动员参与组织修复，如 CXC 族趋化性细胞因子 SDF-1，CXCR4 是其唯一受体。SDF-1 与 CXCR4 间的相互作用，在干细胞的趋化和迁移过程中发挥重要作用，引导干细胞迁移至需修复的组织并参与组织修复。通过提高间充质干细胞表面 CXCR4 的表达，可促进干细胞向创面的迁移、聚集，提高修复效率。但 Nishimura 等的报道则与此相反，通过 CXCR4 抑制剂 AMD3100 抑制 CXCR4 的表达促进了糖尿病大鼠创面的修复。通过动员自体干细胞并引导干细胞迁移至创面或需修复的组织，可能为干细胞的临床应用提供一条新的途径。

3. 干细胞在体转归研究与临床

干细胞进入体内后如何迁移、怎样分化及最终结局是判定干细胞治疗疗效的重要依据，也是干细胞临床应用的重要依据，对此目前仍没有较好的手段。常用的细胞标记手段包括抗原标记、放射性核素标记、荧光染料标记等，均存在随时间标志物被稀释的不足，并且标记方法费时费力，存在污染等风险。荧光蛋白标志多使用绿色荧光蛋白，是一种体内理想的标志物，检测时不需添加其他物质，灵敏度高，持续时间长，对细胞毒性小，不良反应少，现已广泛应用于干细胞基础研究及动物实验，但临床研究中较少应用。磁共振对比增强剂标记可通过磁共振对干细胞在活体内的迁移、分化等进行成像研究，其最大优点为无侵袭性，目前部分标志物已进入临床研究。

青岛市中心医院烧伤整形科在2008年10月，利用自体骨髓干细胞治疗糖尿病足患者22例，取得了较好疗效。控制血糖的情况下，局麻或硬膜外麻醉下从髂骨处抽取自体骨髓血300mL，去除红细胞，密度梯度离心法2000转30min进行离心，分离出单个核细胞层，用生理盐水1500转5min洗涤3遍，用生理盐水加1%白蛋白稀释成10mL，含单个核细胞$4 \times 10^8 \sim 6 \times 10^8$个。行清创，去除坏死组织和部分坏死骨质，保留一薄层间生态组织，将采集的单个核细胞悬液按每点$0.8 \sim 1$mL，根据创面大小不等，均匀注射到创面下组织内。20例患者创面于$2 \sim 4$周愈合，2例患者未愈，愈合率90.9%，而且疼痛、冷感较治疗前有明显减轻（$P < 0.01$），间歇性跛行距离较前明显好转。随后国内多家医院开展了自体骨髓干细胞局部注射治疗糖尿病足的临床试验。总之，自体骨髓干细胞局部注射治疗糖尿病足三级创面，明显缩短创面愈合时间，改善患者的生活质量，减轻了患者的治疗费用，是继有效控制血糖、感染和外科换药及血管重建手术等方法之后，一项崭新有效的治疗手段。自体骨髓造血干细胞移植治疗下肢缺血性疾病是近10多年来出现的一项新技术，Tateishi等首次应用自体骨髓干细胞移植治疗下肢缺血性疾病。

2004年，日本东京大学医学院的Yoshimura首次应用脂肪来源干细胞和脂肪联合移植增大软组织部位（乳房和面部等）。国际脂肪治疗科学联合会（IFATS）对100多例的临床应用经验进行了报道，结果是安全、有效的，包括完全或部分乳房切除术后的乳房成形、乳房增大、骨及运动神经元和肌肉损坏的修复、阿尔茨海默病等。而且西班牙还应用ADSCs治疗了1例心脏严重损伤的患者，并取得了较好的疗效。

4. 干细胞相关治疗和研究进展

创面修复作用：近10多年来利用干细胞修复创面及促进组织再生进行了大量的动物实验，并取得了可喜的成果。Javazon等利用间充质干细胞处理糖尿病大鼠的外伤，发现可加速创面上皮化，促进肉芽组织及血管的生成，随后在多个大鼠及兔子的动物模型中均发现间充质干细胞可促进创面愈合。干细胞不仅促进创面愈合，而且可促进植皮皮片的成活。干细胞同样可影响瘢痕的形成，Kong等研究发现应用干细胞后不仅可促进创面愈合，而且可减少瘢痕的形成。此外，通过脂质体将包含VEGF基因的质粒 - pcD - NA3.1（±）/VEGF165转导至间充质干细胞，用于治疗大鼠缺血性随意皮瓣，实验结果显示，VEGF转导的间充质干细胞能够增加缺血性皮瓣的新生血管形成，增加存活面积。张弛等发现脐血干细胞可安全、有效治疗大鼠糖尿病下肢缺血，而齐勇等利用骨髓基质干细胞修复交叉韧带损伤，发现骨髓基质干细胞通过迁移至韧带损伤处，分为成纤维细胞并产生细胞因子和合成胶原纤维，促进前交叉韧带部分损伤的愈合，并认为利用骨髓基质干细胞治疗交叉韧带不完全性损伤是一种合理有效的治疗方法。以上的研究不仅证实了干细胞在促进创面修复及组织再生中的作用，而且也探讨了其机制，为干细胞在临床上的应用提供了新的证据。

干细胞治疗面临的问题：干细胞的基础研究及动物研究为临床应用提供了依据，但干细胞的应用仍面临一系列的问题。应用异体干细胞可在体外获得足够数量，不受时间的限制，但存在伦理学及免疫排斥等方面的问题。应用自体干细胞，提取干细胞过程将使患者受到新的创伤，体外扩增足够数量的干细胞也是问题，干细胞在增殖过程中常常出现退化等现象，影响干细胞的最终效果。大面积烧伤或合并感染创面的患者其骨髓功能常受到抑制，无法获得足够数量和功能的干细胞。干细胞进入体内的途径尚需进一步研究，动物实验多采用血管注射的方法，但干细胞进入体内后可随血液进入各个组织及器官，无法保证干细胞向创面富集，如何保证干细胞进入体内后能向创面区域聚集并发挥作用同样需大量的研究。另外干细胞治疗的安全性尚需验证，虽然张弛等对于细胞在大鼠体内的安全性进行了研究，脐血干细胞及骨髓干细胞进入大鼠体内后心脏、肺脏、肝脏、脾脏和肾脏均未发现肿瘤的发生，但已有干细胞在体内导致肿瘤的报道，尤其是全能分化的胚胎干细胞。

对于细胞移植进行创面修复及组织再生的安全性尚需进一步的研究。总之，巨大的临床应用前景是干细胞研究的生命力所在。通过组织工程、细胞治疗或转基因治疗的手段，干细胞可以用来治疗组织缺损和修复创面，因此其医学应用前景极为广阔。

八、组织工程技术

组织缺损或损伤的修复治疗一直是创伤医学研究的热点。创伤修复的基本原则与要求主要有 3 点：①以尽可能小的创伤修复尽可能大的缺损；②修复后的组织或器官能够维持正常的生理功能；③修复后的组织或器官具有接近正常的大体外观与组织学结构。

组织器官移植技术特别是显微外科技术的迅速发展，一段时间将组织器官移植与再造推向巅峰。但组织器官移植仍然是以创伤修复创伤的治疗模式，必须以牺牲自己或他人的正常组织或器官为代价。这就意味着在原有创伤或病损得到修复的同时，供区部位必然会产生等量的组织或器官缺失，这常常会给患者带来极大的肉体伤害与精神负担。另外，一些较大的缺损往往很难在自体内找到合适的组织供体。异体组织器官移植则由于存在免疫排斥反应问题及供体来源的限制而无法真正得到推广应用。由此可见，组织器官移植技术显然不能达到以小创伤修复大缺损的原则与要求。

怎样才能实现以尽可能小的创伤修复尽可能大的组织器官缺损呢？这一直是创伤外科修复领域的最高追求。为达到这一要求，人们已成功地研制了多种人工组织代用品，这些代用品来源充足，不会带来新的创伤，有些代用品（人工关节）甚至还能维持损伤部位或肢体的部分功能。但这些代用品毕竟是人体内的异物，不具备真正的组织结构和生物学功能，并存在异物排斥反应及继发感染等危险。而且人工代用品的应用同样会给患者带来心理和精神负担，更何况有些组织或器官（肝、肾等）根本无法找到合适的人工代用品。显然，人工代用品不能达到创伤修复对生物学结构与功能重建的基本要求。组织细胞培养技术及体外大规模扩增技术的迅速发展，使人们对实现创伤完美修复寄予了很高的期望。由于组织细胞可以在体外培养扩增，且扩增后细胞能够维持原组织细胞特有的生物学特性，这使通过取少量活体组织来获得大量有功能的供体细胞成为可能。因此，人们开始尝试应用体外扩增的细胞进行组织缺损修复，细胞移植技术由此应运而生，并在神经、心肌等以功能性细胞为主的组织损伤修复中取得了较好的治疗效果。但在应用中学者们发现，在进行各种结构性组织（骨、软骨、肌腱、血管等）损伤的修复时，单纯细胞移植很容易流失，且无法以适合组织缺损的大小和形状进行塑形，难以达到预期的治疗效果，同样无法达到创伤修复对结构与功能重建的基本要求。由此，人们开始为细胞寻找适当的载体，以便细胞在组织缺损内滞留、生长繁殖、分泌细胞外基质并最终修复缺损。当生物可降解材料被广泛地用作细胞载体时，组织工程（tissue engineering，TE）技术也应运而生。

TE 技术修复和再生受损组织或器官具有以下几个优点：首先，TE 技术只利用少量的组织或器官，便可扩增出大块的组织或完整的器官，可达到完全修复；其次，TE 技术修复损伤是利用与受区有相同功能的细胞经扩增后形成活的组织或器官来修复，具有与原器官相同的结构及功能，能够达到功能修复；最后，在修复过程中，可利用生物工程原理对 TE 化组织或器官进行塑形，使它与原组织或器官相符，达到形态重建。由此可见，TE 技术是再生医学（regeneration medicine，RM）的外延，拓宽了 RM 的广度和深度。将传统组织修复与生物工程相结合，具有很大的潜力，并已成为 RM 研究和发展的主要方向。

1. 发展历史

组织工程的创建和发展不过是最近几十年的事。1977 年，Green 曾试图将分离的软骨细胞移植于脱钙的骨支架中，以复制软骨，但以失败告终。但这启示了必须要创制一种细胞传送装置（cell delivery device）才能使移植细胞得以成活和繁殖。不少学者曾研究应用自然物质进行传送，但成功率不高。1989 年，Wakitain 将软骨细胞移植于胶质支架中进行移植，可获得一定数量的细胞繁殖，并维持它在培养液中的表形，同时避免了细胞间变。Itay 报告应用血浆粘胶作为赋形剂以修复软骨损伤，但仅得到有限成功。胶原海绵亦被试用过，但结果仅显示新生的透明软骨和周围软骨间仅有脆弱的结合。直到 20 世纪 80 年代，组织工程开始有了新进展。先是美国在 1987 年美国科学基金会在华盛顿举办的生物工程小组会上提出组织工程（tissue engineering）一词，并由国家科学基金会（The National Science Foundation）资助建立了一系列实验室。1988 年正式定义为应用生命科学与工程学的原理与技术，在正确认识哺乳动物的正常及病理 2 种状态下的组织结构与功能关系的基础上，研究、开发用于修复、维护、促进人体各种组织或器官创伤后的功能和形态的生物替代物的一门新兴学科。随后，日本、英国亦相继展开研究。目前美国已有相当数量的研究机构、大学以及企业都参与组织工程课题的研究，并取得了不少重大进展。

1991 年，Vacanti 等用分离的牛关节软骨细胞与可降解的生物材料在裸鼠皮下成功构建出成熟的透明软骨组织。这一研究成果具有重要意义，因为在临床上透明软骨缺损或损伤后，其自身的再生和修复能力极低，上述的组织移植方法及人工组织代用品均很难达到理想的修复效果，采用组织工程技术构建出具有正常功能的透明软骨，无疑为软骨缺损修复开辟了一条重要的新途径。由此可见，组织工程技术的产生既是创伤修复治疗的要求，又是创伤医学研究发展的必然结果。

组织工程技术从其产生之日起，就充分地显示了它在创伤修复治疗中的无比优越性，并逐渐成为创伤医学研究发展的重要方向。组织工程技术使应用少量组织获取大量细胞并用于修复大块组织缺损成为可能，达到了小创伤修复大缺损的基本原则与要求；可降解生物材料可以通过人工合成或由天然材料获得，并能在体外预制成各种精确的形状，这使组织缺损的完美形态修复成为可能。而且，通过组织工程技术再造的组织或器官可以完全由自己的细胞所形成，具备正常的生物学功能且不会发生免疫排斥反应，能够在缺损部位永久性存留，是真正生物学意义上的完美形态修复与功能重建，达到了创伤修复对外观、生物学结构及功能重建的基本要求。

2. 作用机制

生物支架材料是 TE 研究中的关键因素，它不仅为特定的细胞提供结构支撑作用，而且还起到模板作用，引导组织再生和控制组织结构。它为构建组织细胞提供一个三维支架，有利于细胞的黏附、增殖乃至分化，为细胞生长提供合适的外环境。除了符合一般生物医学材料的要求外，TE 技术所需的理想支架材料还需满足以下要求。

(1)良好的生物相容性：无明显的细胞毒性、炎性反应和免疫排斥，不会因邻近组织的排异反应而影响新组织的功能。

(2)可降解性及合适的降解速率：当移植的细胞或组织在受体内存活时，支架材料自行降解，降解吸收速率能与细胞、组织生长速率相匹配。

(3)合适的孔径、较大的孔隙率和良好的孔形态：有利于大量细胞的种植、细胞和组织的生长、细胞外基质的形成、氧气和营养的传输、代谢物的排泄以及血管和神经的长入。

(4)足够的表面积、合适的表面理化性质和良好的细胞界面关系：有利于细胞黏附、增殖、分化以及负载生长因子等生物信号分子。

(5)与植入部位组织的力学性能相匹配的结构强度：以便在体内生物力学微环境中保持结构稳定性和完整性，并为植入细胞提供合适的微应力环境。

(6)便于加工成理想的二维或三维结构：可获得所需的组织或器官形状，易于重复制作，而且移植到体内后能保持原有形状。

只有满足以上几方面要求的生物材料才能作为 TE 支架材料应用。

3. 当前组织工程发展情况

组织工程技术的产生虽然只有近几十年的历史，但其发展和已取得的成就却让世人瞩目。自组织工程化软骨首次在裸鼠体内构建成功后，各种组织细胞培养和大规模扩增技术、各类生物可降解材料开发及组织构建技术的研究均相继展开，相应的创伤性组织缺损动物模型及修复技术也逐渐完善，如骨、软骨、皮肤、肌腱、血管等多种组织缺损的修复均已取得了较大进展，甚至组织工程化骨及皮肤已开始初期临床应用。

软骨是应用组织工程技术最早构建成功的组织。1997 年，Cao 等在裸鼠体内成功构建出具有精确的人耳郭形态软骨，标志着组织工程技术可以形成具有复杂三维空间结构的软骨组织，被誉为组织工程发展史上的一个里程碑。Vacanti 等还进一步应用组织工程技术构建出具有上皮和软骨复合结构的组织工程化气管，并用于动物气管缺损的修复。结果表明，组织工程化气管能够维持动物正常的呼吸功能，初步显示了组织工程技术构建复合组织的可行性。而且应用骨髓基质干细胞（BMSC）修复关节骨软骨复合缺损及体外构建成熟软骨组织的研究也已获得成功，并开始初步临床试用。此外，在脂肪干细胞体外构建软骨方面目前也已取得了初步成果。这些干细胞来源充足，体外增殖能力强，且取材对机体的损伤小。它们在组织构建中的研究与应用，为组织工程技术修复创伤与组织缺损提供了广泛而充足的种子细胞来源。

骨组织工程的研究与应用更是令人振奋。目前，应用 BMSC 构建的组织工程化骨已能成功地修复动物自体的颅骨缺损、股骨缺损、牙槽骨缺损及下颌骨缺损等临床常见的多种骨缺损模型。在临床应用方面，以患者自体 BMSC 为种子细胞修复颅骨缺损、齿槽裂骨缺损、颅面部骨凹陷畸形及四肢骨缺损充填等也均取得了较为满意的治疗效果。且 3 年以上随访结果表明，组织工程化骨可在患者骨缺损内长期稳定存在，基本恢复了患区支持、保护等原有功能。最近，组织工程化骨修复临床骨缺损的治疗又进一步与计算机辅助快速成形技术相结合，可以精确地按照患者实际骨缺损的大小和形状进行组织工程化骨预制，从而达到真正意义上的完美形态修复与功能重建。

肌腱组织工程的研究进展也很令人鼓舞。首先，以肌腱细胞为种子细胞已成功地修复了鸡的肌腱缺损，之后以自体皮肤成纤维细胞为种子细胞又成功地修复了猪的肌腱缺损，而且由成纤维细胞再生的肌腱在大体形态、组织学特征、生物力学特性等方面与肌腱细胞再生的肌腱以及猪自体正常肌腱均非常接近。研究结果表明，成年人第二代皮肤成纤维细胞与第二代肌腱细胞基因表达谱极其相似，2 种细胞绝大多数重要的细胞外基质及生长因子表达水平均无显著差异。这些研究为应用成纤维细胞作为肌腱组织工程种子细胞提供了理论依据和可行性基础，也为目前临床上较为棘手的肌腱损伤的完美修复提供了可能。其他组织的构建技术与缺损修复研究也取得了较大的进展与突破。如角膜缘干细胞分离培养技术的成熟，已使其应用于临床眼表缺损与损伤的治疗，应用角膜基质细胞与可降解生物材料能够在兔角膜原位再生接近透明的角膜基质组织，含有上皮层与基质层的双层复合角膜组织构建也已开始初步尝试；组织工程化血管在体外已初步构建成功，在体内大血管缺损修复方面也取得了初步结果。此外，神经、膀胱、肝脏、胰腺以及肾脏等各种组织或器官的构建也都在探索与尝试之中。

皮肤组织工程与创伤医学研究的关系更为密切，因为所有大面积创伤及烧伤患者都面临创面如何覆盖的难题，这为组织工程皮肤的应用提供了广阔的市场空间。目前，组织工程皮肤已有数种商品化的产品并已在临床上较为广泛地应用。临床应用结果证实，同种异体细胞构建的组织工程皮肤比同种异体及异种皮免疫原性低，在受体内的存留时间也较长，可以很好地保护创面。自体细胞构建的组织工程皮肤在体内存留时间更长，甚至可以永久存活。近10多年来，皮肤相关的干细胞研究也取得了很大进展，在表皮、真皮及毛囊等部位均已成功地分离培养出增殖力旺盛的皮肤干细胞，且已用于皮肤组织构建与缺损修复的相关研究。

目前最成功的组织工程产品是人工皮肤，已经商品化的主要有美国 Integra、Alloderm、Derma-graft、Apligraf 等。但现有人工皮肤并不具备完整的皮肤结构和功能，没有达到人工重建皮肤的目的，因此，近些年国内外众多研究者都在为实现真正意义上的人工皮肤而努力。皮肤组织工程支架材料作为细胞外基质，为细胞提供了黏附、生长、迁移、增殖和分化的环境，在人工皮肤的构建中起着关键作用，是皮肤组织工程的重要研究内容。

（1）合成支架材料：近些年的研究表明人们更加注重研究合成支架材料表面与细胞的相互作用机制，其中聚乳酸（poly lactic acid，PLA）包括聚 L-乳酸（PLLA）、聚 D、L-乳酸（PDLLA）等聚羟基乙酸（poly glycolic acid，PGA）以及二者共聚物（PLGA）等是研究的热点。研究重点是通过表面仿生技术增强其对细胞的黏附性，主要方法有改变材料表面的微观结构，如粗糙度、湿润度；调节共聚物的组分；在材料表面接枝活性官能团或复合不同的黏附蛋白、多肽、细胞生长因子、氨基酸、胶原等以改进材料的亲水性，促进材料对细胞的黏附等。

合成材料上复合黏附蛋白、多肽、胶原等可以一定程度上改善材料的细胞黏附性，尽管对合成材料的改性已进行了大量的研究工作，但仍没有彻底解决支架材料的亲水性不够理想和对细胞黏附力较弱的问题。

（2）天然支架材料。

1）胶原海绵：胶原海绵由于具有良好的表面生物活性、生物相容性及可降解性，一直作为重要的皮肤组织工程支架材料。目前人们对此类支架材料的研究重点是用化学或物理方法对其进行复合改性，增强其力学性能。

2）壳聚糖：壳聚糖具有活化巨噬细胞，诱导免疫调节因子的表达等功能，其结构中含有可衍生化的活性羟基、氨基，正电荷密度高，有利于细胞的黏附，是一种良好的组织工程支架材料。近几年的研究集中于化学、复合改性以提高其耐降解性与细胞黏附性。

3）脱细胞真皮基质（acellular dermal matrix，ADM）：是目前最有应用前景的支架材料，由于它们去除了引发宿主排斥反应的细胞成分，完整地保留了细胞外基质的形态结构和组成成分，力学性能好，抗原性低，可诱导具有再生能力的成纤维细胞，血管内皮细胞按照应有的组织学方式长入真皮层，临床应用效果最好。目前国内外都已经产业化，如美国的 Alloderm 和我国的桀亚真皮，这2种产品都是人尸体脱细胞真皮基质，由于异体皮来源十分有限、价格昂贵，且存在法律与伦理问题，限制了其临床的广泛应用。

猪的皮肤结构与人的皮肤相似，来源广、成本低，而且作为敷料应用于临床多年未见明显不良反应。因此猪 ADM 的研究成为近些年国内外的研究热点。但是传统方法制备的猪 ADM 存在一些缺点，限制了其产业化进程，如渗透性差、血管化速度慢、移植皮片成活率低；免疫原性较强，局部长期存在炎症免疫反应；降解速度慢，不能被新生组织及时取代，具有占位性、生物活性低，不利于细胞的黏附生长。

4）其他：其他天然支架材料的研究也有所进展。何清义等以人羊膜细胞外基质作为支架材料，进行了成纤维细胞体外培养实验，研究了人羊膜作为细胞支架材料的可行性。蚕丝因为其独特的机械性能和良好的生物相容性，作为组织工程支架材料有着广泛的应用前景。Kweon 等用聚乙烯基乙二醇对蚕丝进行表面改性制备了一种新型的支架材料。

皮肤组织工程支架材料的研究及其优选是人工皮肤的重要研究内容之一，其基本要求包括：①良好的生物相容性。即支架材料及其降解产物对组织细胞无毒性和致突变作用，植入体内时无抗原性和致畸作用。②具有高孔隙度的三维立体结构。利于细胞与支架材料相互作用以及确保细胞外基质再生的空间。③具有良好的表面活性。即材料表面能使细胞黏附和生长。④具有生物可降解吸收性。即材料在细胞生长、繁殖和组织再生过程中能逐渐被降解吸收。⑤具有可塑性及适宜的力学特性。即易于加工成形，能够在体内外承受一定的压力，并在一定时限内保持其外形和结构的完整性。但目前无论天然材料还是合成材料，均不具备完美的细胞外基质的功能。因此，研制新型仿生支架材料极为迫切。

4. 组织工程的问题与未来发展情况

近几年，皮肤组织工程支架材料的研究重点主要是通过表面仿生技术增强合成支架材料对细胞的黏附性；采用物理或化学方法提高天然支架材料的力学性能和渗透性。今后支架材料的研究方向主要是进一步深入研究合成支架材料的表面改性，提高其引导细胞行为的功能，促进材料对细胞的黏附；进一步提高天然支架材料微观渗透性和生物活性，促使毛细血管的长入。制备结构仿生支架材料及高活性复合支架材料，推动其在实际生产中应用是今后皮肤组织工程发展的重点。

干细胞相关研究的重大突破及其在组织工程领域的广泛应用，已基本解决了种子细胞来源这一瓶颈问题，各种新型可降解生物支架材料不断涌现，各式功能独特的生物反应器也相继研制成功，各类组织的体内外构建技术与缺损修复实验也基本完成。这些进展使生物材料研究及组织构建技术日渐成熟，已有多种组织工程化组织进入了临床前期研究阶段。尽管如此，我们仍必须时刻清醒地认识到，组织工程要真正应用于临床创伤缺损的修复还有很长的路要走，许许多多更为复杂的问题还有待我们去逐一攻克。如干细胞的研究与应用，目前只是初步解决了个别几种组织的细胞来源，而且许多研究停滞于体外诱导分化阶段，尚未用于组织构建，其他绝大多数组织的种子细胞来源仍在探索之中，远没有真正解决。生物材料研究目前也无法真正满足各类组织构建的不同要求。组织构建方面，生物反应器的研制刚刚起步，要最终用于组织工程产品开发还需要一定时间，而且从总体上讲，目前的多数研究仍局限于单一组织构建与缺损修复，复合组织以及器官的构建还只是处于探索阶段。另外，组织工程化组织临床应用中的稳定性如何？有没有其他可能潜在的危险？临床应用的中远期结果如何？这些都尚属未知，组织工程化的临床应用标准也有待进一步建立与健全。这些问题都是组织工程技术临床推广与产业化发展所面临的巨大挑战。

九、传统医学

1. 发展历史

中医药治疗皮肤创面的历史悠久，早在《山海经·中山经》中就有"食者不痛，可以为瘘"的病名，《周礼》中也有"溃疡"的病名记载。

先秦时期，《周礼》已有"疡医……掌肿疡、溃疡、金疡、折疡之祝药，劀杀之剂"，"凡疗疡以五毒攻之"的记载，说明当时已经出现专门治疗皮肤溃疡等的疡医，用祝药（外敷药），劀杀之剂（拔除脓血的销蚀腐肉的药剂）和五毒之药（石胆、丹砂、雄黄、矾石、磁石炼制的外用药）外治溃疡。

秦汉时期，我国最早的医籍《五十二病方》记载了多种洗涤污染伤口及防治瘢痕形成的方法和药物。《黄帝内经》对皮肤溃疡和窦瘘的病因有了初步的阐述，如《素问·生气通天论》："营气不从，逆于肉里，乃生痈肿。"《灵枢·痈疽》："营卫稽留于经脉之中，则血泣而不行，不行则卫气从之而不通，壅遏而不得行，故热。大热不止，热胜则肉腐，肉腐则为脓。"说明营卫气血是否淤滞与疾病发生密切相关。

两晋南北朝时期，葛洪《肘后备急方》提出创面感染由外来"毒气"引起，及早期处理开放性创伤的重要性，并首先提出薄贴的制作方法。我国现存最早的外科专著《刘涓子鬼遗方》广泛应用止血、止痛、祛腐、生肌等外用药治疗皮肤溃疡，如："治痈疽肿坏多汁，猪蹄汤方……猪蹄（一具，治如食法），芎、甘草（炙），大黄、黄芩（各二两），芍药（三两），当归（二两），上七味先以水一斗五升，煮蹄取八升，去蹄，内诸药，更煮取三升，去滓及温洗疮上，日三。亦可布内汤中，敷疮肿上，燥复之。"在《刘涓子鬼遗方·针烙宜不宜》中首次较为明确提出了"提脓祛腐"的概念、方法及适应证，"痈疽发背……用诸般药贴取脓无滴，当用水银角出脓毒，然后别用药饵"，并载有"抽脓散"等提脓祛腐的方药。

隋唐时期，《诸病源候论·痈肿久不愈汁不绝候》："脓溃之后，热肿乃散，余寒不尽，肌肉未生，故有恶液澳汁，清而色黄不绝也。"《诸病源候论·痈疽后重发候》："凡痈脓溃之后，须着排脓药，令热毒脓血俱散尽。若有恶肉，亦敷药食之，则好肉得生，真气得复。若脓血未尽，犹挟余毒，疮口便合，当时虽瘥，而后终更发。"对于皮肤溃疡久治不愈和愈后复发的原因有所阐述，此外《诸病源候论·诸瘘候》："脓血不止，谓之漏也，是皆五脏六腑之气不和，致血气不足，而受寒热邪气。"也论述了窦瘘的特点。孙思邈《备急千金要方》中提出："夫痈坏后，有恶肉者，宜猪蹄汤洗去秽，次敷蚀肉膏散，恶肉尽后，敷生肌散，及摩四边令好肉速生。"介绍了药物清创（祛腐）和生肌的方法。

宋金元时期，东轩居士《卫济宝书》："凡痈疽已溃，多有瘀肉坏在四旁，遂令疮深寝至断筋蚀骨。法须去瘀肉，用速急生肉煎，庶几不令伤风，日久不愈。"说明创面周围淤滞是久治不愈的原因；陈自明著《外科精要》中："治痈久不合，其肉白而脓少者，此气血俱虚，不能潮运，而疮口冷涩也。每日用艾叶一把煎汤，避风热洗，及烧松香烟熏之，更以神异膏贴之，必须守禁调理，否则不效。"认为气血虚弱是本病迁延不愈的重要原因；元代齐德之撰《外科精义》曰："若至脓溃之后，即贴温肌生肉膏药，要在逐臭腐，排恶汁，取死肌，生良肉，全藉温热膏剂之力也，切勿用寒凉之药水调贴之。夫血脉喜温而恶寒，若着冷气过理，即血滞难瘥矣。"亦说明了温阳活血的重要性。

明清时期，外科专著众多，理论日益成熟。对疾病病因病机论述更为详尽，如《外科正宗·臁疮论第七十四》："臁疮者，风热湿毒相聚而成，有新久之别，内外之殊。"《外科启玄》中说："席疮，乃久病着床之人，挨擦磨破而成。"《景岳全书·生肌收口》："凡疮疡成漏，皆因元气不足，营气不从。阳气虚寒，则寒气逆于肉里，稽留血脉，腐溃既久，即成是患。"认为正气不足是发病的重要基础。《外科全生集》指出："毒之化必由脓，脓之来必由气血。"进一步阐述气血与"脓"的关系。《外科理例》中说："脓出后，用搜脓化毒药，若脓未尽，便用生肌，务其早愈，则毒气未尽，必再破。"说明余毒未清是本病复发的重要原因。关于治疗，亦有阐发，陈实功在《外科正宗》中，详述升丹制剂的炼制，将红丹、三仙丹用于溃疡创面以提脓祛腐。《洞天奥旨》谓："疮疡内散，第一善法，至疮口已溃，内不能散，须外治，外治之法最多，大约敷法为佳。"《理瀹骈文》指出："外治之理即内治之理，外治之法即内治之法，所异者法耳。"明确了药物外治的理论依据。《医宗金鉴》谓："腐不去则新肉不生，盖以腐能浸淫好肉也；若遇气虚之人，则惟恃药物以化之，盖去腐之药，乃疡科之要药也。"重视溃疡早期祛腐。《外科启玄》谓："疮毒已平，脓水未少，开烂已定，或少有疼痛，肌肉未生，若不贴其膏药，赤肉无其遮护，风冷难以抵挡，故将太乙膏等贴之则煨脓长肉。"重视溃疡后期"煨脓"等。《景岳全书·生肌收口》："若疮久成漏，外有腐肉，内有脓管，不能收口者，以针头散和作细条，入口内，外用膏药贴之，待脓管尽去，自然渐平收口。或先用灸法，数日后用此药亦可，仍内服十全大补等药。"详细说明了药线法和敷贴法结合治疗窦瘘的方法。对于调摄脏腑，认为补益脾胃较为重要，如《疡医大全》谓："脾胃之气无所伤，而后能滋元气。"《外科大成》亦云："肌肉者，脾胃之所主。收敛迟速，由气血之盛衰，惟补脾胃。"

2. 作用机制

中药外用促进创面愈合疗效独特，以"行气活血、推陈致新、燥湿收脓、脓去肌生、酸涩收口、生肌收口"为主要的治疗原则。同时提出"生肌分直接、间接2种"，"祛瘀生肌，而且生肌和消瘢都统一于祛瘀之中"等理论，目前主要集中在对"煨脓长肉"作用机制的研究上。

（1）促进血液循环：外用中药能加速毛细血管再生，改善创面的血液循环。创面新生毛细血管数目增多，管腔扩大，血运旺盛，形成小动脉与小静脉，加速创面的新陈代谢，同时增加毛细血管抵抗力，降低毛细血管脆性。刘星等采用消炎解毒方煎汤烫洗创面，获得很好的疗效，研究发现烫洗使创面周围肌肤升温，并推动血行，令药物直达病所，清热解毒，利湿消肿，改善创面血液循环，从而加速新生肉芽生长，促进愈合。

（2）促创面成纤维细胞增殖及Ⅰ、Ⅲ型胶原沉积作用：成纤维细胞是创面愈合过程中的主体细胞，其合成的胶原是细胞外基质的主要组分，其中Ⅰ、Ⅲ型胶原的含量比值最终影响修复结果。因此，研究生肌中药对创面中成纤维细胞及Ⅰ、Ⅲ型胶原的影响作用是解释其作用机制的重要方法。实验证实中药外用能使创面中成纤维细胞增多，启动细胞增殖周期，加速有丝分裂，促进其增殖，使功能活动加强。例如，丹参外用不仅有促进创面坏死组织清除，减少炎症、水肿的作用，还有促进成纤维细胞和上皮细胞生长，加快创面愈合之作用。

（3）激活、趋化巨噬细胞、调节创面免疫功能：创面愈合中发生应激反应，动员骨髓提前释放出幼稚单核细胞、中性粒细胞和淋巴细胞等免疫活性细胞入血。李应全等应用生肌愈皮膏作用于豚鼠创面，发现中药可增加腹腔巨噬细胞的吞噬率和吞噬指数，并提高豚鼠淋巴细胞的转化百分率，从而增强创面的免疫功能。邱克等研究证实，黄芪注射液能明显激活创面巨噬细胞，黄芪多糖能通过调节巨噬细胞的功能，使受抑制的趋化、吞噬、杀菌和抗原呈递功能适当激活，同时减少过多的细胞因子分泌，阻断创伤感染的病理过程，从而提高免疫力。

（4）提高创面纤维结合蛋白质含量：纤维结合蛋白（fibro nectin，FN）是一种相对分子质量约为450000Da的大分子糖蛋白，参与伤口愈合的所有阶段，具有促细胞生长活性、促进基质形成，调动吞噬系统清除病菌与组织碎片以及促进创面的上皮被覆等重要作用。研究表明应用中药可提高创面FN含量，从而增强局部抗感染与修复能力，加速创面愈合。张士云等自制复黄生肌愈创油膏应用于大鼠背部开放性创面，结果提示，复黄油膏具有促进创面愈合、促进上皮化、减小瘢痕形成、改善微循环、抑菌、增加创面营养等作用，其机制就在于可以明显促进成纤维细胞与毛细血管的合成与增殖，提高创面透明质酸含量，增加FN等。

（5）影响创面内生长因子的作用：在创伤修复过程中，生长因子不仅有助于炎性细胞趋化，促进成纤维细胞与血管内皮细胞增殖，有利于基质的形成，而且对后期的组织改建亦有重要影响。近年来研究认为，创面愈合的核心是生长因子的调控。碱性成纤维细胞生长因子（bFGF）在创面愈合的过程中，一方面显著增加肉芽组织中毛细血管数量；另一方面加速再上皮化的表皮细胞增殖速度。而在创面修复的炎症期和增殖期，中药生肌玉红膏可显著增加小鼠创面中bFGF水平，从而促进创面胶原的合成和上皮的生长；在塑形期，又可降低bFGF水平，促进超常增生胶原降解，使其排列有序，以减少瘢痕形成。血管内皮细胞生长因子（VEGF）能特异性地直接作用于血管内皮细胞，诱导其增殖、迁徙及血管腔形成，促进新血管的生成，有助于创面愈合。董黎强等研究表明中药愈创膜及生肌愈皮膏在创面愈合早、中期能促进创面EGF增长，从而加快创面愈合。伍倩等自制伤疡愈软膏治疗烧伤，发现创面TGFβmRNA的表达水平显著增加，且中药组创面愈合时间明显短于单纯烧伤组。

（6）影响细胞周期、调控凋亡发生、减轻纤维化：瘢痕是创伤的必然结果。研究发现，丹参能抑制成纤维细胞生长，能使细胞形态发生明显改变，使细胞停滞在分裂周期的 G2 - M 期，并抑制 DNA 的合成，使其分泌的 I、III 型胶原含量明显减少。张玄等经过实验发现，丹参药膏外涂可使瘢痕组织胶原形成的必需氨基酸——羟脯氨酸含量明显下降，从而减轻瘢痕的纤维化，诱导瘢痕细胞的凋亡，延长瘢痕细胞群体的倍增时间。细胞凋亡（apoptosis，APO）是机体为保持自身组织稳定，调控自身细胞的增殖与死亡之间的平衡，由基因控制的细胞主动性死亡过程。体外试验发现，黄芪在高浓度下才诱导腹膜间皮细胞凋亡，低浓度时这种作用不明显。粉防己碱在急性缺血性肾损伤过程中可通过降低肾小管上皮细胞凋亡，起到减轻肾组织细胞损伤，促进肾组织修复的作用。苦参碱能明显增加人增生性瘢痕成纤维细胞的凋亡数量，降低其增殖活性，促进增生性瘢痕细胞凋亡，使增生性瘢痕尽早地趋于非增生状态。此外，张凤春等认为外用中药可促进肉芽组织中促创口收缩的重要物质——肌动蛋白分泌增多，以利于创面愈合。

3. 当前的应用状况

（1）内治——安内攘外：安内攘外一方面是促进腐肉和邪毒随脓排出；另一方面是调养脾胃、疏通肠腑。脾胃为后天之本、气血生化之源，脾胃健运则气血旺盛，有利于驱邪外出，即正盛邪退。饮食与大便正常，则机体升降出入、推陈纳新的生机旺盛。因此，调理脾胃、疏通肠腑的实质就是扶助正气，提高机体的免疫功能。

安内与攘外相辅相成，攘外则内自安，内安则有助于攘外。如果失活组织不能顺利液化成脓，日久附着不去，必将闭门留寇，养患内攻。同样，内不安则中焦气机逆乱，气血生化乏源，邪毒乘虚而入。所以，对于烧伤创面的治疗，无论是防治感染还是促进创面的愈合，必须安内与攘外并举，以维护胃肠道的正常功能和坏死组织的引流通畅。

在防治感染方面，应用抗生素是必要的，但须明白抗生素不能治疗烧伤本身，其应用必须遵循适时、适量、合理的原则；要避免将烧伤当作感染性疾病看待，切实纠正不分创面大小和损伤深浅、凡烧伤即用抗生素的错误观念。

（2）外治——煨脓生肌：对于烧伤创面的治疗，一般采用煨脓生肌膏局部外敷的方法。

煨脓生肌膏具有以下几个特点：①保护创面。阻止进行性坏死的病理趋势，体现传统膏药"拔"与"截"的 2 大作用特点。②良好的止痛效果。不因换药而引起创面疼痛和出血。③对创面无毒、无刺激和无过敏反应。④保持坏死组织和毒素排泄通畅，为再生提供清洁而稳定的生态环境。⑤不因用药而掩盖损伤的真实面目，便于时刻观察到创面的细微变化。⑥药膏性质稳定，不因长期存放而影响药效或变质。

煨脓生肌膏以《医宗金鉴》黄连膏为基本方加味组成。处方：黄连 10g，当归 20g，黄檗 10g，生地黄 30g，大黄 10g，姜黄 10g，白芷 10g，麻油 650g，黄蜡 150g。

配制：除黄蜡外，将其余药物粉碎后混合，浸入麻油内 7d，用文火熬煎至药枯。去渣滤清，再加入黄蜡，文火收膏。

用法：将煨脓生肌膏均匀地涂在凡士林油纱上，贴敷创面，外用无菌纱布包扎，每日换药 1 次。如果体温或气温过高，可每日换药 2～3 次；亦可将纱布浸泡于药膏中，制成油纱，消毒备用。

中医治疗创面重在局部外用药，多以膏剂、凝胶剂、油剂及散剂等剂型为主。近来，在临床工作中不少学者总结出单味中药外用治疗创面具有较好的效果。如袁浩等用柳豆叶在临床治疗外伤感染、烧伤、褥疮等创面时，发现能抑菌消炎、清热解毒、祛腐生肌，效果较好。唐勇报道了广州中医药大学第一附属医院用柳豆叶的提取物外敷治疗骨科各类创面，发现柳豆叶提取物能提高创面纤维结合蛋白的含量，促进创面愈合，临床疗效良好。陈建常运用丹参创面外敷治疗患者 15 例，其中 11 例创面自愈，创面较大者换药 5～10d，创面长出健康肉芽组织后，一次性植皮成功，愈合时间明显快于常规换药。乔泽文运用单味血竭治疗皮肤溃疡创面，取得较好的临床疗效。

4. 存在的问题及未来展望

今后的研究过程中，应该通过总结、继承古人的思想和经验，结合现代成果，通过辨病与辨证、宏观与微观相结合、中医与西医相结合的方法弘扬中医药在创伤修复中的作用。并以中医理论为指导，结合现代高科技及生物学研究，运用先进的设备和方法，进行全面系统的研究，开发出符合国际标准和要求的高效药物。

十、其他技术和方法

(一)蜂蜜

蜂蜜是一种成分复杂、营养丰富的过饱和糖溶液，具有极高的渗透压和较低的 pH 值，含有过氧化氢(hydrogenperoxide，H_2O_2)及丙酮醛类(methylglyoxal，MGO)等杀菌成分，具有广谱的抗菌活性，且其抗菌活性没有产生耐药性的危险。这些良好特点为蜂蜜用于伤口治疗奠定了重要基础。

1. 发展历史

蜂蜜最早应用于伤口治疗见于 1988 年，当时所使用的是未加工的蜂蜜，通过对 59 例难愈伤口的治疗发现，蜂蜜可以快速清除创面的腐烂坏死组织代之以新鲜肉芽，同时还能促进上皮增长并吸收伤口周围的水肿。之后，蜂蜜敷料于 1999 年首先在澳大利亚注册，这是一种经 γ 射线灭菌处理的混合蜂蜜，同年在新西兰出现浸有麦卢卡(manuka)蜂蜜的伤口敷料，在荷兰出现含有蜂蜜的烧伤软膏。2004 年，含有麦卢卡蜂蜜的伤口敷料在英国注册。2007 年麦卢卡蜂蜜取得美国食品和药品管理局(FDA)的认证，使蜂蜜敷料成为伤口护理的选择之一，其产品包括蜂蜜软膏、蜂蜜敷料等。目前蜂蜜敷料在澳大利亚、欧洲、北美洲均已注册。

2. 蜂蜜敷料促进伤口愈合的机制

一般微生物适宜生长在渗透压相当于 3～6 个大气压的溶液中，仅少数真菌和酵母菌能在渗透压相当于 40～90 个大气压的环境中生长，而在常温下天然成熟的蜂蜜的渗透压相当于 105 个大气压，足以使细胞脱水而死亡。由于其高渗透性作用还可以从伤口中吸收脓液而起到清创作用。同时，高渗透作用也可保持伤口干燥，避免皮肤泡软，有利于创面愈合。再者，蜂蜜呈现出强烈的酸度，pH 值介于 3.2～4.5。而细菌生长的最佳 pH 值为 7.2 ~ 7.4，故蜂蜜在未稀释时能够抑制大多数细菌生长。蜂蜜中 H_2O_2 浓度很低，但它仍然是一种有效的抗微生物成分，当持续暴露在 H_2O_2 气雾中，细菌生长受抑制的浓度只需 0.02 ~ 0.05mmol/L，而此浓度不会损害人体皮肤中的成纤维细胞，因而对伤口愈合无不良反应。Mavric 等研究发现，大多数蜂蜜的 MGO 含量并不高，而麦卢卡蜂蜜含有相当高的 MGO 成分，达到了 38 ~ 1541mg/kg(0.74 ~ 30.0mmol/L)。MGO 对大肠埃希菌和金黄色葡萄球菌的最低抑菌浓度(minimum inhibitory concentration, MIC)为 1.1mmol/L，而将麦卢卡蜂蜜稀释到其 MIC 时 MGO 浓度仍然达到 1.8mmol/L，表明 MGO 是麦卢卡蜂蜜的非过氧化氢抗菌活性成分，其抗菌活性随 MGO 浓度的升高而升高进一步证明了两者的相关性。

MGO 也存在于其他蜂蜜中，但对 106 种蜂蜜样品检测发现，其他蜂蜜中 MGO 含量最大不超过 24mg/kg。基于蜂蜜的以上抗菌特性，尽管蜂蜜在其生产过程中极容易被各种微生物污染，蜂蜜中发现微生物很正常，但其存活形式只是孢子，并且只存在并不生长。非孢子形式的微生物如滋养型细菌在蜂蜜中一般不存在。蜂蜜对许多致病菌具有杀菌活性，包括沙门菌、志贺菌属及肠道内的致病菌如埃希菌属和霍乱弧菌等革兰阴性及阳性菌。有文献报道，只有嗜渗酵母能存活于未成熟蜂蜜或含水量 >19% 的蜂蜜中。Wellford 等用蜂蜜培养曲霉菌属发现，纯蜂蜜能抑制其生长，而不同稀释浓度(浓度在 60% 以下)的蜂蜜中可能有真菌生长并生成孢子，但即使蜂蜜稀释至 10% 也没有任何种类的曲霉菌属产生毒素。目前伤口治疗中应用的蜂蜜多为花源不确切的蜂蜜，主要的医用级蜂蜜有 revamil source(RS)蜂蜜和麦卢卡蜂蜜 2 种。RS 蜂蜜是经过标准化的生产过程制备的，其抗菌活性成分主要为高浓度糖(主要为果糖和葡萄糖，其次为蔗糖和麦芽糖等)、H_2O_2、MGO、蜜蜂抗素 -1(bee defensin -1)及低 pH 值，生产商尚未公布这种蜂蜜的来源。麦卢卡蜂蜜是由蜜蜂采食澳大利亚茶树属灌木麦卢卡后酿制而成，其主要的抗菌活性成分为 MGO。麦卢卡蜂蜜能干扰金黄色葡萄球菌的分裂，导致带有隔膜的细胞聚集，使耐甲氧西林金黄色葡萄球菌(MRSA)不能成功分裂到细胞周期的最后一期。麦卢卡蜂蜜能使 MRSA 中一种能协助细胞克服环境损伤的通用压力蛋白下调，还能终止 MRSA 对甲氧西林的耐药性。对化脓性链球菌，麦卢卡蜂蜜能通过下调 2 个位于细菌表面的纤维蛋白原连接蛋白抑制细菌生物膜的活性，从而清除伤口感染。

蜂蜜是天然来源的甜味物质，由蜜蜂采食开花的花蜜或植物分泌的甘露之后酿制而成。蜂蜜包括至少 181 种物质，是一种过饱和糖溶液，主要为果糖(38%)、葡萄糖(31%)，还有矿物质、蛋白、游离氨基酸、酶和维生素等。其他含量微小的成分还有很多，如酚酸、类黄酮、某些酶(葡萄糖氧化酶、过氧化氢酶)、氨基酸。蜂蜜中的各种营养成分为创伤的愈合提供了额外的营养支持。蜂蜜可以激活巨噬细胞，而后者在创伤愈合过程中起重要作用，能将未愈创伤从慢性炎症状态转向增殖、重建阶段。此外，蜂蜜还能促进 B 淋巴细胞、T 淋巴细胞的有丝分裂及中性粒细胞的吞噬作用。同时，蜂蜜还可通过基质细胞衍生因子 -1(stromal cellderived factor -1, SDF -1)的生成而促进内皮祖细胞动员，进而参与新生血管的生成，从而促进创面愈合。

另有报道认为，蜂蜜通过加速伤口收缩来促进伤口愈合，观测发现，蜂蜜能显著加速手术创面的真皮修复，局部应用可能对创面修复的各阶段均有益，从而加速愈合进程。目前总体认为外用蜂蜜治疗能抗菌、促进自溶清创、刺激伤口组织增长，从而加速伤口愈合，并使休眠伤口启动愈合进程，刺激抗炎活性，从而迅速减轻疼痛、水肿和渗出。有研究将不同配方的亚洲蜂蜜用于大鼠各种伤口模型的局部治疗以及口服治疗，发现不论剂量高低对伤口愈合均有益（$P < 0.05$），肉芽组织增加，上皮区增加，继之创面收缩，与对照组相比，大剂量蜂蜜组羟脯氨酸含量增加更明显，说明胶原形成更加旺盛蜂蜜敷料在伤口治疗中的应用。

3. 当前应用情况

（1）急性伤口：急性伤口为皮肤结构在短时间内遭受外力破坏而形成的伤口，常见于烧伤、切割伤、撕裂伤、挫伤、擦伤、刺伤、贯穿伤、咬伤等情形。急性伤口愈合过程主要依靠患者自身系统的免疫调节力修补并与外界环境的配合，完成伤口组织修复。与慢性伤口相比，各种急性伤口的护理目标与方法较一致，因为此种伤口属于健康型，以复原组织功能与皮肤完整性为导向。蜂蜜应用于急性伤口能提供伤口愈合所需的湿润环境，预防细菌感染，减少炎症、水肿、渗出，促进新生血管形成、肉芽组织增生、上皮生长，加快创面愈合，减少瘢痕形成，减少患者疼痛感等。

皮肤缺损面积较大的急性伤口一般需要植皮治疗。在复原过程中，最需要关注的是手术部位裂开与感染，通常裂开是感染的前兆。Misirlioglu 等在 88 例中厚皮片移植患者的供体部位分别使用蜂蜜敷料、水凝胶敷料、盐溶液敷料、石蜡敷料等进行比较，结果发现，使用蜂蜜与水凝胶敷料的两组比另外两组上皮生长速度快，患者的痛感低。Emsen 等将蜂蜜用于 11 例厚皮瓣移植固定术患者，结果无一例发生移植物脱离、感染或排斥反应，为蜂蜜应用于移植这一领域提供了可能性。Ingle 等在金矿工人的浅伤口和磨损伤口中使用蜂蜜和水凝胶做了随机双盲对照试验，结果发现，两者在伤口愈合时间方面差异无统计学意义，而使用蜂蜜的费用比水凝胶组低。这些工作为蜂蜜用于急性伤口治疗提供了有力证据。

（2）慢性伤口：慢性伤口经常导致细菌定植，使伤口处理困难，费用急剧增加，并导致患者的生活质量降低，与此同时耐药菌已成为严重的医疗和公共卫生问题，伤口内细菌的定植将导致延迟愈合和交叉感染 2 方面的问题。比较明智的方法是选择某种敷料，能够控制伤口感染并能促进伤口愈合。蜂蜜不仅具有促进伤口愈合的作用，还有很好的抗菌效果，而且其抗菌谱非常广泛，抗菌特性没有产生耐药性的危险。大量临床试验证实蜂蜜治疗压疮、脓肿切开引流伤口、糖尿病足等慢性感染伤口具有抗菌及促进伤口愈合的双重优势。

并非所有研究都证明蜂蜜用于伤口治疗更安全有效，有部分研究结果发现蜂蜜治疗慢性伤口并无显著疗效。Jull 等选取 368 例下肢静脉溃疡患者随机分组，进行麦卢卡蜂蜜与常规治疗对照试验，蜂蜜治疗组 187 例，常规治疗组 181 例，12 周后发现蜂蜜治疗组有 104 例（55.6%）溃疡愈合，常规治疗组有 90 例（49.7%）愈合，差异并无统计学意义，且蜂蜜治疗组费用更高，副性事件更多。Alcaraz 等进行临床个案研究，用蜂蜜敷料治疗 1 例老年下肢静脉溃疡患者，结果发现患者伤口有好转，但伤口内细菌并未被清除，可能的解释是蜂蜜不但没有杀死细菌，反而有可能为细菌提供了碳源。

目前关于蜂蜜治疗伤口的报告绝大多数都肯定了蜂蜜的效果和应用价值，但这些研究还需要进一步验证和深入探讨。部分报道是个案研究或经验治疗，对试验的可重复性有很大影响，病例数足够的临床随机对照试验较少，说服力不够；另一方面由于蜂蜜本身成分复杂、品种多样，当前尚无足够证据显示不同种类蜂蜜之间差异有统计学意义。所以目前医务人员对是否将其广泛用于伤口处理中尚存疑虑，蜂蜜用于伤口必须符合一定的标准，仍需要足够病例数的临床随机对照试验来确定蜂蜜的疗效。另外，蜂蜜用于伤口后，尤其稀释后，其中的孢子是否可能转变为滋养体形式，从而成为病原体，这也仍是一个悬而未决的问题。建议在应用蜂蜜治疗伤口之前最好先做伤口细菌培养和对蜂蜜的药敏试验，因为不可能任何蜂蜜对任何伤口都是适宜和有效的。此外，蜂蜜应用前先用大剂量^{60}Coγ射线照射灭菌也是必要的。因此加强蜂蜜敷料的质量控制是一个迫在眉睫的问题，同时进一步了解蜂蜜的疗效及化学成分，有助于优化其在临床上的应用。

（二）富血小板血浆

血小板的主要功能是参与生理性止血、促进凝血并维持毛细血管的完整性等。20世纪 60 年代以来已确证血小板有吞噬病毒、细菌和其他颗粒的功能。以往临床静脉输注血小板的主要用途是治疗血小板数量减少和（或）血小板功能异常的患者；然而血小板作为一种多功能细胞，如今不仅在血栓形成和止血中发挥作用，而且在血管发生、组织修复和炎症等过程中也扮演着重要的角色。

1. 历史发展

20 世纪 70 年代即已开展了富血小板血浆（platelet rich plasma，PRP）应用于创伤修复中的研究。1977 年，Harke 等首次分离制备 PRP，成功地将其用于心脏外科手术患者。1993 年，Hood 等在 PRP 中加入凝血酶和钙离子，并将其所形成的凝胶状物质代替纤维素凝胶，首次提出了血小板凝胶（platelet gel，PG）的概念。近年来，有关血小板应用于创伤修复的研究有了更加深入与广泛的发展，涉及颌面外科、矫形外科、整形外科和美容外科等多学科，甚至在细胞培养（包括干细胞培养）、基因工程、组织工程、抗衰老、运动医学方面以及创伤修复的完美愈合中显现出独特的作用。

2. PRP 的作用机制

（1）促创伤愈合作用：主要是利用 PRP 中的血小板被激活后释放多种生长因子，包括血小板源性生长因子（PDGF）、转化生长因子 β（TGFβ）、血管内皮生长因子（VEGF）、表皮生长因子（EGF）、成纤维细胞生长因子（FGF）、胰岛素样生长因子（IGF）、脑源性神经营养因子（BDNF）、白介素 - 1（IL - 1）和血小板激活因子等发挥治疗作用。这些生长因子通过相互协同作用，在促进体内多种类型组织细胞的分裂和增殖，促进基质合成和沉积，促进纤维组织和肉芽组织的形成，增加胶原合成能力，刺激参与创伤后上皮再生、间质增生和新生血管形成等过程中发挥重要作用。研究已证明 PRP 中的血小板浓度比全血高 4～8 倍，其激活后所释放 PDGF、TGFβ、VEGF 和 EGF 的浓度为体内正常浓度的 3～8 倍，其各生长因子的比例与体内正常生理浓度相近，能使各生长因子之间发挥最佳的协同作用。同时，PRP 含有大量纤维蛋白原所形成的纤维网状支架可支持生长因子诱导生成新生组织，能为修复细胞提供良好的支架，可刺激软组织再生，促进伤口早期闭合和防止感染。PRP 制备的 PG 呈胶状，胶状 PRP 不仅可黏合组织缺损，还可防止血小板的流失，使血小板在局部长时间缓慢释放生长因子，保持较高的生长因子浓度，而更好地发挥组织修复作用。实际上，PRP 中的成分很复杂，除血小板外还有纤维蛋白原、凝血酶原、各种凝血因子、复杂的蛋白成分，甚至含有单核细胞等细胞成分，这些蛋白和细胞在创面愈合过程中也发挥促进作用。

（2）抗菌作用：研究发现，PRP 具有较好的抗菌作用，能为创伤修复提供良好的微环境。PRP 抗菌作用可能与血小板本身能释放一些抗菌活性肽来抵抗微生物有关。早在 1992 年，Yeaman 等发现，在生理浓度凝血酶刺激下，兔血小板能释放一种小分子量的抗微生物蛋白。随后纯化得到了这种蛋白，不仅证明其能以剂量依赖的方式杀灭金黄色葡萄球菌、大肠杆菌、白色念珠菌，而且提出血小板通过局部释放抗菌蛋白对抗组织损伤或微生物聚集，在宿主对抗感染中发挥重要作用的假说。2002 年，该研究团队用反相高效液相色谱方法从凝血酶刺激后的人血小板上清中纯化分离得到了 7 种抗菌活性肽，包括血小板因子 - 4（PF - 4）、RANTES、结缔组织活性肽 - 3（CTAP - 3）、血小板碱性蛋白（PBP）、胸腺素 β - 4（Tβ - 4）、纤维蛋白肽 B（FP - B）和纤维蛋白肽 A（FP - A），证明它们能以剂量依赖的方式杀灭细菌（金黄色葡萄球菌、大肠杆菌）和真菌（白色念珠菌、新型隐球菌），并在感染性心内膜炎动物模型中证实了血小板对金黄色葡萄球菌的抗菌作用。

3. 当前的应用

（1）PRP 的制备：PRP 的制备方法主要有 2 种，一是采自自体或献血者中的全血经过离心分离获得；二是用全自动血细胞分离机从自体或献血者中直接分离获得。自体 PRP 制备多用前者方法分离，异体 PRP 制备前者和后者都有。由于血小板浓度的个体差异大，治疗需要一定的浓度才能保证疗效。因此，分离的血小板需要浓缩或稀释处理来调整到所需要的血小板治疗浓度。血小板具有易被激活的特性，对制备操作提出了更高要求。临床科室制备 PRP 由于条件限制，制备过程易被污染，需在密闭、洁净环境中无菌操作。近几年，输血医学的研究人员开始关注血小板在临床医学方面的拓展应用，他们将输血医学的知识和成分制备的技术引入 PRP 的研究中，使用异体同源 PRP 在临床治疗和生长因子的纯化方面取得了很大的进展。

（2）PRP 的临床应用：PRP 的应用方式主要有 4 种，包括 PRP 加平衡盐直接注射、PRP 加入激活剂（钙离子与凝血酶）制成 PG 使用、提取 PG 上清使用和 PRP 经反复冻融产生裂解物的应用。从 PRP 来源分有自体 PRP 和同源异体 PRP 2 种。

1）自体 PRP：多年来，自体 PRP 在各类创伤修复，如口腔颌面外科、骨科、眼科、烧伤、整形及慢性溃疡等方面的疗效已获得了国内外学者从实验到临床的证实和充分肯定，PRP 可以提高止血效果、缩短手术时间、减轻术后肿胀、促进伤口愈合，对创伤修复和组织重建具有重要价值。

2）同源异体：尽管自体 PRP 对创伤修复和组织重建的效果显著，然而有多种因素（血小板个体差异较大，制备自体 PRP 的设备、制备条件、保存条件都不尽相同，缺乏统一标准等）又限制了它的推广应用，这使得研究人员开始关注同源异体 PRP 的应用。同源异体 PRP 具有可以不考虑采集自体血对患者的影响，方便统一、规范化的制备，具有成本较低、随时可以供应等优势；同时目前研究未发现任何不良反应，能满足更多患者的需求。因此，同源异体 PRP 的应用必将成为发展趋势。

4. 未来的发展——PRP 在再生医学上的应用

近年来提倡的完美修复，或者说生理解剖性修复就是再生医学在临床治疗中最好的体现。20 世纪 90 年代新一轮的干细胞生物学研究为再生医学的发展奠定了科学基础，而组织工程学的建立又为再生医学的临床应用提供了基本的技术手段和方法。正是由于组织再生奇特生物现象所蕴藏的重大科学问题和巨大的应用价值，使得 Science 和 Nature 等许多知名杂志多次出版专辑报道。在 2011 年 2 月召开的美国骨科医师学会年会（AAOS2011）上，以色列的 Liebergall 等报告了其研究成果：在对胫骨远端骨折的早期治疗中，使用由分离的间质干细胞和 PRP 及去盐骨基质混合而成的复合移植物安全有效。国外学者以纤维蛋白胶（FG）、PRP 及骨髓基质干细胞（BMSCs）构建一种可注射型组织工程骨，体外培养并研究其体外生物学特性及超微结构发现，以 FG、BMSCs、PRP 构建可注射型组织工程骨，操作简单，其生物活性、可塑形性良好，种子细胞在其中生长增殖较佳，具有较好的临床实用价值。由于再生医学中利用生物学及工程学的理论方法，促进机体自我修复与再生或构建新的组织与器官，以修复、再生和替代受损组织和器官的医学技术不仅涵盖了干细胞技术、组织工程，而且伴随多项现代生物工程技术不断发展，增加了从各个层面寻求组织和器官再生修复和功能重建的可能性，故而其研究的内涵不断扩大，包括细胞和细胞因子治疗、基因治疗、微生态治疗等，核心内容与最终目标就是再生出一个与受创前一样的组织和器官。正是因为组织再生这一重大科学问题理论上的突破和临床治疗创新技术与方法的建立，以往一些难以攻克的疾病，如脊髓截瘫、创烧伤完美修复、器官移植、肿瘤切除控制和先天缺陷等组织器官损伤以及缺失等又重新充满了希望。再生医学中损伤组织的复原涉及细胞、化学药物和支架这 3 种因素，而 PRP 与细胞（包括成体干细胞和胚胎干细胞）的增殖、迁移与分化的关系，以及在基因工程、组织工程方面的影响成为当今研究的重点。也由于 PRP 涉及组织再生方面表现出的独特作用，一些新的作用机制，如免疫系统的调节也逐渐受到人们的关注。伴随微侵袭外科（包括腔镜外科）的发展，富血小板血浆所表现出的诸多生理功能给我们展现出美好的明天。

第五节　创伤修复与组织再生未来发展的方向

创面治疗的历史也是外科学发展的历史，从史前开始人类就已经有相关创面的治疗，同时人类文明的发展也不断促使创面治疗的发展。在历史长河中，人类创面治疗主要分 3 个阶段，即：原始创面治疗、经验创面治疗和科学创面治疗。

一、与遗传学和发育学等基础学科紧密结合

组织工程与干细胞热的研究使人们对一些特殊的生物学现象又产生了浓厚的兴趣，即一个受精卵从着床开始到 38 周后形成功能齐全的新生儿，是什么机制在指示着一群胚胎干细胞向不同胚层的组织细胞乃至器官增殖与分化？在怀孕的 38 周中，各种细胞的增殖与分化速度是正常细胞乃至肿瘤细胞的几倍或数十倍，但在这种高度增殖与分化的组织内为什么极少有肿瘤形成？是什么因素在控制或监视着这一生物学过程？从生物学过程来讲，创伤修复与肿瘤形成，均是细胞增殖与分化以及血管生成的结果，只不过前者是可控而后者是失控。过去有人认为，肿瘤之所以形成是一些基因突变，进而导致原癌基因，如 c - fos、C - jun 等过度表达及作用的结果。但许多研究结果又提示，在胚胎发育的不同阶段以及一些重要器官组织中的原癌基因或其蛋白也呈高表达或其活性上调，而这些组织没有肿瘤形成。反之，在这种细胞高速增殖期间，创伤的愈合却是无瘢痕。因此，在这些癌基因高度表达的胚胎组织无瘢痕、无癌症与肿瘤发生的现象也提示在控制细胞增殖与分化，细胞正常增殖、分化与细胞增殖分化失控（癌细胞的无控性生长）以及胚胎发育与出生后的修复等方面可能存在着相似而又不同的调控机制。对这种调控机制的认识可能为我们找到调控创面愈合的开关。

一个有趣的现象是近来对抑癌基因 p53 的认识，它经历了肿瘤抗原、癌基因、抗癌基因 3 个阶段。但现在看来，它不仅是一个对癌症发生有抑制作用的基因，而且也是一个参与发育以及衰老调控的基因。甚至有学者提出，由于 p53 高表达抑制了癌细胞的生长，其结果却导致了衰老的发生，衰老是抑癌的结果。与此同时，p53 介导的衰老又能在其他原癌基基的诱导下发生逆转。因此，把发育、生长、修复以及衰老这些生物学过程联系起来加以思考和研究，可能为人们的创伤修复与组织再生研究找到新思路。最近，在研究汗腺发育的一些生物学特征时，我们发现一些有趣的现象，即在胚龄 16 周时，初级表皮嵴基底层细胞受某种因素影响，在多个部位紧密排列，呈灶状聚集，形成小丘状（基板形成）。至 18 ~ 20 周，这些灶性聚集细胞形成圆柱形细胞索，开始向皮肤深层切入。至 24 周，细胞索末端部形成蟠状，呈成熟汗腺特征。由于汗腺导管部细胞与分泌部细胞均能表达 β_1 整合素、角蛋白 19（K19）与 K8，且细胞灶性聚集时间晚于胚胎表皮干细胞出现时间。因此，可以认定表皮干细胞是汗腺发生的源泉。人们感兴趣的是在由表皮干细胞发生汗腺的过程中是什么机制在指导着部分表皮干细胞（而不是全部）发生汗腺而其他不发生？是什么因素在诱导汗腺细胞向皮肤深层"切入"，而非横向生长？虽然我们目前已研究了 EGF、MMP2、MMP7、LN 以及 Fn 对此的作用，但其基本生物学问题仍不甚清楚，可以说对这些基本问题的缺乏了解是阻滞人们在大面积烧创伤后重建汗腺，进行创面功能性修复的主要原因。

创伤修复和组织再生与遗传学因素有关的认识正在逐渐被人们接受。这种认识首先来源于自然界的一些奇特的生物学现象。低等动物，如蝾螈或蚯蚓等受损的组织可以完全再生，蜥蜴切除的尾巴可以重新生长，而人类却不能。再如动物受创后一般为

无瘢痕愈合而人类主要为瘢痕愈合。同为人类，不同种族之间发生瘢痕的概率差别很大。同一个机体，胚胎期一般为无瘢痕愈合而出生后一般为瘢痕愈合。这些现象强烈提示着种族与遗传学因素对修复结局有重要的影响。以胚胎期无瘢痕愈合为例，以往人们主要认为与胚胎所处的环境，特别是与损伤后无炎症反应有关。但最近我们从免疫组化、原位杂交以及 PCR 研究结果发现，无论是在大鼠还是人，其胚胎期皮肤组织 bFGF、EGF、TGFβ 三种异构体（β_1，β_2，β_3）以及 PDGF 等生长因子的基因、蛋白及其受体均为低表达或无表达，而在胚胎晚期和出生后，它们的含量或活性则开始上调、增加。这一结果使我们想到真正与瘢痕发生密切相关的主要生长因子等在胚胎组织的沉默或关闭可能是无瘢痕愈合的一个重要原因。但问题是什么机制在决定这些因子的关闭与激活过程目前尚不清楚。因此，从原始与低等动物受创后可以完全再生，鼠、猪等受创后的不完全再生以及人类的瘢痕修复这些生物学现象提示，从比较生物学角度来研究修复有可能为我们找到解决问题的关键。人类基因组工作框架图的完成为我们用于创伤修复的比较生物学研究提供了可能。研究发现，人类基因组由 311647 亿个碱基对组成，共有 3 万 ~315 万个基因，比线虫仅多 1 万个，比果蝇多 2 万个。地球上人与人之间共享有 99.99% 相同的基因密码，人和黑猩猩在基因序列上的差别仅 1% ~2.13%，而人类蛋白质中 61% 与果蝇同源，43% 与线虫同源，46% 与酵母同源，并且在人类 17 号染色体上的全部基因几乎都可以在小鼠 11 号染色体上找到。因此，如果我们充分利用人类基因组学的研究成果和基因技术，比较不同修复结局动物之间的差异基因，将有可能为我们设想中的"修复基因"找到根据。近年来开始寻找的"修复基因"或"修复相关基因"正逐渐出现良好开端。通过基因敲除小鼠，人们发现敲除了 Smad3 小鼠的愈合时间可缩短一半，提出 Smad3 是否是修复基因？瑞士科学家宣称他们发现的一种称之为"PPARβ"的基因在皮肤伤口愈合中起关键作用，并认为是一种修复基因。国外通过 4000 点的基因芯片研究皮肤损伤后基因反应的差异，发现损伤 30min，有 124 条基因表达增加（占 3%），涉及转录后及转导基因。损伤 1h，4000 个基因中有 46 条增加，但有 264 条表达下降，其中因子信号抑制基因，rho Hp1 和 BB1 基因可能与早期损伤有关。国内报道的通过芯片技术检测出的正常与瘢痕组织相差的 120 余条基因，其中涉及凋亡、细胞骨架以及信号转导基因等。从这些结果可以看出，决定修复结局的"修复基因"或"修复相关基因"可能并非单一的一种基因，而可能是在内外环境作用下多基因共同参与的结果。因此，《科学》杂志高级编辑 Barbara 认为，现代科学研究的挑战是停止一次只考虑一个基因的习惯，应把它集合成一个复杂的系统来考虑，思考这么少的基因如何能生成一个果蝇或一个人。现在的研究是进一步调查 DNA 的功能、基因表达的调节、蛋白质的相互作用、信号、环境的影响以及其他导致生物体复杂的机制等。基因测序完成后，人们更应关注后基因时代，即蛋白组学的研究。

二、建立综合性的创面治疗中心或专科

随着工业革命的不断推进，科学创面治疗已经明显成为创面治疗的主体，各种源自实际和理论结合的新技术不断用于创面治疗，而与此同时，创面治疗中心作为创面

治疗的"载体"开始建立并逐步发展。现代社会，随着经济的发展，老龄化的加重和人们生活习惯的改变，疾病谱较前有很大变化，各种慢性创面增多，情况复杂，治疗困难。据报道，全世界每年有超过1000万患者存在慢性创口类疾患，而且随着人口老龄化的不断发展，这一数据仍在持续上升。

各类急、慢性创面疾病罹患人群急剧增加，人们对创面治疗的需求也日益增高。各种创面在数量上的不断增多和导致创面形成原因的复杂性，使得以外科处理原则为基础、以单一学科治疗为手段的既往创面疾病诊疗方式显得力不从心。医疗机构对该领域的建设明显滞后，既往创面治疗中心的规模已经无法满足患者的需求，模式需要更快、更新和完善，建立专业化的技术平台，重视治疗的标准化和系统化，以适应现代社会创面的诊疗，已成为当今极为迫切的工作。

创建独立的创面修复中心（Wound Healing Center）的设想，最早由欧洲组织修复学会（European Tissue Repair Association）前主席提出。国外的创面临床治疗机构命名为Wound Healing Center、Wound Care Center 或 Wound Treatment Center 等，而国内主要称为"创面治疗中心"或"伤口治疗中心"。20世纪末到21世纪初，创面治疗中心的规模得到了井喷式的发展。

创面治疗中心的建设既是顺应我国疾病谱变化的需要，也是社会发展的迫切要求。21世纪初，中华医学会创伤学分会组织修复专业委员会（组）的几位主要成员付小兵、陆树良等讨论了在中国建立创面治疗中心的可能性。2005年以来，提出了建设规范化和具有示范意义的创面治疗中心的具体设想，2009年又在《中华创伤杂志》撰写论文，进一步呼吁尽快成立具有示范意义的创面治疗中心。到目前为止，国内创面治疗中心的建设已经有了很大的发展，并且在学科建设、人才培养、患者治疗以及社会经济效益等多个方面取得了较好的成绩。

创面治疗中心的建设首先要解放思想，打破禁锢。从疾病发展的变化来看，随着社会经济的发展以及人民医疗保健水平的日益提高，目前一些过去严重危害人民生命健康的疾病得到了有效的防控，其发生率呈下降趋势。相反，过去一些比较少见或不为人们所关注的疾病或并发症的发生率却呈逐年增多的趋势，社会治疗需求很大，比如，由各种损伤和疾病形成的慢性难愈合创面等。由于这些创面分散在创伤、骨科、普外以及内分泌等多个学科，以往常处于多学科交叉以及似管和非管状态。既影响创面本身的治疗，也使有些科室看不见治疗的需求从而丢失大量的患者资源。因此，需要有这么一个创面治疗的专门科室来管理和规范化治疗这些患者，而创面治疗中心的建设则需要在一定程度上打破科学和科室之间的界限。从已经建成的几个创面治疗示范中心来看，有的是由以往的烧伤科扩展功能而来，如原兰州军区总医院的创面治疗中心；有的是根据需要新建的综合性的专门治疗中心，如上海交通大学附属第九人民医院建立的创面修复专科和社区医疗联动的模式；有的是以专科医师为中心、规范诊疗的多学科合作模式，如浙江大学第二医院的创面治疗中心，等等。从运行的结果来看，这些中心都得到了很好的发展。原兰州军区总医院建立的创面治疗中心，突破传统的学科界限，把原来的烧伤整形科扩展为烧伤整形与创面治疗一体化中心，中心依托烧伤整形强大的技术、设备和人才优势，建成以来，其门诊量、门诊换药人数、门诊收入、住院人数和手术量分别增加了330%、569%、325%、161%和173%，显著提高了患者的满意度、床位使用率和创面治疗水平，中心建设成效十分显著。

创面治疗中心的建设应当体现多学科多专业人才和技术的有机融合。如前所述，由于创面发生的复杂性和难治性，涉及内科、外科和皮肤科等多个领域，病因学也包括创伤、老年性疾病、内分泌代谢疾病以及感染等，使得其诊断和治疗面临着许多新的问题和挑战。因此，过去单一的学科的专业知识和单一的技术往往受到局限，很难满足这种复杂创面治疗对多学科知识的需求。因此，这就要求创面治疗中心医护人员的构成应当是多学科和多专业人才的结合，或者从事创面治疗的医护人员应当具备多个相关领域的专业知识，如果人员紧张，也可以建立一种紧密的治疗联合体，在遇到疑难复杂的创面时可以随时采用多学科联合会诊的方式进行处理。只有这种多学科多专业人才的参与，才有可能在第一时间对复杂创面做出准确的诊断和对患者提供及时而优质的服务。从浙江大学第二医院建立的创面治疗中心的实践来看，他们建立了以医生为主导的，多学科多专业技术人才共同参与的创面治疗中心，在复杂难治性创面的防治中取得了很好的效果。

创面治疗中心的建设还应当是现代先进技术转化应用于各种创面治疗的窗口。创面发生发展的复杂性和难治性也决定了创面治疗手段的多样性。几十年来，由于创面愈合机制研究的深入和部分理论上的突破，使得很多高新技术应用于复杂创面治疗成为可能。如现代先进敷料的产生，就是突破了传统敷料的功能(仅仅是隔绝创面和防止创面再污染的传统功能)，提出了敷料也能主动促进创面修复新的理念。另外，基因工程类生长因子国家一类新药的研发和成功应用于创面治疗，使得人们主动干预和调控创面愈合的梦想成为可能。再如，美国先进的航空航天技术中有关的红光部分用于创面治疗，已经显示出对慢性创面显著的疗效。此外，负压治疗技术、加压氧治疗技术、传统医药等都在创面治疗中发挥了重要作用。因此，创面治疗中心的建设中既要重视传统治疗技术的革新与发展，如清创术，又需要大力采用最新的研究成果，并使其在创面治疗中得到快速的转化性应用，这将会对创面修复的速度和质量产生重要的影响，这一点在西京医院创面治疗中心等都有很好的体现。有研究资料表明，采用综合性的治疗方法后，慢性创面的愈合率由传统的83%上升至93%，提高了10个百分点，效果非常显著。

此外，创面治疗中心的建设还应当成为国家创面治疗、临床转化性研究、培训、资源收集和信息交流的中心。我们国家幅员辽阔、地域之间的差别非常大，由此带来的医疗保健水平也存在较大的差异。因此，如何把创面治疗中心先进的管理经验和特色治疗技术进行推广和应用，由此带动整个社会对创面治疗水平整体的提高显得尤为重要，这就需要在大城市和条件比较好的大医院建成的创面治疗中心应当成为当地创面治疗的示范和培训中心以及信息交流中心。近10多年来，中华医学会创伤学分会组织修复专业委员会(组)一直在大力推行创面治疗示范中心建设的理念，已分别在上海交通大学附属第九人民医院、浙江大学第二医院、第四军医大学西京医院以及原兰州军区总医院等初步建成近 10 个具有示范意义的创面治疗中心,并且取得了比较好的成效。世界糖尿病基金会(WDF)和康乐保健康之路基金会(ATH)与中华医学会创伤学分会组织修复专业委员会(组)联合,由 WDF 和 ATH 联合出资 50 余万美金在中国开展糖尿病足及其相关慢性难愈合创面防控的研究,其基本内容除了进行学术宣讲以外,更重要的是在国内建立具有示范意义和与国际接轨的创面治疗中心,总体目标是希望通过努力能在一定程度上降低糖尿病足等慢性创面的发生率和提高其治愈率。

总之,中华医学会创伤学分会组织修复专业委员会(组)有关创面治疗中心建设的提议已经取得了成效,这些成效除了显著促进创面治疗中心本身学术、技术和学科的发展以外,更重要的是惠及了患者,满足了社会的需求。当然,在创面治疗中心建设中还存在诸多困难和需要解决的难题,涉及体制、观念、学科代码、科室间利益以及收费等,有些问题的解决需要政府主管部门、医院等的通力协作来完成,而有一些学术和技术方面的问题,比如,创面治疗指南的制定以及资格的准入等则需要同行专家的努力。

三、开展与社区医疗机构的双向联动

探索创面修复学科建设,必须面对的一个重要问题是与传统的各类医学专科相比,创面修复这一新兴学科具备自身独特的特点:①各类急、慢性创面疾病患者,只有在需要手术或应用专业医疗设备治疗的情况下才需住院,大多数创面经过适当门诊处理即可愈合;②创面疾病患者多有行动不便,症状轻微时通常不予处理或自行处理,严重时常由家属到医院配药后自行换药,由于平时宣教不足,增加了治疗的不确定性;③创面疾病患者多前往大型综合性医院寻求救治,而国家投入大量资源建设的社区卫生服务体系,在创面疾病服务链中没有承担相应的角色;④传统的创面治疗手段治疗复杂的、难愈创面效果欠佳,加之国家现行医疗政策限制,一些创面诊疗的新技术、新手段不能及时列入医疗保险范畴,加重了患者的经济负担;⑤慢性难愈创面患者的大量收治,往往导致大型综合性医院床位周转率下降,管理指标恶化。

社区是我国城市居民分布的基本单位。社区卫生管理部门、卫生服务中心、医疗站的 3 级机构为社区居民提供医疗保障和服务。社区医疗网络是现今条件下与创面疾病患者空间距离最近的医疗资源,社区医疗机构基本具备创面保守处理的门诊条件。通过与社区卫生机构合作,把创面修复的医疗服务延伸到社区,有利于提供便利的医疗环境,且具有较好的操作性,能够满足绝大多数创面疾病患者的就医要求。以创面修复科为核心、以社区医疗为网络构建的创面修复医疗服务布局,显然与创面疾病的发生规律相适应,表现为"小病房、大门诊"的整体格局。为实现这一格局,可以通过以下措施,有计划、分步骤地推进创面修复的社区医疗网络建设。

1. 社区创面修复联合医疗点

通过在社区卫生服务中心建立创面修复科的社区联合医疗点,把高水平的医疗服务延伸到社区。社区联合医疗点的建立,不仅为创面疾病患者提供了正规、有效的医疗服务,也为行动不便的患者提供了就医便利,降低了医疗费用。同时,在综合考虑社区卫生服务中心的基础条件和地理等因素后建立的社区联合医疗点，将成为创面修复社区医疗网络的重要枢纽，在双向转诊体系中扮演重要角色。

2. 新型"互动"双向转诊机制

大型综合性医院与基层医疗机构之间的双向转诊制度，是我国医疗体制改革的重要措施之一，但在具体操作中，这样的合作方法存在以下缺陷。

（1）合作社区患者优先转诊：为上级医院提供了更多病源，但对社区医疗机构本身的提升基本无益，本质是单向转诊。

（2）疾病种类繁多：缺乏与转诊相关的指南及常规，转诊活动带有较多的主观性和随意性。

有鉴于此，国内正在尝试以创面疾病这一单一病种为切入点，设计规范流程实施双向转诊机制。转诊过程中社区医务人员可前往创面修复科跟随治疗。患者在创面修复科完成治疗后，如需继续住院治疗，则转回所属社区联合医疗点。

双向转诊机制的建立是新型联动模式的重要内容，体现了以下2个特点：①就具体学科实施双向转诊，具有较好的针对性和可操作性；②改变了以往社区医师仅仅提供病源的角色，可全程参与并阶段性承担部分诊疗工作。

3. 社区全科团队的专业知识培训

对于社区卫生机构而言，新型双向转诊的有效实施，有赖于社区医护人员对于创面修复基础理论和基本技能的掌握。因此，对社区全科团队进行创面修复学科的培训显得尤为重要。为满足创面疾病患者的一般门诊需要，同时围绕双向转诊的需求，针对参与培训的社区全科医师和护士，设置了以下3个方面的重点培训内容：①创面修复的基础理论；②创面疾病诊断和治疗的基本技能；③创面疾病转诊指征、转诊前及转诊后处理。根据这些内容所设置的培训课程，将突出体现与双向转诊体系相关的实用性，增加教学内容中演示和操作的权重，并在课程设置前对参与培训的基层卫生机构的创面修复水平进行评估，以明确培训重点；在各培训周期结束后进行评估，对培训内容进行调整。培训方式可采用集中授课、网络教学、创面修复科短期进修等形式。中华医学会创伤学分会组织修复专业委员会为推进我国创面修复学科发展，通过国际合作平台开展了中国慢性创面处理培训项目。并将社区全科团队培训纳入学会框架下，为双向转诊体系中的医疗活动提供操作细则；通过实践改进和完善这些细则，是制定中国基层版慢性创面临床指南和诊疗常规的有效途径。

4. 创面修复科与社区医疗联动的制度保障和激励机制

创面修复科与社区医疗联动机制的具体操作，涉及创面修复科、卫生行政管理部门、社区卫生机构三方的协调互动。因此，联动机制能否顺畅运行，取决于这一机制是否有利于创面修复学科发展，是否有利于卫生行政管理部门的体制创新，是否有利于社区卫生机构服务水准的提升，是否有利于社区医护人员的个人发展，并最终使患者受益。为此，我们在联动机制初步运行阶段所积累的经验基础上，通过与卫生行政管理部门、社区卫生机构反复沟通，确定了制度保障、机制激励的政策方向，为调动各方的主观能动性打下了良好基础。实施方案中包括转换社区医疗机构薪酬分配制度、调整社区在职教育及评价体系、接纳优秀社区医护人员参与专业学会等具体措施。

综上所述，创面修复科与社区医疗联动机制的建设，涉及社区创面修复联合医疗点的建立、双向转诊体系建设、社区全科团队培训及相应保障制度和激励机制，并构成一个整体。其中社区创面修复联合医疗点是联动网络中的节点，承担着保证日常创面诊疗和转诊渠道通畅的重要任务；全科医师培训是创面专科医师与社区全科医师相互交流创面修复理论和方法、明确双向转诊指南的主要途径，通过灵活多样的方法，建立定期和不定期的社区全科医师培训制度；双向转诊体系是协作模式的核心。通过以上几个逐层递进、相互关联的内容，逐步建立新型、高效的创面修复科和社区医疗联动模式。

2010年，在上海市政府各级领导及相关部门的大力支持下，在中华医学会创伤学分会的积极推动下，由瑞金医院上海市烧伤研究所所长陆树良教授带领谢挺博士，在上海交通大学附属第九人民医院率先创建了独立于其他学科的创面治疗专科，构建了一种大医院创面治疗专科与社区医疗机构双向联动、共同防治各种慢性难愈合创面的新模式：在社区卫生服务中心设立创面修复联合医疗点，各种慢性难愈合创面的患者平时可在社区就近治疗，社区的全科医师接受来自上海交通大学附属第九人民医院创面治疗专科专职医师的学术指导。当患者需要手术或出现疑难复杂情况时，可转入医院创面治疗专科住院，随后再回到社区医疗机构进行下一步康复治疗。

社区医护人员虽然接受过正规的全科医学培训，但对创面发生机制和系统治疗仍然缺乏应有的认识，对于复杂创面的诊断和处理仍显能力不足。针对以上问题，在上海市经济与信息化委员会的统一协调下，通过中国移动通信集团上海有限公司、上海贝尔股份有限公司等单位的共同投入，建设了一个"基于第4代网络（4G）技术的远程高清视频创面诊疗示范系统"，并于2011年4月7日投入使用。这一系统连接第九人民医院浦东分院创面治疗专科和上海市长宁区周家桥社区卫生服务中心创面修复联合医疗点。依靠这一系统能够非常清晰流畅地同步传输图像和声音，社区医师可以随时向第九人民医院的创面治疗专科医师汇报患者病情、传输创面相关图像，而对方也能够通过这一高清视频系统随时有效地指导创面诊疗、提出相应建议。该系统解决了时空间隔给两地医疗会诊带来的难题。

通过实践，这种双向联动机制使许多慢性难愈合创面的患者在家门口就能享受到便利优质的诊疗服务，不用跨地域或天不亮就去大医院排队候诊，不用长时间等床住院，相关的诊疗费用也明显下降。基层医院每次清创加换药所需费用为24～30元，三甲医院上述费用则为40～160元。大医院积累相对固定病源的同时，解决了慢性难愈合创面患者长期住院以致病床周转不畅的难题，其平均住院时间为14d，比采用双向联动前明显缩短；药占比为16%。该系统不仅提高了医院床位周转率和使用率，社会效益和经济效益也明显提高，建成的时间内，通过视频指导社区医疗机构治疗复杂创面，治愈率达94.4%。作为国际上第一个远程创面诊疗系统、依托国家重大工程项目的4G技术，其应用迅速受到国际同行的关注。

"创面治疗专科与社区医疗机构单病种双向联动"这一创新模式，在解决慢性难愈合创面患者住院难与费用高等方面发挥了积极作用。因而针对各种创面正在成为严重危害我国人民身心健康的重要疾病这一现实，建议卫生部门在有条件的医院建立"创面治疗专科"，探索把各种创面的治疗作为一个专科来加以管理十分必要。卫健委等相关医疗行政管理部门重视并进行专题研究，深化和推广大型综合医院创面治疗专科与社区医疗机构单病种双向联动创新模式。紧紧围绕国家医疗改革政策，论证其在解决医疗资源整合以及解决各种慢性创面患者乃至其他慢性病患者就医难和就医贵的问题中所发挥的重要作用。

四、培养创面治疗专科医生或创面治疗师

当前，我国创面修复专科正处于蓬勃发展阶段，而其中人才队伍的建设培养是整个发展的重要组成部分之一。在创面修复专科发展的过程中，除了医生和护士以外，最缺少的应是具有专业能力的"创面治疗师"。经中华医学会创伤学分会组织专家咨询论证后，一致认为目前的情况下，创面治疗师应从专业的护理人员中选拔。为此，在多名院士、多学科专家的倡导下，经中华医学会创伤学分会和全国创面修复专科联盟的相关专家在充分酝酿和讨论后，最终确定了理论教学和实践培训内容并完成了相关教材的编撰。于2014年开始，以上海和哈尔滨两大城市作为首批试点地区，随后在河南郑州开办创面治疗师的学习班，有针对性就有关创面的专业知识进行培训，希望能够有效地、在较短时间内在全国培养和组织多支专业性强、能力突出的创面治疗师队伍。学员们除进行理论课程培训外，还需分批参加临床实践培训，最后，学员们经过严格的理论和实践考试考核，获得由中华医学会创伤学分会和中国医师协会创伤分会颁发的结业证书。

创面修复外科的成立改变了过去散在于多个科室，以护士为主导、治疗手段单一、缺乏规范与指南、限于门诊与医院治疗的状况，未来发展成患者集中于创面治疗中心，以医生为主导加创面治疗师、多学科协同、治疗手段多样化、以规范和指南为指导，广泛于医院、门诊、家庭、个人的模式，使修复外科走向规范。

五、与产业化密切结合，加强新技术新产品的转化应用

由于基因工程技术与创伤医学的紧密结合，使得用于创伤修复与组织再生的基因工程药物研究与发展成为可能，并使其成为创伤医学进展最为迅速和临床应用取得显著成效的领域之一。20世纪90年代以来，我们国家几家基因制药企业与创伤修复基础与临床的科研单位紧密结合，生产出了以表皮细胞生长因子（EGF）、碱性成纤维细胞生长因子（bFGF）、酸性成纤维细胞生长因子（aFGF）以及转化生长因子（TGF）等几种用于该领域的基因工程新药，这些药物有的已经通过国家药品监督管理局批准上市应用于患者治疗，有的还正在进行临床前和临床研究。初步的统计结果表明，以EGF和bF-GF为代表的基因工程药物不仅显著加速了浅Ⅱ度烧伤、深Ⅱ度烧伤、供皮区等急性创面的愈合时间，显著提高了其愈合质量，而且对过去采用常规方法而难以愈合的放射

性溃疡、糖尿病溃疡、下肢静脉曲张性溃疡以及褥疮等有显著的促愈合作用。此外，生长因子内基因工程新药的开发，还为组织工程等领域的研究提供了条件。目前为止，国内已有 10 多家基因工程药物公司在从事有关该领域药物的生产。从目前国内外基础研究与临床应用来看，今后用于创伤修复和组织再生的基因工程药物的研发应注意以下几点：进一步重视和深入研究基因工程药物对创伤修复和组织再生的作用机制，特别是进一步查明它们对创面愈合可能涉及的多基因机制和网络调控机制。客观评价基因工程药物对创伤修复和组织再生的短期和长期效应，有必要密切关注和监测其可能的不良反应。进一步合理开发和拓宽基因工程药物在创伤修复和组织再生领域的应用范围，包括体表创面由解剖修复到功能修复，严重内脏损伤的主动修复，中枢和外周神经损伤主动修复以及退行性疾病受损组织的再生与修复等，要特别关注不同剂型、剂量以及应用方式对修复结局的影响，以最大限度发挥这些药物对创伤的治疗作用。密切关注国际该领域的最新研究动态，特别是中国加入 WHO 后国际同类基因工程药物研究对国内相关企业生产可能带来的影响，并采取相应的措施。强调国内从事该领域研发的基因药业公司之间在研发和市场开发之间充分沟通，实现强强联合参与国际竞争。

第十一章

• • • • • •

创伤急救

第一节　创伤的院前急救

创伤是当今世界各国面临的普遍问题，其导致的死亡在发达国家仍居高不下，在发展中国家则持续上升。院前急救是创伤救治体系中非常重要的环节，对患者预后有明显影响。但近年来的研究对传统的创伤院前急救原则和措施提出了质疑。[①]

一、尽快转运还是现场高级救治

世界各国的实践都证明，建立有组织的创伤院前急救体系（EMS）能显著改善创伤患者的预后。创伤急救的内容包括由急救技术员（EMT）完成的基础心肺复苏、创口包扎止血、骨折固定、给氧等基本急救措施（BLS），以及由医助、急诊或麻醉医师实施的有创操作如气管插管、建立静脉通路、静脉用药、输液、使用抗休克裤等高级创伤急救技术（ALS）。ALS能够在早期有效地稳定严重创伤患者的病情，从这一点上来说应该比BLS有效，对患者有利。以多数欧洲国家为代表的"就地抢救"观点，就是强调利用移动ICU的优势，在现场对患者进行充分的复苏和稳定，然后转送医院。瑞士一家 I级创伤医院的资料表明，由EMT救治钝性多发伤患者显示比预计死亡率高的趋势，医师参与中重度伤者救治则可以减少 0～23% 的死亡率。Lossius 等在 1106 例伤者中也发现，由麻醉医师参与的院前 ALS 对预后改善起主要作用，而转运方式无明显影响。但是，现场实施 ALS 必然会延长现场滞留时间，反而可能对患者不利。Demetriades 等回顾分析洛杉矶地区 4782 例创伤患者的资料，由 EMS 和自行转运的 2 组总体预后相同，但对于中等程度损伤的患者（ISS15～25），EMS 转运者存活率明显低于经后种方式转运者。Liberman 等完成一项关于创伤院前急救实行 BLS 和 ALS 效果比较的荟萃分析，在回顾 174 篇相关文献后发现，即使是调整病情严重度后，ALS 组患者的死亡危险是 BLS组的 2.59 倍，认为没有证据表明 ALS 对创伤患者有利。一项来自加拿大的多中心研

---

①　刘喜奎，于艳霞，张继业. 创伤外科的院前急救探讨［J］. 中国医药指南，2010，8（16）：63 －64.

究，3 个城市分别采用医师提供 ALS、医助实施 ALS 和 EMT 提供 BLS 的院前急救模式，患者均转送至 I 级创伤中心，总体死亡率分别为 35%、24% 和 18%，作者认为，在城市有 I 级创伤中心的情况下现场实施 ALS 并无好处。因而以北美国家为代表主张对严重创伤患者简化现场救治操作，以 BLS 为主，尽快转送到相应医院做进一步的确定性处理，也就是"拉了就跑(scoop and run)"原则。表面上看来这 2 种观点截然相反，但我们应该看到这些观点形成的背景和其他影响因素。

（1）创伤的具体类型：要根据受伤机制（穿透伤、钝性伤、烧伤）、累及的解剖部位（单纯的肢体或头部损伤还是躯干部位损伤）、病情的阶段（血流动力学稳定还是休克、循环停止状态，出血、颅内高压有无控制）来决定院前急救的具体方式，权衡高级急救措施和延长院前时间之间的利弊。对于穿透性损伤、心脏大血管破裂、内脏损伤大出血等，尽快转运到医院接受手术是唯一的机会。院前进行复杂的操作和治疗要花很多时间，而且移动 ICU 的作用有限，一些确定性措施（如手术止血、开胸心脏按压等）必须转送到医院急诊室进行，因而对这些患者应尽快转运。道路交通事故和高处坠落所致的钝性伤是欧洲创伤的主要类型，而在美国枪击所致的穿透伤占很高比例，在某些州甚至超过了交通伤，这是他们主张"拉了就跑"的原因之一。

（2）院前急救人员的素质水平也影响选择现场 ALS 还是尽快转运：ALS 的措施如气管插管、建立静脉通道和给药需要一定的经验和技能，如果急救人员在这些方面不足，就会增加并发症机会，很大程度上影响救治效果。北美的医助虽然经过 ALS 的培训，但在气管插管、静脉用药、呼吸管理和其他治疗的操作和经验上，仍无法与欧洲经验丰富的急诊或麻醉医师相比。

（3）院前急救反应时间和转运距离：对于一个成熟的城市急救体系，院前反应迅速，转运距离短，可采取简单处理后尽快转运；而对位于农村或偏远地区的患者，不但 EMS 反应慢，而且转运距离远，要考虑对患者进行一定的高级监护和治疗，以保障转运途中的安全。

（4）卫生经济学的问题：必须考虑配备移动 ICU 设施和高级人员的成本投入与抢救效果能否相称。据以往资料估算，每百万人口中每年大约有 10 万 ~ 15 万起 EMS 急救，而其中只有 10% 需要 ALS 措施。原来北美地区的医助配备比较多，虽然可以提高院前急救反应速度，更快地提供 ALS 服务，但每个医助实施 ALS 的机会减少，导致技能水平得不到提高、经验缺乏，以致各种操作的失败率和并发症机会增加，资源利用率反而降低。现在北美正逐渐吸取欧洲的经验，将医助的数目减少，只参与那些少数危重创伤患者的急救，不但提高了技能水平，而且也保证危重患者在最短时间内得到最合适的救护。

二、气道和呼吸管理

保证气道安全和维持足够的氧合功能是创伤救治中最优先的内容。严重创伤往往有吸入胃内容物、血的危险，气管插管(ETI)能有效地保证气道通畅、避免误吸，方便进行辅助呼吸和给氧，无疑是最理想的选择。现场 ETI 能改善严重创伤患者的预后。

但也有很多研究否定了现场气管插管在儿童和成人创伤救治中的作用。在一组 830 例 12 岁以下的儿童患者中，现场插管和皮囊－面罩通气比较并没有改善存活率和神经功能恢复。Stockinger 等回顾 5773 例 I 级创伤中心救治的伤者，316 例接受院前插管的死亡率远高于接受皮囊－面罩通气者，调整 ISS、RTS、损伤机制后前者死亡率仍高于或接近后组。Bochicchio 等前瞻研究 191 例严重颅脑伤者接受现场和医院气管插管的情况，前者死亡率是后者的 2 倍（23% 对 12.4%），呼吸机使用、ICU 和总住院时间均延长，院内获得性肺炎的概率增加 1.5 倍。Ruchholtz 等发现，现场插管和院内插管比较，院前花费时间延长（73min 对 47min），不降低严重胸部外伤患者呼吸机使用率、ICU 住院时间和脏器功能不全发生率、死亡率。院前气管插管不改善甚至恶化预后的原因在于它有一定的失败率和并发症，同时，延长现场滞留时间可能对某些需要尽快到医院接受确定性治疗的患者不利。已有报道的插管成功率从 53% ~ 99.1% 不等，失败率高的情况往往见于没有使用镇静、肌松药物和插管人员为医助而非医师时，后者也是欧洲报道的插管成功率明显高于北美地区的原因。如果患者无须药物即能顺利插管，往往是预后不良的指标。快速诱导插管（RSI）能提高插管成功率和减少并发症，被认为是急诊插管的"金标准"。此外，插管后的呼吸管理也非常重要，因为常发生低氧血症和过度通气，而这会导致死亡率增加。因而从总体上来说，现场气管插管不应被盲目排斥，关键是操作者必须经过正规培训和具有丰富经验，才能减少其不利方面的作用。如果操作者不具备这样的条件，应采用面罩－皮囊通气，或者是相对简单的措施，如喉罩通气等。对于转运距离近、穿透性损伤或内脏大出血的患者，应以减少院前时间、尽快转送医院为优先原则，也应采用简单的气道控制方法。

三、静脉液体复苏

创伤患者通常有不同程度的低血容量，甚至是未控制出血的休克。急性血容量丢失使组织灌注和氧供减少，如果持续存在则导致酸中毒和多脏器功能损害。即使是短时间存在的低血压，也会增加创伤患者死亡率，以及延长存活者在 ICU 的滞留时间，这对同时合并颅脑损伤患者的影响更为显著。早期进行积极的液体复苏使动脉血压维持在正常水平，以保证组织的充分氧供，是防治休克的通常策略。但积极补液使血压回升后会增加伤口的压力差、冲掉血凝块，并稀释血液凝血因子而增加出血，从而可能增加死亡率。在动物脾脏损伤的模型中，与小剂量液体或不进行液体复苏相比，早期输注大量液体明显增加腹内出血量和减少存活时间。在一组穿透性损伤患者中，延迟进行液体复苏者的存活率要高于早期液体复苏者。院前液体复苏的选择最根本上应该由患者损伤情况决定。对于无法控制的活动出血患者及没有采取确切止血措施前，进行常规的大量液体复苏是不利的，应采取允许性低血压的补液原则，同时要尽快转运到医院进行确切的止血措施，如手术、血管栓塞等。但如果患者合并严重颅脑损伤则是例外，要尽可能把血压维持在正常水平，因为低或完全缺失的脑血流灌注对预后影响极大。对于现场救助延迟、合并心血管疾病的老年患者，也需要在现场接受液体复苏。

四、脊柱固定

脊柱固定措施在创伤患者院前急救中应用非常普遍，美国神经外科学会制定的指导方案强调要根据受伤机制、对任何有暴力传递到颈部可能的患者进行常规固定。但它的有效性受到了怀疑，有作者认为，脊髓损伤是在受伤当时就已经造成，此后的活动对进一步损伤的作用不明显。许多创伤患者并没有脊柱的不稳定，也不会从脊柱固定措施中受益，因而这样的措施不是必要的。而且脊柱固定也有明显副作用，硬质的颈圈会导致气道呼吸困难，增加颅内压，限制呼吸，增加误吸的风险，导致吞咽困难、皮肤溃疡等。由于脊柱固定可能加重气道损害，由此使死亡率和并发症增加的可能性并不能排除。对有明确脊髓损伤的患者进行脊柱固定是必要的，但原有做法是单纯从受伤机制考虑而进行常规固定，新观点则强调不必考虑受伤机制，急救者在现场对伤员进行初步评估，包括颈部疼痛、颈部张力、神经功能缺失及评价体检的可靠性。除外中毒、血流动力学不稳定和反应迟钝者，然后对可疑者进行选择性固定，此原则已被美国急诊医师协会所倡导。由于脊柱固定装置和脊柱担架质地很硬，在患者到达急诊室后要尽快完成确切的评估，对仍需固定者应将脊柱担架改成结实的垫子。

第二节　创伤患者院前液体复苏

创伤院前急救的主要措施之一是液体复苏，院前急救中用什么液体复苏、如何使用、复苏的标准是什么，目前仍争论不已，本节将有关严重创伤患者院前液体复苏的研究做一概述。

一、目前院前液体复苏争论的焦点

所有类型的创伤中，因失血所致的组织氧供减少和因炎症反应所致的氧耗增加均可损害组织的氧合功能，因此，创伤不是一个简单的局部器官的损伤，它可涉及全身的多个组织和器官。

在钝性损伤中，出血、组织水肿、神经反射、疼痛以及张力性气胸或脊椎损伤均可引起创伤性休克，钝性损伤的出血常发生在机体的多个部位且具有自限性。对于锐器伤，如刺伤及枪弹伤等，虽然组织损伤轻，但易致动脉和静脉发生破裂，大量、急剧的出血可迅速引起低血容性心脏停搏。目前，主要的争论点在于对未控制的活动性出血的患者如何进行液体复苏。理想的静脉液体复苏是既补充了容量，改善了组织的氧供，又不因为升高了血压而导致出血量增加。目前这个理想的平衡点仍然没有确定。

Bickell 等研究发现，低血压创伤患者延迟液体复苏可使存活率提高8%，在他们的随机对照研究中，只研究了到达手术室途中的延迟液体复苏，这种研究仅限于躯干锐器伤的低血压的年轻患者，途中转运的时间也较短，对老年患者、农村急救医疗体系中转运时间较长的患者及伴有或不伴有颅脑外伤的钝器伤的患者是否能降低死亡率还很难得出结论。进一步分析发现，这种存活率的差异仅发生在心脏损伤的患者。在外科领域延迟液体复苏很难被接受，而一部分创伤外科医师强力推崇延迟液体复苏。但没有提出创伤的早期复苏中要限制液体的输入。直到 10 年以后，Bickell 等的研究才得到公正的评价，即锐器伤者必须首先处理的是控制出血，而不是恢复收缩压的正常值。静脉输液会引起血液稀释如血细胞比容和凝血因子下降，细胞外容积增大。输入液体的作用和在体内的分布与患者的循环状态有关，给休克患者输入 500mL 等渗晶体液对血管内容量的扩张程度比健康志愿者要大得多。血管内容量增加可使收缩压增高，这对器官的灌注和受伤的大脑有益，但它可破坏受伤血管处具有止血功能的血凝块，引起再次出血。未控制的活动性出血的动物实验发现，收缩压增高可致出血量增加，但也有的动物实验发现，适度的补液量能提高生存率，引起新鲜出血的收缩压的临界值为 90mmHg(12kPa)。院前收缩压≤90mmHg(12kPa)常被作为院前低血压的标准，但是这个收缩压是否会引起继续出血、是否需要进一步的静脉内液体复苏、是否需要院内手术止血等还没有得到广泛、深入的研究，难以得出确切的结论。

在临床观察发现，院前创伤性休克与院内死亡率密切相关，如何进行院前液体治疗以改善创伤患者的预后仍在争论之中。院前低血压与高的死亡率究竟有什么关系目前还不清楚，院前低血压的原因并不都是由出血引起，还有其他原因，如张力性气胸、脊椎损伤等也可致低血压。临床研究发现，院前进行液体治疗的创伤患者，入院时存在低血压者不到 10%，而院前有低血压的患者送至医院时有一半以上需要手术处理，因此，严重创伤患者早期的院前急救的基本措施仍然是输液并尽快地转送患者。严重颅脑外伤（格拉斯哥评分 <9）的患者不能忍受哪怕是短时间的低血压。研究表明，严重脑外伤患者若院前存在低血压，则脑外伤救治的结局非常差。对严重脑外伤伴低血压的患者，很多作者把早期液体治疗作为相当重要的规范化的治疗，存在的问题是使用什么类型的液体和把收缩压维持在什么水平。在研究中把高渗盐水和等渗盐水用于脑外伤伴低血压的液体复苏，发现 2 种液体对脑外伤治疗的结果无差别，其原因是 2 种液体治疗对收缩压有类似的改善作用。院前高级生命支持的有效性和谁来进行创伤的院前救治也是目前争论之一，院前液体治疗是院前高级生命支持的一部分，临床经验有限的并执行严格救治规程的急救员进行创伤救治的结果与能进行个体化救治的专业化急救医生救治的结果是否相同目前还不清楚。有经验的专业化的急救医生可在院前就能对创伤患者实施高级生命支持治疗，而且可加快救治的过程。但是，将专业化的急救医师进行的高级生命支持治疗和急救员、护士进行的高级生命支持治疗进行对比研究发现，在患者的存活率上没有明显的差异，前者并不能提高存活率和减少并发症的发生。无论如何，救治者的临床技能和经验始终是最重要的。

二、目前院前液体复苏的措施

不少作者推荐了创伤患者院前液体治疗的措施或指南，但这些措施或指南主要依据各位专家的观点、病理生理学的理论、临床观察结果及动物实验的结果得出，缺乏随机对照研究。液体治疗的目的是保证重要器官的血液灌注，而不致增加出血和耽误转运至医院。目前，在创伤的院前液体治疗中仍倾向于限制液体的量和输注速度，但限制到什么程度还没有统一的意见。危重创伤患者院前液体治疗的措施见表 11 – 1。

低血压性复苏或允许性低血压是院前创伤患者液体复苏的新概念，它的目的是限制液体输入的量并维持收缩压于低的被认为安全的水平。这种输液复苏的方法采取小量、分次的形式进行，输注晶体液，从 25mL 开始直至 500mL。这与传统的液体复苏的方法不同，传统的液体复苏的方法为开始输入 2000mL 的晶体液以恢复正常的收缩压或延迟液体复苏即在进行外科手术前不输注任何液体。目前，低血压性液体复苏的临床经验非常有限，只有收缩压作为液体复苏的指标也是不完善的。

表 11 – 1 危重创伤患者院前液体治疗的推荐措施

损伤的类型	液体治疗的措施	病理生理学理论
疑有严重颅脑外伤的钝性伤	小量、分次、快速输注 500mL 等渗晶体液，维持收缩压≥110mmHg(14.66kPa)	保证受损脑的血液灌注
无严重颅脑外伤的钝性伤	小量、分次、快速输注 500mL 等渗晶体液，有外周脉搏，维持收缩压≤90mmHg(12kPa)	保证重要器官的血液灌注，不会导致继续出血或发生再出血
锐器伤	小量、分次、快速输注 500mL 等渗晶体液，维持患者刺激后能睁眼，有或无外周脉搏，维持收缩压≤90mmHg(12kPa)	保证心脑的血液灌注，避免转运途中心脏停搏和出血增加

1. 低血压性液体复苏的经验和存在的问题

收缩压是反映组织灌注比较差的指标，尤其在交感缩血管反应比较明显的年轻患者。但在临床和科研中仍被广泛使用。为了检验低血压性液体复苏在临床实践中的实用性和是否能提高生存率，Dutton 等把 110 例怀疑有继续出血的低血压患者随机分为将收缩压维持在 100mmHg(13.33kPa) 以上和 70mmHg(9.33kPa) 以上的 2 组，结果 2 种收缩压水平的患者在存活率上无显著差异，甚至均在收缩压相同的组死亡。这项研究表明，要维持收缩压临界点的确定是不容易的，也是很难达到的，也表明低血压性液体复苏对创伤患者的院内死亡率无明显影响。在合并有严重脑外伤的创伤患者不宜使用低血压性液体复苏。

2. 用收缩压作为液体复苏的标准

用收缩压作为液体复苏的标准是不完全正确的，所测得的收缩压与心脏输出、周围血管张力和测量的方法有关。对创伤患者的分类、治疗及研究常用收缩压来估计血容量。但是用收缩压来衡量存在很多问题，它预测急性出血的敏感性和特异性很差，更重要的是所测量的值随所用的测量方法而变化。有创性血压测量被认为是金标准，但在院前实施是不可行的。通常使用的是人工和自动的无创性血压测定方法，但对同一患者所测得的结果有显著差异。通过自动装置测得的收缩压比人工测得的始终要高，特别是在低血压患者[指通过人工测得收缩压 < 90mmHg(12kPa)者]。因此，人工测定血压的方法用于院前、院内及伤员的分类是比较合适的。

3. 根据外周脉搏进行临床评估

院前急救时，可立即通过心率、毛细血管的充盈度、皮肤温度及干燥度、意识状态等来判断患者的血容量。桡动脉的搏动情况是反映收缩压变化的可靠指标。过去认为，收缩压高于80mmHg（10.66kPa）时，才存在桡动脉搏动并可反映收缩压的变化，现在临床观察发现，收缩压低于80mmHg（10.66kPa）时也存在桡动脉搏动。出血性休克的程度和外周脉搏的变化之间有良好临床关系。对循环的早期评估不能单纯依赖收缩压，而应该重点注意精神状态、皮肤、呼吸频率和外周脉搏。意识改变或意识丧失、皮肤湿冷、桡动脉搏动消失是低血容性休克的三联征，由此可迅速鉴别昏迷是由循环衰竭所致，还是由创伤性脑损伤所致，以利于在早期进行针对性治疗。

三、院前复苏液体的类型

1. 晶体液和胶体液

理想的静脉复苏液的种类至今仍在争论。从理论上讲晶体液的优势是既可补充组织间隙，又可补充血管内液体的丢失，不影响凝血功能，不引起过敏反应且价格便宜。但也有其不足，如扩容作用有限、引起组织水肿进而影响肺的气体交换、增加肠道细菌的易位感染、减少毛细血管的血流、妨碍伤口的愈合等。胶体液的优点在于胶体扩容作用的时间较长，可改善器官血液灌流，引起组织水肿的作用较弱，可改善气体的交换等。其缺点是由明胶引起的过敏反应增加，影响交叉配血和凝血功能，损害肾脏或在肾内蓄积等。少数的研究表明，胶体液会增加死亡率，但这些研究的实验设计欠科学，难以得出正确的结论。最近，一项前瞻、双盲的研究表明，6833例低血压创伤患者在低血容性休克的早期治疗中，随机分为生理盐水和4%白蛋白的2组，结果输注2种不同液体后，28d内2组间的死亡率、器官衰竭的发生率没有差别。

2. 高渗盐水

高渗盐水利用其高渗特性吸引水分进入血管内，加入右旋糖酐或羟乙基淀粉，通过与补充的液体相结合而有助于延长扩容的时间。输入高渗盐水/右旋糖酐（约4mL/kg）可改善血流动力学和迅速纠正低血压，减轻内皮细胞的水肿以改善微循环的血流和组织的血液灌注，但在提高存活率或降低并发症发生率方面无明显益处。右旋糖酐和高渗盐水对伴有颅脑损伤的低血压患者，可提高大脑组织灌注压，提高存活率。若使用高渗盐水，应在10~20min内输注4mL/kg的液体，不宜快速一次注入。

3. 人工血液

轻度贫血患者在心脏输出不变时，可通过降低血液的黏度来提高氧的输送。一旦血红蛋白低于80g/L，氧输送发生障碍，需要输注血液来增加血液的携氧能力。在院前急救中输注"O"型、RH阴性的浓缩红细胞并不常见，因为院前输血存在较多问题，主要的问题是使用前不能加热，这样会导致严重的体温过低。早期的血红蛋白替代品（人工血液）在创伤患者上已得到应用，但因严重的并发症而被停止。新的能携带氧的人工血液正在研究之中，有望成为院前急救中液体复苏的重要部分。把创伤救治过程分成院前急救、急救部、急诊手术室和 ICU 等多个阶段的救治，各个阶段的救治是连续的不可分割的，每一个环节的救治都关系到患者的最终结局。不能仅仅注重液体治疗开始的时间，不应因现场急救而耽误转运的时间，应尽快给予创伤患者确定性救治。

第三节 转运方式对严重创伤患者病情的影响

快速转运是院前急救的重要环节，是院外现场急救与院内医疗处理的桥梁，旨在最大限度地缩短运送时间，为患者得到及时治疗争取宝贵时间。目前应用较多的转运工具主要有救护车、救护艇和直升机，它们具有运输工具和临时抢救间的双重功能。据 1995 年 WHO 统计，全球每年有 500 万人死于创伤，我国每年大约有 70 万严重创伤患者需要急诊救护转运。由于严重创伤患者循环呼吸情况不稳定，任何转运中的不稳定状态及压力的改变都可能对患者造成致命性的影响，加剧病情恶化，降低生存率。因此，了解这些变化的规律和趋势，并采取针对性的保护措施，对于提高创伤救治率具有重要意义。

一、陆地救护转运对严重创伤患者的影响

我国伤员转运主要以陆地救护为主，包括急救车、救护车、装甲急救车等，其内都配有心电监护仪、简易呼吸机、吸痰器、氧气瓶等装置，能够对患者的基本生命体征进行监护并做出及时处理。

现有的陆地救护研究主要是对救护方法的相关描述。有关转运过程中，由转运工具引起的不稳定状态对患者的影响研究很少。一般在转运患者时，都遵循传统的转运原则，例如，要求患者顺车体而卧，以减少汽车运行时对患者脑部血流灌注的影响；躯体妥善外固定于平车上，以避免剧烈振荡而加重出血和再损伤；上下坡时要保持头高位，以避免头部充血；颅脑损伤者将头部垫高等。有文献报道，在搬运和行车过程中的颠簸易造成危重患者气道内分泌物增多、积聚，阻塞气道，影响呼吸。肖平等对187 例院外急救患者的回顾性研究结果显示，在转运途中均有不同程度的并发症发生，其中29% 的患者氧饱和度明显下降，3% 的患者发生心律失常，1% 呼吸困难进行性加重；已建立静脉通道者中有 7% 发生静脉留置针滑脱或堵塞，2% 的气管插管患者发生气管插管移位，2% 的骨折固定者途中发生骨折断端损伤血管。这些并发症不同程度地增加了患者的痛苦，加重了病情，影响了进一步治疗和康复，其发生原因一方面是由于疾病或创伤本身引起的，另一方面是由于转运过程不稳定状态所造成的。因此，做好转运途中并发症的监测预防，是全程安全转运的重要环节。但目前尚无陆地转运过程中不同运行状况对伤员血流动力学、呼吸功能、颅压、腹压等病理生理机能影响的报道。

二、空中救护转运对严重创伤患者的影响

在偏僻山区、岛屿及交通阻塞、道路中断等情况下，陆地转运难以完成运送患者

的任务。空中转运则具有速度快、机动灵活、舒适安全、便于对伤员进行护理等优点，大大缩短后送时间，提高后送效率，是现在和未来伤病员远程医疗后送的最佳方式。

在海湾战争中，美军空中后送伤病员达 18200 人。我国在"两山"作战中，首次大规模长时期对伤病员进行空中转运，转运伤病员 4051 人。但伤病员在空运时不仅要经受航空生理方面的考验，如低气压、低温、缺氧、晕机症，而且对环境负荷代偿能力和适应能力也严重下降，可能导致伤病情况的恶化。研究表明，健康人随飞行高度的上升，动脉血氧饱和度逐渐下降，飞行高度 3000m 时血氧饱和度降至 90%，4000m 时为 85%。Shufflebarger 和 Abraham 等对 4 名健康志愿者在直升机转运时进行连续动脉氧分压监测，结果显示动脉氧分压随飞行高度的增加而递减，在海平面、海拔 1800m、海拔 3500m 的动脉氧分压依次为 93.5mmHg（12.46kPa）、81.5mmHg（10.86kPa）、58.5mmHg（7.8kPa），差异有显著性。直升机是空中转运中使用较多的转运工具，其飞行高度在 2000～2500m 之间，虽然在这一高度飞行受低气压及高空缺氧等因素影响较小，但因受垂直气流影响较大，机身颠簸、晃动大，易引起晕机症。国内对"两山"作战中的 825 名空运伤员所做的调查显示，其中 134 名发生程度不同的晕机症，占16.4%。Witzel 等对 23 位健康志愿者进行直升机转运的研究，结果显示在空中飞行15min 着陆后，志愿者心率上升 18%，儿茶酚胺水平上升 51%。Schneider 等也有类似报道，患有心脏病的患者在采用直升机转运时儿茶酚胺水平增高，处于显著的应激状态，因此，提出直升机转运较陆地转运发生病情恶化的概率更高。Thomas 等的研究显示，由于直升机内的空间有限，受试者胸腔内的压力低于正常，有研究报告，在运送的 107 例血气胸伤员中，约有 1/4 的伤员出现呼吸困难。由此可见，空中转运飞行高度的变化、颠簸及压力的改变对创伤患者病情的影响是不可忽视的。另外，伤员体位的摆放也是空中转运争论的焦点之一。考虑加速度对伤员可能产生的不良影响，苏联学者古里亚诺夫主张伤员头朝向机头；爱德华等认为担架在机舱的摆放位置首选为横放，若不能横放则应以头朝机头的体位为宜；Kliesech 认为，气胸、肺炎、其他呼吸道疾患及循环系统疾患的患者应头朝机尾，脑水肿患者应头朝机头，以减轻颅压的增高和脑水肿的症状；Daniel 认为，如果头朝向机头，飞机起飞和爬升时由于大角度上升和加速度向量的影响，可能引起静脉淤血，导致心排血量减少，可能造成持续性的反"特伦德伦伯格体位"（Trendelenburg's position），即垂头卧位，并认为头朝向机尾卧位是合理的选择。我国伤员空运多采用头朝前，即朝向机头方向；也有主张在有条件的情况下，积极采用担架横位摆放。但是不同体位下伤员的血流动力学、呼吸功能、颅压、腹压指标的变化尚未见文献报道。

三、海上救护转运对严重创伤患者的影响

在江湖水网地带，则以救护艇转运为主要运输方式。由于现代战争中，海战比重不断上升，二战以来的数十年间发生的 100 多次战争中，海军参战次数达 50% 以上。以医院船为主要医疗体系的海上救护模式已经建立，完成了对伤员的早期治疗和专科治疗，但是医院船受海区地理、水文、气象等自然条件的影响，存在救护人员站立不

稳、物品难以固定、无菌区域难以保持、生命体征难以监测、护理技术操作难以完成等问题，对救护工作提出了新的课题，尤其海上伤员转运更成为救护的重要研究课题。目前尚无海上转运对伤员病情影响的报道，后送船在海上航行产生的颠簸、摇摆、振动等危险因素对严重创伤患者的血流动力学、呼吸功能、颅内压等指标的影响尚不明确。目前，建立并合理利用立体转运系统是完善急救体系、提高抢救成功率的重要环节。转运患者尤其是危重患者不仅是一个运输问题，更重要的是在运输过程中，建立全程监护和有效的医疗救护，实施病情观察、生命抢救、疾病救治等工作，以避免在转运过程中患者病情变化而发生意外。因此，研究不同转运方式对严重创伤患者临床及病理生理指标变化的影响，探讨针对不同疾病、不同转运工具的最佳转运策略，为安全、快速的急救转运工作提供理论依据，对急救体系的不断完善具有重要意义。

第四节　创伤的早期评估与处理

创伤患者的早期评估包括初次评估与二次评估。

初次评估是指主要采取 ABCDE 法分别对气道、呼吸、循环、残疾、环境控制进行快速评估，在评估中如发现存在危及生命的情况时应立即进行相应处理。

二次评估是指在完成初次评估基础上，继续对患者进行从头到脚的全面评估，主要是对患者既往病史进行回顾以及通过仔细的体格检查及辅助检查发现全身各个主要系统尚未被发现的损伤，然后根据评估结果进行进一步的检查确诊和处理。创伤处理应该强调时效性，患者的结局直接与损伤至确切治疗的时间有关。因此，"伤后一小时"又称"黄金一小时"，创伤早期采取快速有效的评估和复苏措施，可以将可预防性死亡的比例从 35% 降低至 10% 以下。

一、初次评估

1. 初次评估的基本内容

此阶段采取 ABCDE 法依次对创伤患者的气道、呼吸、循环、残疾、环境控制进行快速评估。

（1）A 法：气道通畅与颈椎保护（ainrway maintenance with cervical spine protection）。对创伤患者的初步评估首先应评估气道是否安全。创伤早期气道梗阻的原因一般包括误吸、吸入外来异物，以及颌面部与气管软骨骨折。如果病人能够进行语言交流，那气道不可能立即有危险，但在后续的评估过程中仍需反复关注气道是否持续通畅。此外，患者因颅脑外伤等原因造成意识水平改变而致格拉斯哥昏迷评分（GCS）≤8 时也通常认为气道是不安全的。如评估发现气道不安全，一般开始时可以暂时采用仰头提颏法或双手托颌法开放气道，然后进行气管插管等确定性气道开放措施。

在气道评估与处理时，应尽可能地保护颈椎，应避免头颈部过伸、过屈或夸张的左右转动等颈椎过度运动，应时刻警惕创伤后颈椎损伤的可能性，钝性多系统创伤尤其是伴有意识改变或锁骨以上平面损伤时更应警惕颈椎损伤的可能性，而神经系统检查没有阳性发现也不能排除存在颈椎损伤。因此在伤后，应常规对患者颈椎实施颈托保护，而颈椎损伤确定性评估，如颈椎 X 线或颈椎 CT 检查可以在直接或潜在危及生命的因素被解除后进行。如果颈椎损伤明确诊断前因操作需要暂时移除颈托（如气管插管等），那在整个操作过程中应手法保护稳定患者颈椎。

在评估的最初阶段就必须识别气道的不安全因素并及时维持气道通畅，同样也要努力识别潜在的、有可能恶化的气道问题。因此在整个治疗过程中频繁地反复检查气道是必需而且尤为重要的。

（2）B 法：呼吸：通气与氧合（breathing：ventilation and oxygenation）。呼吸道通畅并不能保证患者获得足够的通气，还需要有足够的气体交换能力才能实现充足的氧合和最大化地排出二氧化碳，因此需要对肺、胸壁以及膈肌的功能进行快速的检查和评估。此时需要使用脉搏氧饱和度仪动态监测血红蛋白氧饱和度，当存在通气和氧合问题时，应对患者颈胸部进行体格检查，充分暴露患者的颈部和胸部，评估颈静脉扩张性、气管位置及胸壁活动；听诊双肺呼吸音情况；视诊和触诊检查可发现引起通气不足的胸壁损伤情况；胸部叩诊也可发现异常，但嘈杂的环境可影响叩诊的准确性，因此叩诊结果并不可信。

初次评估时应及时发现张力性气胸、连枷胸伴肺挫伤、大量血胸及开放性气胸等这些可严重影响通气功能的危险情况，并立即采取相应的处理措施。一些轻度的气胸或血胸、单纯肋骨骨折、单纯的肺挫伤等对通气功能影响相对较小的情况，可以在二次评估时得以明确。

（3）C 法：循环：控制出血（circulation：with hemorrhage control）。血容量不足、心排血量下降及大量出血均可造成休克。对于创伤患者来说，早期出现休克的首要原因为失血性休克，所以一旦排除张力性气胸或心包填塞，休克原因必须首先考虑为出血引起的低血容量，发现并制止出血是评估与处理的关键。此时，有必要对患者的血流动力学进行快速而准确的评估。

临床上，应在数秒内通过意识水平、皮肤色泽、脉搏、血压等指标判断休克状态。如大量失血，循环血量减少，大脑灌注可能严重受损，导致意识水平的改变。皮肤颜色的改变，如面色灰暗、皮肤苍白也可作为低血容量的信号。股动脉或颈动脉脉搏出现细脉且脉速也是低血容量的典型表现，但脉率正常不代表血容量正常，而脉搏不规则则提示可能存在心功能不全，出现脉搏消失如并非因局部因素引起则需要立即启动复苏以恢复有效血容量和心排血量。血压正常不代表没有休克，脉搏一般先于血压出现变化。

（4）D 法：残疾：神经功能评估（disability：neurological function assessment）。ABC评估结束后则是对神经功能做快速的评估，可根据患者的意识水平、瞳孔大小与反应、神经定位、脊髓损伤平面进行综合判断。GCS 评分是判断意识水平快速简便的方法，必须熟练掌握。意识水平下降提示颅内氧合或灌注下降，或者可能是由颅内损伤直接导致的。因此当患者意识出现改变时，首先应立即对患者的氧合、通气、灌注状态进行重复评估，并排除低血糖、饮酒、麻醉剂等其他引起意识改变的因素。然而，一旦排除这些因素，应考虑患者意识改变是由于脑组织直接受到损伤导致的原发性脑损伤所引起，进而在二次评估中明确病因。此时提供充足的氧合与灌注以避免二次脑损伤是初步评估阶段复苏的主要措施之一。

（5）E法：暴露与环境控制（Exposure and environmental control）。评估时原则上需将患者完全暴露，需除去患者衣物并给予翻身以便于做完整的检查与评估。评估过程中及完成后都需要注意保护患者体温，预防低体温的发生。可以采取加温静脉输液、提高室温、加盖被服，甚至主动升温等措施。在这过程中不能将医务人员对于环境温度的舒适度作为衡量患者体温保护需求的标准。

2. 初次评估阶段的复苏

在初次评估阶段，及时有效的复苏及处理致命性损伤是最大化提高患者存活率的关键。复苏也是遵循ABC的顺序并与评估同时进行。

（1）气道：当存在潜在的气道损伤时，就要予以气道保护。最初的临时干预同采用仰头提颏法或双手托颌法。如果患者无意识且无呕吐反射，可以暂时建立口咽气道。当怀疑患者失去维持安全气道能力的任何情况，如机械性因素、通气问题或意识障碍等，均需及时进行气管插管。如果存在插管禁忌或不能完成插管时应采取手术方式建立人工气道。

（2）呼吸：通气、氧合。所有患者均应给氧治疗，若没有插管可经面罩给氧以实现最佳的氧合状态。此时需要使用经皮脉搏氧饱和度仪动态监测血氧饱和度。当发现或怀疑张力性气胸、连枷胸伴肺挫伤、大量血胸及开放性气胸等这些危险情况时，应及时采取有效措施，如发现或怀疑张力性气胸时应及时进行胸腔减压措施。

（3）循环：控制出血。纠正失血性休克最关键的措施是控制出血，而判断出血部位是控制出血的首要任务。出血可分为显性出血和隐性出血。

1）显性出血：显性出血在初步评估过程中就需要进行控制，快速的体表显性出血可直接压迫伤口止血，如肢体大量出血时可采用止血带，但仅当在直接压迫止血无效时才使用，因为止血带止血可能会造成远端肢体的缺血性损伤。

2）隐性出血：隐性的内在出血主要来源于胸腔、腹腔、腹膜后、盆腔以及长骨，这些部位的出血可以通过体格检查以及影像学评估（如胸片、骨盆片、FAST超声）进行识别，也可通过胃管和导尿管来帮助判断。处理方式可包括胸腔减压、骨盆包扎、夹板固定、介入栓塞、手术止血等。

虽然充分的容量复苏并不能取代确定性的止血，但规范的液体复苏也同样重要，至少需要开放两路大孔径静脉通路进行输液，首选上肢外周静脉通路。其他途径静脉通路的开放与否则取决于医师静脉穿刺的水平。静脉穿刺后应该抽血做血型鉴定、交叉配血试验、血液学检查（包括育龄期妇女的妊娠试验），同时还应获得动脉血气分析和（或）乳酸水平以评估有无休克及其严重程度。容量复苏通常使用晶体液，早期成人初始采用1~2L的等渗晶体液进行复苏。如果对晶体液复苏无反应则应进行输血。在整个复苏过程中要关注预防低体温的发生。

3. 初步评估与复苏阶段的辅助检查

心电监护对于所有的创伤患者都是很重要的。心脏节律异常如不能解释的心动过速、心房颤动、室性早搏以及 ST 段改变均可提示钝性心肌损伤。无脉性电活动可提示为心脏压塞，张力性气胸，深度低体温。当出现心动过缓、差异性传导及早搏时应怀疑存在缺氧和低灌注的可能。

早期复苏阶段还应留置导尿管和胃管。留置导尿管以便收集尿液标本做尿常规分析，同时尿量是评估患者容量状态及反映肾脏灌注的敏感指标。当查体发现尿道口出血、会阴瘀斑、前列腺触诊不清时应怀疑有尿道损伤，此时应禁忌经尿道直接插导尿管，而需行逆行性尿道造影检查确认尿道的完整。如插导尿管困难时（尿道狭窄或前列腺肥大）应避免盲目硬插，应尽早请泌尿科医师会诊。胃管有助于降低胃的扩张，有助于减少误吸风险，也有助于创伤后上消化道出血的评估。但稠厚的胃内容物不容易经胃管流出，而且插胃管过程中也可引发呕吐，故胃肠减压不能完全避免误吸的可能。如确诊或怀疑筛骨板骨折，胃管应经口腔插入，防止误插入颅内（此时任何鼻咽插管都具有一定的危险性）。

胸片和骨盆片可以提供有助于钝性伤患者休克原因的信息。胸片可以显示需要立即处理的潜在致命性损伤；骨盆片可以显示骨盆骨折而提示存在盆腔及腹膜后出血的可能性。这些检查应在整合有 X 线机的复苏单元或者使用移动式 X 线机在床边完成，不应中断复苏过程。FAST 超声可快速发现胸腹腔和心包积血，但这取决于医师的技能水平及其临床经验。然而，一旦发现上述部位的积血则可能就提示了休克原因的线索。

二、二次评估

二次评估包括通过向患者、患者家属或院前救治者询问了解患者的病史及受伤机制，然后对各个部位或系统进行详细的伤情评估。

1. 病史采集

创伤患者的病史询问可以通过 AMPLE 法采集必要的信息，其包含：①过敏史（allergles，A）；②当前所服用的药物（medications currently use，M）；⑧过去疾病史/妊娠史（past illness/pregnancy，P）；④最后进食时间（last meal，L）；⑤与受伤有关的事故/环境（events/environment related to the injury，E）。

2. 各部位和系统详细的体格检查及相应处理

（1）头与颌面部的评估与处理：视诊、触诊检查整个头面部有无撕裂伤、挫伤、骨折、热损伤；重新评估瞳孔；重新评估意识水平和 GCS 评分；评估有无眼出血、穿透性损伤、视敏度变化、晶状体脱位、隐形眼镜；检查颅神经功能；检查耳、鼻有无漏液（脑脊液漏）；检查口腔有无出血、脑脊液漏、软组织撕裂、牙齿松动。处理重点为保持通畅气道，保证充足的通气与氧合；控制出血；避免脑二次损伤；摘除隐形眼镜。

（2）颈部与颈椎的评估与处理：视诊检查颈部有无顿性与穿透性损伤、气管移位、使用辅助呼吸肌呼吸；触诊有无压痛、畸形、肿胀、皮下气肿、气管移位、脉搏不均匀；听诊颈动脉有无杂音。处理重点为保持颈部中线位置固定，保护颈椎。

（3）胸部的评估与处理：视诊检查前、侧、后胸有无钝性与穿透性损伤，有无使用辅助呼吸机呼吸，检查两侧呼吸动度；听诊两侧前、后胸壁呼吸音及心音；触诊胸壁检查有无钝性与穿透性损伤、皮下气肿、压痛、捻发音；叩诊检查有无过清音或浊音。处理重点为必要时行针刺胸腔减压或闭式胸腔引流；正确处置开放性胸部伤口；必要时进行心包穿刺术或送手术室进行手术。

（4）腹部的评估与处理：视诊腹部有无钝性与穿透性损伤，有无内出血；听诊有无肠鸣音；叩诊有无移动性浊音；触诊检查有无压痛、肌紧张、明确的反跳痛、妊娠子宫。处理重点为必要时送手术室进行手术探查。

（5）会阴部与阴道的评估：评估会阴部有无挫伤、血肿、撕裂、尿道出血；对可疑直肠损伤者，评估有无直肠出血、肛门括约肌张力、肠壁完整性、直肠有无骨折碎片、前列腺解剖学位置；对可疑阴道损伤者，评估阴道内有无出血、阴道撕裂。处理重点为需进行肛门指检及阴道检查。

（6）肌肉骨骼系统的评估与处理：视诊上下肢有无钝性与穿透性损伤，包括挫伤、撕裂、畸形；触诊上下肢有无压痛、骨擦感、活动异常、肢体感觉；触诊所有外周脉搏，检查脉搏有无消失、是否左右均等；评估有无骨盆骨折及相关的出血；视诊、触诊胸腰椎有无钝性与穿透性损伤，包括挫伤、撕裂、压痛、畸形、神经体征。处理要点为对肢体骨折和损伤进行夹板固定或重新调整夹板；维持胸腰椎制动；怀疑或确认骨盆骨折采用骨盆带或骨盆外固定支架对骨盆进行暂时性固定，以降低骨盆容量并控制出血；破伤风预防注射；关注骨筋膜室综合征的可能，及时处理；肢体需行完整的神经血管检查。

（7）神经系统的评估与处理：重新评估瞳孔与意识水平；确定 GCS 评分；评估上下肢运动与感觉功能；观察神经定位体征。处理要点为保证充足的通气与氧合；维持患者充分制动。

3. 二次评估阶段的辅助检查

见表 11 - 2。

表 11 - 2 二次评估阶段的辅助检查

评估项目	可出现的异常情况	评估项目	临床可能发现	辅助检查
意识水平	头部损伤严重性	GCS 评分	8 分：重度脑损伤 9 ~ 12 分：中度脑损伤 13 ~ 15 分：轻度脑损伤	CT 扫描
瞳孔	脑损伤类型 眼部损伤	大小、形状、反应性	占位效应、弥漫性脑损伤、眼损伤	CT 扫描
头部	头皮损伤 头颅损伤	撕裂、颅骨骨折、触诊凹陷	头皮撕裂、凹陷性颅骨骨折、颅骨骨折	CT 扫描

评估项目	可出现的异常情况	评估项目	临床可能发现	辅助检查
颌面部	软组织损伤、骨损伤、神经损伤、牙齿/口腔损伤	畸形、咬合不正、捻发音	软组织损伤、面部骨折	CT扫描、颌面部X线
颈部	咽喉损伤、颈椎损伤、血管损伤、食道损伤、神经功能障碍	视诊、触诊、听诊	咽喉畸形、皮下气肿、血肿、杂音、颈阔肌穿透伤、颈椎疼痛、压痛	颈椎X线或CT扫描、血管造影、双功能多普勒超声检查、食管镜、咽喉镜检查
胸部	胸壁损伤、皮下气肿、气胸/血胸、支气管损伤、肺挫伤、胸主动脉破裂	视诊、触诊、听诊	擦伤、畸形、矛盾运动/胸壁压痛、捻发音、呼吸音减弱、心音低钝、纵隔爆裂声	胸片、CT扫描、血管造影、支气管镜检查、经食道超声检查、胸腔引流、心包穿刺
腹部	腹部损伤、腹内损伤、腹膜后损伤	视诊、触诊、听诊、穿透伤路径	腹壁疼痛/压痛、腹膜刺激征、内脏损伤、腹膜外器官损伤	诊断性器官灌洗/超声、CT扫描、开腹手术、对比增强X线/造影
骨盆	泌尿生殖道损伤、骨盆骨折	触诊耻骨联合增宽、骨盆压痛、会阴视诊、直肠/阴道检查	泌尿生殖道损伤（血尿）、骨盆骨折、直肠损伤、阴道损伤、会阴部损伤	骨盆X线、泌尿生殖系增强扫描、尿道造影、膀胱X线、静脉肾盂造影、对比增强CT
脊髓	头颅损伤、脊髓损伤、周围神经损伤	运动反应、疼痛反应	单侧颅骨占位效应、四肢瘫痪、截瘫、神经根损伤	脊椎X线、CT扫描、MRI
脊柱	脊柱损伤、脊椎不稳定、神经损伤	对疼痛反应、神经定位体征、触诊压痛、畸形	骨折、移位	X线、CT扫描、MRI
肢体	软组织损伤、骨折畸形、关节活动异常、神经血管功能障碍	视诊、触诊	肿胀、擦伤、青白、骨折错位、疼痛、压痛、骨擦音、脉搏消失或减弱、肌间隙压力增高、神经功能障碍	特殊X线、多普勒超声检查、骨筋膜室压力测定、血管造影

第五节 创伤性休克复苏治疗

创伤性休克患者的主要死亡原因往往不是基础疾病，而是由此而造成的循环功能紊乱、急性的应激状态、伴有全身炎症反应综合征（SIRS）、并发多器官功能障碍综合征（MODS）甚至多器官功能衰竭（MOF）。

一、休克复苏的判断标准

近年来多数临床医师以血压、心率、尿量恢复正常以及四肢转暖作为休克复苏的标准，2004 年学者们也提出了休克复苏的金标准，即 6h 内复苏目标为：中心静脉压（CVP）8 ~ 12cmH$_2$O（0.78 ~ 1.17kPa）；平均动脉压 ≥65mmHg（8.66kPa）；尿量 ≥0.5mL/（kg·h）；中心静脉或混合静脉血氧饱和度 ≥70%。但从休克的病理生理角度来看，即使休克的生理指征纠正，如仍然存在内脏器官缺血、缺氧，就有可能发生 MODS。故不能忽视隐性代偿性休克的存在。判断休克复苏的标准应以血流动力学稳定为基础，以纠正氧代谢紊乱和防止 MODS 为目的。目前有学者提出能够准确反映内脏灌注状况的胃肠黏膜内 pH 值（pHi），将 pHi 提高到 7.32 以上是彻底复苏的可靠标志。亦有研究者报道血乳酸是判断休克的客观指标，当血乳酸 ≥2mmol/L 时，反映患者仍然有低灌注和隐性代偿性休克存在。

二、创伤性休克复苏的原则

创伤患者在院前的时间比较短，对复苏液体的种类要求不高，但必须迅速建立静脉通道，输注一定量的液体，既不加重创伤部位的出血，也不致因严重低血压而出现心搏骤停。创伤的院前急救，重点不在于输多少液体、输什么种类的液体，而是迅速转运。对于活动性出血未控制前的液体复苏争议较大，在未控制出血的情况下，给予大量输注液体，可能会加重出血。其机理为：①提升血压可加重出血；②大量补液稀释了凝血因子；③液体复苏使脉压增加，也可机械破坏已形成的血凝块。原则上确定性救治措施不是输液，但在确定性手术前给予一定量的液体复苏是必要的，不必强求液体多少和种类，必须强调立即或尽早给予手术止血。

三、复苏液体的选择

液体复苏是创伤失血性休克治疗的重要环节，复苏治疗是否及时有效，直接影响着患者的最终生存。关于复苏液体的选择近年来一直存在争议。就复苏液体种类而言，晶体还是胶体，晶体液中高渗溶液还是低渗溶液，目前尚无统一认识。但有学者提出以平衡盐液为首选液体，因为无论其电解质成分，还是渗透压和 pH 值均接近正常人的体液。但需注意的是，单独应用晶体溶液对改善血流动力学效果较差且维持时间短，故必要时应补充一定量胶体溶液（晶、胶体比为 3:1）。近年来，许多研究者应用质量分数为 7.5% 的 NaC1 和 6% 右旋糖酐 70 溶液抢救创伤失血性休克收到良好效果。其作用机制是通过渗透压的作用吸引细胞内水分进入循环而扩充血容量，并刺激肺的渗透压感受器，反射性扩张微循环。近期的研究提示，复苏过程所应用的部分液体对免疫细胞的功能可产生影响，并可影响创伤及出血等造成的免疫抑制的恢复过程，导致对感染和败血症的易感性增加、生存率降低。然而，对创伤失血性休克动物模型的研究中发现，用羟乙基淀粉(HES)进行液体复苏，未出现中性粒细胞的激活和黏附分子的表达增强；对创伤失血性休克或无失血动物输注乳酸林格氏液(LR)的研究发现，LR 可激活体外孵育的中性粒细胞，使呼吸爆发活性和黏附分子的表达增强，肺和脾等多脏器的 E 选择素和 P 选择素分子表达均显著上调；而高张盐水对中性粒细胞有可逆性快速调控作用，不导致长久的免疫抑制，同时也可对急性肺损伤有保护作用。

四、液体复苏的容量及速度

充分性液体复苏还是限制性液体复苏是创伤失血性休克复苏的又一争论点。传统的观念认为，应尽早、尽快充分地液体复苏，保证脏器及组织的有效灌注，阻止休克进一步发展。但近年来的研究表明，大量液体复苏可能不利于免疫功能，使细胞免疫反应显著受限制，引起液体外渗、急性肺损伤、急性呼吸窘迫综合征、全身炎症反应综合征或多器官功能衰竭综合征。目前一些实验和临床研究指出，相同时间内应用更小容量的高渗液体比用较大容量的等渗生理盐水能使出血性休克免疫功能抑制更早恢复，并减少感染的发生率。有关复苏液体的容量对炎症免疫功能的影响，由于现阶段资料有限，对其认识远未深入。因此，在临床救治中，限制性液体复苏的用量，最起码要能维持有效循环容量和重要脏器的灌注。创伤出血后液体复苏速度对机体的影响机制目前还不清楚。最近的研究指出，创伤控制性出血的老鼠接受低速输入晶体液组比高速复苏组能明显增加心排血量和肝脏血流量。这可能与改善免疫应答有关。探其机理，创伤与出血后低速液体复苏可能通过减少再灌注时反应性氧族的产生，来增强免疫反应和心血管功能。

五、是否需输血

如无急性出血，Hb > 70 ~ 90g/L，无须输血。如有急性出血，Hb < 70g/L，宜输注红细胞悬液使血红蛋白浓度达 70 ~ 90g/L 且血细胞比容达到 30% 以上。Hebert 等将 838 例危重患者随机分成 2 组，限制性输血组于 Hb < 70g/L 时输血，维持 Hb 在 70 ~ 90g/L；大量输血组于 Hb < 100g/L 时输血，维持 Hb 在 100 ~ 120g/L。结果显示 2 组 30d 病死率无显著性差异。而限制性输血组住院病死率、心脏并发症发生率及多器官衰竭的发生率均明显低于大量输血组。证实了输血临界值 Hb 为 70g/L 是合适的。

六、血管活性药物的应用

一般认为，血管活性药物的应用指征是经积极液体复苏后平均动脉压仍然低于 60mmHg(8kPa)。血管活性药物的应用目的主要是通过提高血压进而改善内脏器官灌注，故对血管活性药物疗效的评价不应单纯以升高血压为标准，而应关注器官灌注是否改善。目前一些学者提出小剂量多巴胺对肾脏没有直接保护作用。大规模的荟萃分析显示小剂量多巴胺和安慰剂对危重病患者血肌酐峰浓度，肾脏替代治疗时间、尿量及肾功能恢复时间均无明显影响；ICU 生存率、最终生存率、ICU 住院时间及心律失常发生率亦无显著性差异，故不应常规应用小剂量多巴胺。而对于一些难治性休克，血管升压素为可选择的升压药物，但心功能障碍者慎用。对于充分液体复苏后仍然存在低心排，可在使用升压药的同时联合应用多巴酚丁胺增加心排量。对于已存在全身微循环障碍、四肢厥冷、内脏供血不良的患者，建议血管收缩剂与扩张剂合理搭配使用较适宜。

七、碳酸氢盐的应用

pH 值≥7.15 时不主张应用碳酸氢盐治疗。以往认为酸中毒可能降低血管内皮对血管活性药物的反应性，但 Cooper 的一项前瞻、随机和交叉临床研究，观察了动脉血 pH 值 7.13 的严重患者，随机给予碳酸氢钠和生理盐水，结果碳酸氢钠组呼气末二氧化碳明显升高，但心脏指数、CVP 和肺动脉压等血流动力学参数和全身状况无明显改变。

八、糖皮质激素的应用

对于创伤性休克患者一般不主张使用糖皮质激素。而对于合并脓毒症和 MODS 的患者，主张用氢化可的松 30mg/(kg·h)短期(24~48h)冲击治疗。对于经足量扩容仍需升压药维持的休克患者，推荐小剂量激素(氢化可的松 200~300mg/d)持续静脉泵输入或分 3~4 次给予，维持 5~7d。而大剂量激素的应用会增加二重感染的发生及消化道出血的可能，并增加病死率。对创伤性休克患者，首先要考虑低血容量性休克的存在，从液体复苏开始，除调整循环系统外，还要兼顾代谢、免疫、凝血等系统，避免患者处于脓毒症、多器官功能障碍和衰竭的风险中。在创伤性休克复苏对策中，应采用以维持有效血容量为主的综合措施。随着科学技术的发展和临床实践经验的积累，我们要不断地提高对休克的认识和处理能力，以适应医学发展的需要。

第六节 创伤输血

现代创伤大多数伤情严重，失血量大。早期输血是救治危重患者的主要手段之一，尤其是失血性休克患者，尽快输血，改善组织微循环，可取得理想的救治效果。Schulman 等报告美国每年创伤患者的数量庞大，仅 1996 年就有 173900 人死于创伤，2782400 人因创伤而入院接受治疗，他们当中 15% 入院时即处于休克状态，为挽救其生命就需要输血。随着我国工业的快速发展，创伤患者逐年增多，输血在创伤救治中扮演着重要的角色。国内有关创伤输血的研究报道较少。

一、输血史

早在 1667 年，Denis 和 Lower 就尝试了人与动物之间的输血，他们为志愿者输入少量羊血，输后无任何不良反应，震动了当时的英国社会。虽然人体输入少量的羊血可侥幸生存，但大多数患者却因输动物血而死亡，输血因此中断了约1个半世纪之久。到了1900年发生了历史性的突破，维也纳大学病理解剖助教 Landsteiner 首先发现了人类红细胞 ABO 血型，为常规血型鉴定方法的发展奠定了基础，这一划时代的发现，使输血成为安全、有效的治疗方法。然而，真正的现代输血是在战场上开始的。第一次世界大战中，成千上万的士兵受伤，仅有数百名伤员接受了输血，Kemes 等描述在战争期间给受伤后休克的士兵输血如同从死神的魔爪中把他拉回来。输血史上的另一个里程碑是成分输血的开展，20世纪60年代末70年代初，成分输血在发达国家逐渐兴起。所谓成分输血就是把血液主要成分分离并进行浓缩，分别输给特别需要的患者，其优点是一血多用，减少了患者的循环负荷，最大限度地降低输血不良反应及疾病的传播。20世纪60年代美国研制出的血细胞分离机，使血细胞或血浆成分可连续从单供者身上采集，较方便地获得纯度高的成分血液。90年代进入了成分输血时代，在发达国家成分输血已达95%以上。我国20世纪80年代从国外引进成分输血，发展至今，在三级甲等医院成分输血占70%以上，在发达地区有些医院达95%～99%以上。

二、成分输血在创伤救治中的应用

1. 输血指征

现代医学大量事实证明，及时有效的输血可挽救大批创伤患者的生命。但是，在创伤救治中什么情况下需要输血，即输血指征的问题尚未完全一致。Car son 等调查了因宗教原因拒绝接受输血的125例手术患者的术前贫血程度与死亡率的关系，发现术前血红蛋白(Hb)在80～100g/L的死亡率为零；Hb＞100g/L的死亡率为7.1%；Hb＜60g/L的死亡率达61%，显示适度的血液稀释对手术患者是有益的，输血的目标没有必要将红细胞比容(Hct)提高到"正常值"水平，0.20～0.25便足够氧的传递与供应；对病情危急或严重创伤患者红细胞比容最好达0.3～0.5；而过分贫血对手术患者是危险的，理应输血。目前的基本观点是在创伤救治中应将 Hb 维持在80～100g/L。

2. 红细胞输血

红细胞由全血经离心分离血浆后制得，其主要优点有2个方面，一是在同等携氧能力条件下减少输注容量，但其携带氧的能力与全血基本一致；红细胞输血减少了血容量、枸橼酸盐和电解质等，与全血相比，减少了循环超负荷的危险，因此比全血更为优越；二是提高了安全性能，减少了输血反应，红细胞输血时抗 A、抗 B 凝集素明显减少，使得在得不到 ABO 同型血时，也可采用 ABO 相容但非同型的血液输注，如将 O 型红细胞输给其他患者，有利于减少交叉配血时间上的延误，及时输血，提高了急救复苏的成功率。Schulman 等报告其62%的红细胞在急性创伤后的24h内输注。国外创伤中心输未经交叉配血的 O 型红细胞者比例较高，如 Mostafa 等报告501例接受输红细胞的急性创伤患者中，161例给予了至少1U 的未经交叉配血的 O 型红细胞，达32.1%。

3. 血小板输血

创伤患者由于出血和大量输入库血，往往伴有血小板稀释性减少，这也是增加出血的最主要原因之一。当患者接受大量输血并发生广泛出血时，应及时输血小板。一般认为，血小板计数≤50×10^9/L，又需手术或侵入性检查者，需预防性输注血小板。对于血小板低到什么程度才需预防性输注，迄今尚未有公认的标准。根据美国输血协会（American Associa – tion for the Blood Transfusion，AABB）对其所属医疗机构的调查，60% 的医疗机构以血小板计数 20×10^9/L 作为预防性输注的临界值；另各有约20% 医疗机构则以血小板高于或低于 20×10^9/L 作为输注标准。目前血小板多为机器采集的单供血小板，其浓度高，效果好，白细胞和红细胞污染率低，冰冻血小板还可随时供应。

4. 凝血因子输血

大量输血后发生凝血功能紊乱、纤维蛋白原减少、凝血酶原时间延长等，并继发弥漫性血管内出血（disseminate intravascular coagulation，DIC）。输入新鲜冰冻血浆（fresh frozen plasma，FFP）可以纠正 DIC。一般来说，凝血因子达正常的30%，即可满足临床治疗的需要，多数成人输 2UFFP（10～15mL/kg）即可达到30% 凝血因子活性；输冷沉淀则直接补充Ⅷ因子、纤维蛋白、Ⅴ因子等，也是临床常用的有效方法之一。

三、在创伤救治中大量输血的并发症

英国比较权威的 Mollison 在第 9 版教科书中指出，凡24h 内输入相当于一个人全部血容量血液称为大量输血。大量输血也容易带来与常规输血许多不同的特殊问题，如出血倾向、低体温、微聚物和肺微栓塞、免疫抑制、酸碱平衡紊乱等并发症，甚至也是严重创伤患者发生多器官功能障碍综合征（multiple organ dysfunction syndrome，MODS）的原因之一。如何处理大量输血后的并发症，提高严重创伤性大出血救治成功率，值得进一步研究。

1. 出血倾向

创伤患者需要特别关注的问题之一是出血问题。Sauaia 等报告严重出血是导致创伤死亡的第二大因素（40%），只有颅脑创伤超过它。与内科和择期手术患者不同的是，创伤患者一旦出现严重的急性出血性休克，就经常有体温过低和代谢性酸中毒、血小板功能降低，这就增加了其出现凝血异常的危险，原因是低体温条件下，血小板不能发挥正常功能，各种凝血因子活性降低，因此对这类凝血异常的患者需要复温和补充凝血因子；另一方面，Donal – son 等认为，输血超过 10U 即可导致稀释性血小板减少、低纤维蛋白、凝血酶原时间延长，输血量 >20U 导致70% 的患者凝血因子缺乏。此外，急性创伤患者由于失血，常在伤后立即输胶体或晶体液，这也是造成血液很快稀释、红细胞和血小板计数明显降低的原因之一。当血小板降至 5×10^9/L 以下，则出血时间就明显延长。对于大量输血后血小板和凝血因子的补充，存在 2 种不同的观点，一种观点认为应该在凝血障碍发生之前，按照一定数量搭配进行常规、预防性的补充；另一种观点认为应该根据有无临床异常出血症状及实验室数据，选择性地进行血小板或凝血因子的补充。因为大量输血后发生病理性出血的死亡率很高，因此预防性输注血小板和凝血因子还是值得的。

2. 创伤输血后的免疫反应

创伤和外科手术患者输血免疫反应已有较多的研究。输血可使机体生成抗体的能力下降，抑制巨噬细胞的趋化和对细菌、异物的清除能力，使淋巴细胞数和功能显著降低，对有丝分裂原刺激反应减弱，迟发超敏反应受抑。Houbiers 等观察了 697 例接受直肠癌手术的患者，发现输血的患者细菌感染率为 39%，未输血的患者细菌感染率为 24%（$P \leqslant 0.01$），输血 1~3U，其相对危险指数为 1.6，输血 >3U，危险指数增加到 3.6，外科患者输血手术后感染并发症发生率明显增高。另外，患者自身潜在的疾病使得输血的后果难以预料。因此，临床医师应该认识输血反应的后果，避免不必要的输血。

3. MODS

严重创伤患者自身存在许多潜在的 MODS 危险因素，如创伤打击、大量失血、缺血再灌注等。临床观察表明，这类患者接受大量输血后更易发生 MODS，输血量越大，并发症越多，MODS 发生率和死亡率也越高。这其中有以下 2 方面因素。

1）与输血量有密切关系：Sauaia 等分析 394 例创伤患者的结果认为，除了年龄和创伤程度等因素外，伤后 12h 内输血量 >6U 是导致早期 MODS 的重要因素之一。

2）细胞因子和炎性介质的毒性作用：库存血中含有大量来自白细胞和其他细胞的多种血管活性物质［肝细胞膜特异性抗原（LSP）、血小板活化因子（PAF）］和细胞因子［肿瘤坏死因子 - a（TNF - α）、白细胞介素（IL）、干扰素（IFN）］以及内毒素，在大量输入库血的同时，也输入众多的毒性物质，这对严重创伤患者又构成再一次伤害，导致创伤患者 MODS 的发生。

四、输血量与创伤后死亡率之间的关系

输血量与创伤后死亡率之间有明显的正相关性。Mostafa 等报告 24h 内输入 10U 以上红细胞的创伤患者，死亡率平均为 50%。Sittig 等观察 339 例创伤患者，接受大量输血患者的死亡率约为 47%，其中输入 10~19U，死亡率为 28%；输血 20~29U，死亡率为 65%；输血 40U 以上，死亡率达 83%。这是由于大量输血、输液会使创伤患者循环血量超负荷而发生心力衰竭、凝血异常、酸碱代谢失衡以及严重的输血反应等而导致死亡率增加。Wilson 等报告创伤患者死亡者中，50% 与输血反应有关。由于严重创伤、大出血患者的救治复杂，目前未见对某一单因素死亡的报道，难以肯定死亡的原因。Mostafa 等调查发现，年龄和输血量均扮演着独立的且相互促进增加创伤后死亡率的角色，他们发现在创伤幸存者中，输血量相同老年患者的幸存者显著少于青壮年的幸存者，而且幸存者的平均输血量随年龄逐渐增大而减少，伤者中 >75 岁，输血量 > 12U 的无幸存者。随着现代外科技术和创伤救治水平的提高，大量输血的生存率已有明显提高，20 世纪 70 年代，当 24h 输血 >25U 时死亡率为 93%，现在类似患者的生存

率已经提高到50%左右。但是，大量输血多用于严重创伤、大手术等引起的大量失血，往往伴有休克及脏器功能障碍，病情危重且复杂，因此，Como等认为这已经成为现代外科救治的难点，从而受到研究者的关注。综上所述，输血是创伤急救和治疗重要而有效的手段之一，也是促进外科学发展的三大要素（麻醉、无菌技术、输血）之一，随着外科技术的迅猛发展，外科输血技术也发生了深刻的变化。正确掌握创伤急救中的输血指征、科学合理用血、预防输血引起的并发症、重视输血后潜在的不利因素，对提高创伤救治水平具有重要的临床意义。

第七节　严重创伤的重症监护治疗

一、重症医学与创伤

重症医学是创伤救治体系中不可或缺的重要组成部分。重症医学（critical care medicine，CCM）是研究危及生命的疾病状态的发生、发展规律及其诊治方法的临床医学学科。[①] 重症医学早期即起源于麻醉和外科术后患者的复苏，但与其他外科患者相比，重症创伤与重症医学联系更加紧密。创伤已连续多年成为中青年人群的首要死因，导致创伤死亡的主要原因包括伤后早期严重出血、创伤性脑损伤，以及后期的脓毒症、多器官功能衰竭等。鉴于许多创伤的严重性，生命体征监测、呼吸支持、液体复苏等基本的重症治疗在现场急救即开始实施，待患者到达医院后进一步强化并完善。

1. 重症创伤患者的管理模式

由专职的重症医师管理的重症医学科已成为目前重症加强治疗病房（intensive care unit，ICU）管理模式的主流。重症医疗团队负责患者的主要治疗，对脏器功能监测与支持有足够的自主权，其他专科的治疗需求通过专科主管医师的会诊来实施，以这样的方式来实现重症医疗团队和专科医师共同管理患者。很早人们就发现重症医师"高度参与"的工作模式能够降低危重患者的病死率，缩短住院时间。相同的研究也证实独立管理的ICU能降低急性肺损伤的病死率，而ICU医护人员数量不足可能增加腹主动脉患者外科术后的风险，针对重症创伤患者的研究也显示出相似的结果。

随着对重症医学认识的不断加深，重症患者人数和疾病的复杂性不断增加，重症救治资源的需求急剧上升，重症医学的发展进入高速轨道。当一家医院的重症医学科形成较大规模时，重症救治亚专业的细分成为必然。从ICU临床管理考虑，8～12张床位为一个最佳的ICU治疗组，4～5个治疗组构成的一个科室能提供最好的资源管理效率。依据不同规模及需求，随着初始"综合ICU"床位规模的扩大，可以在建立不同亚专业组的基础上逐步建立诸如内科ICU、外科ICU、儿科ICU、神经ICU及创伤ICU等亚专业病区，从而使不同类型的重症患者获得更有针对性的救治。由专业的重症医疗团队进行管理，细分疾病类别，培养亚专业人才，逐步建立重症医学亚专业将是今后

---

① 周发春. 重症医学的发展与展望［J］. 重庆医学，2009，38（20）：2521－2522.

大型医院重症医学专业发展的趋势。

2. 重症创伤救治中的多学科协作

重症创伤患者伤情复杂，常累及多个部位，并危及生命，需严密监测与脏器支持，并在此基础上由多个专科共同参与协作治疗是成功救治、降低死亡率和致残率的关键。具有外科背景的重症医师管理的 ICU 因其管理创伤的丰富经验可使创伤患者最大获益，神经重症管理的相关研究也得到相似结论。此时，ICU 作为多学科间相互协作的核心，成为创伤救治的平台，不管是在创伤的初期救治（如早期复苏、创伤控制手术围术期处理），还是后期并发症处理（如循环、呼吸衰竭、急性肾功能衰竭和严重感染等），都需要在 ICU 环境下实施。此时，重症医师应作为多学科协作团队的负责人，协调整个救治过程。大规模恐怖事件及美军战场救援的多个研究已证实重症医师担当此类多学科协作重症救治"领导者"可使患者死亡率显著降低，ICU 住院时间明显缩短。"5·12 汶川大地震"期间，四川大学华西医院 ICU 收治了 147 名重症创伤患者，为所有医院中数量最多。伤员创伤部位涉及骨科、普外科、神经外科、胸心外科、烧伤科、肾脏内科、感染科等多个专业。这些重症创伤患者均被收入 ICU"集中救治"，ICU 医师作为"主管医师"承担整个救治过程中的多学科救治团队的组织者与协调人，形成紧密合作的多学科团队，通过多学科查房，疑难病例多科讨论，疑难手术多科协作的形式，在我国首次大规模地实践了真正意义上的重症创伤多学科协作救治模式，最终取得了良好的效果，使预估死亡风险高达 40% 的重症创伤患者的实际死亡率降低到 9.8%，达到了国际先进水平。目前国内重症创伤多学科协作仍处于摸索与发展阶段，各级医院在建设创伤急救体系时，需要重视整合重症医学资源与团队，进行相关的流程整合、开展教育和培训，以保证重症创伤救治工作的及时与高效。

3. 重症创伤患者的管理

（1）重症创伤的筛查与分拣：重症创伤筛查的主要目的是将可能危及生命的高危伤情早期发现、早期干预，提高救治成功率。重症创伤的分拣实际上是在急诊等创伤初级分拣之后进行的二次分拣，主要由资深的 ICU 医师在后方医院负责实施。

ICU 医师根据重症创伤的特征制定《创伤高危伤员初筛标准》，相关科室医生需要按照《高危伤员初筛标准》评估患者的呼吸、血压、意识、尿量等，满足所列标准中任一条件者均需要立即报告，ICU 医师及时到相关科室进一步评估患者是否需要转入 ICU 救治。对于满足初筛标准而未收入 ICU 的高危患者需要进行动态连续评估判断是否需要转入 ICU 治疗，直至其病情好转被剔除出高危行列。

重症创伤患者在到达 ICU 之前通常会在急诊、手术室、病房几个地点接受评估，急诊和病房的创伤患者可以由 ICU 医师筛查后收入 ICU，而手术室则可由麻醉师筛查后进入 ICU。筛查与分拣不仅可以保证整个重症伤员救治流程流畅，还可以根据筛查结果评估床位需求，及时调整床位分配，比如，临时取消择期手术等来满足重症创伤的救治，避免因伤员过度分拣入 ICU 而浪费重症救治资源和延误其他重症患者的及时救治。

（2）重症创伤的评估：创伤患者的初次评估和二次评估（次要评估）一般发生在院前

和急诊科，但部分患者可能会在急诊手术后才开始，其二次评估通常在 ICU 进行。高达 65% 的患者损伤需要再次评估才能发现隐匿或遗漏的损伤，其中有临床意义的达 15%，因此，所有转入 ICU 的患者，不管是否进行了二次评估，均必须在 24h 内再次重复初次评估及二次评估的内容。除常规二次评估所包含的伤情评估外，还包括已实施的治疗措施的疗效和新的检查结果。由于 ICU 患者常不能主动表达，这类评估需要反复进行。

重症创伤患者收入 ICU 之后，除对患者伤情进行评价之外，还应对患者重要脏器功能及疾病危重程度进行系统性评价。临床常用的重症疾病评分系统有急性生理和慢性健康评分，序贯器官衰竭评分，简化急性生理评分，死亡概率模型等。

1981 年 Knaus 发表了急性生理和慢性健康评分（acute physiology and chronic health evaluation，APACHE），随后 APACHE 还不断进行了更新，在 2005 年推出了第四代。但 APACHE - Ⅱ 因简便可靠，预测准确而应用最广。APACHE - Ⅱ 分别由急性生理评分、年龄评分及慢性健康评分构成。急性生理评分包括 12 项生理指标，应当选择入 ICU 最初 24h 内的最差值（最高值或最低值），并根据附表分别进行评分，选择较高的分值。年龄评分从 44 岁以下到 75 岁以上共分为 5 个阶段，分别评为 0 ~ 6 分。慢性健康评分要求患者入院前须满足慢性器官功能不全或免疫功能抑制状态的诊断，具体诊断标准参见表 11 - 3。最终的 APACHE 评分为 3 项分值之和。APACHE 分值越高，表示病情越重，预后越差，病死率越高。依据 APACHE 评分还可以预估患者的死亡风险。

表 11 - 3 急性生理和慢性健康评分 Ⅱ 系统（APACHE - Ⅱ）

A = 急性生理评分								
生理学指标	高于正常范围低于正常范围							
	+4	+3	+2	+1	0	+1	+2	+3	+4
肛温（℃）	≥41	39 ~ 40.9		38.5 ~ 38.9	36 ~ 38.4	34 ~ 35.9	32 ~ 33.9	30 ~ 31.9	≤29.9
MAP（mmHg）	≥160	130 ~ 159	110 ~ 129		70 ~ 109		50 ~ 69		≤49
心室率（次/分）	≥180	140 ~ 179	110 ~ 139		70 ~ 109		55 ~ 69	40 ~ 54	≤39
呼吸频率（次/分）	≥50	35 ~ 49		25 ~ 34	12 ~ 24	10 ~ 11	6 ~ 9		≤5
氧合 A - aDO₂（FiO₂≥0.5）	≥500	350 ~ 499	200 ~ 349		≤200				
氧合 PaO₂（FiO₂＜0.5）					≥70	61 ~ 70		55 ~ 60	≤54
pH	≥7.7	7.6 ~ 7.69		7.5 ~ 7.59	7.33 ~ 7.49		7.25 ~ 7.32	7.15 ~ 7.24	＜7.15
Na⁺（mmol/L）	≥180	160 ~ 179	155 ~ 159	150 ~ 154	130 ~ 149		120 ~ 129	111 ~ 119	≤110

K⁺(mmol/L)	≥7	6~6.9		5.5~5.9	3.5~5.4	3~3.4	2.5~2.9		<2.5
Cr(mg/L) (急性肾衰时 评分加倍)	≥3.5	2~3.4	1.5~1.9		0.6~1.4		<0.6		
HCT(%)	≥60		50~59.9	46~49.9	30~45.9		20~29.9		<20
WBC×1000/mm³	≥40		20~39.9	15~19.9	3~14.9		1~2.9		<1
15–GCS									
急性生理学评分(APS)=上述12项生理指标评分之和22~31.9									
静脉血 HCO₃⁻ (mmol/L,用于 无血气结果时)	≥52	41~51.9		32~40.9			18~21.9	15~17.9	<15
BUN(无 Cr 时) mg/dl	≥81	51~80	21~50		8~20		<8		

APACHE–Ⅱ设计时主要用于评价重症患者入住 ICU 后 24h 的危重程度,但并不适用于入住 ICU 后的连续动态评估,因许多因素可能影响患者入住 ICU 后的预后。序贯器官衰竭评分(sequential organ failure assessment,SOFA,表 11–4)则可以连续动态评价患者入住 ICU 后的危重程度。该评分系统由 6 个器官系统构成,每个器官系统根据功能不全/衰竭程度分别赋予 0~4 分,总分越高,说明病情越重,同样,其入住 ICU 期间 SOFA 平均分值及最高分值可以预测死亡率,入住 ICU 后 48h 内 SOFA 分值增加也是死亡的重要预测因素。

表 11 – 4　序贯器官衰竭评分系统(SOFA)

器官系统	变量	0 分	1 分	2 分	3 分	4 分
呼吸系统	PaO₂/FiO₂,mmHg	≥400	<400	<300	<200on MV	<100on MV
血液系统	血小板,10⁹/L	≥150	<150	<100	<50	<20
肝脏	胆红素,μmol/L	<20.5	20.5~34.1	34.2~102.5	102.6~205.1	>205.1
心血管系统	MAP,mmHg	≥70	<70			
	多巴胺, μg/(kg·min)			≤5	>5	>15
	多巴酚丁胺, μg/(kg·min)			任何剂量		
	肾上腺素/去甲肾上腺素,μg/(kg·min)				≤0.1	>0.1
中枢神经系统	格拉斯哥昏迷评分	15	13~14	10~12	6~9	<6
肾脏	肌酐,μmo/L	<106	106~176	177~308	309~442	>442
	尿量,mL/d				<500	<200

二、重症创伤监护

重症创伤救治的基本前提是重要脏器功能监测，这也是实施脏器支持的关键。重症创伤患者常由多发伤或单一创伤因素造成2个或2个以上部位或系统损伤，伤势严重。其病理生理变化不是各部位、各系统损伤的简单相加，而是相互影响和叠加。创伤所致的严重全身应激反应使机体处于高分解、高代谢、过度炎症反应以及负氮平衡、酸碱平衡失调等生理功能严重紊乱状态，机体抵抗力下降，易诱发严重感染，多器官功能不全发生率高，发展快、病死率高。

由于涉及多学科问题，单一专科难以独立完成重症创伤患者的全部治疗。ICU对重症创伤患者可以施行连续、多方位的实时监护，在重症创伤的综合救治中发挥着重要作用。创伤早期监护的重点是评估患者是否存在创伤性休克、低血容量以及重要器官血液灌注是否充分，后期监护的重点则是评估各器官损伤程度与功能支持。

1. 制定与实施合理的监护方案

重症创伤除引起严重局部反应外，还将引起全身反应，创伤越重，全身反应越剧烈。创伤监测的意义在于获取可用于判断创伤后反应程度的各项指标，评估患者的反应程度，评估重要脏器功能状态，为应对应激反应和脏器功能支持提供依据和目标。原发性创伤所致的血容量丢失及组织解剖学破坏和生理功能丧失，常引起剧烈疼痛、功能丧失、感染和营养障碍等，可以导致强烈的心理损伤，如恐惧、焦虑、紧张、抑郁甚至谵妄。与此同时，创伤救治中的各种治疗和护理措施，如手术、输血、有创监护、各型置管及药物使用等也可能造成一些不良反应。早期监护的重点是血流动力学，目的是评估和监控患者的循环状态，积极纠治低血容量及组织灌注不足，快速、有效地恢复循环容量，这是挽救生命的关键步骤。机体对血容量急性丢失、有效循环血容量锐减的应激反应主要表现为交感神经-肾上腺髓质轴的兴奋，儿茶酚胺的大量释放。儿茶酚胺既能通过增强心肌收缩力和加快心率来提高心排血量，同时又可以调节和改变血管床张力，通过收缩皮肤、腹腔内脏器以及肾脏的血管，减少这些器官的血液供应，使血液重新分配，集中供应大脑及心脏，以尽可能维持大脑和心脏的功能。血容量丢失越多，上述反应越强烈，直至失代偿。

2. 临床常见的监测内容

（1）血流动力学监测：血流动力学监测常用于评价组织和终末器官灌注，评估休克复苏的疗效，最终目的为保证充分的组织灌注，保护器官功能，降低炎性反应及减少器官功能衰竭的发生。常用的血流动力学监测内容包括心率、动脉血压、中心静脉压，循环紊乱严重者还需要进一步行有创监测。微循环监测则包括碱剩余、血浆乳酸浓度、组织二氧化碳分压等。

血压是观察休克传统的、最基本的指标。平均动脉压（MAP）最接近于实际灌注压，心、脑、肾等重要生命器官的血流灌注与MAP密切相关，因此常用MAP来评估脏器的灌注。对大多数人而言，维持MAP≥65mmHg（8.66kPa），即可维持重要脏器的基本灌注。动脉血压监测又分为无创血压监测和有创血压监测。自动无创血压测量技术已在ICU内广泛应用，无创血压的准确性受袖带宽度、测量肢体活动、心律失常等影响。有创动脉血压监测可以连续实时监测血压变化，主要用于休克等血流动力学不稳定的患者，且便于频繁采集动脉血。但其可造成相应的动脉损伤，并可能发生出血、血栓形成、感染等并发症。

循环不稳定的创伤患者可安置中心静脉导管来监测中心静脉压力（CVP），以评估血管内容量，指导和实施容量复苏治疗。CVP正常值为 $5 \sim 12cmH_2O(0.49 \sim 1.17kPa)$；$CVP < 5cmH_2O(0.49kPa)$ 时，表示血容量不足；$CVP > 15cmH_2O(1.17kPa)$，可能有右心功能不全或肺血管阻力增高；若 $CVP > 20cmH_2O(1.96kPa)$，则提示存在充血性心力衰竭。除循环容量外，很多因素，如心脏瓣膜疾病、心肌肥厚、机械通气时使用较高的呼气末气道正压（PEEP）等都可能影响CVP，导致临床上CVP数值难以解释，如果同时监测心排血量（CO），其指导价值明显增加。补液实验是临床上简单而可靠的容量判断方法，通过观察补液前后CVP与MAP的变化来判断血流动力学状态。

需监测中心静脉压时一般选择的穿刺部位为锁骨下静脉及颈内静脉，股静脉因导管长度难于到达胸腔内而少用。中心静脉压监测的并发症包括穿刺置管时的心律失常、气胸、动脉损伤、出血等，使用过程中的并发症主要有导管堵塞、导管相关性感染、血栓形成等。

肺动脉导管常用于更加复杂的血流动力学紊乱，比如，顽固性的心源性休克、感染性休克、高风险手术术中监测、采集混合静脉血等。通过肺动脉导管可以监测到肺动脉嵌压（PAWP）、心排血量、体循环阻力、氧输送、氧消耗、氧摄取率等大量的血流动力学指标，是血流动力监测的可靠标准，而且还能监测肺循环的血流动力学。传统的监测技术以监测压力为主，通常为有创且准确性较差，风险高，相关临床研究也证实CVP和肺动脉导管的临床局限性。近年来不断发展的功能性血流动力学监测技术，比如，经胸/食道超声心动图、无创心排血量监测（NICOM）、经脉搏指示连续心排血量监测（PiCCO）、被动抬腿试验等技术，创伤更小准确性更高，已在临床广泛使用。

（2）呼吸功能监测：呼吸功能监测主要用于评价重症患者呼吸功能并指导机械通气。呼吸功能监测主要包括气体交换、通气功能、肺的力学特性、患者的通气能力等。监测气体交换最常使用的技术是动脉血气分析和脉搏氧饱和度监测，其他尚有二氧化碳曲线图、经皮氧分压/二氧化碳分压监测等技术。

动脉血气分析是重症患者辅助检查中最为重要而便捷的一项，通常在床旁即可快速完成，可以提供大量有用的信息，如 pH、PaO_2、$PaCO_2$、HCO_3^- 等重要的酸碱及氧合、通气参数，甚至包括血红蛋白浓度、电解质、乳酸、血糖、肾功能等，并计算氧合指数（PaO_2/FiO_2）。脉搏氧饱和度（SpO_2）监测技术使氧合功能的监测变得经济简便易行，也是麻醉和ICU的基本监测参数之一。但是 SpO_2 易受多种因素影响，如碳氧血红蛋白使 SpO_2 假性升高，休克患者因肢端低灌注 SpO_2 较实际更低，贫血、色素、周围光线等都会对 SpO_2 造成影响，因此在监测 SpO_2 时应注意这些因素的干扰。机械通气患者还需要监测肺部呼吸力学如肺顺应性、气道阻力、气道平台压、内源性PEEP等用于指导通气参数调整和撤机，机械通气波形监测对指导机械通气治疗也非常重要。

（3）肾功能监测：尿量、尿液的色泽、比重及尿沉渣检查对创伤患者意义重大。

每小时尿量可以较准确地反映肾脏血流灌注状况，在临床上简单易行。创伤早期每小时自主尿量应维持在 60 ~ 100mL；低于 60mL，血容量需进一步扩充；高于 100mL，血容量可能偏高，需减慢补液。要避免过多输注全血或胶体液，以免诱发急性左心衰。

尿色对创伤病人有重要临床意义，酱油色、深茶色提示可能有血尿，血红蛋白尿或肌红蛋白尿。尿潜血程度与镜下红细胞计数相符时提示血尿，原因可以是肾挫伤，也可能是膀胱黏膜挫裂伤。若尿潜血程度重，镜下红细胞计数与之不符或无红细胞，则提示患者可能存在血红蛋白或肌红蛋白尿，需加以鉴别。病人的血标本在玻璃试管内静置后，上层血清为正常淡黄色，意味病人潜血阳性尿是肌红蛋白所致，提示有较多的肌肉坏死，要警惕肌间隔综合征、甚至挤压综合征的存在；上层血清若为淡红或红色，意味病人潜血阳性尿是血红蛋白所致，提示可能有溶血发生。

血肌酐（Cr）、尿素氮（BUN）、BUN/Cr 及内生肌酐清除率（CCr）是评价肾脏功能的重要实验室指标，肾脏的 B 超检查也可以早期发现肾脏的创伤如血肿、积水等。

（4）神经系统监测：神经系统监测的主要目的在于早期发现颅内水肿或血肿恶化，维持脑组织足够的灌注和氧供，避免继发性脑损伤。神经系统查体和床旁评估是神经系统监测最主要的监测方法，意识状态的评估最为常用的是格拉斯哥昏迷评分。颅内压力（ICP）监测在创伤患者中有较大的临床意义，通过监测 ICP 和 MAP 可以计算出脑灌注压（CPP），用于指导治疗，可及时发现颅内出血复发等。脑组织代谢的监测手段也不断增加，目前临床常用的指标包括颈内静脉血氧饱和度（$SjvO_2$）和脑组织氧分压（$PtiO_2$）。

创伤相关的感觉及意识状态改变也是创伤监测的重要内容。疼痛、焦虑、躁动及谵妄常与重症创伤患者相伴随。

诱发疼痛的因素不仅包括创伤本身，还包括各种监测、治疗手段、外科手术、长时间卧床制动、气管插管等。重症创伤患者的疼痛评价仍然首选疼痛行为量表（behavioral pain scale，BPS）（表 11 – 5）或者疼痛评分来评估。

焦虑是指一种强烈的忧虑、不确定或恐惧状态。而躁动则是一种伴有不停动作的易激惹状态，或者说是一种伴随着挣扎动作的极度焦虑状态。患者的焦虑与躁动评估应该在良好的镇痛条件下进行，常用 Ramsay 评分、Riker 镇静躁动评分（the Riker – sedation agitation scale，SAS，表 11 –6）及 Richmond 躁动镇静评分。

谵妄是指多种原因引起的一过性的意识混乱状态，短时间内出现意识障碍和认知功能改变是谵妄的临床特征。ICU 病人因焦虑、麻醉、代谢异常、缺氧、循环不稳定或神经系统病变等原因，可以出现谵妄症状，且长时间置身于 ICU 环境会加重谵妄症状。ICU 常用的谵妄评估方法有 ICU 谵妄诊断的意识状态评估法和重症谵妄筛查表。

表 11 - 5　疼痛行为量表*

项目	描述	分值
面部表情	放松	1
	部分绷紧(如眉毛下垂)	2
	完全绷紧(眼睛紧闭)	3
	痛苦面容	4
上肢运动	无运动	1
	部分屈曲	2
	完全屈曲并手指攥紧	3
	持续内收	4
与呼吸机的顺应性	耐受	1
	呛咳但多数时间耐受	2
	对抗呼吸机	3
	无法控制通气	4

注：总分3～12分，3分无痛，分值越高疼痛越重，12分最痛。

表 11 - 6　Riker 镇静躁动评分

分值	描述	定义
7	危险躁动	牵拉气管内插管，试图拔除导管，翻越床栏，攻击医务人员，在床上翻来覆去
6	非常躁动	反复劝阻仍不能安静，需要保护性束缚，咬气管导管
5	躁动	焦虑或轻度烦躁，试图坐起。劝说后可安静下来
4	安静、配合	安静，容易唤醒，服从指令
3	镇静	不易唤醒，语言刺激或轻轻摇动可醒但重又入睡，能服从简单指令
2	非常镇静	对躯体刺激有反应，不能交流及服从指令，有自主运动
1	不能唤醒	对恶性刺激无反应或有轻微反应，不能交流及服从指令

(5)凝血功能监测：创伤患者的凝血功能监测主要通过常规实验室监测。血小板计数、凝血酶原时间(PT)、活化部分凝血活酶时间(APTT)、凝血酶时间(TT)、纤维蛋白原(FIB)等是常用的监测指标。凝血酶原时间(PT)主要反映外源性凝血系统功能，PT 延长主要见于先天性凝血因子 Ⅱ、Ⅴ、Ⅶ、Ⅹ 减少及纤维蛋白原缺乏和获得性凝血因子缺乏，PT 缩短主要见于先天性凝血因子 Ⅴ 增多、DIC 早期及血栓性疾病等。活化部分凝血活酶时间(APTT)是内源性凝血因子缺乏最可靠的筛选试验。APTT 延长主要见于血友病、DIC、肝病、大量输入库存血等，APTT 缩短主要见于 DIC、血栓前状态及血栓性疾病等。凝血酶时间(TT)延长见于低或无纤维蛋白原血症和异常纤维蛋白原血症、血中 FDP 增高(DIC)、血中有肝素和类肝素物质存在(如肝素治疗中、肝脏疾病

等)。纤维蛋白原(FIB)降低见于先天性低或无纤维蛋白血症、异常纤维蛋白血症、严重肝实质损伤等,FIB 增多见于高凝状态。

血栓弹力图(TEC)是一种新型凝血功能监测技术,早期用于肝脏移植患者凝血功能的监测,近来也用于创伤患者的凝血功能监测。血栓弹力图(TEG)能完整地监测从凝血开始,至血凝块形成及纤维蛋白溶解的全过程。对凝血因子、纤维蛋白原、血小板聚集功能以及纤维蛋白溶解等方面进行凝血全貌的检测和评估,而且其结果不受肝素类物质的影响。

(6)其他脏器功能监测:其他脏器功能的监测还包括肝功能血清学监测、肝血流监测以及肝功能评估;血糖与激素水平的监测;非特异免疫功能如周围血白细胞计数及分类、中性粒细胞(PMN)趋化、吞噬和杀菌功能测定及 C 反应蛋白(CRP)等以及细胞免疫功能(T 淋巴细胞亚群监测、白细胞介素测定等)和体液免疫功能(如免疫球蛋白 Ig)的测定等。

三、重症创伤救治

1. 镇痛镇静治疗

镇痛镇静治疗是 ICU 治疗的重要组成部分,重症创伤患者对镇痛镇静的需求更高。严重创伤导致的疼痛常引起严重的应激和炎症,使得病程迁延、预后不良。重症创伤患者诱发疼痛的因素不仅包括创伤本身,还包括各种监测、治疗手段、外科手术、长时间卧床制动、气管插管等。实施镇静治疗之前尽可能祛除或减轻导致疼痛的诱因并给予充分的镇痛,对创伤患者有极其重要的意义。疼痛的评估是镇痛的前提,重症创伤患者的疼痛评价仍然首选疼痛行为量表(behavioral pain scale, BPS)或者重症患者疼痛观察工具(critical care pain observation tool, CPOT)来评估。镇痛药物首选阿片类药物,吗啡和芬太尼均可以达到良好的镇痛疗效。经静脉途径给药是最佳给药途径,肌内注射及皮下注射由于血浆药物浓度变化过大而应避免使用。阿片类镇痛药物也可与非阿片类药物联合使用,以减少阿片类药物使用剂量,减轻阿片类药物的不良反应。区域镇痛/麻醉因无全身性镇痛相关副作用而在部分创伤患者中得到应用,肋骨骨折的患者使用胸部硬膜外镇痛改善骨折疼痛,促进肺功能部分恢复。

焦虑是指一种强烈的忧虑、不确定或恐惧状态,躁动则是一种伴有不停动作的易激惹状态,或者说是一种伴随着挣扎动作的极度焦虑状态。焦虑与躁动评估应该在良好的镇痛条件下进行,常用的评价工具有 Ramsay 评分、Riker 镇静躁动评分、Richmond 躁动镇静评分等,后两者是评估成人 ICU 患者镇静质量和深度最可靠和有效的方法。一般建议维持创伤患者 SAS 评分在 3 ~ 4 分的轻度镇静水平,大量研究已证实轻度水平镇静可以缩短机械通气时间及 ICU 住院时间。同样,在实施药物镇静之前,应尽可能祛除或减轻导致焦虑与躁动的诱因。临床常用的镇静药物有咪达唑仑、异丙酚及右美托咪定,前两种药物已在临床长期使用,安全有效,临床疗效相似。右美托咪定是近年来开发的一类新型镇痛/镇静药物,它是一种高选择性的中枢性 α_2 肾上腺素受体激动剂,其所具有的镇痛镇静双重作用以及对呼吸功能几乎没有影响和谵妄发生率低的特性对重症创伤患者的镇痛镇静治疗有广阔的使用前景。

创伤患者的谵妄曾被称之为"创伤后精神障碍"。谵妄能增加病死率、延长住院时间、增加 ICU 认知损害发生率等严重不良后果，已引起 ICU 医师的高度关注。谵妄是指多种原因引起的一过性的意识混乱状态，短时间内出现意识障碍和认知功能改变是谵妄的临床特征。重症创伤患者常因焦虑、疼痛、代谢异常、缺氧、循环不稳定、神经系统损伤以及麻醉和手术等原因导致谵妄，苯二氮卓类药物的使用也可能增加谵妄发生，长时间置身于 ICU 环境亦会加重谵妄症状。ICU 常用的谵妄评估方法有 ICU 谵妄诊断的意识状态评估法和重症谵妄筛查表。预防谵妄的方法有早期运动和通过改进环境因素改善患者生理睡眠周期等，治疗谵妄可以使用氟哌啶醇等神经安定药物或非特异抗精神病药物，但其可能致 QT 间期延迟，因此在患者 QT 间期延长、服用延长 QT 间期药物或曾经发生尖端扭转性室速的患者建议不要使用。

2. 创伤控制性复苏

创伤控制性复苏（damage control resuscitation，DCR）是针对伴有活动性出血的严重创伤患者的一种复苏策略，主要内容包括止血复苏、允许性低血压以及创伤控制手术。其目的在于防止创伤性休克及凝血病的进一步恶化，达到明确止血，并尽量减小继发性损伤。严重出血的创伤患者通常表现为"致死三联征"，即创伤性凝血病、低体温及严重酸中毒。与传统创伤控制集中在快速逆转酸中毒、预防低体温，以及外科控制出血和污染等处理相比，DCR 的理论在很大程度上是基于近年对创伤性凝血病发生机制认识的不断深化而形成并不断完善的。

传统的观点认为创伤性凝血病是由于凝血因子丢失、稀释以及功能障碍所致的一种低凝状态，但随着对创伤性凝血病研究的不断深入，对其认识也发生了巨大的变化。目前认为组织损伤、休克、血液稀释、低体温、酸中毒和炎性反应等均与创伤性凝血病密切相关。组织损伤本身的严重程度与创伤性凝血病病情密切相关，但并非所有严重创伤的病人都会发生创伤性凝血病。MacLeod 等发现，ISS 在 16~24 之间，创伤性凝血病发生率为 26%；ISS 在 25~49 时，发生率为 42%；而当 ISS > 50 时，发生率高达 70%。休克所导致的组织低灌注，是创伤预后不良的独立危险因素，也被视作急性创伤休克性凝血病（acute coagulopathy of trauma and shock，ACoTS）的原发驱动因素。创伤救治中大量输液所致的血液稀释亦是引发创伤性凝血病的关键因素之一，大量输注的晶体或胶体液不仅可导致血液稀释，损害血凝块形成的时间与强度，还因胶体补充过多可能直接影响凝血块的形成和稳定性。大量输入浓缩红细胞虽可提高血红蛋白浓度，但也同样导致凝血因子的稀释，降低凝血功能。创伤患者由于环境暴露、骨骼肌产热减少和输注低温液体会导致低体温，虽然创伤患者入院时体温低于 35℃ 的仅占 9%，但体温在 34℃ 时就可以产生具有临床意义的凝血酶活性降低和血小板功能抑制，当核心体温低于 32℃ 时，死亡率则明显增加。酸中毒直接损害凝血酶的活性，而炎性反应通过凝血系统与免疫系统之间的"交互作用"对凝血系统产生影响，不同程度促进了创伤性凝血病的发生。然而，创伤性凝血病的致病因素远比上述因素复杂，不同因素之间还存在着相互影响，使得创伤性凝血病的机制错综复杂。

DCR 的主要目标为早期创伤性凝血病预防与治疗。止血复苏是指尽可能早地使用血液及血液制品作为主要复苏液体，治疗已有的创伤性凝血，减少晶体液使用，防止继发的稀释性凝血病发生。由于创伤性凝血病患者多数需要大量输血（24h 内输注红细胞 >10U）治疗，早期快速高效地评价创伤性凝血病的高危因素，评估大量输血的风险，并及时给予合理的输血治疗，有助于最终提高生存率。基于大出血创伤患者丢失一份全血即应该补充一份全血的考虑，大量输血时血浆:红细胞:血小板的比例理论上应该为1:1:1，美军数据显示，接受新鲜全血及全血输血量都与良好预后独立相关，但限于目前多数国家难以获取全血，可以利用现有血液成分按照 1:1:1 输注"重组全血"。

允许性低血压是指在除脑损伤外的创伤患者实施延迟或限制性补液策略，限制收缩压在接近 90mmHg（12kPa）左右，使终末器官灌注在一定时限内维持在次优水平，直至外科有效控制出血，以防止已经止血部位的再次出血。在创伤控制手术成功止血后，允许性低血压应及时终止，转入积极的液体复苏治疗。

创伤控制性手术的目的是为了尽早止血、控制污染、解除颅内高压等危及生命的紧急情况，尽可能降低手术对机体的二次打击。主要针对严重休克、低体温（≤35℃）、非外科性出血而存在严重凝血功能障碍、严重酸中毒（pH 值≤7.18）的重症创伤患者以及复杂、耗时过长的手术。近年来，普通外科、骨科、神经外科、血管外科、烧伤科等均就创伤控制手术进行了深入的研究，不同专科其具体适应证及手术方式不一，但创伤控制手术的原则是一致的。创伤控制手术一般分为 3 个阶段完成：①早期简化手术。重点在于着重止血（如腹腔镜止血、介入手术止血等）、控制污染（如阻止空腔脏器泄漏）、解除颅内高压等危及生命的紧急情况，尽量减少生理扰乱，缩短麻醉时间，避免进一步损伤。②ICU 后继复苏。重点在于保证重要器官组织的灌注和氧供，积极液体复苏、机械通气，纠正低体温、凝血功能障碍、酸中毒等。③复苏治疗好转后再次进行确定性修复重建手术。

3. 挤压伤/挤压综合征的管理

创伤患者通常伴有肌肉软组织的挤压损伤，损伤达到一定程度，即可表现为挤压综合征。挤压综合征是指挤压致肌肉细胞损伤的全身性表现，临床表现为低血压、休克、肌肉肿胀、少尿、肌红蛋白尿、严重电解质紊乱及急性肾功能衰竭等。肌肉缺血坏死，肌红蛋白、钾、磷、镁离子及酸性产物等有害物质大量释放，在伤肢解除外部压力后，通过已恢复的血液循环进入体内，加重了创伤后机体的全身反应。而肌细胞膜通透性增加，水、钠、钙等进入细胞内，产生液体潴留，进而导致血管内血容量缺乏及低血容量性休克。休克时肾灌注减少，肾毒性物质的释放，引起肾脏功能损害。肌红蛋白、尿酸和磷酸盐可在肾脏远曲小管沉淀并形成管型，肌红蛋白还可以引起肾脏氧化损伤。

挤压综合征的诊断需要结合病史、临床表现和实验室检查结果综合判断，监测血清肌酸激酶及肌红蛋白浓度，判断肌肉损害程度。初次诊断挤压综合征后，患者应留置尿管监测小时尿量，监测动脉血压及中心静脉压，并动态监测肌酸激酶、电解质浓度、pH 值等。早期对患者进行积极容量复苏，避免肾脏缺血。应避免补充含钾液体以防止加重高钾血症，可给予生理盐水、5%葡萄糖溶液交替使用以减轻钠负荷，补液速度应能维持尿量大于 1mL/(kg·h) 为目标。补充碳酸氢钠碱化尿液可避免肌红蛋白及尿酸形成管型加重肾脏损害，补碱时需监测尿液 pH，维持值 pH > 6.5。应密切监测血钾浓度，高钾血症可通过静脉补充葡萄糖酸钙、碳酸氢钠、胰岛素比例糖水以及利尿、导泻等促进钾离子向细胞内转移或通过尿液、胃肠道排出体外。肾功能不全有衰竭趋向时，则需早期进行肾脏替代治疗，有助于减轻肾脏损害、维持机体内环境，有利于肾功能恢复。若能获得早期积极而正确的救治，挤压综合征预后良好，在我们救治的四川"5·12汶川特大地震"重症患者中，并发肾功能不全，接受 CRRT 治疗的患者肾功能均全部恢复正常。

4. 创伤患者的营养支持

重症患者营养支持的目的已由早期的维持免疫功能、避免代谢并发症转向改善应激的代谢反应、预防氧化细胞损伤和调节免疫功能。创伤患者均处于创伤应激所致的全身炎症反应综合征(SIRS)状态，极易发生严重感染并进展成为多系统器官功能不全综合征(MODS)。营养与机体免疫功能密切相关，肠道又是 MODS 发生的始动和中心器官。因此，肠道黏膜保护和营养支持治疗在防止创伤患者感染与器官功能不全上有极其重要的临床意义。

肠内营养能促进维持肠道功能和结构的完整性，避免肠道通透性增加而导致的菌群移位、全身性感染、多器官功能不全等不良后果。肠内营养较肠外营养具有降低感染并发症、缩短住院时间、减少医疗花费等优点，因而成为临床营养支持的首选途径。因此，除肠梗阻、肠道缺血、胃肠道穿孔、腹腔间隔室综合征等禁忌证外，一旦患者不能经口摄入饮食，就应该开始肠内营养支持治疗，一般可在伤后 24 ~ 48h 内开始，并在 48 ~ 72h 内达到喂养目标，肠道运动功能如肠鸣音、肛门排气排便等并非开始肠内营养所必需，肠内营养本身会促进肠道运动。对于血流动力学不稳定的患者，则应在复苏成功，呼吸循环基本稳定的条件下开始肠内营养。重症患者肠内营养的途径选择经胃或小肠喂养均可，但对存在高误吸风险或经胃喂养不耐受(如反复大量胃潴留)的患者可改为经小肠喂养。重症患者肠内营养的喂养目标可以根据经验公式或间接热量测量估算，一般急性应激期营养支持应掌握"允许性低热量"原则，即 83 ~ 105J/(kg·d)(理想体重)。随着应激与代谢状态逐步稳定，能量供给亦需要适当地增加至 125 ~ 146J/(kg·d)。开始肠内营养后第 1 周应尽可能使实际喂养量达到喂养目标的50% ~ 65%以上，才能发挥肠内营养的临床效益，如果 1 周后仍不能达到喂养目标，则应考虑同时给予肠道外营养支持进行补充。对于多发创伤患者，尤其应该注意蛋白质的补充，蛋白质补充量需要达到甚至超过 2.0g/(kg·d) 或非蛋白热量:氮的比值达到 70 ~ 100:1。实施肠内营养时应监测胃潴留量，有无腹胀、腹痛，排气排便及腹部影像学检查等。实施要求禁食的手术或检查的患者，禁食时间也应该尽量缩短。由护理人员执行的喂养流程能够提供实际喂养达标比例，对于高误吸风险的患者，应抬高床头30° ~ 45°，对存在轻度胃潴留，喂养不耐受的患者，可改为连续泵入管饲的方式，加用甲氧氯普胺、多潘立酮、红霉素等胃动力药，有指征时也可以改为经幽门后喂养。

　　近年相关的研究已证实，对于既往无营养不良而又不能立即开始肠内营养的患者，早期给予肠外营养对预后无益，甚至有害。因此对于既往没有蛋白质－能量型营养不良的患者，创伤后7d内如果不能实施肠内营养，可以不给予肠外营养支持，每天给予基本热量（糖150~200g）即可，待7d后再开始肠外营养。但对入院前即存在蛋白质－能量型营养不良的患者，如果入院后不能实施肠内营养，则应尽早开始肠外营养。肠外营养的目标与肠内营养基本一致。实施肠外营养的同时，应定期评估和尝试实施肠内营养，直至完全过渡至全肠内营养，一般要求肠内营养实际喂养至少达到喂养目标的60%时，方可停止肠外营养支持。

　　5. 应激性高血糖控制

　　应激性高血糖是广泛存在于重症患者中的临床现象，且与不良后果密切相关，应激性高血糖未能良好控制的创伤患者预后更差。早期相关研究发现，严格控制血糖在4.4~6.1mmol/L的"正常"水平，可以降低感染发生率，缩短住院时间，减少气管衰竭发生率，降低死亡率。但后期研究发现，这一水平上的血糖控制，严重低血糖事件发生率高，导致死亡风险的增加。将血糖控制目标维持在8~10mmol/L范围，可在减少应激性高血糖损伤的同时降低发生低血糖的风险。最新的相关研究进一步发现，血糖波动幅度（血糖变异度）与患者预后的关系较血糖水平更加密切，维持良好的血糖变异度可能对预后更有意义，这一现象还需更多的临床证据来加以验证。

第十二章

......

创伤数据库

第一节　创伤数据库的作用和意义

随着当今社会现代化的发展，创伤的发生率也在逐年增加，创伤和意外事故已成为西方国家的第4位死亡原因，我国创伤和中毒为第4位死亡原因。其中，严重创伤和多发伤的比例在不断上升，成为影响社会经济和稳定发展的重要因素之一。我们要知道创伤的发生率、发生特点、分布、救治、社会经济损失等的变化及趋势，寻找创伤研究的方向、突破点以及防治对策措施等，都需要有强大的创伤数据库(trauma database)作为基础和后盾。

让我们先想象一个在不远的将来可能发生的故事：在一个急弯处，一辆小车连人带车一同冲出公路，坠入悬崖河谷。此时，车上装备的事故报警系统自动启动，向110急救联动系统发出紧急呼救，并通过其卫星全球定位系统(GPS)自动报告发生事故地点的准确地理坐标位置和事故时间。110指挥中心在得到事故报告的同时，计算机立即从交通事故信息系统数据库中调出事故现场的地形图及历史事故资料，指挥人员注意到事故发生地为30多米深的悬崖，以往事故多为坠车事故，急救难度大。指挥人员立即通知交通管理、医疗急救和路政等相关部门，要求调遣直升机，并及时通报事故及现场情况等。

约10min时间，急救直升机就到达事故现场，急救人员将伤员从悬崖下救起，在伤员口袋中找到伤员的健康智能卡(IC卡)，通过机载联网终端读卡器，立即显示出伤员的姓名、年龄、既往健康状况及治疗史、药物过敏史、医疗保险等资料。与此同时，急救医疗服务(EMS)人员对伤员的基本伤情进行检查，对心率、血压、呼吸、氧饱和度等生理指标进行持续监测，通过伤员生理指标及院前创伤评分，对伤员的伤情进行初步评估、分类，并在有针对性进行急救处理后立即向医院后送。

与此同时，以上所有这些资料信息都通过计算机网络实时传送到即将接诊这些伤员的医疗急救中心，那里的医务人员很快有针对性做好了进一步的急救治疗准备。事故信息同步传到社会保障系统，通过与保险公司数据库进行相应的信息交换，保险得到确认，保险理赔程序也就同时启动……

当伤员到达医院，医务人员立即对伤员进行一系列的检查和治疗处理，所有检查结果、救治过程均即时进入伤员数据库之中，主管医生随时可从数据库中调出伤员病情、化验及图像等检查资料，观察分析伤员病情特点、救治过程、院内评分及生存概率变化，随时调整治疗方案……

从上面的故事中，我们可以感受到，随着当代科技和信息技术的飞速发展，以及向创伤学的不断渗透，必将导致创伤急救与救治的一场革命，导致创伤救治观念、技术、手段的飞跃。而在整个过程中，大部分工作都依赖于数据库的建设与发展。例如，对事故现场情况的了解和判断，有赖于"交通事故信息系统数据库"；对伤员基本情况及既往情况的了解，需要社会"个人健康资料数据库"支持；伤员创伤评分、伤情评估和分类等工作，需要足够大的"创伤数据库"的支持；在医院救治过程中，又需要有很好的"住院伤员数据库"的存在……

因此，创伤数据库的建立和发展，是创伤医学发展与进步的基础和必备条件。它的发展，不仅将促进创伤急救治疗水平的发展和进步，也将为创伤研究不断发现或提出新的课题，来指明研究和发展的方向。

第二节 国内外主要创伤数据库

在美国，早在20世纪80年代以前就开始注意创伤相关数据库的建设与发展。

随着创伤发生率的不断升高和其造成的社会危害的加大，同时计算机技术高速发展为数据库的发展和运用提供了极其方便而有效的方法和手段，在各大医院或系统内，各种与创伤相关的专业数据不断出现，并得到迅速的发展。近年来，各种创伤专业数据库呈现迅猛发展之势。如水牛城儿童医院的儿童医院损伤研究与预防项目数据库（children's hospital injury research and prevention project database）、皇家维多利亚医院儿童外科数据库（pediatric surgery database of the royal victoria hospital）、底特律密歇根康复研究所的残疾和康复国立研究所创伤性脑损伤数据库（national institute fordisability and rehabilitation research TBI model systems database）、休斯敦贝勒医学院神经外科数据库（neurosurgical database of department of surgery, baylor college of medicine, Houston）、科罗拉多州创伤性脑损伤数据库（colorado traumatic brain injury database）、得克萨斯大学西南医学中心泌尿生殖器创伤数据库（genitourinary trauma database）、宾夕法尼亚创伤结局研究数据库（pennsylvania traumaoutcome study database）、陆军损伤和健康结局数据库（total army injury and health outcomes database），等等。

为了对更大范围内的创伤损伤及救治情况进行经济和高效的监控与评价，美国提出了建立各州和国家的创伤数据库的要求，因而大大促进了各州和国家数据库的发展。出现了国家创伤数据库（national trauma database）、国家儿科创伤登记数据库（national pediatric trauma registry database）、严重创伤结局研究数据库［major trauma outcome study（MTOS）database］，等等。

与此同时，世界上不少国家和地区也开展了创伤相关数据库的工作。如在英国，建立了全国交通事故数据库和创伤中心登记数据库(statewide traffic crash database and the trauma center registry)、英国创伤稽核和研究网数据库(the UK trauma audit and research network database)等。其他很多国家和地区也先后在这方面进行了大量的工作，建立了很多创伤相关数据库。如苏格兰的创伤稽核组数据库[scottish trauma audit group (STAG)database]、西部澳大利亚脊柱损伤数据库(Western Australianspinal cord injury database)、西部澳大利亚道路损伤数据库(Western Australian road injury database)、约翰猎人医院创伤数据库(John Hunter hospital trauma database)、西班牙儿科创伤登记数据库(Spanish pediatric trauma registry database)等等。

其中，1982年Champion等倡导并协调开展了以创伤评分为基础的生存概率检测规范，并在随后建立的严重创伤结局研究(major trauma outcome study, MTOS)数据库，为创伤评分、创伤程度判断和生存概率等的研究和发展起到了重要的作用。之后，在英国、加拿大、澳大利亚等国也先后建立了MTOS。近年随着计算机网络技术的发展，其进一步发展成为地域性多中心注册性MTOS，并逐渐成为统一的国家创伤数据库(NTD-BTM)，以适应国际性网络化发展趋势。

在美国，MTOS的调查登记又称为创伤登记(注册)(trauma registry, TR)。它最早起源于1982年，由于在当时的创伤救治过程中，对于创伤程度的严重性判断和创伤防治效果的评估等，缺乏有效的创伤相关数据而无法得以实现。因而迫使创伤研究人员去寻找一种简便而有效的方法去实现这一目的。为此，在Champion和Frey等人的倡导下，在美国创伤外科医师学院的协调下进行了创伤流行病学调查，并开发以"法案状态(Act Status)"的创伤评分为基础的生存概率检测规范，即严重创伤结局研究(MTOS)，要求所有的Ⅰ～Ⅲ级创伤中心进行MTOS登记。

1988年由美国外科医师学院(ACS)、急诊医师学院与急救医学会、高速公路安全部和疾病控制中心(CDC)等资助建立了创伤登记工作站(TR Workshop)，并对数据库结构进行标准化。

近年来随着计算机网络技术的发展，MTOS采用地区性多中心创伤登记方法排除了医院之间重复登记，更有利于创伤资料的传递和共享，以及急救资源的合理调配使用，并促进了向统一的网络化国家创伤数据库(NTDB™)的发展。与此同时，不少非MTOS登记数据库也同时并存和迅速发展着。

在美国出现MTOS后，加拿大和澳大利亚也采用了MTOS登记数据库。英国也建立了自己的MTOS(英国为MTOS-UK)。随着MTOS迅速发展和扩大，各国的MTOS数据库间出现了病例选择、数据内容、编码习惯和数据风格等的多样性，造成了数据及研究交流间的障碍。甚至，部分国家MTOS数据库内容间的差异极大，但近年有逐渐趋向一致的倾向。

在我国，很早就存在有一些创伤相关的数据库，如公安部的中国道路交通事故数据库、全军医院病例首页数据库，等等。但由于这些数据库更重视其管理方面的功能，创伤损伤程度与治疗方面的相关资料极少，无法对伤员创伤损伤程度的严重性和创伤救治效果等进行有效的判断和评估，更无法进行创伤严重程度评分和预后判断等方面的研究，远远不能满足创伤医学发展的需要。因此，在20世纪90年代初，中华创伤学会就大力倡导发展我国的创伤数据库和适应于中国人的创伤评分系统。

由此，在某些地区和单位自发地建立了一些创伤数据库，虽然这些数据库大多为小型临床创伤数据库，规模小、指标不统一、内容单一，但对我国创伤数据库的发展起到了积极的作用。

20世纪90年代后期，重庆市中国人民解放军交通医学研究所建立了具有医学救治特点的"重庆市交通事故伤数据库"，在专业数据库方面有所发展，并在创伤数据库的建立方面进行了一些有益的尝试。

成都华西医科大学发起了四川省胸伤科研协作网，随后联合6个省区的部分医院建立了华西创伤协作网，建立了"华西重伤数据库(MTOS – WCUMS)"，而且建立了第一个创伤网站。

兰州铁西医院也成功地建立了地区性铁路道路事故伤数据库。这些工作有效地推动了我国创伤数据库的研究和发展。

多年来，国内众多有关专家一直有意建立"全国创伤数据库"，希望通过此数据库的建立，在我国开展广泛长期的创伤流行病学调查研究，动态收集分析我国创伤病人的伤情、救治和结局等资料，促进创伤评分的深入研究，及时评判创伤救治质量与水平，分析成功与失败的原因，总结救治经验，以促进我国创伤救治水平的提高和发展。但由于组织、经费和技术等多方面的缘故，一直未进入实质性阶段。

在中华创伤学会的领导下，1996年北海会议期间第三军医大学、重庆急救中心和华西医科大学达成共建中国人创伤数据库的协作意向。2000年7月22～23日，在华西医院举行由华西医院、全军/重庆市交通医学研究所、重庆急救中心发起"中国人创伤数据库建设项目"专家联席会议，会议就建立中国人创伤数据库的框架、字段内容和定义、可能组织形式等进行广泛深入的探讨，并初步达成了统一共识。会后经过整理，初步形成了《中国人创伤数据结构》，使建立中国人创伤数据库已指日可待。

第三节 创伤数据库主要结构与内容

一、MTOS 数据库内容简介

MTOS数据库登记表的内容主要包括了伤员的一般情况、受伤情况、急救、诊断、治疗、愈后转归及相关的评分情况。以英国的MTOS – UK为例，其登记表分为通用的严重创伤结局研究登记表和烧伤专用的严重创伤结局研究登记表(图12 – 1至图12 – 3)，以及其他一些急救护理过程登记表。其中，严重创伤结局研究登记表还分为由其他医院转入和非转入2种登记表。

姓名：_____　　出生：____年____月

性别：男　女　　年龄：____岁____月

身高：_____ m　　体重：_____ kg

身份证号：_____　　住院号：_____

创伤数据库号：_____

事故

受伤时间：_____年___月___日___时___分

时　　间：_____年___月___日___时___分

损伤类型：主要伤：钝性/穿通

　　　　　次要伤：烧伤/吸入

原　　因：2m 以上坠落/2m 以下坠落/道路交通事故/攻击/运动/自然灾害/其他

位　　置：驾驶员/前排乘员/后排乘员/行人/摩托车驾驶员/自行车驾驶员/摩托车后座乘客

保护装置：无/头盔/安全带/儿童制动

道路交通事故详细情况：碰撞/抛出/落入/其他

死亡/其他_____

现场

呼 120：___时___分　派往现场：___时___分

到达：___时___分　离开现场：___时___分

救护人员：技术员/急救士/医生

实施评估/采取措施：____时___分

格拉斯哥昏迷评分：　脉搏：_____次/min

睁眼反应_____　　呼吸：_____次/min

言语反应_____　　收缩压：_____mmHg

运动反应_____　　血　氧：_____mmol/L

急救措施：请打√

吸氧　　颈椎夹板　　人工呼吸

插管　　四肢夹板　　脊椎板　　外周通道

总输液量____ mL

入院

时间：____年____月___日____时___分

次要/主要/其他地区_____

医生查看：时间　级别　特别　ATLS/APLS

　　　　　____　____　____　有/无　有/无

　　　　　____　____　____　有/无　有/无

　　　　　____　____　____　有/无　有/无

　　　　　____　____　____　有/无　有/无

创伤救护组：有/无

生理学监测开始于：____时___分

格拉斯哥昏迷评分：　脉搏：_____次/min

睁眼反应_____　　呼吸：_____次/min

言语反应_____　　收缩压：____mmHg

运动反应_____　　血　氧：____mmol/L

毛细血管再充盈时间：< 2s/ > 2s

苍白　　有/无　　烦躁/不安静　　有/无

出汗　有/无　　中央性发绀　　有/无

急救措施：请打√

吸氧　　插管　　胸腔引流　　颈椎夹板

导管　　胃管　　心包穿刺　　肢体夹板

心肺复苏　脊椎板　人工呼吸　　腹腔灌洗

中心通道　外周通道　骨髓通道　entonox

总输液量_____ mL

X – ray：___时___分 头/胸/腹/盆腔/脊柱/四肢

CT：___时___分 头/胸/腹/盆腔/脊柱/四肢

超声：___时___分 头/胸/腹/盆腔/脊柱/四肢

离开急诊室时间：___年___月___日___时___分

次要/主要/其他地区_____

转入

病房/ICU/手术室/太平间/其他医院/CT/X 线

格拉斯哥昏迷评分

睁眼反应	评分	言语反应（成人）	评分	言语反应（儿童）	评分	运动反应	评分
自动睁眼	4	回答切题	5	相互交流	5	按吩咐动作	6
呼唤睁眼	3	回答不切题	4	可以安慰	4	刺痛能定位	5
刺痛睁眼	2	答非所问	3	唯有呻吟	3	刺痛能躲避	4
不睁眼	1	只能发音	2	烦躁不安	2	刺痛肢体能屈曲	3
		不能言语	1	不能言语	1	刺痛肢体能过伸	2
						无运动反应	1

后续处理

手术：有/无

到达手术室时间：___年___月___日___时___分

离开手术室时间：___年___月___日___时___分

手术/步骤：_____

_____

手术医师级别：_____

麻醉医师级别：_____

手术次数：_____

并发症：脓毒症/脂肪栓塞/肺水肿(肺栓塞)/代谢

既往病史：_____

评述：

转院

申请转院时间：__年__月__日__时__分

离院时间：   __年__月__日__时__分

转到：_____救护车/直升机/其他

陪伴人员：医生/急救士/技术人员/护士

_____

结局

生存：出院时间：__年__月__日__时__分

死亡：死亡时间：__年__月__日__时__分

住院时间：   d

住 ICU 时间：   d

损伤的解剖描述

_____

_____

_____

_____

_____

_____

_____

_____

_____

_____

_____

_____

_____

_____

_____

_____

_____

_____

_____

_____

_____

_____

图 12 - 1　MTOS - UK 的严重创伤结局研究登记表

姓　　名：_____　出生：____年____月

性　　别：男　女　年龄：_____岁

身　　高：_____m　体重：_____kg

身份证号：_____　住院号：_____

创伤数据库号：_____

事故

日期：____年____月____日____时____分

分类：意外自我伤害/自我伤害/攻击/道路交通
事故/家用/工业/自然灾害/其他

烧伤类型：灼伤/火焰/烫伤/接触伤/化学/电/冻
伤/其他

原因：_____
_____

首次急救/医院烧伤评估

Ⅰ度烧伤____%　　　Ⅲ度烧伤____%

Ⅱ度烧伤____%　　　总面积：____%

运输细节

救护车/直升机/小汽车

运输时间：____：____

起程时间：____：____　来自：_____
_____

烧伤中心初期治疗

日期：____年____月____日____时____分

医生查看：	时间	级别	特别
	_____	_____	_____
	_____	_____	_____
	_____	_____	_____
	_____	_____	_____

患者来自当地烧伤科：　　是/否

到达

格拉斯哥昏迷评分

睁眼反应		言语反应		运动反应	
自动睁眼	4	回答切题	5	按吩咐动作	6
呼唤睁眼	3	回答不切题	4	刺痛能定位	5
刺痛睁眼	2	答非所问	3	刺痛能躲避	4
不睁眼	1	只能发音	2	刺痛肢体能屈曲	3
		不能言语	1	刺痛肢体能过伸	2
				无运动反应	1

睁眼反应：_____　言语反应：_____

运动反应：_____　中心温度：_____

脉搏：_____/min　呼吸：_____/min

收缩压：_____mmHg

毛细血管再充盈时间：＜2s/＞2s

苍白　烦躁/不安静　出汗　中央性发绀

正式复苏

开始

日期：____年____月____日____时____分

吸氧/插管/气管切开/血气/人工呼吸/血氧监测/
尿管/中央静脉插管/动脉插管/颈部、胸部、四
肢切痂/喉镜/支气管镜/swan-ganz导管/渗透
压：血清/尿

复苏液：

白蛋白/新鲜冻冻血浆/右旋糖苷/晶体/胶体/羟
乙基淀粉

____%　____%　____%　____%　____%　____%

吸入性损伤：　　可疑　是/否

症状：声嘶/鼻孔或口腔烧伤或熏黑/痰黑染/喘
鸣/呼吸困难/肺捻发音或哮鸣音/悬雍垂、会咽、
声带水肿

血气：PO$_2$_____　PCO$_2$_____　pH_____

烧伤后____h；　抽烟：是/否____支/d

CO浓度：_____　HCN浓度：_____

硫氰酸盐浓度：_____　烧伤后_____h

后续治疗

首次植皮：_____日期____年____月____日

手术医生级别：_____

麻醉医生级别：_____

皮肤完全愈合时间：日期____年____月____日

以往疾病或治疗：

_____

_____

并发症：

致命性感染/呼吸、肾脏或多器官功能衰竭/
ARDS/胃肠道出血/小肠梗阻/麻痹性梗阻/中毒
性休克综合征/其他：

_____

进食

开始鼻胃管进食时间：_____

开始胃肠进食时间：_____

开始全肠外营养时间：_____

开始正常饮食时间：_____

出院时体重：_____kg

图 12-2　MTOS-UK 的严重创伤结局研究登记表（烧伤）

部位	前		后
头部			
颈部			
前躯干			
后躯干			
右上肢			
左上肢			
臀部			
生殖器			
右下肢			
左下肢			
前面面积			后面面积

转归＿＿＿＿＿＿＿　MTOS号＿＿＿＿＿＿＿　　　总体表面积（TBSA）% ☐

若生存：出院时间：＿＿＿年＿＿＿月＿＿＿日。　　目的地：家里/康复医院/其他医院/其他:＿＿＿

若死亡：＿＿＿年＿＿＿月＿＿＿日＿＿＿时＿＿＿分

住院时间：＿＿＿；ICU：＿＿＿d；烧伤病房：＿＿＿d；病房：＿＿＿d

出院时或3个月伤残评估（选早者）

长期营养状况

预测长久劳动能力丧失：主要/次要

预测暂时劳动能力丧失：主要/次要

恢复好

劳动能力丧失的主要原因：神经性/运动性/麻木/其他

其他损伤的解剖描述

每一损伤描述后应注明资料来源

尸体解剖=A

CT=CT

手术探查=S

磁共振=N

X线=X

临床检查=C

1. ＿＿＿＿＿＿＿＿＿＿＿＿＿＿＿＿＿＿＿＿＿

2. ＿＿＿＿＿＿＿＿＿＿＿＿＿＿＿＿＿＿＿＿＿

3. ＿＿＿＿＿＿＿＿＿＿＿＿＿＿＿＿＿＿＿＿＿

4. ＿＿＿＿＿＿＿＿＿＿＿＿＿＿＿＿＿＿＿＿＿

5. ＿＿＿＿＿＿＿＿＿＿＿＿＿＿＿＿＿＿＿＿＿

6. ＿＿＿＿＿＿＿＿＿＿＿＿＿＿＿＿＿＿＿＿＿

7. ＿＿＿＿＿＿＿＿＿＿＿＿＿＿＿＿＿＿＿＿＿

图 12－3　进入烧伤病房时的烧伤详细情况评估 LUND AND BROWDER 记录表副本

二、我国拟建"中国人创伤数据库"的结构与内容

（一）中国人创伤数据库的基本内容

在中华创伤学会创伤评分学组的领导下，通过对国内外已有数据库登记内容的比较，结合目前我国创伤救治及登记现况，在 2001 年初步提出了《中国人创伤数据结构》基本结构与内容。此方案提出了中国人创伤数据库（Chinese trauma database）登记应包含的基本数据库的字段及其定义和范围，并希望国内相关单位在建立创伤数据库时，登记内容能够统一，作为各自具有特色部分作为数据库扩展，与创伤基本数据库内容相关联，以便将来数据间的兼容与交流。下面就《中国人创伤数据结构》基本内容及相关问题做简要介绍。

1. 创伤基本数据库内容

具体内容见表 12 – 1。

表 12 – 1　中国人创伤数据库基本结构和内容

从表字段名	界面显示	类型	宽度	小数	单位	有效值	备注
id	数据库号	字符型	21	—	—		
hospital	单位代码	字符型	6	—	—	—	此 3 项共同组成数据库号（ID）
datetime	来院时间	日期时间型	8	—	—	1980.1.1	
blh	病历号	数值型	7	—	—	0 ~ 9999999	
name	姓名	字符型	10	—	—		
sex	性别	逻辑型	1	—	—	T：男/ F：女	
age	年龄	数值型	4	1	年	0.0 ~ 99	
trumcaus	创伤原因	字符型	1	—	—	A ~ K, Z	
trummech	致伤机制	字符型	1	—	—	P 穿入/b 钝	
cavity	体腔开放	字符型	1	—	—	O 开/e 闭/n	
pre – hosp – hr	院前时间	数值型	5	—	h	0.00 ~ 168.0	
visit – hosp	中转次数	数值型	1	—	次	0 ~ 9	
pre – manage	院前处理	逻辑型	1	—	—	Y 有/N 无	
rts – ed	急诊室 RTS	数值型	1	—	—	0 ~ 8	
gcs – ed	急诊室 GCS	数值型	2	—	min	3 ~ 15	
eye – ed	急诊室睁眼	数值型	1	—	min	1 ~ 4	
peech – ed	急诊室语言	数值型	1	—	min	1 ~ 5	

从表字段名	界面显示	类型	宽度	小数	单位	有效值	备注
move – ed	急诊室运动	数值型	1	—	min	1～6	由这些项目推算出急诊室的格拉斯哥昏迷评分（GCS – ED）和修正的创伤评分（RTS – ED）值
coma – ed	急诊室意识障碍	数值型	2	—	min	3，5，8，12，14，15	
consci – ed	急诊室意识状态	数值型	2	—	min	3，5，7，9～15	
sbp – ed	急诊室收缩压	数值型	3	—	mmHg	0～250	
dbp – ed	急诊室舒张压	数值型	3	—	mmHg	0～250	
pr – ed	急诊室脉率	数值型	3	—	次/min	0～250	
rr – ed	急诊室呼吸率	数值型	2	—	次/min	0～50	
icd – 10	ICD 伤情描述	备注或字符型	4～89	—	—	S00.0～S99.9 T00.00～T98.3	
ais – 98	AIS 伤情描述	字符型	4～89	—	min	每子串 113000.6～919404.5	
apa	A 类损伤 AIS	字符型	5	—	min	每子串 3～5	
apb	B 类损伤 AIS	字符型	5	—	min	每子串 3～5	
apc	C 类损伤 AIS	字符型	5	—	min	每子串 3～5	
apd	D 类损伤 AIS	数值型	5	—	min	每子串 1～2	
head	头部 AIS 值	数值型	1	—	min	0～6，9	AP 评分、AIS1～3、ISS 等均可由这些指标推导出
face	面部 AIS 值	数值型	1	—	min	0～6，9	
neck	颈部 AIS 值	数值型	1	—	min	0～6，9	
chest	胸部 AIS 值	数值型	1	—	min	0～6，9	
abdomn	腹部 AIS 值	数值型	1	—	min	0～6，9	
spinal	脊柱 AIS	数值型	1	—	min	0～6，9	
upper – limb	上肢 AIS	数值型	1	—	min	0～6，9	
lower – limb	下肢 AIS	数值型	1	—	min	0～6，9	
skin	体表 AIS	数值型	1	—	min	0～6，9	
ais1	区 1 的 mAIS	数值型	1	—	min	0～6	
ais2	区 2 的 mAIS	数值型	1	—	min	0～6	
ais3	区 3 的 mAIS	数值型	1	—	min	0～6	
iss	ISS 分数	数值型	2	—	min	4～75	

续表

从表字段名	界面显示	类型	宽度	小数	单位	有效值	备注
x - ray	术前 X 线	逻辑型	1	—	—	Y 有/N 无	
echo	术前 B 超	逻辑型	1	—	—	Y 有/N 无	
ct - mri	术前 CT/MRI	逻辑型	1	—	—	Y 有/N 无	
rts - or	术前 RTS	数值型	6	4	—	8	
gcs - or	术前 GCS	数值型	2	—	min	3 ~ 15	
eye - or	术前睁眼	数值型	1	—	min	1 ~ 4	
speech - or	术前语言	数值型	1	—	min	1 ~ 5	由这些项目推算出术前的格拉斯哥昏迷评分（CCS - ED）和修正的创伤评分（RTS - ED）值
move - or	术前运动	数值型	1	—	min	1 ~ 6	
coma - or	术前意识障碍程度	数值型	2	—	min	3, 5, 8, 12, 14, 15	
consci - or	术前意识状态	数值型	2	—	min	3, 5, 7, 9 ~ 15	
sbp - or	术前收缩压	数值型	3	—	mmHg	0 ~ 250	
dbp - or	术前舒张压	数值型	3	—	mmHg	0 ~ 250	
pr - or	术前脉率	数值型	3	—	次/min	0 ~ 250	
rr - or	术前呼吸率	数值型	2	—	次/min	0 ~ 50	
hr - or	院内术前时间	数值型	5	1	h	0.0 ~ 999.0	
op - org1	手术器官 1	字符型	1	—	—	A ~ Z	
op - type1	手术种类 1	字符型	1	—	—	A ~ M, Z	
op - org2	手术器官 2	字符型	1	—	—	A ~ Z	
op - type2	手术种类 2	字符型	1	—	—	A ~ M, Z	
op - org3	手术器官 3	字符型	1	—	—	A ~ Z	
op - type3	手术种类 3	字符型	1	—	—	A ~ M, Z	
op - org4	手术器官 4	字符型	1	—	—	A ~ Z	
op - type4	手术种类 4	字符型	1	—	—	A ~ M, Z	
op - org5	手术器官 5	字符型	1	—	—	A ~ Z	
op - type5	手术种类 5	字符型	1	—	—	A ~ M, Z	
op - typ - icd	ICD 手术种类	字符型	44	—	—	—	
op - eod - icd	ICD 手术编码	数值型	7	4	—	—	
compliet	并发症	逻辑型	1	—	—	T/F	
1	败血/毒血症	逻辑型	1	—	—	T/F	
2	SIRS	逻辑型	1	—	—	T/F	
3	坏疽/绿脓/破伤风	逻辑型	1	—	—	T/F	

续表

从表字段名	界面显示	类型	宽度	小数	单位	有效值	备注
			...	...	...		
9	内分泌/代谢	逻辑型	1	—	—	T/F	
a	心律失常	逻辑型	1	—	—	T/F	
b	心衰	逻辑型	1	—	—	T/F	
c	心梗	逻辑型	1	—	—	T/F	
			...	...	...	...	
z	其他	逻辑型	1	—	—	T/F	
icu – days	ICU 天数	数值型	2	—	d	0 ~ 99	
stay – days	留院天数	数值型	3	—	d	0 ~ 999	
cost	住院费用	数值型	7	—	元	0 ~ 9999999	
outcome	出院去向	字符型	1	—	—	0, 1, 2, 3, 4	
ps – triss	TRISS 预测	数值型	6	4	—	$0 < Ps < 1$	
ps – ascot	ASCOT 预测	数值型	6	4	—	$0 < Ps < 1$	
gos	结局评分	数值型	1	—	—	1 ~ 5	
living	生命存在	逻辑型	1	—	—	T/F	由这些指标推算出结局评分（GOS）值
awakwe	意识清醒	逻辑型	1	—	—	T/F	
self – help	生活自理	逻辑型	1	—	—	T/F	
labor	可以劳动	逻辑型	1	—	—	T/F	

2. 部分字段的定义和说明

数据库号字段 ID。字符型 21，由"6 位医院代码 + 8 位入院日期 + 7 位病案号"组成。医院代码由拼音字头和数字混合组成。

（1）损伤分类：根据不同的分类标准，可将损伤进行多种方法的分类。

1）按创伤原因分类：可将损伤分为锐器伤、钝器伤、火器伤等，详细分类及拟定代码可参见表 12 – 2。

表 12 – 2　损伤原因分类

伤因	代码	伤因	代码	伤因	代码
锐器	A	挤压掩埋	E	烧烫	I
钝器	B	交通事故	F	化学腐蚀	J
火器	C	跌倒	G	高压电击	K
爆震	D	坠落	H	其他	Z

2）根据损伤机制不同：可将损伤分为穿通伤和钝伤。

3）根据创伤后体腔开放与否：可将损伤分为开放伤和闭合伤，其中体腔、骨髓腔或关节腔壁层浆膜经皮肤与外界相通者为开放性损伤；体表或胸腹壁伤不涉及体腔者为闭合性损伤。

（2）格拉斯哥昏迷级数（GCS）的计算方法：可按以下公式进行计算。

$$GCS = 睁眼反应计分 + 言语反应计分 + 运动反应计分$$

部分缺乏具体记录的病历，可采用描述法计算 GCS，通过意识程度或症状判定其 GCS 值。

（3）RTS 计算方法：先对收缩压（sBP）、GCS、呼吸率 3 个参数计编码值计算，再按下面公式加权计算，RTS 的有效值为 0～8。

$$RTS = 0.9368GCScv + 0.7326sBPcv + 0.2908RRcv$$

（4）AIS 评分和 ISS 评分：AIS 计分将一处损伤表达为"损伤编码（6 位）、程度评分（1 位）"，多处伤伤员有多个编码和计分。

损伤严重度评分 ISS 值是其 6 个分区中，损伤最重的 3 个区中各最高 AIS 值的平方和，即 ISS 等于 $AIS1^2 + AIS2^2 + AIS3^2$（规定 ISS 小于或等于 75。ISS = 75 见于 2 种情况：AISI = AIS2 = AIS3 = 5 时；当任何器官 AIS = 6，则 ISS 自动定为 75）。

（5）AP 评分：按 4 分区将多发伤分为 ABCD 成分。定义为以下 4 类。

1）A 类：头、脑、脊柱（伴脊髓）等部位的 AIS 大于或等于 3 的各种损伤。

2）B 类：胸和前颈部 AIS 大于或等于 3 的各种损伤。

3）C 类：其余部位各种 AIS 大于或等于 3 的损伤（腹、骨盆、无脊髓伤的脊柱伤、四肢伤、膝以上股动脉断裂伤）。

4）D 类：全身任何 AIS 小于或等于 2 的损伤。任何 AIS = 6 者，直接取 AP = 13。D 不参加 AP 计算。

将 A～C 成分的 AIS 值代入下列公式计算 AP 值：$AP = \sqrt{\sum AIS2}$。

（6）手术种类：手术名称 = 手术器官单选 + 手术种类单选。可复选。手术器官代码和手术种类代码见表 12-3、表 12-4。

表 12-3 手术器官代码

部位	代码	手术器官
头颈面部	A	颅骨
	B	脑和颅神经
	C	颅内血肿
	D	颜面表浅结构
	E	眼球和耳鼻口腔内部结构
	F	颈部
骨骼	G	脊柱脊髓神经根
	H	骨盆

续表

部位	代码	手术器官
	I	四肢软组织，骨及大关节
	J	手足
	K	腹膜腔、盆腔和腹膜后
	L	肝
	M	脾
腹部和会阴	N	肾
	O	胰
	P	胃十二指肠和下消化道
	Q	泌尿道和内生殖器
	R	会阴和外生殖器
	S	胸廓和胸壁软组织
	T	胸膜腔
	U	食管
胸部	V	上呼吸道和气管
	W	肺和支气管
	X	心
	Y	胸腹大血管
其他	Z	皮肤和体表

表 12 - 4　手术种类代码

代码	手术种类	代码	手术种类
A	剖体腔探查（颅、胸、腹）	I	断肢指再植与移植
B	单纯止血（未做其他手术）	J	器官移植或人工器官假体
C	清除血肿、引流或减压	K	切痂或植皮
D	清除异物	L	内镜检查治疗
E	清创缝合，含创伤性截肢指趾	M	骨关节复位和内外固定
F	切除器官，含治疗性截肢指趾	…	…
G	修补器官（内脏和软组织）	Z	其他
H	造瘘		

（7）ICD 手术编码字段：由手术名称查阅 ICD，一个病人多个手术可复选。

（8）并发症字段：参见表 12 - 5。

表 12 – 5　并发症及其代码

并发症名称	代码	并发症名称	代码
一般性全身感染		尿路感染	I
败血症、脓毒血症	1	**腹腔和消化系统并发症**	
全身性炎性反应综合征（SIRS）	2	腹腔感染	J
特殊感染（气性坏疽、绿脓、破伤风）	3	应激性溃疡	K
全身性功能紊乱		肠梗阻	L
休克（包括感染性、低血容量性、心源性等）	4	肝功能衰竭	M
水电解质和酸碱紊乱	5	**血栓形成及血栓栓塞**	
DIC（弥漫性血管内凝血）	6	深静脉血栓	N
MODS（多器官功能障碍综合征）	7	肺栓塞	O
营养障碍	8	**神经精神并发症**	
内分泌和代谢的其他并发症	9	截瘫或偏瘫	P
心脏并发症		颅内感染	Q
严重心律失常	A	脑部创伤后综合征	R
心衰	B	持续昏迷（至出院或死亡）	S
心梗	C	精神异常	T
肺和胸腔并发症		创伤后窘迫综合征	U
胸腔积液（血）	D	**骨科和运动系统并发症**	
肺不张	E	骨髓腔感染或关节腔感染	V
肺部感染	F	骨筋膜室综合征	W
呼吸衰竭和 ARDS	G	伤口感染	X
泌尿系统并发症		褥疮	Y
急性肾功能衰竭	H	其他	Z

（9）结局预测字段：生存概率或生存可能性（probability of survival，Ps）的意义为以下公式。

$$Ps = 1/(1 + e^{-b})$$

式中，$e \approx 2.718282$，即自然对数的底数；b 为一系列变量的综合，这些变量包括生理评分值、解剖评分值、年龄评分值等。

Ps 值的变化范围在 0.0 ~ 1.0 之间，其中，Ps = 0 意味着必然死亡，Ps = 1 意味着必然存活，Ps 在 0 到 1 之间意味着有生或死的可能性。

计算 b 值在目前常用的有 TRISS 法或 ASCOT 法。

TRISS 法对 b 的计算为：$b = b_0 + b_1(RTS) + b_2(ISS) + b_3(A)$，其中，$b_0 \sim b_3$ 是 MTOS 数据库伤员权重，TRISS 法中关于的年龄评分中将 55 岁以下评为"0"分，将 55 岁及其以上评为 1 分。

ASCOT 法的 b 为：$b = b_0 + b_1(G) + b_2(S) + b_3(R) + b_4(A) + b_5(B) + b_6(C) + b_7(age)$，其中，式中 G、S、R 为伤员格拉斯哥昏迷指数 GCS、收缩压与呼吸频率的编码值（CV），A、B、C 为 ABC 各区的 AP 值，D 区因伤情轻仍省略。age 为年龄的评分值，0~54 岁分值为 0，55~64 岁为 1，65~74 岁为 2，75~84 岁为 3，85 岁以上为 4。

（10）结局评分：包括死亡或生存。生存包括出院时的生命、意识、生活自理和劳动能力，借 GOS 进行描述（表 12-6）。出院时状态或去向。参见表 12-7。

表 12-6 结局评分（GOS）

分数	等级	描述指标			
		生命	意识清醒	生活自理	劳动
5	恢复良好	+	+	+	+
4	中度残疾	+	+	+	
3	严重残疾	+	+		
2	植物状态	+			
1	死亡				

表 12-7 出院时状态或去向

出院时状态		代码
死亡		0
生存	痊愈出院（默认）	1
	转康复治疗与功能锻炼	2
	转基层医院维持治疗	3
	转高级医院继续治疗	4

3. 《中国人创伤数据结构》的应用及其存在的问题

由于《中国人创伤数据结构》仅是初步提出的方案，在这些数据库基本内容设计过程中，考虑现实情况及近期临床实用性方面较多，同时，我国创伤数据的建立工作尚处于起步阶段，因此内容的设计和考虑还不够完善，存在很多问题，需要在实践过程不断去认识和解决。如目前字段中部分字段名不够规范，部分字段选择不够合理，通用性不够，内容显得较为繁杂，基础数据尚显不足等。

因此，在创伤数据库建立的初期，各单位应考虑在共同基本数据库内容的基础上，要结合实际工作的需要及未来数据库发展的方向和要求，结合多方面的因素，相互合作交流，使我国创伤数据的研究不断向更高的方向发展。

目前，在此《中国人创伤数据结构》标准之下，国内已有多个单位正在开展数据库软件的研制和数据库的建立工作，如华西医院、重庆市急救医疗中心、第三军医大学交通医学研究所等。第三军医大学交通医学研究所在基本数据库内容的基础之上，结合本系统和本单位的医疗管理和档案登记情况，设计了"中国创伤数据库登记表"（图

12－4）。此登记表既基本兼顾了基本数据库内容的要求，同时结合自身的特点又有所扩展，登记表格设计也较为简单明了，易于填写。

医院：＿＿＿＿＿ 医院代码：＿＿＿＿＿ 病历号：＿＿＿＿＿ 住院时间：＿＿年＿＿月＿＿日

姓名：＿＿＿＿＿＿ 身份证号：＿＿＿＿＿

性别：□男 □女 民族：＿＿＿＿＿

出生：＿＿年＿＿月＿＿日 年龄：＿＿＿岁

身高：＿＿＿m 体重：＿＿＿kg 籍贯：＿＿＿＿

通信地址：＿＿＿＿＿＿＿＿＿＿＿＿＿＿＿＿

＿＿＿＿＿＿＿＿＿＿＿＿＿＿＿邮编：＿＿＿＿＿

受伤时间：＿＿＿年＿＿＿月＿＿＿日＿＿时＿＿分

创伤原因：□锐器 □钝器 □火器
□爆震

□掩埋挤压 □交通事故 □跌倒 □坠落

□烧烫 □化学腐蚀 □电击 □其他

致伤机制：□穿通伤 □钝性伤

体腔开放：□开放伤 □闭合伤

中转次数＿＿＿＿＿次 院前处理：□有 □无

院前时间＿＿＿＿＿h

急诊室： 睁眼反应＿＿＿＿＿

言语反应＿＿＿＿＿ 运动反应＿＿＿＿＿

昏迷程度 GCS＿＿＿ 昏迷症状 GCS＿＿＿

呼吸＿＿＿次/min 脉搏＿＿＿次/min

收缩压＿＿＿mmHg 舒张压＿＿＿mmHg

GCS＿＿＿＿＿ RTS＿＿＿＿＿

术前检查：□术前 X 线 □术前 B 超
□术前 CT/MRI

睁眼反应＿＿＿＿ 言语反应＿＿＿＿

运动反应＿＿＿＿ 昏迷程度 GCS＿＿＿

昏迷症状 GCS＿＿＿ 呼吸＿＿＿次/min

脉搏＿＿＿次/min 收缩压＿＿＿mmHg

舒张压＿＿＿mmHg GCS＿＿＿＿

RTS＿＿＿＿＿ 院内术前时间＿＿＿h

手术：□有 □无

手术 1：手术名称：＿＿＿＿＿＿＿＿＿

ICD－9－CM－3：＿＿＿＿＿＿＿

手术 2：手术名称：＿＿＿＿＿＿＿＿＿

ICD－9－CM－3：＿＿＿＿＿＿＿

手术 3：手术名称：＿＿＿＿＿＿＿＿＿

ICD－9－CM－3：＿＿＿＿＿＿＿

手术 4：手术名称：＿＿＿＿＿＿＿＿＿

ICD－9－CM－3：＿＿＿＿＿＿＿

手术 5：手术名称：＿＿＿＿＿＿＿＿＿

ICD－9－CM－3：＿＿＿＿＿＿＿

并发症：

□SIRS □全身性感染

□气性坏疽 □破伤风

□休克 □水电解质和酸碱紊乱

□DIC □MODS

□营养障碍 □内分泌和代谢并发症

□严重心律失常 □心衰

□心梗 □胸腔积液（血）

□肺不张 □肺部感染

□呼吸衰竭和 ARDS □急性肾功能衰竭

□尿路感染 □腹腔感染

□应激性溃疡 □肠梗阻

□肝功能衰竭 □深静脉血栓

□肺栓塞 □截瘫或偏瘫

□颅内感染 □脑部创伤后综合征

□精神异常 □创伤后应激障碍综合征

□骨髓腔或关节腔感染 □骨筋膜室（腔）综合征

□伤口感染 □褥疮

其他：＿＿＿＿＿＿＿＿＿

住 ICU：＿＿＿＿＿d 住院：＿＿＿＿＿d

住院费：＿＿＿＿＿＿＿元

出院去向：□死亡 □痊愈
□转康复治疗与功能锻炼
□转基层医院维持治疗
□转上级医院继续治疗
□其他＿＿＿＿＿＿＿＿

Ps_{TRISS}值：＿＿＿＿ Ps_{ASCOT}值：＿＿＿＿

结局评分（GOS）：＿＿＿＿＿＿＿

□生命存在 □意识清楚

□生活自理 □可以劳动

格拉斯哥昏迷评分(GCS)计算方法

		计算法				描述法	
计分	睁眼	言语		运动	昏迷程度	GCS	昏迷症状
		(成人)	(儿童)				
6				按吩咐动作	正常	15	清楚
5		回答切题	相互交流	刺痛能定位	Ⅰ轻度	14~13	迟钝14、淡然13、烦躁12
4	自动睁眼	回答不切题	可以安慰	刺痛能躲避	Ⅱ中度	12~9	嗜睡11、谵妄10、昏睡9
3	呼唤睁眼	答非所问	唯有呻吟	刺痛肢体能屈曲	Ⅲ重度 Ⅲ1普重8	8~6	(半昏迷)浅昏迷7
2	刺痛睁眼	只能发音	烦躁不安	刺痛肢体能过伸	Ⅲ2特重5	5~4	昏迷5
1	不睁眼	不能言语	不能言语	无运动反应	Ⅲ3濒死3	3	深昏迷3 (强直)

医院: 　　　医院代码: 　　　病历号: 　　　住院时间: 　年　月　日

临床诊断: 　　　　　　　　　　　　　　　　　　　　　　　ICD-9

1. _____ ------------
2. _____ ------------
3. _____ ------------
4. _____ ------------
5. _____ ------------
6. _____ ------------

损伤的解剖描述:

解剖部位	描　述	AIS
头/颈部:		
面部:		
胸部:		

解剖部位	描　述	AIS
腹部/盆腔：		
四肢/骨盆：		
脊柱(颈/胸腰)：		
体表：		
其他：		

图 12 - 4　中国创伤数据库登记表

(二)中国人创伤数据库的组织形式设想

中国人创伤数据库的建立和发展，应在中华创伤学会的领导下，由创伤评分学组具体组织和协调开展工作。中华创伤数据库的数据中心应依托于 1~2 个具体单位，成立一个由全国多个相关专家组成的数据库－评分专家小组，完成具体的工作；在数据中心之下，依不同地区或部门，依托特定的单位，建立多个分中心，分片完成创伤数据的收集和总结工作

其中，创伤数据库数据中心在数据库－评分专家小组的帮助下，组织协调各数据库分中心间的协作、任务，统一标准，接纳汇总数据，提供年度报表和信息，提供共享服务，并协作创伤网页的更新及管理等。各创伤数据库分中心负责收集、整理、定期上报所负责范围的创伤数据，创伤数据的上报可通过规定时间上报磁盘或通过网络上报方式完成；同时，享受中心提供的共享数据资料，并为下属医院提供相应的技术和服务支持。各个协议网络医院负责完成本院创伤病人的数据资料录入、统计和上报工作，并享受相应的资料共享、技术服务支持等。

近 10 多年来，我国很多单位在创伤评分和创伤数据库方面已进行了大量有益的探索，取得了大量的经验，并在国内进行了较大范围的推广和应用。如中华创伤学会和中华创伤杂志曾多次组织创伤评分的系列讲座，全面促进了创伤评分工作在全国的开展；重庆市急救医疗中心先后将美国 AIS－90 版和 AIS－90 的 98 升级版翻译成为中文，并向全国推广；第三军医大学野战外科研究所先后编制了创伤评分、重庆市交通事故数据库、眼创伤数据库等软件，并建立了相应的数据库；华西医院举行了创伤评分－

胸伤学习班，并牵头初拟了创伤基本数据库标准。目前，华西医院、第三军医大学交通医学研究所、重庆市急救医疗中心等单位均正在开展中国创伤数据库软件的研制工作，相信在不久的将来，中国创伤数据库网将正式建成并运作。

第四节　计算机技术的发展与创伤数据库

一、互联网与创伤数据库

随着现代计算机技术和网络技术的飞速发展，数据库成为当今信息社会最重要的基础之一，数据库技术成为计算机科学领域中发展最为迅速的分支。数据库技术主要是研究数据的存储、管理和使用的一门综合性技术，涉及计算机操作系统、数据结构、程序设计等方面的理论和技术。同时，借助于微电子、计算机和远程通信等信息技术的进展，使信息的采集、处理、传播和交流更为方便高效，特别是因特（Internet）网的飞速发展，改变了人们的思维和观念，促进了信息的传播和交流，促进了数据库的快速发展和推广。通过对全国，乃至全世界的创伤数据和资源的共享、利用和交流，必将极大地推动创伤的预防、救护和康复的研究和进步。

目前国际著名创伤研究项目或机构多利用互联网开辟网站或网页进行研究交流与协作，如美国机动车医学促进会、英国创伤研究和英国车祸伤研究、美国创伤协会、美国创伤外科协会、美国东部创伤协作网、圣地亚哥创伤数据库注册网页、Harborview 医学中心、佛罗里达创伤协作网、路易斯安那州创伤和急救网、损伤控制资源信息网、美国国家儿童创伤应激网、美国国家创伤后应激障碍中心、北弗吉尼亚创伤预防中心、澳大利亚创伤应激研究协会、土耳其 Cukurova 大学骨科和创伤学等创伤学站点，面向世界宣传和交流。

由于我国起步相对较晚，同时受经费和条件等多方面因素的影响，创伤专业因特网站、网页的发展并不尽如人意。虽然目前不少医疗科研单位的网页多少有一些创伤相关内容和知识，但都存在内容少、更新慢、交流和互动少等问题，同时极少有创伤专业网站/网页。1999 年华西医院在四川省卫生厅的支持下，建立了我国第一个专业性创伤网站：创伤学中国网站，成为一个榜样和先驱，并在创伤与因特网方面做了大量探索，取得了明显成绩和效果。

通过信息高速公路，可加速创伤数据库协作单位征集加盟、收集数据、信息发布、沟通协作以及国际交流，使分散在各地区的创伤基础研究、流行病学调查以及临床救治研究的动态、进展、成就通过网络得到集中展现，各地创伤学术人才和临床医师也集结上网形成我国的创伤学团队。同时，通过网络的教学功能和联络功能，可达到普及推广创伤学研究、流行病学调查和临床新诊疗技术的效果，促进我国整体创伤研究和医疗水平的提高，并有助于将中国的创伤事业走向世界。

二、创伤数据库与数据仓库

随着 21 世纪的到来，我们已进入了一个现实意义上的数码信息时代。信息技术飞速发展，我们周围的信息环境也是日新月异。作为信息学和医学信息学的一部分，创伤信息学也面临着前所未有的机遇和挑战。

目前，我们对创伤信息的处理基本停留在基于单个专业数据库技术支持的操作型事务处理的水平上，如对一些基础数据的查询、修改等，只是为了特定的、相对简单的应用要求服务的，而大多数的数据库内容及其相关的信息分析、处理等都限于某一方面的专业内容和知识，涉及的数据量小，覆盖面也窄。而创伤医学应该是涉及社会、医学管理、组织、急救、创伤外科临床与基础、康复等众多方面的综合性学科。如果将这些众多方面的专业数据库及相关数据都放在一起，面对如此巨大的医学资源宝库，我们究竟能做些什么？应该做些什么？这些数据资料又能告诉我们什么呢？这将是需要我们去挖掘和开发的巨大宝藏。

在不久的将来，我们可能将拥有非常丰富的数据库资源，医院信息系统（医院管理信息系统、医院临床信息系统等）、医学专业信息数据库系统（创伤数据库信息系统、康复数据库信息系统等）、交通事故信息系统、工伤事故信息系统，等等。当拥有如此丰富的信息资源之时，我们能为社会回报些什么？例如，从大卫生观的角度出发，能否解决如下一些问题：①要使创伤，特别是严重创伤的发生率降低10%，需要通过哪些途径和措施才能实现这一目标，这将需要分析研究创伤发生的流行病学特点，相关交通和工伤等数据库因素与特征、环境、气候、地理数据资料特征等；②创伤院前急救系统的力量和设备的最佳配置和分布；③医院创伤救治力量的配置、药物和设备的需求和供给的变化和预测；④创伤患者的医疗救治、康复、社会经济支持与负担等的关系。

显然，一般的数据库及其分析方法是难以很好地担当此任的，而近来出现的数据仓库技术将为之提供一种有效的方法和手段。

那么，什么是数据仓库呢？数据仓库的定义是：支持管理决策过程的、面向主题的、集成的、与时间有关的、持久的数据集合，它以传统的数据库技术作为存储数据和管理资源的基本手段，以统计分析技术作为分析数据和提取信息的有效方法，以人工智能技术作为挖掘有用的信息和发现规律的科学途径，是与网络通信技术、面向对象技术、并行技术、多媒体技术、人工智能技术等相互交叉渗透、相互结合与综合应用的技术。

数据仓库的设计和构建是一个动态的、循环的过程。在数据仓库系统设计初期，不能对所要分析的需求做出预先的规范说明，只是给出一个抽象的模糊的描述，在随后的过程中，根据用户反馈信息再不断地调整和完善数据仓库的内容、结构、粒度、分割以及其他物理设计。它的基本思路是利用以前建立的数据库系统的数据，按照分析领域对数据及数据之间的联系重新考虑，重新组织数据仓库中的主题，利用数据模型有效地识别数据和数据仓库中的主题数据的共性，建立主题之间相互的联系。

数据仓库构建的步骤和过程主要包括以下几方面。

1. 提取主题

在数据仓库中，其数据的组织特点是面向主题，可以这样说，数据仓库模型建立的过程就是主题定义的过程。它是在较高层次上对分析研究对象数据的一个完整的、一致的描述，更能完整、统一地描绘出各个分析研究对象所涉及的各项数据以及数据之间的关系。

在主题的提取过程中，首先要确定数据仓库系统的边界。因为在数据仓库建立初期往往很难确定明确而又详细的需求，因此，要求系统设计人员从得知的一些基本的方向性的需求信息，如研究者或决策者的类型、感兴趣的问题、拟研究解决的方向及课题等，分析出解决这些问题需要哪些相关信息，这些信息需要包含原有数据库系统中的哪些数据，等等。这个过程就是数据仓库设计过程中的系统边界界定。随后以此结果为基本依据，确定数据仓库的主题。根据研究和决策的需要，可能需确定若干个主题。如在研究为满足创伤救治中医院人力、物力的最佳配置需要时，其主题可能就要包括创伤伤员流行病学信息、伤员住院信息、医院管理信息、药品信息、仪器信息、检验信息，等等。而且在每个主题下还有大量固有信息，如在伤员住院信息中，包括有伤员标识号、住院号、姓名、出生年月、身份证号、住址等，总之包含了大量有用的相关信息。

2. 数据组织

在数据仓库中，将数据分 4 个不同级别：早期细节级、当前细节级、轻度综合级和高度综合级。在各个级别的数据中，又根据需要划分为不同的粒度。其粒度是指其对数据仓库中数据的综合能力的度量，它既影响仓库中数据量的多少，也影响数据仓库所能回答问题的多少。粒度越小，细节程度越高，综合程度越低，回答查询的种类越多。

各个级别的数据不是一成不变的，是随着时间的变化而变化的，也就是其数据以时间段来区分不同的细节；当数据按照时间段划分完成后，无论是主题还是主题之间的联系都用关系来表示，即是说数据仓库的数据最终也表现为关系，其数据的组织也是通过关系数据库实现。因此，数据仓库的逻辑模型就是关系模型。

所以说，数据仓库组织中的关键问题是数据仓库的物理模型设计。一是采用哪种数据库管理系统以及存储结构和存取方法；二是如何在庞大的数据仓库中建立高效的索引以提高数据的存取效率；三是根据主题的重要程度、使用频率选择不同的存储媒体以提高系统响应速度和降低对系统硬件的要求。

3. 数据获取与集成

在数据仓库的逻辑模型和物理模型建立后，随后的工作就是建立数据仓库与传统数据库之间的接口，将操作型环境下的数据装载进入数据仓库环境。这是一个所需数据的抽取与不同环境或异构数据库的集成的过程，它将完成对原有数据的转换、凝聚、集成和时标设定等任务，达到数据获取与集成的目的。

4. 数据仓库的建立应用

所需数据装入仓库后，通过开发决策支持系统及其他一些联机分析处理系统开展应用系统研究，并通过在系统运行中不断地理解需求，改善、完善系统性能的过程，使数据仓库不断完善，并为创伤的预防、管理、治疗、康复及研究等提供服务。

在数据仓库的应用过程中，其核心和关键的是如何高效地分析和挖掘出数据之间的关系和意义。利用人工智能、机器学习、统计学等技术以及高度自动化地分析原有数据，可做出归纳性的推理，从中挖掘出潜在的模式或行为，以帮助决策者做出正确决策，为研究者展示新的思路和得出好的结果。也就是说，为了寻找未知的模式或趋势，通过在细节数据中进行搜索的过程，可生成或发现新的信息和知识。其中，人工智能中的一些成熟的算法和技术已成为发现知识和信息的有效方法和基础，如人工神经网络、遗传算法、决策树、邻近搜索算法、规则推理、关联分析、序列模式分析、分类分析、聚类分析，等等。

随着当今计算机及其相关科学技术的高速发展，数据仓库的数据分析和利用将成为创伤信息学领域的重要的研究方法，必将为管理决策、科学研究、临床救治工作带来很大的方便和可观的效益，并为我们展现出一个广阔美好的前景。

参考文献

[1]冯华，朱刚，林江凯．颅脑创伤基础与临床［M］．北京：人民军医出版社，2011．

[2]伏特加．创伤骨科软组织治疗手册［M］．济南：山东科学技术出版社，2013．

[3]付小兵，王正国，吴祖泽．再生医学原理与实践［M］．上海：上海科学技术出版社，2008．

[4]付小兵，吴志谷．现代创伤敷料理论与实践［M］．北京：化学工业出版社，2007．

[5]［美］格林斯潘．骨关节影像学——临床实践方法［M］．第4版．程晓光译．北京：中国医药科技出版社，2011．

[6]姜保国．严重创伤救治规范［M］．北京：北京大学医学出版社，2015．

[7]姜洪池．腹部创伤学［M］．北京：人民卫生出版社，2010．

[8]金征宇，龚启勇，医学影像学(第3版)［M］．北京：人民卫生出版社，2015．

[9]［美］瓦卡罗，班罗．脊柱外科手术技术［M］．王炳强译．北京：北京大学医学出版社，2009．

[10]于学忠，黄子通．急诊医学［M］．北京：人民卫生出版社，2015．

[11]张在其．急危重病临床救治［M］．武汉：湖北科学技术出版社，2010．

[12]张志国．骨外科［M］．北京：军事医学出版社，2012．